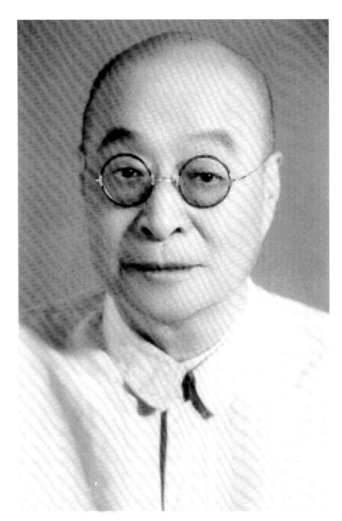

施今墨先生

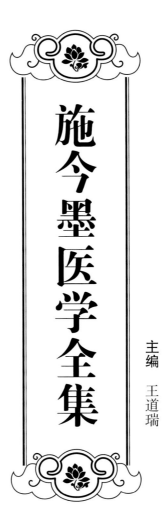

施今墨医学全集

主编　王道瑞

中国中医药出版社
·北京·

图书在版编目（CIP）数据

施今墨医学全集 / 王道瑞主编 . —北京：中国中医药出版社，2019.1（2020.4重印）
ISBN 978 - 7 - 5132 - 4892 - 1

Ⅰ . ①施…　　Ⅱ . ①王…　　Ⅲ . ①中医临床—经验—中国—现代　　Ⅳ . ① R249.7

中国版本图书馆 CIP 数据核字（2018）第 288047 号

中国中医药出版社出版

北京经济技术开发区科创十三街31号院二区8号楼
邮政编码　　100176
传真　　010-64405750
山东临沂新华印刷物流集团有限责任公司印刷
各地新华书店经销

开本 787×1092　1/16　印张 39.5　字数 620 千字
2019 年 1 月第 1 版　2020 年 4 月第 3 次印刷
书号　ISBN 978 - 7 - 5132 - 4892- 1

定价　298.00 元
网址　www.cptcm.com

社 长 热 线　010-64405720
购 书 热 线　010-89535836
维 权 打 假　010-64405753

微信服务号　**zgzyycbs**
微商城网址　**https：//kdt.im/LIdUGr**
官 方 微 博　**http：//e.weibo.com/cptcm**
天猫旗舰店网址　**https：//zgzyycbs.tmall.com**

如有印装质量问题请与本社出版部联系（010-64405510）

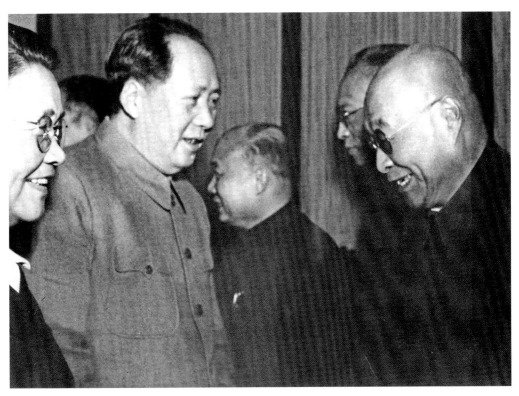

1956年2月，毛泽东在全国政协二届二次会议期间接见施今墨先生（右一），左一为原卫生部部长李德全同志。

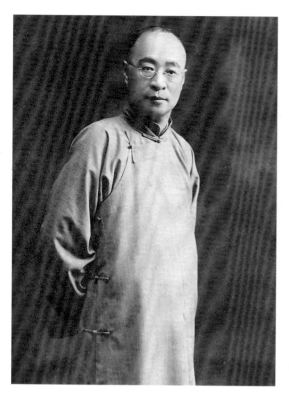

施今墨中年时期照片（一）

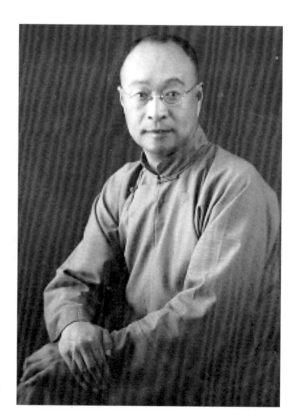

施今墨中年时期照片（二）

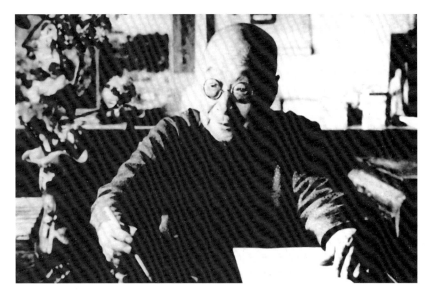

施今墨工作照（一）

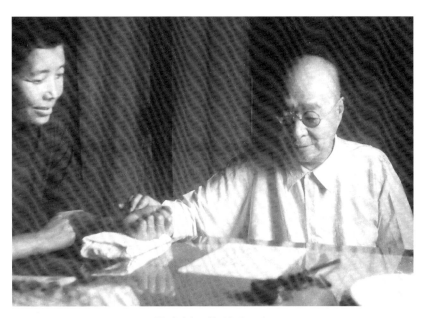

施今墨工作照（二）

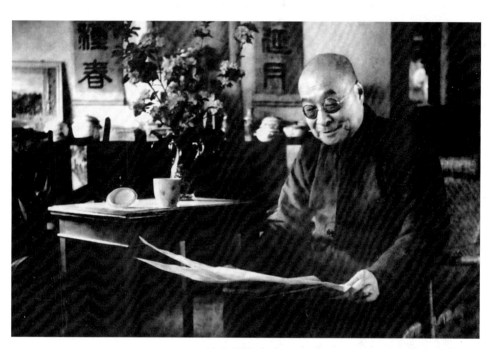

施今墨在家中

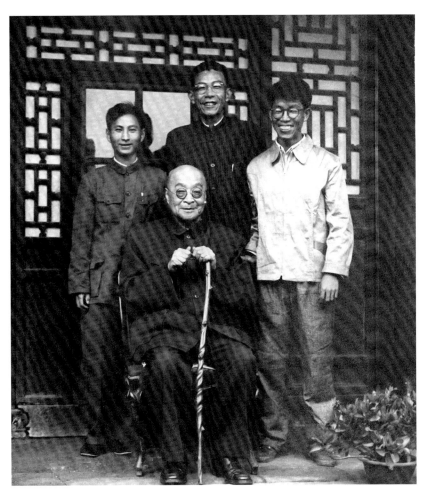

施今墨先生（前）与弟子祝谌予（后）及北京中医学院学生吕仁和（右）、
吕景山（左）合影

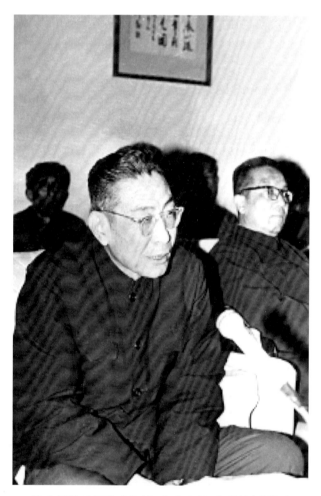

施今墨先生百年诞辰纪念会上祝谌予教授讲话

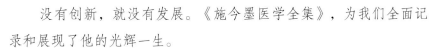

我
的
父
亲
施
今
墨

明末清初，瘟疫流行，用传统伤寒六经辨证法治温病囿效，二吴、叶天士等医家，创卫气营血辨证、三焦辨证等，由之温病学派诞生。

1840年鸦片战争后，西学东进，借助先进科学基础的西医，诊断明了，服药方便，手术速效，使国人眼界大开，传统中医，压力倍增，用传统中医辨证法之法，去寻找西医各类疾病的规律，总结治疗，已呈现按西医疾病分类，用中医辨证方法施治的端倪。以后"气管炎咳嗽喘丸""神经衰弱丸""高血压速降丸"等中成药的面世，正是施今墨先生成功运用辨病辨证相结合方法，总结出的专病验方。

没有创新，就没有发展。《施今墨医学全集》，为我们全面记录和展现了他的光辉一生。

1924年施今墨在"甲子望夜宣化道中"这首诗中，大声疾呼"何处人间有自由"，表达出他追求革命，向往自由的心声。青年时他积极投身辛亥革命，希望建立一个平等自由的新社会。在专事医学后，他又成为了终生不断创新的医学革命家。

在临床中，他提出用辨病（西医的病）辨证（中医的理）相结合的方法，总结治疗西医各类疾病的专病专方，为中西医结合的发展，开创一条新路。

在教育中，他打破中医师带徒的传统，创办"华北国医学院"。他重视医德教育，1937年，他为学生撰写了著名的"医戒十二条"。"华北国医学院"以医德与医术结合，理论与实践结合，中医与西医结合的办学方针，培养出大批中医人才，成为民国时期中医教育史上重要一页。

在中成药研发中，他将自己的验方，用西医病名命名。中成药名称的改革，是与时俱进的，于是则大大方便了老百姓根据西医诊断而自己选择购药治病。

在中医发展过程中，1954年他提出"编辑中医统一标准用书建议""组织成立中国医学学典编纂处"，并提出中药剂型改革和促进中药科学化的发展计划。为了发展中医，他还提出全国各地都要建立中医实验医院和成立中医学校的建议。

1957年他提出了"科学院设立中医学理研究所"的意见书。

1959年在全国政协三届一次大会上，他做了开发抗衰老中成药的大会发言，他是中药保健品开发的倡导者。

1969年施今墨立下遗嘱：死后将遗体解剖，供做医学研究。他的改革之志至死不渝。

通读《施今墨医学全集》我们看到了施今墨先生一生闪耀着改革创新精神的光辉。施今墨先生这种创新的精神，是各行各业持续发展的动力，在当前大众创业，万众创新的时代里，我们应该认真学习和继承的是施今墨在中医事业上成功的创新精神。只有对传统的不断创新，我们的学术才能不断发展，我们的社会才能不断进步。

感谢王道瑞先生及诸位编委，为编纂《施今墨医学全集》付出的艰辛劳动。

施小墨

2016 年 8 月 22 日

序二

我的外公施今墨

  《施今墨医学全集》出版，是顺应大势所为，当前国运昌盛，文化复兴，中医也面临"满城春色"。施今墨作为北平四大名医之一，中医革新派的领军人物，理应有著作面世，彰显超前意识、改革主张。综观外公一生，都是在为中医生存、发展、革新而奋斗。

  1927年后，西医之势渐旺，中医受压。1928年国民党政府扬言要取消中医。1929年，余云岫首先发难，提出取消中医议案，国民党政府拟正式决议。中医的生存，岌岌可危。消息传出，举国大哗。为挽救中医，外公奔走南北，连结同业，成立中医公会，组织华北中医请愿团，数次赴南京请愿，以求力挽狂澜。当时国民党少壮派汪精卫等，为取消中医最力者，经他们推波助澜，大有非取消中医不可之势。曾经汪精卫的岳母患痢，遍请西医，每药愈重，行将无望，有人建议请施今墨诊治。汪精卫无奈，同意试试。外公抚脉，每言必中，汪精卫的岳母，心服口服，频频点头称是。处方时外公说："安心服药，一诊可愈，不必复诊。"病危至此，一诊可愈？众人皆疑。然服数剂后，果如外公之言。汪精卫这才相信中医之神验，题字送匾，不再提取消中医。后来在全国舆论压力下，国民党政府收回成命，批准成立中央国医馆，任命外公为副馆长，中医终于以妙手回春的实际疗效，赢得了生存的权利。1935年，国民党政府颁布中医条例，规定了考核办法及立案手续。北京第一次考核时，施今墨、萧龙友、孔伯华、汪逢春被举为主考官，随后就有了"北京四大名医"之说。

  我问过父母，外公的医术为什么这么神？父母讲："你外公并不神，除本身很聪明外，你外公善于吸收百家之长，善于总结经验。"为了振兴中医，他办过医院，开过药厂，最终都失败了。外公终于认识到：振兴中医在于人。要有高质量的中医人才，必须办学，使自己的学术思想为更多的人所掌握，中医事业就会有长足的发展。

1931 年，外公筹办了"华北国医学院"。他对学生讲：我以为中医的改进方法，可借用西医的生理、病理以互相佐证，实无别途。所以在课程设置上，以中医理论为主，教《内经》《伤寒》《金匮》《难经》《温病条辨》等；以西医基础理论为辅，设置了生理、病理、解剖、药理等课程。外公听说上海名医丁甘仁医学造诣很深，曾乔装病人，多次前往求医，观察丁甘仁诊病过程，得到很多启发，认为丁甘仁的理、法、方、药运用规范，临床医案有参考价值，就安排丁甘仁的医案为教材并亲自讲授。在带学生学习时，外公吸收了西医的检查和化验手段，并经常和西医专家姜泗长等共磋医疗方法，所以外公的学生思路都比较宽。外公对学生说："全面精察，苦心探索，灵活运用，谨密掌握，选方准病，选药准方，不可执一方以论病，不可执一药以论方，不可循一家之好而有失，不可肆一派之专而致误。其有厌学图便者，只茕用少数之成方、单方以统治万病，非吾之徒也。"学生对验方、时方无门户之见，能灵活运用，在临床上都有较好的疗效。华北国医学院学生的毕业论文也具有较高水平，获得中医界赞许。在外公办学的十几年中，共办十六期，入学学生六百余人，现在都是中医界的骨干。

父亲常给我讲："你外公说过，看一个医生医术高低，不是看他会背多少经典，而是看他的理论与临床疗效是否相符，临床治疗才是检验医生理论的依据。"

外公读书极多，可以说学富五车，博古通今，但外公不是死读书，读死书，而是读而不死，融会贯通，师古而不泥古，讲起医理皆是古人精华而又具有自己的新意。比如流传于世的《施今墨药对》。父亲在随外公学医时，发现外公处方时往往双药并书。"白茅根、白苇根""桑叶、菊花""车前草、旱莲草"……于是父亲就留心收集，整理了一百多对药，请教于外公。外公说他在阅读古方书时，发现古方中有许多起关键作用的药物，往往成对出现，或一寒一热、或一升一降、或一气一血、或一散一收，非常符合中医理论"阴平阳秘""以平为期"的原则，起到正反双向调节的作用。写者无心，读者有意，外公自己默默记下来，验之于临床，发现确实药少而效著，一对对积累起来，形成自己的用药特点。父亲发现了外公用药特点后，就刻意收集整理成《施今墨药对》。这件事使外公对他极为满意，认为那么多学生中惟独这个学生肯于钻研，可以继承自己的学术思想。

外公对同道非常敬重宽厚，从不贬低他人。有患者拿前医处方请外公评论，外公总说:"方开得不错,各人有各人路数,你也可以服我的药试一试。"

外公热爱周总理,周总理敬重外公,他们有着深厚的情谊。1949年,外公拒绝国民党政府赴台亡命的"敦请",和其他三十几位国民党立法委员在《人民日报》上,毅然发表声明,"虔诚接受中共领导"。当外公从南京回到北京时,周总理派傅连暲同志前去看望。傅代表总理问候外公,并表示希望提出对发展祖国医学事业的建议。1955年4月,总理又在中南海接见了外公,总理说:"施老先生,我想请您当老师,谈谈祖国医学事业的发展问题,这是当务之急啊!"外公说:"总理您太客气了,今墨不过一介草药医生。"总理说:"您是专家,搞事业不听专家意见,不懂装懂,独断专行那是要吃亏的,我今天是虚心求教,请千万不要过谦。"外公被总理的真诚深深感动了,向总理倾吐了久郁心中的愿望:建议成立中医科学研究院、中医医院、中医学院;开展中西医结合事业;建议提高中医地位……总理认真地听完后说:"在新中国,中医一定会有一个新的发展,新的变化,我们不但要让中医在国内占有重要地位,而且要把它介绍到国外去,让西方懂得,中医是人类医学宝库中的重要财富!"

古人云:"士为知己者死。"总理的信任,使外公激动不已。在以后的一次中医中药展览会上,外公献出了治胃溃疡、十二指肠溃疡、高血压、神经衰弱、肝硬变、肝脾肿大、气管炎等十大验方。总理得知后非常高兴地说:"好!中医打开门户之见,团结合作,才更有希望。"后来十大验方中的"高血压速降丸""神经衰弱丸""感冒丹""气管炎丸"被制为成药,在每年的广交会上为国家换汇上百万美元。"文革"期间,药盒上印的"名医施今墨处方"被当作"四旧"破掉了,结果外商不买,说是假药,虽工作人员一再解释也无济于事。据说最后还是请示总理,把"名医施今墨处方"字样补印上,外商才继续购买。

"文革"时期,外公也受到冲击,八十多岁的外公禁不起这样的折腾病倒了,周总理得知后给予了充分的关心和保护。1969年病重时,外公写给周总理和邓颖超同志一首五言律诗:

大恩不言报,大德不可忘;取信两君子,生死有余光。

余恨生亦早,未能随井岗;路歧错努力,谁与诉衷肠。

同年8月外公病危,总理身缠国事脱不开身,就派人来看望,8月22日下午4时,外公去世。外公去世后,总理对外公临床医案的整理出版十分关心,曾指示有关部门"要大力支持"，我们看到良相与良医，公仆与名医之间的关系，是多么坦诚，又多么亲切！

外公的一生充满了神奇色彩，我谨以此文系上思念。

祝肇刚

2016 年 7 月 30 日

完成一代名医身后事

　　师公今墨夫子，从事中医事业凡六十余年，博览医籍，勤于临证，肱经三折，丹成九转，医理通彻，疗效卓著，乃当世妇孺皆知的一代名医。其高尚的医德，高超的医术，以及毕其一生之心血，为革新和发扬中医事业的献身精神，乃为后来者宗承的楷模。祝师谌予先生痛悼母病逝于医者盲治，则拜业于施门，究心医道，刻苦攻读，精勤不倦，深得施门学术三昧，后终成医界翘楚，一代宗师。

　　祝师随师侍诊，常常自备"零金碎玉"笔记，凡看到施先生治病，自己不解之处：如为何辨某证？为何使用某方、某药？辄问于师，并将老师言传口授录之于册。不但对增长自己阅历，体会老师的学术思想多有裨益，且对施先生宝贵临床经验、瞬间虚灵的捕捉，亦能心领神会。日久天长，凤毛麟角，集腋成裘，遂著成《祝选施今墨医案》四卷，系统地保存施先生20世纪40年代之前珍贵文献，并开创了中医辨证、西医辨病医案的先河。

　　祝师在侍诊中还发现：施先生制方遣药，不拘一格，往往双药并书，或是互为补佐，增强原有药效，或是制其所偏，产生新的药效，组成新方，饶有特色。经其搜集整理出数百个双药并书范例，辑之成册为《施今墨对药》。后将其讲授于北京中医学院，很受欢迎。后又经祝师学生吕景山编辑成书，流传甚广，亦深得施老心愿。

　　祝师为使施老学术经验得以全面系统地整理，能够让后来者原汁原味阅读到施今墨先生原著，一改古今很多医学名家经验，多在前人去世后由门人编写，难免遗失逝者本意或阐述不明。于是将《祝选施今墨医案》成书后，纳涵施老20世纪40年代后期至1962年的三万多例医案中，经反复揣摩，精中求精，选出记录完整、学术思想独特、疗效显著的212例原案。为了有利于初学中医者和西学中同道的需要，充分体现出施今墨先生审证论病，中西医互相佐证的特点，根据医案内容，基本上以现代医学标准分类。为保持医案资料的历史原貌，祝师遂请施老逐案加以审订，根据施老意旨，除对文字进行简明修饰外，其他一律未加增删改动，以确保资料的真实性。最为珍贵的是，对于各类疾病辨证治疗的独特见解，均由施老亲自口述，祝师笔录，对上自《内》《难》，下及近代诸贤著作，撮其大要，陈之以理，晓之以法，重点突出地介绍施老对某系统或某病的独特见解和辨识经验，冠于每类疾病之始，作为学习医案的导读确有提纲挈领之妙。各案都首先采用中医病名，凡是经西医诊断过的病例，则将西医诊断以括号的形式在中医病名后标出。每例案后附有按语，释其原意，以便得其著者临床思维之真迹。1966 年书稿初成，经油印后分送全国施门传人征求意见。祝师后来说，由于"文革"的影响，给出版工作带来了极大困难，施老虽身受迫害，但对整理其医案工作，一直十分惦记和关心，希望能把自己几十年积累的经验，无保留地贡献给人民卫生事业。1969 年老人家病重时，还一再叮嘱："我虽然今后不能再看病，而我的这些经验，对人民还是有用的，一定要整理出来，让它继续为人民服务。"施老去世后，敬爱的周总理对医案的出版工作也十分关怀，曾指示有关部门"要大力支持"。使我们受到极大鼓舞，遂对该书又进行了三次修编工作，时逢新中国成立 30 周年和施老逝世 10 周年，这本《施今墨临床经验集》终于得以付梓，实现了施师"继续为人民服务"的遗愿。

　　钜夫自幼有幸列入施之门墙，得祝师亲炙。复经师之安排，亲目施门诸前辈诊病制方，饫闻名论，深得佳惠。施门医学自成风范，为了吾辈能得施老学术学养之精髓，于 1988 年 5 月由施门诸前辈发起成立"施今墨医药学术研究中心"。受师之抬爱，委我为中心秘书长，负责日常收集、整理学术的服务工作。遂请在京施门诸师，按病之系统分类讲座，定期举行义诊，使施门第三代传人能有机会得其熏染。祝师晚年，曾几次和我提出，他老人家有一心愿，希望能编著一部《施今墨医学全集》。但在向施门传人征集资料时，复经动乱，师伯师叔有所藏而今已散佚，有医案笔记虽存，而缺失不完整者多。是故图文存世绍介不可周全，加之祝师诊务繁忙，身体健康日下，致使收集整理工作不得不暂置于案。但我深知，这是老人心中了却不了的心愿。钜夫得祝师如师如父沐养，毕生以先生为榜样，恩师之遗愿即吾之使命！十余年来，吾不敢有丝毫懈怠，心中所念，唯有不负恩师所托，完成吾之天命。尝遥想祝师整理施门学术之时，激励他的，亦当是此情此感吧。如此一悟，幸福的心灵相通之感不禁油然而生。若老人泉下有知，也会如我般会心地微笑、感叹师生间这奇妙的默契吧。其间，又蒙师叔施小墨先生，师兄祝肇刚先生不吝赠与施老珍贵文献，并给予大力支持，亦是我之所幸。

我院王道瑞先生早年毕业于北京中医学院，得祝师亲授。对施门之学，深为服膺，慨然允我："传师之经验，责无旁贷。"并亲携杏园金方青年俊彦，共同编写施老全集。此次编写工作，襄集施老门人整理著作，先翁手稿、墨迹，收世存文献于一集，道其生平事迹，医论理念，医技特色，前后传承，使览者窥一斑而见全貌，知一方一案而晓先人治学之髓。昔欧阳询有云："欲使家富隋珠，人怀锦玉，以为前辈之缀集，各抒其意。"此集之意也，亦完成一代名医身后事，吾心慰矣。

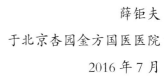

薛钜夫
于北京杏园金方国医医院
2016 年 7 月

1. 施今墨先生是我国著名的中医学家和中医教育家，有"北京四大名医"之盛誉。在"施今墨名家研究室"精心组织领导下，得以编纂《施今墨医学全集》，是项工作十分必要，亦为十分重要，其对继承和发扬我国中医药事业具有非常重要的意义，是一件功德无量的事情。

2. 《施今墨医学全集》由施今墨先生生平传略、施今墨医案集锦、施今墨临证对药与验方、施今墨文稿与墨迹四部分组成，后附施今墨先生年谱。

3. 施今墨先生生平传略。一是扼要地介绍施先生一生主要之经历和社会活动；二是扼要地介绍施先生主要之学术思想、学术成就和治学特点等。

4. 施今墨医案集锦。所辑医案悉来自施先生之传人祝谌予所著《祝选施今墨医案》《施今墨临床经验集》和其哲嗣施小墨等所辑《中医临床家施今墨》等书。医案以类相从，按内、妇、儿、外诸科之序，依病先后辑录，凡三百一十案。病名以西医为主，中西兼用，内科按外感（含传染病）、呼吸、心脑血管、消化、泌尿等系统大体排列。然其分类不尽严谨，既要考虑疾病治疗之系统性，又要顾及疾病分科之关系，诚难如人意。如传染病病案，儿科中亦有小儿传染病案；又若心脏病案中出现有个别小儿心脏病案等，特予说明。

每病案后皆设"按评"。对祝谌予先生所作之"按评"，多原样辑录之，以"祝按"称之。对施小墨、陆寿康所作之"按评"，亦有辑录，以"施陆按"称之。对某些病案还需作补充说明者，则又加"按评"，而以"今按"称之。

5. 施今墨临证对药与验方。所辑对药是依据施先生之传人所著《祝谌予临床经验辑要·对药》、吕景山的《施今墨对药临床经验集》和施小墨等的《中医临床家施今墨·方药研究》诸书整理而成，凡辑录对药三百有余。按药物及对药功用分为祛风解表清热透疹，止咳化痰下气平喘，芳香化浊醒脾开胃，益气健脾和胃止呕止泻，清热解毒滋阴泻火，利湿行水消肿，泻下通便，祛风通络疗痹，理气解郁行气消胀，活血化瘀止血止痛，养心安神与重镇安神，平肝息风定惊止痉，益气温阳强心通脉，补肝肾强筋骨填精明目，和解表里平调寒热，软坚散结消肿瘤，收敛固脱止汗止泻涩精等 17 类。是分类仅是相对而言，既要顾及每药之功用，又要考虑配用之效能，实难尽善尽美，恐有牵强之嫌，特予说明。每对药设"功用""说明"两项介绍之。"功用"言其配伍作用特点及临床应用（主治）；"说明"则简介各药性味归经、功能应用及其配伍应用之源流和功用特点，后附其各药常规用量。

验方系施先生多年临床应用经验之结晶。其验方颇多，由于其门人众多，不便收集；又有献于同仁堂供药商界应用，不便索录。是以今仅辑录部分者，诚属憾事。各验方设"组成""功用""方义"三项分述之。

6. 施今墨文稿与墨迹。文稿和墨迹主要参阅《施今墨史料专辑》（萧山文史资料选辑）等辑录而成。文稿主要是施先生在新中国成立后参加社会活动和各种会议之发言稿，按年代先后顺序逐一辑录；墨迹是施先生多年之随笔手迹及脉案处方，亦按年代先后顺序辑录之，以飨后人。

7. 为尊重历史，施今墨先生医案和讲话稿如实载入本书，特予说明。考虑到当时老中医的书写习惯，施今墨处方所用中药别名予以保留，如化红(化橘红)、紫地丁（紫花地丁）、盐小茴（盐炒小茴香）、蝉衣（蝉蜕）、丹皮（牡丹皮）、冬虫草（冬虫夏草）、法夏（法半夏）、炒蔓荆（炒蔓荆子）、杷叶（枇杷叶）、吴萸（吴茱萸）、薏米（苡薏仁）、香附米（香附）、灯芯草（灯心草）、生地（生地黄）等。另外当时所用中药犀角、虎骨现已改用代用品。

《施金墨医学全集》编委会

2017 年 2 月

目　录

第一部分
施今墨先生生平传略　／ 001

第二部分
施今墨医案集锦　／ 011

内科医案
一、外感病（包括传染病）　／ 012

（一）感冒　／ 013

（二）流行性感冒　／ 030

（三）流行性腮腺炎　／ 032

（四）猩红热　／ 034

（五）伤寒　／ 037

（六）副伤寒　／ 043

（七）霍乱　／ 044

（八）天花（亦名痘疮）　／ 046

（九）细菌性痢疾　／ 048

（十）阿米巴痢疾　／ 053

二、呼吸系统疾病　／ 056

（一）鼻窦炎　／ 058

（二）过敏性鼻炎　／ 060

（三）鼻衄　／ 061

（四）咽炎　／ 062

（五）气管炎 / 064

（六）肺炎 / 071

（七）肺脓疡 / 073

（八）支气管扩张 / 075

（九）支气管哮喘 / 081

（十）肺结核 / 089

（十一）胸膜炎 / 095

三、心脑血管疾病 / 097

（一）心脏病 / 097

（二）高血压 / 116

（三）中风 / 122

四、消化系统疾病 / 127

（一）口腔溃疡 / 129

（二）食道炎 / 132

（三）食道狭窄 / 132

（四）食道癌 / 135

（五）胃炎 / 136

（六）消化性胃溃疡 / 148

（七）胃下垂 / 153

（八）泄泻（急性胃肠炎、肠功能紊乱、过敏性结肠炎） / 154

（九）肠结核 / 163

（十）便血 / 167

（十一）便秘 / 170

（十二）脱肛 / 173

（十三）黄疸 / 174

（十四）肝硬化 / 177

五、泌尿生殖系统疾病 / 180

（一）急性肾炎 / 182

（二）慢性肾炎 / 185

（三）肾盂肾炎 / 189

（四）膀胱炎 / 191

（五）肾与膀胱结核 / 193

（六）泌尿系统结石症 / 196

（七）副睾丸炎 / 198

（八）前列腺肥大 / 200

（九）遗尿 / 201

（十）遗精 / 202

（十一）阳痿早泄 / 208

（十二）强中 / 211

（十三）外肾发育不良 / 212

六、糖尿病 / 213

七、风湿病与痛风 / 225

（一）风湿性关节炎 / 227

（二）风湿性肌炎（肌痹） / 239

（三）痛风 / 240

八、精神、神经病证 / 241

（一）神经官能症 / 247

（二）失眠（神经衰弱） / 255

（三）头痛 / 266

（四）眩晕 / 273

（五）癫痫 / 278

（六）面神经麻痹 / 279

（七）三叉神经痛 / 282

（八）坐骨神经痛 / 283

（九）急性炎症性髓鞘性多发性神经炎 / 284

九、其他疾病 / 286

（一）耳痛 / 286

（二）牙龈脓肿 / 287

（三）结核性脑膜炎 / 287

（四）腹膜炎 / 290

（五）腹胀 / 293

（六）一氧化碳中毒 / 293

（七）阿狄森氏病 / 297

（八）疟疾 / 298

（九）痿证 / 299

（十）绦虫病 / 300

（十一）出血急救 / 301

（十二）强心急救 / 301

妇科医案

一、月经病 / 307

（一）痛经 / 307

（二）月经过多、崩漏 / 309

（三）闭经 / 316

（四）更年期综合征 / 321

二、带下病 / 322

三、妊娠病 / 326

（一）妊娠恶阻 / 326

（二）子淋 / 328

（三）子晕 / 329

（四）胎动不安 / 330

（五）滑胎 / 330

（六）难产 / 332

四、产后病 / 333

（一）乳少 / 333

（二）产褥热 / 334

（三）乳痈 / 334

五、杂病 / 336

（一）不孕症 / 336

（二）癥瘕 / 338

儿科医案

（一）发热 / 347

（二）风疹 / 350

（三）麻疹 / 352

（四）流行性腮腺炎 / 357

（五）百日咳 / 358

（六）流行性脑脊髓膜炎、流行性脑炎 / 359

（七）结核性脑膜炎 / 363

（八）水痘 / 364

（九）白喉 / 365

（十）肠伤寒 / 368

（十一）黑热病 / 369

（十二）小儿麻痹症 / 371

（十三）支气管炎 / 373

（十四）类风湿性关节炎 / 374

（十五）肠痉挛（幼儿腹痛） / 375

（十六）寄生虫病 / 376

（十七）早老症 / 377

外科医案

（一）颈淋巴结核 / 381

（二）颈淋巴腺瘤 / 382

（三）腰椎结核 / 383

（四）疝气 / 384

（五）丹毒 / 385

（六）维生素 B_2 缺乏症 / 387

（七）脚气 / 388

（八）荨麻疹 / 389

（九）瘿瘤 / 392

（十）阑尾炎 / 394

（十一）痔疮 / 395

（十二）多汗症 / 396

（十三）脱发症 / 397

（十四）紫癜 / 399

（十五）牙疳（下颌骨髓癌） / 402

第三部分
施今墨临证对药与验方 / 405

一、对药 / 406

（一）祛风解表清热透疹类 / 406

（二）止咳化痰下气平喘类 / 414

（三）芳香化浊醒脾开胃类 / 423

（四）益气健脾和胃止呕止泻类 / 427

（五）清热解毒滋阴泻火类 / 437

（六）利湿行水消肿类 / 448

（七）泻下通便类 / 456

（八）祛风通络疗痹类 / 460

（九）理气解郁行气消胀类 / 461

（十）活血化瘀止血止痛类 / 468

（十一）养心安神与重镇安神类 / 476

（十二）平肝潜阳息风定惊止痉类 / 486

（十三）益气温阳强心通脉类 / 491

（十四）补肝肾强筋骨填精明目类 / 494

（十五）和解表里平调寒热类 / 498

（十六）软坚散结消肿瘤类 / 500

（十七）收敛固脱止汗止泻涩精类 / 502

二、验方 / 508

第四部分

施今墨文稿与墨迹 / 525

一、文稿 / 526

（一）弁言 / 526

（二）医戒十二条 / 526

（三）华北国医学院第二届毕业纪念册序 / 527

（四）《祝选施今墨医案·施序》 / 527

（五）1951年儿童医院新院开幕致词 / 528

（六）在医学高教会议上的发言稿 / 529

（七）编辑中医统一标准用书建议 / 529

（八）建议书 / 531

（九）为迎接国家的社会主义文化建设必须加强
中医工作的建议 / 532

（十）在全国政协二届二次全会上的发言稿 / 536

（十一）科学院设立中医学理研究所的意见书 / 538

（十二）重视中医学的理论研究工作 / 545

（十三）介绍蒸谷米治疗脚气病
（施今墨 陆士一） / 547

（十四）改革中国医学教育的建议（节选） / 552

（十五）关于抗老强身的科学根据、社会基础
和医药方案 / 553

（十六）《施今墨临床经验集·自序》 / 556

（十七）打破旧框框 大胆革新 / 557

二、墨迹 / 558

（一）随笔 / 558

（二）处方墨迹 / 584

（三）诗词类 / 588

附

施今墨先生年谱 / 595

第一部分

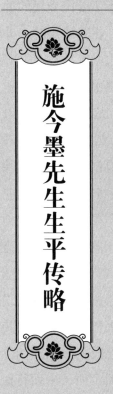

施今墨先生生平传略

施今墨（1881—1969 年），原名毓黔，字奖生，祖籍浙江省萧山坎山镇施家台门人，是我国著名的中医学家和中医教育家。

家事官宦，祖父施之博，曾任云南曲靖知府，父亲施誉鸿亦奉事官场。清·光绪七年（1881 年）春，祖父赴云南任职途中，于贵州其乃诞生，故取名毓黔。外祖父李秉衡，清末山东巡抚，八国联军入侵北京，李受命入京勤王，率部于通州张家湾与侵略军殊死战斗，无力回天而自尽。在其幼小心灵埋下了爱国爱民的种子。

在其幼年时，母亲体弱多病，认为只有懂得医道才能对母亲尽孝道，于是矢志学医。13 岁即随其舅父——河南名医李可亭习岐黄之术，7 年之后，既已精熟中医理论，且能独立行医。

官宦之家，总以为仕途方是正道，其父亲于 1902 年送他进山西大学堂读书。在学校接受了进步思想熏陶，因反对该校创办人——美国传教士李提摩太之专制而被校方开除。之后转入山西法政学堂学习，于 1906 年毕业时获全校第一名，保送进入进士馆，即后来的京师法政学堂。

在北京期间，他认识了辛亥革命的著名领导人黄兴，并由黄兴介绍加入了同盟会，以医为掩护，追随黄兴为推翻满清王朝而奔走，踏上了革命征途。1911 年施乃毕业于北京法政学堂，同年辛亥革命成功，他作为山西代表，在南京参加了孙中山先生的就职大典。次年，中华民国临时政府在南京成立，黄兴任陆军总长，其以客卿身份协助黄兴制定陆军法典。在《陆军刑法》《陆军惩罚令》《陆军审判章程》之原件中都有其手笔。1913 年辛亥革命失败，他返回山西，一面行医，一面从事社会活动，先后与范源濂、汤化龙等在北京和山西创办了尚志学会、尚志学校、尚志医院，继续宣传进步，普及文化知识。1917 年应湖南督军谭延闿之邀，出任湖南省教育厅长，因见谭氏热衷官僚政治，无心教育，未及一年其即辞职引退，1920 ～ 1921 年间曾协助顺直水利督办熊希龄创办香山慈幼院，并任副院长，想在香山慈幼院创造一个与世隔绝的理想境地，让孤儿们自食其力，在自己开办的工厂、农场中从事各项工作，让这里充满自由、平等、博爱。但因社会腐败，他这一理想无法实现，故愤而辞职，决心弃政从医。

1921 年，其乃更名为"今墨"。其义有三：一是纪念他诞生之地"黔"；二是崇习墨子，行"兼爱"之道，治病不论贵贱，施爱不分贫富；三是在医术上勇于创新，要成为当代医学绳墨。是年，即悬壶北京，专心医业，精研医术。由于医德高尚，医技精湛，于是名声大噪，誉满京师，终日门前车水马龙，摩肩接踵，求诊者众。1925年，孙中山先生卧病在京，其应民国政府之邀为之会诊，提出治疗中肯建议。1930年，出诊西安，为杨虎城将军诊病，药到病除，载誉而归。他还曾担任冯玉祥将军部队之医学顾问。

随着帝国主义势力入侵，西医东渐，对中医形成包围排挤之势，加之中医内部鱼龙混杂，庸医误人，掺杂迷信，中医这一民族瑰宝，一度被诬为"巫术"，国民党政府置若罔闻，并落井下石，频频排斥中医，施今墨忧心忡忡。1929年，国民党政府第一次中央卫生委员会议通过了余岩等人提出的"废止旧医以扫除医事卫生之障碍案"，立即引起全国中国药界之极大愤怒和强烈反对，全国各地中医团体代表云集上海，施乃奔走其间，组织"华北中医请愿团"，积极斗争，以求力挽狂澜。当时汪精卫主持行政院工作，大有非取消中医不可之势。适时汪之岳母病痢，遍请西医，未见奏效，行将不起。有人建议汪请施先生诊治，汪无奈同意试试。施先生凭脉论病，每言必中，令汪之岳母心悦诚服，频频点头。处方时施先生语其"安心服药，一诊可愈，不必复诊"。病危至此，一诊可愈，众人生疑。然据方仅服数剂，果如先生所言。汪精卫这才相信中医之神验，题字送匾"美意延年"。后来在全国舆论压力下，最终迫使国民党政府收回成命。于1930年南京成立中央国医馆，焦易堂任馆长，施今墨为副馆长。

施先生逐渐认识到，振兴中医关键在于人，要有高质量的中医人才，必须办学，中医事业才能有长足的发展。于是1930年，其参与了萧龙友、孔伯华等人创建的北平国医学院。因与萧、孔等办学思想有分歧，1932年施乃另立门户，创办了华北国医学院，亲任院长，在中央国医馆立案。他热爱祖国医学，但不讳中医之短，不嫉西医之长，大力提倡革新中医。他明确提出："吾以为中医之改进方法，舍借用西医之生理、病理的互相佐证，实无别途。"他将这一思想贯彻到办学方针之中。在华北国医学院课程设置上，以中医理论为主，设"内经""伤寒""金匮""难经""温病条辨"等；以西医理论为辅，设"生理""病理""人体解剖""药理"等。并注重实践，在学生实习中，吸收了西医之检查和化验手段，还经常和西医专家姜泗长等人共磋医学方法，不断探索中西医结合治疗之新途径。他善于博采众长，不断充实自己。他乔装病人，多次前往上海求医，向上海名医丁甘仁先生学习，认为丁先生理、法、方、药运用规范，其临床医案经过整理后，颇有参考价值。在华北国医学院即以丁甘仁医案为教材，亲自讲授。施先生在临床上，不分中医西医，不分经方时方，只要有利于治病，便随手拈来。他曾对学生说："全面精察，苦心探索，灵活运用，缜密掌握，选方准症，选药准方，不可执一方以论病，不可执一药以论方，不可循一家之好而有失，不可肆一派之专而致误，其有厌学图便者，只敦用少数之成方、单方以统治万病，非吾之徒也。"该学院自成立至 1949 年北京解放，历 17 年，共招 16 个班，入学 636 人，毕业 347人，现分布全国各地。大多数毕业生，已成为中医事业骨干，或名医，或专家，或教授。1941 年，上海复兴中医专科学校成立，施先生出任董事长。此后，施先生还于北京、上海、山西、察哈尔等地先后协助或资助创办中医学院、讲习所、函授班、研究班等，多渠道为培养中医人才贡献出力量。

施先生于 1920 年在北京和平门内西养马营创办了中西医医院，使用西医诊疗仪器，进行中医辨证施治。1922 年又在马蜂桥创办中医疗养院，有病床20 余张，开我国中医设置病房之先河。1924 年在其诊所内使用听诊器、体温表、血压计，并设立化验室。他与西医孟昭威教授发起创办了"中国医药学会"，组织举办中医学术研究报告会，创办学术刊物，如在华北国医学院内主办《文医半月刊》《国医周刊》，并多次在刊物发表"中西医病名对照表"，倡导中西医汇通，促进中医教育事业的发展。

1935 年，国民党政府颁布中医条例，规定中医考核办法及立案手续。北京首次举行中医考核，当局挑选德艺双馨者萧龙友、孔伯华、施今墨、汪逢春为主考官。自是"北京四大名医"之誉遂起。

抗日战争胜利后，1946 年 11 月，施先生被华北地区推选为"国大代表"和"国民党立法委员"，曾多次提出发展中医事业的提案，如"整理中医书籍案""改革中药剂型案""设立中医学校及中医院案"等，均石沉大海，未被采纳。1949 年 9 月，他与 30 多名"国民党立法委员"在《人民日报》联名发表"虔诚接受中共领导"的声明。

中华人民共和国成立后，他衷心拥护中国共产党的领导，拥护共产党的中医政策。他不顾年事已高，继续从事中医临床工作，并为中医事业的发展积极参加社会活动。先后担任中华医学会副会长、中医研究院学术委员会副主任委员、中西医学术交流委员会副主任委员、北京中医学会顾问、北京医院中医顾问等职，并在北京邮电医院、平安医院、协和医院、儿童医院、铁路医院等多家医院门诊应诊。1956年加入农工民主党，1957年加入国民党革命委员会，历任全国政协会议第二、三、四届委员。

1969年8月22日，88岁高龄的施今墨先生不幸病逝。在病危期间，口述了一篇几千字的文章"关于中医工作的建议"，呈送毛主席、周总理，还一再叮嘱："我虽今后不能再看病，而我的这些经验，对人民是有用的，一定要整理出来，让它继续为人民服务。"生前留下遗嘱，要求将遗体捐献供医学研究。他是我国第一位把遗体捐献给医学事业的老中医专家。

施先生一生诊务繁忙，加之社会工作颇多，故无暇整理自己的学术思想和学术经验。其门人祝谌予于1940年曾编辑出版了《祝选施今墨医案》，后又于1982年门人祝谌予、翟济生等编辑出版了《施今墨临床经验集》，同年门人吕景山编辑出版了《施今墨对药临床经验集》，施小墨、陆寿康于2001年编辑出版了《中医临床家施今墨》等。

施先生毕生致力于临床实践，行医50余年，是一位颇富盛名的中医临床大家。在思想上一直倡导改革中医，主张中西医汇通。清末民初时期，其深受我国医学界中西医相互斗争的影响，那时中西医汇通派代表人物唐宗海、张锡纯、陆渊雷等人影响颇著，但他仍坚定认为："学问之道，本无止境，去短见长，学者本色。当此科学发达之秋，自应舍去吾国医学陈陈相因之玄说奥理而走向科学化一途。近年来，西学东渐，西医亦同时输入我国，现通都大邑所设医院，几如雨后春笋，医师护士，日渐增多，揆其医理疗法，颇多可取，而彼中明眼之士，亦多与我中医有可效法之处也。吾人研究学术，应将畛域之见除去。无论中医西医，其理论正确治疗有效者，皆信任之。反之，摒弃不用可也。"（《文医半月刊》1937年）他在担任中央国医馆副馆长时期，与陆渊雷先生一起，积极倡导中医学术标准化和中西医病名统一。乃至1940年出版的《祝选施今墨医案》，其"编写方法与西医论病中医辨证处方"相结合，创中西医结合病案之先河。在其长期的临床实践中，认真践行着这一革新思想。其以病分证，即以现代医学疾病分类为纲，运用中医理论，辨病辨证，如对高血压病的病因、病机、临床症状、治则、治法及预后等均进行了详细的论述，将其分为实性高血压、虚性高血压两种进行论治。强调病症结合，即主张辨病与辨证相结合。他认为对疾病之诊断明确，治疗上才越有把握。故其临床上即用西医诊断疾病，用中医辨证治疗。如急性肾炎确诊后，中医不但能退热、消水肿，还能消除尿蛋白，从而提高中医水平。

为推动中医改革，新中国成立后，他也多次在各种场合提出组织"中国医学学典编筹处"，注重编辑《中国历代名医传》《中国医学年鉴》《中医验方汇编》《中医统一标准用书》。在《科学院设立中医学理研究所意见书》中，他提出："①编辑中医书籍总目；②做好中医名著的提要、校勘、注释、标点等工作；③编辑中医史料；④编辑中医论文的索引（包括外文）；⑤编撰中国医学史年表；⑥编纂中医术语词典；⑦编绘有关中医理论研究的图谱；⑧搜集有关中医的情报。这些工作，过去专家们往往不想做而又需要。资料的处理必须科学化，才能对于理论研究提供有利的条件。"这些建议是宝贵的，至今都对中医事业发展具有指导作用。诚如其所言："我本是中医的革新者，具有改革中医方案的整套计划者。"言之确确，呕心沥血，一生矢志不移，奋斗不息。

辨证论治是中医学之精髓，阴阳、表里、寒热、虚实八纲辨证是中医辨证的根本大法，自张仲景《伤寒杂病论》以后历代医家及其著作，无不以其作为临床辨证施治的指导原则。自明清以来，有不少医家提出在八纲辨证基础上，再加上气血辨证两纲。如明·楼英在《医学纲目》中云："千变万化之病态，皆不出乎阴阳五行。盖血气也，表里也，上下也，虚实也，寒热也，皆阴阳也。"提出辨证施治中："必先分别气血，表里，上下，脏腑之分野，以知受病之所在，次察所病虚实、寒热之邪以治之。"又孙一奎在《医旨绪余》中提出阴阳、表里、气血之关系；认为阳主表主气，阴主里主血。清·黄凯钧在《友渔斋医话》中则明确提出："辨阴阳气血，表里虚实寒热，此十字是医家纲领。"施先生通过多年实践，亦认为气血辨证十分重要，八纲辨证尚不足以概括临床之所需。他说："辨证施治是为中医特点之一，八纲辨证为其主要者，历代医家均有发展，以余之体会，气血在辨证中亦属重要。阴阳应是总纲，表、里、虚、实、寒、热、气、血为余临床所用之八纲。"如其对风湿性疾病论治中，即以之分"风湿热（痛痹、著痹均有），风寒湿（痛痹、著痹均有），气血实（痛痹多，著痹少，实是指邪实而言），气血虚（著痹多，痛痹少，虚是指正气而言）"四种证候。故今人每称施先生创十纲辨证，为中医辨证施治理论作出了重要贡献。

　　施先生临证经验丰富，对外感病、糖尿病、心脏血管病、脾胃病等均有独特见解。就外感热病而言，他认为："不论其为外感风寒或温热，不论其为传染性或非传染性，必须外因、内因结合起来看。六淫、疫疠之邪皆为外因，若单纯外因亦不均能致病。例如流行性感冒病毒，其传染性颇高，传播最为广泛，然而流行区域亦非百分之百均染是病。又如夏日酷暑，湿热蕴郁，但中暑者究竟不是多数。'邪之所凑，其气必虚'，外因通过内因始生作用，确为至理名言。"并指出："外感热性病，多属内有蓄热、外感风邪，治疗时应既解表寒又清里热，用药时表里比重必须恰当。"于是他创出"按比例清解表里"之说，寓西医之定量、定性，又寓张锡纯之清热解表于其中，谓之"七清三解""六清四解""五清五解""三清七解"诸法。又若糖尿病，他认为：五脏六腑中并无胰腺，而中医理论中却有"脾主运化"学说。运化者，代谢也。因此他治糖尿病，即把重点放在治脾上，总结出黄芪配山药，苍术配元参两组对药。他说："健脾余用黄芪伍山药，苍术配元参。黄芪甘温，入手足太阴气分，补气止消渴，前世医家用之甚多。山药甘平，入肺、脾、肾三经，补脾阴之力著。明·周慎斋有'脾阴不足，重用山药'之语。二药配合，气阴兼顾，补脾功用益彰。苍术辛苦温，入脾、胃二经，燥湿健脾，杨士瀛称苍术有'敛脾经不禁，治小便漏泄不止'之功。元参甘苦咸寒，入肺、肾二经，滋阴降火，清热解毒。苍术性辛燥但伍元参可以治偏而展其才。二者相伍，既能健脾，又可以滋阴……据余多年实践，黄芪伍山药，苍术配元参，一阴一阳，一脾一肾，应用于治疗糖尿病，又有降低血糖，减除尿痛之力。余治疗糖尿病在辨证基础上，多加用这两对药味。"再若他根据"太阴湿土，得阳始运，阳明燥土，得阴则安""脾宜升则健，胃宜降则和"的脾胃生理特点，归纳出治疗脾胃病十法——温、清、补、消、通、泻、涩、降、和、生等。

　　施先生临证不仅精于辨证，而且善于遣药组方。在多年的实践中，其处方时常常双药并用，寓意两药之配伍应用，起到协同作用，或互消其副作用而专取长，或相互作用产生特殊效用。经其门人、弟子等整理目前累计达300余组对药，世称"施氏对药"，吕景山编著《施今墨对药临床经验集》已行世多年，对中医临床工作者产生积极影响。数十年临证中施先生并创制出不少行之有效经验良方，曾无私地将气管炎丸、高血压速降丸、抗老延年丸、防衰益寿丸、感冒丹、关节炎丸、神经衰弱丸等十首良方献给同仁堂，使之为广大的病患者解除病痛。

施先生一生勤奋好学，孜孜不倦，治学严谨，博采诸家。在医学上，他不仅中医理论精深，而且临证精通内外妇儿诸科；对现代医学亦颇推崇，而能兼收并蓄，取其所长。他博览群书，从《黄帝内经》《难经》《伤寒论》《金匮要略》以后唐、宋、元、明、清各代著名医家著述无不遍览，尤对刘河间、李东垣、朱丹溪、薛己、周慎斋、孙一奎、张景岳、李中梓、喻昌、张璐、叶桂、吴瑭等诸家之学研究至深，推崇备至。学术上主张要善取众家之长，他常说："疾病千变万化，错综复杂；人人体质不同，且有季节、气候、地理等影响，应按实际情况，施以治疗，不能以我之喜用何药、喜用何方而千篇一律，亦不能生搬古方套用，即所谓既不泥古，又不离古，必须融合蕴化，辨证施治。"即尊古而不泥，崇经而不拘，反对门户之见、食古不化。学问如此，对人亦如此。他与著名西医专家黄家驷、林巧稚、张孝骞关系很好，他们亦甚尊重施先生。张孝骞还介绍儿媳请施先生看病。一次毛泽东主席宴请一些知名人士，施先生与黄家驷、林巧稚同桌。毛主席风趣地对施先生说："你很有名啊！我在年轻时就听说过你，你们同行是不是冤家啊！"施先生答道："主席，我们团结得很好，互相很尊重。"

施先生不仅医术精湛，而且医德高尚，爱憎分明。他诊病不论尊卑贫富，一视同仁。培养人才，设"医戒十二条"，首重医德教育，其中明确告诫者五条，医德与医术共戒者四条，单言医术之戒者三条，深得药王孙思邈"大医精诚"之旨，尤特别告诫"病人果系素寒，务当利济为怀，切不可强索巨金，转致其人于死"（第八戒）。先生身体力行，言传身教，视名利为粪土，救死扶伤，治病救人。多年来，他走到哪里都有闻讯赶来的病人，来者不拒，每天不分早晚，总是认真地接待病人。他常说："别人治得好的病你治得好，别人治不好的病你也治得好，那才能成为一个真正的大夫。"因此其一生深受广大人民群众的爱戴。然而对于那些欺压百姓，陷民众于水火之中者，他深恶痛绝。早年因见军阀混战，民不聊生，乃弃政从医，且改名为"今墨"。即使地方流氓恶霸，他亦借行医之机，千方百计予以惩治，如借为军阀张宗昌宠姜诊病之机，狠狠惩治京城"南霸天"，为民出气除害。是以其不愧为一位德

施今墨医学全集

艺双馨的医学家，人民的好医生。

　　施先生不仅是一位我国著名的中医学家，而且也是一位著名的社会活动家。新中国成立后在担任中华医学会领导以及全国政协委员期间，积极参加各种社会活动，为我国医学事业的发展，特别是中医药事业的发展做出了重要贡献。

第二部分

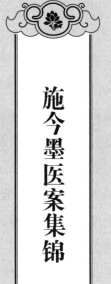

施今墨医案集锦

内科医案。

一、外感病（包括传染病）

施师曰：春气温和，夏气暑热，秋气清凉，冬气冷冽，此四时之正气。若气不适其候，正不御其邪，皆能为患，故四季均有外感病。然分其大类不外风寒与温热二者。其中又可再分传染性及非传染性两种，如流脑、乙脑、伤寒、猩红热、麻疹等皆属传染性者；如感寒、中暑等则为非传染性者。余意不论其为外感风寒或温热，不论其为传染性或非传染性，必须外因内因结合起来看。六淫疫疠之邪皆为外因，若单纯外因亦不均能致病。例如流行性感冒病毒，其传染性颇大，传播感染最为广泛，然而流行区域亦非百分之百均感是病。又如夏日酷暑，温热蕴郁，但中暑究竟不是多数。"邪之所凑，其气必虚"，外因通过内因始生作用，确为至理名言。

古人论外感病，自《内经》以后，历代均有所发展，尤以仲景之《伤寒论》为后世所宗。至刘河间之《素问病机气宜保命集》主张"清凉治温，通下治疫"，始为温病治法之转折点。尔后明之吴又可，清之叶天士、吴鞠通、王孟英、雷少逸等，在理论与治法上均有发展，逐渐创立温病学说，如叶天士《温热论》曰："温邪上受，首先犯肺，逆传心包。肺主气属卫，心主血属营。辨营卫气血虽与伤寒同，若论治法则与伤寒大异也。"实是独具创见，发前人之未发，其辨别斑疹和白㾦所用察舌验齿法，至今在临床诊断中仍有重大意义。

外感性疾病之伤寒与温病两大学说，前人论证精确详细，六经辨证、卫气营血辨证、三焦辨证各有其长，所创诸方，亦均显效，不多赘述。而余在临床中对于外感病，着重辨别气血、虚实和表里。辨气血，即分清层次。邪在卫气，治之较易；邪入营血，病情严重。温邪在卫分的时间很短，极易伤及气分，但只要病邪尚在气分，就应坚守气分这道防线，不使病邪再继续深入。叶天士提出"在卫汗之可也，到气才可清气，入营犹可透热转气……入血就恐耗血动血，直须凉血散血"的原则，临床中实属重要。邪尚留气分中时，一定注意不要用血分药，以免将邪引入营血。论虚实，即考虑邪正关系。虚实不分，邪正不明，时常会发生误治，如正气素亏外感风寒者，应扶正祛邪，若只投发散之剂，往往使表不固正愈虚而生它变。审表里，即详察表里比重。外感热性病多属内有蓄热，外感风寒，治疗时应既解表寒又清里热，用药时表里比重必须恰当。余治此类病有七解三清（即解表药味和清里药味之比例为七比三，依此类推）、六解四清、半解半清、四解六清、三解七清之说，虽属个人杜撰，但在临床中亦明表里比重关系至切，较为实用。

外邪入侵必予出路，万不可闭门逐寇，其出路有三，为汗及二便。在表多以汗解，在里多以二便而清，因此分清表里最为重要。而过汗则伤津，过下则正衰，若引邪由膀胱水道外出，则较为妥帖。苇根、竹叶、滑石、荷梗之类，既不伤津又可清热，若予浮萍，则外邪可从汗尿两途而去。

用药之配伍，颇具技巧，治病如作战，配伍如将兵，熟习战士特点，善于调配兵伍，指挥裕如，始克顽敌，医者熟习药性，精研配伍，亦同此理也。如外感病不宜过早用连、芩、栀子、生石膏等寒凉药物，以免引邪入里。但栀子伍豆豉，生石膏伍薄荷、桑叶，黄芩伍芥穗，既能解表又清里热，相互为用，效果益彰。

温病中以湿温最为缠绵，要层层解脱，治以芳香化浊、淡渗利湿、苦寒清热、宣气化湿诸法，不宜过汗或攻下，否则时见发热初退旋又再发，故治湿温尤要细致慎重。若病入血分，出现神昏谵语，舌绛唇焦，不可汗解，宜选用紫雪丹、安宫牛黄丸、局方至宝丹配合汤剂以治之。

温病之舌苔变化甚多，余在临床中体会，凡舌苔薄而润，病尚轻，若外白中黄或灰且厚腻而垢者，病重难治。亦有初见厚腻舌苔，一夜之间突然变为无苔而舌色猩红者，均不易治。古人论舌苔，白主寒，黄主热，黑为热极，但不可一概而论，应结合舌质颜色及苔面润燥来定。如苔白如粉，舌质绛红干燥不润者，为热伏邪盛，湿滞不化，行将津枯之兆；又如舌润苔黑，并见肢冷腹泻，却为寒极之象。

（一）感冒

○ 病案 1

张某，男，50 岁，病历号 1952.4.381。

一周前，晚间外出沐浴，出浴室返家途中即感寒风透骨，汗闭不出，当夜即发高热，鼻塞声重，周身酸楚。服成药，汗出而感冒未解，寒热日轻暮重，口干，便结，胸闷不欲食。舌苔黄厚，脉洪数有力。

辨证： 浴后感寒，腠理紧闭，阳气不得发越，遂致高热，虽服成药汗出而寒邪化热不解，必清里以导邪出。

治法： 拟七清三解法治之。

处方： 杭白芍10g（桂枝5g同炒），淡豆豉10g，酒条芩6g，炒山栀6g，紫油朴4.5g，全瓜蒌24g，炒枳壳4.5g，杏仁泥10g，薤白头10g，苦桔梗4.5g，白苇根15g，炙草梢3g，白茅根15g，大红枣3枚，鲜生姜3片。

[祝按] 浴后汗出，毛孔开张，骤遇寒风侵袭汗闭不出而发高热。患者虽服成药发汗，然外感并未能解，病邪入里化热，此时当以表里双治，患者里热重于表寒，故清里为主解表为辅，七清三解为法，清解比例恰当患者只一诊即愈。本案以桂枝汤、栀豉汤合瓜蒌、薤白治之。施师对于胸闷不食、便结气滞者，常以苦桔梗、炒枳壳、杏仁泥、薤白头四药配伍，用之多效。

[今按] 是案四诊合参，实为表之寒邪入里化热，但表未解，表里同病。六经辨证而言属太阳阳明并病，以卫气营血辨证则属卫气并病，三焦辨证而言当属上、中二焦之病，故治法当表里双解。施师以己之经验，设七清三解法，择《古今录验》阳旦汤（即桂枝汤加黄芩）、仲景之栀子豉汤、桂枝加厚朴杏子汤、活人桔枳汤加瓜蒌、薤白、苇根、茅根成方治之。仅以桂枝、生姜辛温之力祛散表之寒邪，重在以芩、栀、苇、茅二根、瓜蒌清降里热，俾热从二便而出之，再以杏、朴、桔、枳、薤白调畅上下气机，与草、枣合而开胃进食。表寒解，里热清，气机畅，故一诊即愈也。

○ **病案 2**

刘某，男，38岁，病历号1956.10.448。

一周之前，暴感风寒，左臂骤然作痛，咳嗽剧烈，夜不安枕，经服药及针灸治疗，未见显效，昨晚忽又咳血，大便四日未下。体温38.8℃。舌苔黄，脉浮紧。

辨证： 脉象浮紧，浮则为风，紧则为寒，风寒痹阻经络左臂骤痛；肺主皮毛，风寒客肺，症现咳嗽；大便不通，内热甚炽，遂致咳血。

治法： 五解五清法治之。

处方： 赤芍6g，白芍6g，川桂枝4.5g（炒），炙苏子10g，炙白前6g，片姜黄 10g，炙紫菀 10g，炙前胡 6g，白杏仁 10g，炙麻黄 3g，嫩桑枝 30g，苦桔梗 4.5g，大蓟炭 6g，白苇根 15g，酒黄芩 10g，小蓟炭 6g，白茅根 15g，炙甘草 3g，紫雪丹 3g（温开水分二次冲服）。2 剂。

二诊：前方服后，发热退，臂痛减，咳嗽见好，未吐血，大便已下。

处方：前方去大小蓟炭、紫雪丹，加旋覆花 6g，新绛 4.5g（二味药同布包）。2 剂。

三诊：药服后左臂痛已好，体温正常，咳嗽减轻，但周身似有气窜走，酸楚不适，夙疾偏头痛又现。

处方：杭白芍 10g，片姜黄 6g，旋覆花 6g（红新绛 4.5g 同布包），川桂枝 3g（炒），酒地龙 10g，白蒺藜 15g，海风藤 10g，石楠藤 10g，蔓荆子 6g，炙甘草 3g。

[祝按] 素蓄内热，暴感风寒，腠理紧闭，不得透越，遂发高热。热逼血溢，致生咳血。高热苔黄而便干，里热炽盛。脉象浮紧，咳则臂痛是属风寒未解。故以清解并举之法。新绛有活血通络之功，姜黄活血理气有治风湿臂痛之效。

[今按] 本案亦属表里同病，但病在卫、营之分，外寒致腠理紧闭，经脉不畅而臂痛身楚，脉浮紧；肺失宣降，内热炽盛，迫血妄行，而咳嗽带血；肺与大肠相表里，肺热肠燥，则大便数日不下。施师本叶氏所论："在卫汗之可也，到气才可清气，入营犹可透热转气，入血就恐耗血动血，直须凉血散血。……营分受热则血液受劫，心神不安，夜甚无寐。"乃择麻桂合方、前胡汤、止嗽散、紫雪散化裁施治，即取麻黄、桂枝辛温发汗，开腠理，解散寒邪；用黄芩、苇根、紫雪清气凉营泄内热，令热邪从二便出之；以赤白芍、二蓟炭、茅根凉血清热而散血止血；桔梗、杏仁、苏子、前胡、白前、紫菀等宣肃肺金，止咳祛痰。药后热退，咳血止而去二蓟、紫雪，加旋覆花汤施之，终用桂枝汤、旋覆花汤加地龙、海风藤、石楠藤、姜黄等收功。运用己之五解五清法，即一半解表之药，一半清里之药。调兵遣将，运筹帷幄，药到病除矣。石楠藤，辛温，有祛风湿，强腰膝，止痛止咳功效。

○ **病案 3**

马某，男，61 岁。

病已四月，反复发热不退，曾自购成药服用未见效果。体温在 39℃左右，头痛如裂而晕，口渴多饮，大便稀溏灼热，小便短赤，烦躁不安，时发谵语。舌质红，苔黄厚，脉数。

辨证：温邪内伏，蕴结不解。

治法：清热为主，佐以透邪，拟七清三解法治之。

处方：白苇根 12g，金银花 10g，桑叶 6g，白茅根 12g，金银藤 10g，桑枝 20g，煨葛根 6g，酒黄连 4.5g，赤芍 10g，酒黄芩 6g，赤茯苓 10g，薄荷 4.5g，炒香豉 12g，炒山栀 6g，草梢 3g，龙胆草 6g(酒炒)，蔓荆子 4.5g(炒)。2 剂。

二诊：药后汗出头痛减，大便泻已止，小便量增多，色深黄，口渴多饮，体温 38℃，仍作谵语，咳嗽气促，舌红苔垢。防转肺炎，拟清凉透邪，佐以止咳化痰为治。

处方：白苇根 15g，酒黄芩 10g，炙前胡 4.5g，白茅根 15g，酒黄连 4.5g，炙白前 4.5g，生石膏 15g，炙紫菀 4.5g，桑叶 6g，肥知母 6g，炙化红 4.5g，桑枝 18g，淡竹叶 10g，蔓荆子 6g（炒，布包），赤芍 10g，节菖蒲 4.5g，赤茯苓 10g，粳米 100 粒（布包）。2 剂。

三诊：药后，发热渐退，体温不及 38℃，口渴多饮，小便短赤，汗出如蒸，神识清楚，但仍烦躁，舌红，苔黄已不厚，脉稍数。温邪初退，不宜汗解，应导之由小溲而去。

处方：赤茯苓 12g，朱寸冬 6g，冬瓜子 12g，赤小豆 12g，朱茯神 6g，冬葵子 12g，淡竹叶 10g，炒远志 10g，白通草 4.5g，车前草 10g，金石斛 6g，瓜蒌根 10g，车前子 10g，鲜石斛 6g，瓜蒌皮 10g，节菖蒲 4.5g，炙草梢 3g。4 剂。

四诊：热退至常温，神识清楚，除觉体倦无力及食欲不振外，余无他症。拟养阴开胃作善后处理。

处方：北沙参 10g，鲜生地 10g，鲜石斛 10g，朱茯神 10g，淡竹叶 10g，冬瓜子 10g，朱寸冬 10g，佩兰叶 10g，冬葵子 10g，旋覆花 6g（布包），节菖蒲 6g，炒远志 10g，半夏曲 10g，炙草梢 3g。

[祝按]本案为年事已高，又罹温邪内伏发热不退之证。初诊用葛根黄芩黄连汤及栀子豉汤加减，以清热为主，佐以宣透之味；二诊以新加白虎汤为主治之，加强清凉透热作用；三诊清热为主，养阴为辅；四诊则反之，养阴为主，

清热为辅。温邪蕴久最易伤阴，不可过汗过下，惟以导邪由小溲而出，始较妥贴。三诊中重用利尿之药，达八味之多，充分体现施师退热时，采用引邪由水道而出的特点。施师组方时，既突出重点又照顾全面，二诊在清凉透热时佐以止咳化痰的前胡、白前、紫菀、橘红消除咳嗽症状，以防微杜渐。四诊主要养阴扶正又用半夏曲化痰开胃，佩兰叶醒脾化湿，善后处理十分周到。本案虽属年高病久，每诊法随证变，治法很有条理，配伍颇具匠心，遂使四个月不退之热，四诊而愈。

[今按]本案高龄病温，体弱而温邪久伏，病在卫、气相兼，表轻而里热尤甚，且伴协热下利。故施师首诊即施仲景葛根芩连汤、栀子豉汤加龙胆草、金银花及藤、苇茅二根、赤苓以苦寒、甘寒重清泄里热，俾热自大小便出之；取蔓荆、桑叶、薄荷、桑枝和葛根等辛凉透散在卫表之热邪，则法谓七清三解。药后表里诸证虽有减轻，但内热久而伤津，邪热灼金，故而出现咳嗽气促，施师据病情，乃将上方去些苦寒之品，易之辛凉重轻白虎汤加止嗽散之意以清金保肺。三诊、四诊改治法为扶正祛邪，只是三诊以清热为主，养阴次之，四诊以养阴为主，清热次之，仿清·雷丰《时病论》清热保津法之意化裁之，即竹叶、通草、车前、冬葵子、冬瓜子、赤小豆、赤苓等清热利尿，令湿热从小便而出，沙参、地黄、石斛、花粉、寸冬养阴清热，利湿而勿伤阴液也。菖蒲、远志、朱砂等在于养心宁神，赤芍之用在于凉血清热（仅此一味不可多）。温邪则传变最速，易内传伤心营，故诸药以防微杜渐，"务在先安未受邪之地"。（叶桂语）

○ 病案 4

白某，女，35岁，病历号1952.1.3。

昨日天气酷寒，晨起外出，旋即发冷发热，继而咽痒欲咳，晚间则咳嗽重，但无痰，头痛如裂，全身骨节酸楚。舌苔薄白，脉浮紧。

辨证：脉浮为风，紧则为寒。时届冬日，原蓄内热，风寒暴感，腠理紧闭，阳气不越，寒热互争。肺为娇脏，最畏寒冷，遂致咳嗽不停。

治法：急拟辛温解表并清里热，用七解三清法治之。

处方：炙前胡5g，炙白前5g，炙麻绒1.5g，酒黄芩10g，杭白芍10g（川桂枝3g同炒），广陈皮5g，桑白皮5g，冬桑叶6g，海浮石10g，蔓荆子6g（炒），旋覆花5g（布包），瓜蒌根6g，瓜蒌皮6g，炒杏仁6g，苦桔梗5g，炙甘草 3g。3 剂。

[施陆按] 患者服药 3 剂诸症全解。冬日酷寒，若有内热，常致暴感，病势甚急，治宜既解风寒又须兼清内热。本案以麻黄桂枝各半汤解风寒，用黄芩、桑白皮等清里热，七解三清为法。用麻黄、黄芩二药配伍，是表寒里热之清解药对，无引邪深入之虞。

[今按] 本案即太阳经证，外在肌肤，里在肺金，属表实证，故外施麻黄桂枝各半汤解散表之寒邪，内以止嗽散化裁加黄芩、瓜蒌根皮、桑白皮清热宣肺、止嗽化痰也。表里同治，以解表散寒为主，故一诊即愈。此案经方时方并举，丰富和发展了仲景《伤寒论》太阳经之论治，诚有功于医林。

○ 病案 5

韩某，男，29 岁，病历号 1953.3.4。

三日前感冒并发高热，自购西药服后，下午体温仍在 38℃左右，咳嗽痰不易出，胸胁震痛，口渴思饮，小便黄，食欲不振，夜寐不安。舌苔微黄，脉浮数。

辨证：风邪乘肺，内热被束，遂发高热，肺失清肃而为咳。

治法：疏表清热宣肺，以五解五清之法治之。

处方：鲜苇根 18g，鲜茅根 18g，炙白前 5g，炙前胡 5g，炒香豉 10g，炒山栀 6g，桑白皮 5g，冬桑叶 6g，炒芥穗 5g，酒条芩 10g，冬瓜子 18g（打），白杏仁 6g，炒枳壳 5g，桔梗 5g，炙甘草 3g，炙化红 5g。

[施陆按] 肺主皮毛，为五脏之华盖，风邪袭表，肺热被束，肺气肃降失司，壅而不宣。方用止嗽散加减，其中茅根、芥穗、豆豉、桑叶解表，茅根、栀子、酒芩、桑皮清里，半解半清，再用前胡、白前、杏仁等止咳化痰，枳壳、冬瓜子通络道，止胸痛。

○ 病案 6

张某，男，57 岁，病历号 1953.5.430。

身发寒热已二十余日，曾服药发汗，汗出又复畏风，全身倦怠无力，不思饮食，小便黄，量甚少。舌苔薄黄质红，脉弦数。

辨证：病已二十余日，邪正互争，寒热时作，病在半表半里之间，故服药虽汗出，而邪仍不得解。小便黄少，苔黄舌红而脉弦数，说明兼有里热。

治法：拟和表里，清内热，通利膀胱水道之法治之。

处方：赤芍 6g，白芍 6g，川桂枝 1.5g（柴胡 4.5g 同炒），旋覆花 6g（炒半夏曲 10g 同布包），炒香豉 6g，炒知母 6g，川厚朴 4.5g，炒山栀 10g，煨草果 4.5g，白通草 4.5g，白苇根 12g，酒黄芩 10g，赤茯苓 10g，白茅根 12g，酒黄连 4.5g，赤小豆 10g，炙甘草 3g。4 剂。

二诊：服药后寒热大为减轻，周身舒畅，二十余日以来无此佳象。尿量增多，食欲稍好。

处方：赤芍 6g，白芍 6g，银柴胡 3g（桂枝 1.5g 同炒），旋覆花 6g（炒半夏曲 10g 同布包），车前草 6g，赤茯苓 12g，冬瓜子 12g，车前子 6g，赤小豆 12g，冬葵子 12g，白苇根 18g，炒黄连 4.5g，炙草梢 3g，焙内金 10g，炒谷芽 10g，炒麦芽 10g。

[祝按] 里有蓄热，易致外感，外邪入于半表半里，遂使里热更炽，惟以和解兼清里热之法方能奏效。初诊之方以达原饮、柴胡桂枝汤、栀子豉汤化裁，方中桂枝与二芍，柴胡与二黄，苇根与茅根，豆豉与山栀，草果与知母，一表一里，互助配合，桂、柴、苇、豆、草同施逐邪外出之功，芍、黄、茅、栀、知共起敛阴、清热、凉血之效。解清共伍，体现了施师善用对药的特点。旋覆花配半夏曲和胃降逆，川朴除湿散满，甘草调和诸药并扶正。赤苓、赤小豆、通草等药味利湿使邪有出路。本方药味较多，初看杂乱无章，细审方知组方配伍均有法度。

小柴胡汤之应用，王孟英氏说："惟风寒正疟，邪在少阳者，可以按法而投……若温热暑湿诸疟……但执此汤，奉为圣法，则参、甘、姜、枣，温补助邪，骤则液涸神昏，缓则邪留结痞，且有耗阴伤血而成疟劳者。"本案虽由外感而致发热如疟，但因素有蓄热内伏，临床构成复杂之证，正如王氏所云，"非属风寒正疟"，故施师不用小柴胡汤，以防"参、甘、姜、枣，温补助邪"，耗伤津液。古人有"疟属少阳"之说，施师抓住邪在半表半里，兼有蓄热内伏的病机，采达原饮之意，以和解为法，佐清热利湿之品，宣、疏、清、利共施，一诊便收到了很好的治疗效果，其辨证、立法、组方、配伍俱见巧思。施师治病的风格，于此案中可见一斑。临床中证候复杂，千变万化，病人的症状，往往不能完全符合书本上某证某方，遇此情况，施师决不墨守成规，而是灵活运用古法古方，体现了古为今用的特点。施师常说："决不能凑症状以命证，执成方以治病。"

o **病案7**

石某，女，44岁，病历号1952.10.60。

病已一周，隔日发寒热一次，类似疟疾，经医院检查，未发现疟原虫，寒热发作时，头痛口干，周身酸楚，汗出甚多，倦怠无力。舌苔白，脉数大。

辨证：时届秋日，感受风寒，素体不健，正气不足以抗邪外出，致使营卫不调，表里失和，邪正互争，症发类似疟疾。

治法：和表里，调营卫治之。

处方：炒柴胡3g，炒桂枝3g，煨草果5g，酒黄芩10g，赤芍6g，白芍6g，肥知母6g，桑寄生15g，炒常山5g，野党参6g，嫩桑枝15g，炒槟榔10g，清半夏10g，川厚朴6g，炙甘草3g。4剂。

二诊：药后寒热发作已无规律，且症状减轻，胸闷、头痛、口渴仍存。

处方：炒桂枝1.5g，北柴胡3g，均青皮5g，赤芍6g，白芍6g，酒黄芩10g，广陈皮5g，煨草果5g，野党参6g，炒槟榔6g，肥知母6g，清半夏10g，川厚朴6g，酒川芎5g，鲜生地12g，天花粉10g，炒蔓荆5g，鲜茅根12g，甘草梢3g。

[祝按] 本案与上案，均以寒热如疟为其主症，同用和解之法，但前案兼清里热，本案则兼补气。本案处方中，补气药味并未多用，且党参用量轻，既无温补助邪之患，又起鼓助正气之功，用药之技巧，即在于此。

o **病案8**

王某，女，32岁，病历号1952.5.687。

病历四日，初起寒热并作，继而喉痛，右颈亦肿，昨日全身遍起红疹微痒，小便短赤。舌苔白垢，脉数。

辨证：风邪外受，湿阻中焦，郁热不得宣透，攻之于上，以致颈肿喉痛，入之于血，遂发红疹。

治法：急应清热凉血，解毒消肿，佐以芳化宣透，以免病势扩延。

处方：大力子6g（炒），赤芍12g，白茅根12g，赤茯苓10g，白苇根

12g，马勃绒 4.5g（青黛 3g 同布包），山慈菇 10g，嫩桑枝 15g，苦桔梗 4.5g，青连翘 10g，冬桑叶 10g，佩兰叶 10g，厚朴花 6g，山栀衣 4.5g，蝉蜕 4.5g，玫瑰花 6g，甘草梢 3g。2 剂。

二诊：药后，寒热退，红疹消，颈肿见好，喉痛减轻，但左颊又显红肿，触之皮肤有热感，食纳不佳。

处方：金银花 6g，青连翘 10g，鲜石斛 10g，金银藤 6g，鲜生地 10g，大力子 6g，川黄连 6g，苦桔梗 4.5g，瓜蒌皮 6g，条黄芩 6g，瓜蒌根 6g，马勃绒 4.5g（青黛 3g 同布包），玫瑰花 4.5g，冬桑叶 6g，厚朴花 4.5g，佩兰叶 10g，嫩桑枝 18g，炒谷芽 10g，炒麦芽 10g，甘草梢 4.5g。2 剂。

三诊：前方服后，又觉发寒热，左颊肿痛较甚。

处方：鲜茅根 12g，忍冬藤 10g，赤茯苓 10g，鲜苇根 12g，忍冬花 10g，赤芍 10g，炒香豉 10g，黑芥穗 10g，苦桔梗 4.5g，炒山栀 6g，大力子 10g，粉丹皮 10g，南花粉 12g，轻马勃 4.5g（青黛 3g 同布包），青连翘 10g，大生地 10g，鲜生地 10g，粉甘草 3g。3 剂。

四诊：药后寒热退，左颊红肿未再扩大，但未见消，心烦，不思食。前方去炒香豉、山栀衣，加蒲公英 15g。

五诊：服药 2 剂，左颊红肿见消，寒热未作，小便短赤。

处方：前方去大力子、芥穗，加酒黄连 3g，酒黄芩 10g。

[祝按] 病之初起，邪在气分，不应早用血分药味，以免引之入里，然邪已入于血分，则须在血中清化。本案患者皮肤遍发红疹，已有热入血分之象，故初诊即用赤芍、山栀、茅根等以清血热。本案组方用药，静中有动。苦寒、甘寒之味其性为静，芳香辛淡之味其性为动，静药直攻病邪，动药引邪外出。内攻、外导、上宣、下利，毒热遂无藏身之地。芥穗炒黑，既能入血，又有导邪外出之功。患者舌苔白垢湿阻中焦，故加用玫瑰花、厚朴花、佩兰等药，于清解重剂之中少佐芳香之品，以免湿与热结，病情缠绵。患者在右颈肿、喉痛好转之后，左颊又出现红肿如丹毒状，屡进清热解毒之剂始渐消退。此病若治之不当，常致血毒入心，遂发谵语狂躁、神识昏迷。

[施陆按] 案中所用方，实为《温病条辨》加减普济消毒饮合银翘散出入，用赤芍、生地、丹皮凉血清热，银花、连翘、桑叶、栀子、豆豉、芥穗辛凉宣透，山慈菇、牛蒡子、马勃、青黛、连翘利咽消肿，又在二、五诊用芩、连苦寒清热，

符合吴鞠通治疗此病证"初起一二日去芩、连，三四日加之佳"的用药规律。

○ **病案9**

高某，女，56岁，病历号 1951.8.634。

盛暑酷热，贪食生冷，院中乘凉，深夜始睡。今晨忽腹痛如绞，腹泻四次，恶心呕吐，不思食，头痛微热，腰酸身倦。舌苔薄白，六脉濡数。

辨证：外感暑湿，内伤寒滞，互阻中焦，胃失和降，故呕吐不食。脾乏健运，因以腹泻。

治法：祛暑利湿，和胃健脾。

处方：藿香梗 4.5g，苍术炭 10g，扁豆花 6g，苦桔梗 4.5g，白术炭 10g，扁豆衣 6g，姜厚朴 6g，广陈皮 4.5g，云茯苓 10g，白通草 4.5g，炒薏仁 12g，姜半夏 6g，炒香豉 10g，干芦根 12g，炙草梢 3g，大红枣 3 枚，鲜生姜 3 片。2 剂。

二诊：药后呕吐腹泻均止，但觉胸腹不适，食欲欠佳，全身酸软无力，头已不痛，但觉晕。

处方：云茯神 10g，厚朴花 4.5g，野於术 4.5g，云茯苓 10g，玫瑰花 4.5g，陈皮炭 6g，佩兰叶 10g，益元散 10g（用鲜荷叶包煎），炒枳壳 4.5g，扁豆花 10g，苦桔梗 4.5g，扁豆衣 10g，炙草梢 3g。

[祝按] 夏日暑湿熏蒸，脾胃不健，复加贪食生冷，乘凉感寒，致使脾胃升降失调，泄泻之病，盛暑多见，良由是故。本案化裁藿香正气散方，药服两剂，吐泻均止，二诊则以开胃和中为善后。

○ **病案 10**

张某，女，62岁，病历号 1951.8.205。

昨日急急出城探视女病，烈日当空，途中亦未少休，当晚又赶回城内，劳苦乏倦，在院中乘凉时竟然入睡，夜间即感周身酸楚无力，今晨已觉发热，头晕，自汗，口干不思饮，恶心不欲食，大便两日未解。舌苔薄白，六脉濡数。

辨证：白昼外出受暑，夜晚乘凉感风，是为伤暑之证。患者年逾六旬，体力本已不足，更易受暑感风。

治法：拟清暑热，祛风邪为治。

处方：鲜佩兰10g，鲜苇根15g，厚朴花6g，鲜藿香10g，鲜茅根15g，玫瑰花6g，鲜薄荷6g，嫩桑枝18g，冬桑叶6g，益元散15g（鲜荷叶15g包煎），川郁金6g，半夏曲6g，酒黄芩6g，建神曲6g，酒黄连3g。

[祝按] 东垣云："暑热者，夏之令也，火行于天地之间，人或劳倦或饥饿，元气亏乏，不足以御天令亢极，于是受伤而为病。"长夏酷暑常见此类病案，不外受暑感风或受暑感寒。《内经》云："在天为热，在地为火……其性为暑。"暑热最易伤津耗气。夏日伤暑，发热有汗者，多为受暑感风，辛凉轻宣，散风清热即可，不可用温热发散之药，以免重虚其表，愈伤津气。施师即以清暑祛风，芳香化浊为主要治法，患者服药二剂即愈。佩兰、藿香、苇根、茅根、薄荷、荷叶均用鲜者，取其清新之气，清暑生津力强。

[今按] 明·王节斋《明医杂著》云："清暑之法，清心利小便最好。"清·雷丰《时病论》又设"清凉涤暑法"，以六一散加连翘、青蒿、白扁豆、白茯苓、通草制方。暑为阳邪，以耗气伤津，易夹湿邪为病理特征。施师悉遵之，据病情以益元散加藿、佩、朴花、玫瑰花、苇茅二根、桑叶、薄荷等清凉涤暑，芳香宣透，化浊利尿，并以芩、连、郁金清心凉营，夏、神二曲化浊开胃进食也。辨证准，用药精，药到病除矣。

○ 病案 11

李某，女，32岁，教师，病历号1953.5.170。

病历四日，发热、头痛、项强，经水适至，呕吐不食，心烦不能眠，甚则谵语妄言，口干，大便已四日未解。舌苔外白中黄，脉浮紧。

辨证：暴感外邪，适遇经至，热入血室。

治法：调和气血，兼以通便。

处方：赤芍6g，白芍6g，川桂枝3g，银柴胡4.5g，川独活4.5g，酒黄芩6g，酒黄连3g，紫丹参6g，酒川芎4.5g，粉丹皮6g，姜竹茹10g，炒陈皮6g，香豆豉12g（炒），蔓荆子6g，法半夏6g，晚蚕沙10g（炒皂角子10g同布包），砂仁壳4.5g，白苇根12g，炙甘草3g，豆蔻壳4.5g，白茅根12g。2剂。

二诊：药后发热渐退，头痛减轻，颈项不强，仍感不适，呕吐止，大便已通，但干燥。

处方：赤芍 6g，炒柴胡 4.5g，蔓荆子 6g，杭白芍 10g，川独活 4.5g，酒川芎 4.5g，牡丹皮 6g，酒归尾 6g，鲜茅根 10g，细丹参 6g，鲜生地 10g，苦桔梗 4.5g，炒香豉 10g，莱菔英 6g，炒山栀 6g，莱菔子 6g，炙甘草 3g。

[祝按]《金匮要略》云："妇人伤寒发热，经水适来，昼日明了，暮则谵语，如见鬼状者，此为热入血室。治之无犯胃气及上二焦，必自愈。"本案即为暴受风寒，入里化热而又月经适至，以致热入血室，症见头痛，项强，甚则谵语妄言，治宜从气分血分双治。加晚蚕沙、皂角子以润肠通便。就诊二次，服药四剂，应手而愈。

[今按] 本案外感热入血室症，自仲景《伤寒杂病论》以后历代名家多有所论，施师治该病汲取了叶桂先生之经验，又别有新意，如叶氏于《温热论》中云："如经水适来适断，邪将陷血室，少阳伤寒，言之详悉，不必多赘。但数动与正伤寒不同。仲景立小柴胡汤提出所陷邪热，参枣扶胃气，以冲脉隶属阳明也。此与虚者为合治。若热邪陷入，与血相结者，当从陶氏小柴胡汤去参、枣，加生地、桃仁、楂肉、牡丹皮或犀角（现用代用品）等。若本经血结自甚，必少腹满痛，轻者刺期门，重者小柴胡汤去甘药，加延胡索、当归尾、桃仁；挟寒加肉桂心；气滞者加香附、陈皮、枳壳等。然热陷血室之证，多有谵语如狂之象，防是阳明胃实，当辨之。"

○ 病案 12

任某，女，52 岁，病历号 1953.10.120。

一月以前发病，初起恶寒发热，周身酸楚，屡经医治，寒热始终未退，近日来更加时时自汗，畏风、胸闷、胃胀、气短、心慌、睡眠不安。舌苔薄白，六脉虚软无力。

辨证：体弱多劳，中气素亏。前感风寒，叠进发散之剂，遂致表虚不固，自汗多，畏风怕冷，腠理松弛则外邪极易侵入，故寒热久久不退。

治法：和营卫，固腠理，补中气，调脾胃。

处方：炙黄芪 18g，北防风 3g，杭白芍 10g（桂枝木 3g 同炒），炒白术 6g，米党参 6g，当归身 6g，云茯神 10g，炒远志 10g，云茯苓 10g，浮小麦 30g，五味子 3g，炙甘草 3g，厚朴花 4.5g，大红枣 2 枚，鲜生姜 2 片，玫瑰花 4.5g。4 剂。

二诊：药后汗渐少，精神强，食欲稍增，惟睡眠仍欠佳，心慌气短如旧。有时仍觉有寒热，两胁又现窜痛。

处方：前方去五味子，加柴胡4.5g，北秫米12g，炒半夏曲10g，再服5剂。

三诊：服前方寒热退净，食欲增强，行动时汗易出。

处方：黄芪皮10g，杭白芍6g（桂枝1.5g同炒），浮小麦30g，野於术4.5g，当归身6g，厚朴花6g，地骨皮10g，炒远志10g，玫瑰花6g，香稻芽15g，炙甘草3g。

[祝按] 平素体弱，外感风寒，不宜重施表散，否则表愈虚，腠理愈不固，外邪更易侵袭，一再重感，寒热何由得解。施师治疗此病，以玉屏风散合桂枝汤、四君子汤为主，和营卫，补中气，腠理固密，外邪难侵。

[今按] 此系一虚人外感证，因治疗失当，反复发散解表，而致发散太过，玄府不闭故也。邪气留连，寒热终无解期，反而自汗出，气血受损，出现气短、心慌、心神不宁之心阳不振的症状。故施师本"虚人病表，当建其中"之则，择玉屏风散、桂枝汤、苓桂术甘汤、四君子汤、当归补血汤等加远志、五味子、厚朴花、玫瑰花等，以益气固表，温阳建中，调和营卫，养血宁心主之，后又稍适调整而痊愈。

○ 病案13

路某，女，36岁。

昨日微发热，咽间大痛，咽水亦痛，大便干，小便黄。

辨证：风热上扰，首先犯肺，咽喉为气道，毒热蕴结而为肿痛；肺与大肠相表里，热传大肠，则大便干。

治法：解表退热，利咽解毒。

处方：鲜苇根30g，鲜茅根18g，蒲公英10g，大力子10g，桑叶6g，桑枝18g，黑山栀6g，炒芥穗6g，炒香豉10g，马勃4.5g（青黛3g同包），忍冬花6g，忍冬藤6g，黄菊花6g，甘中黄6g，薄荷4.5g，炒枳壳4.5g，苦桔梗4.5g，鸡金炭10g，连翘10g。1剂。

二诊：服药后已不烧，但咽痛甚，大便三日未下，小便赤。

处方：鲜苇根30g，鲜茅根30g，全瓜蒌18g（风化硝4.5g同捣），板蓝根 6g，马勃 4.5g（青黛 3g 同包），薄荷 4.5g，蒲公英 10g，大力子 6g，炒枳壳 4.5g，黑山栀 6g，酒条芩 6g，甘中黄 6g，连翘 10g，忍冬花 6g，忍冬藤 6g，黑芥穗 6g，苦桔梗 4.5g。

[祝按] 本案发热咽痛，为扁桃腺炎，中医谓之乳蛾，多因外感而发，咽间红肿，疼痛流涎，咽下困难，喉中扁桃腺时现白色腐点。以苇根、茅根、桑叶、桑枝、芥穗、香豉、薄荷、菊花解表退热；山栀、蒲公英、甘中黄、苦梗、马勃、青黛、牛蒡子、连翘、忍冬花、藤、板蓝根、黄芩清热解毒，利咽消肿；鸡内金、枳壳调理胃肠；瓜蒌、风化硝通大便，撤热下行。

[今按] 扁桃腺炎，又称扁桃体炎，因其位咽两侧红肿胀大，形若蚕蛾，中医名曰喉蛾，亦名乳蛾，有单蛾、双蛾之分。多由外感风热邪毒侵犯引起，一般属风热实证，即风热乳蛾（急性扁桃体炎），是一种常见病，多发于春秋二季，男女老少均易感，尤其是婴幼小儿。本案施师据证取辛凉轻、平二剂化裁为用，即以桑菊饮、银翘散和栀子豉汤加清热解毒利咽之马勃、板蓝根、青黛、蒲公英化裁治之。上以清透、下以清泄，而立愈。甘中黄，即人中黄、甘草黄，为甘草末置竹筒内，于人粪坑中浸渍后之制成品，甘寒，入心、肾经，治伤寒热病，高热烦渴，热毒斑疹，咽喉肿痛，丹毒。煎服 6～10g（包煎）。

○ 病案 14

魏某，男。

发热 38.2℃，扁桃腺肿痛，头部、四肢亦痛，口渴思饮。舌苔黄厚，脉数。

辨证： 风热上扰，毒热伤肺。

治法： 解表清热，解毒利咽。

处方： 鲜苇根 30g，鲜茅根 15g，蔓荆子 5g，桑叶 6g，桑枝 18g，蒲公英 10g，大力子 6g，马勃 5g（青黛 3g 同包），苦桔梗 5g，淡豆豉 12g，山栀衣 5g，炒枳壳 5g，杏仁 6g，干薤白 6g，忍冬藤 10g，青连翘 10g，甘中黄 5g。2 剂。

二诊： 热已全退，大便未下，扁桃腺肿痛，食欲不振，再进消炎止痛，导滞开胃法。

处方： 山慈菇 10g，蒲公英 10g，大力子 6g，连翘 10g，锦灯笼 6g，金果榄 10g，浙贝母 6g，马勃 5g（青黛 3g 同包），炒枳壳 5g，川军炭 5g，全瓜蒌 18g（元明粉 6g 同捣），杏仁 6g，桑叶 6g，酒条芩 6g，板蓝根 6g，薤白 6g，厚朴花 5g，代代花 5g，焦内金 10g，炒谷芽 10g，炒麦芽 10g，佩兰 10g，甘中黄 6g，薄荷梗 5g。

[施陆按] 本病为急性扁桃腺炎，中医辨证为风热邪毒所致，用《温病条辨》减味普济消毒饮主之。施师治法，用该方加栀子豉汤解热，甘中黄、蒲公英、青黛解毒，山慈菇消肿散结，如有便结可加川军、元明粉、瓜蒌、枳壳、薤白通便，且用桑叶、菊花、荆芥加强疏风作用，咽痛则用金果榄、锦灯笼是为施师经验，并于案中加入杏仁、薤白、桔梗、枳壳以调畅人体上下气机，以利祛邪也。

○ **病案 15**

赵某，男，46 岁。

起病急骤，两目肿赤而痛，时已二日，畏光，怕风，头晕，口燥。舌苔薄白，六脉弦数。

辨证： 风为阳邪，常袭头面，病人发病急骤而畏风。肝开窍于目，外邪引动肝热，以致两目肿赤而痛，头晕，口燥，六脉弦数。

治法： 急用清肝热，散风邪法治之。

处方： 木贼草 10g，龙胆草 4.5g，鲜生地 10g，密蒙花 10g，酒川芎 4.5g，鲜苇根 15g，赤茯苓 6g，冬桑叶 6g，黄菊花 10g，赤芍 6g，蝉蜕衣 4.5g，白蒺藜 10g，东白薇 6g。

[祝按] 患者服药三剂，两目赤肿均消。本案中施师于清肝散风药中，加用酒川芎、赤芍、生地等药以活血，实寓"血行风自灭""凉血以清热"之意。平素肝又届春风乍起，时见眼结膜炎病流行，来势虽急，治之亦速，以清肝热散风邪为法，治疗多效。

[今按] 本案急性结膜炎者，中医谓之风热眼，系外感风热或感受时气邪毒，发病急剧，亦可互相染疫，甚至引起广泛流行之眼病。若仅属个人感受风热之邪而发病者，中医又谓之暴风客热之眼病，相类于西医之假性结膜炎；若发病急剧，累及双目，且迅速传染流行者，则又相当西医之急性卡他性结膜炎、流行性出血性结膜炎。是案当属风热眼中之暴风客热，且热重于风。施师据证

拟清热祛风，凉血活血之法，仿倪氏《原机启微》栀子胜奇散之意化裁治之。方证相吻，效若桴鼓也。

病案 16

刘某，女，30 岁，病历号 1953.8.584。

睡卧当风，恶寒发热已二日，头痛如裂，周身酸楚，恶心呕吐，不思饮食。舌苔薄白，六脉浮紧。

辨证：风从上受，骤发头痛，病之初起，邪在太阳。

治法：祛风解表。

处方：杭白芍 10g（桂枝 3g 同炒），蔓荆子 6g（炒），川羌活 3g，白僵蚕 4.5g，薄荷梗 4.5g，酒川芎 4.5g，白蒺藜 12g，嫩桑枝 24g，香白芷 4.5g，冬桑叶 10g，龙胆草 4.5g，炙甘草 3g，淡吴萸 4.5g（川连水炒），大红枣 3 枚，鲜生姜 3 片。4 剂。

二诊：药后寒热已退，头痛大减，呕吐亦止，仍觉周身酸楚，大便四日未下。

处方：杭白芍 10g（桂枝 3g 同炒），嫩桑枝 18g，酒川芎 4.5g，桑寄生 18g，香白芷 4.5g，蔓荆子 6g，晚蚕沙 10g（炒皂角子 10g 同布包），明天麻 4.5g，薄荷梗 4.5g，火麻仁 15g，炒枳壳 4.5g，炙甘草 3g，佩兰叶 10g。

[祝按] 头为诸阳之会，风从上受，故头痛如裂，必以祛风解表治之，仿川芎茶调散之意合桂枝汤立方。仲景吴茱萸汤治厥阴头痛呕涎，《本草备要》载吴茱萸有温中下气，开腠理逐风寒之功，故亦应能治风寒头痛呕吐，施师用吴茱萸治头痛而伴有恶心、呕吐之症多效。

病案 17

钱某，男，39 岁。

半年前，曾患感冒数次，愈后每日下午仍自发热，不甚高，仍在 38℃ 左右，时有汗出。选用中西药物治疗，均无效果，纳食亦不甚佳。舌绛口干，诊脉沉弦，时复冒上如浮，重取尚有抗力。

辨证：综合脉症，详审前后病情和方药，似系感冒重症，积留余邪在内，流连于气血经隧之间，并未深入脏腑各部，是以无从检查。而从日晡发热、汗迹、舌象、脉形、抗力等多面观察，知为病邪久伏深处，有欲自寻出路之象。

治法：拟用引药深入，引病外出之法，进剂试服，获效再议清除善后之方。

处方：丹皮6g，丹参6g，赤芍6g，白芍6g，细生地9g，鲜生地9g，青蒿9g，地骨皮9g，黑芥穗9g，浮萍6g，大豆黄卷24g，山栀子9g，木通4.5g，银柴胡4.5g，炒黄芩9g。2剂。

另：羚羊角1.8g，牛黄0.6g，共研细面，分2次冲服。

二诊：前药后微汗，尿赤，觉热度大减，虽有潮时，亦不定在午后，烦躁顿去，思食。予养阴生津，肃清余热，以期消减残邪，巩固成果。

处方：白苇根12g，白茅根12g，生地15g，鳖甲15g，麦冬9g，寒水石12g（滑石15g同打，布包），白薇6g，赤茯苓9g，赤芍9g，胡黄连4.5g，蝉衣4.5g，玄参12g，丹皮9g，知母6g，炒枳壳6g，南花粉12g，甘草梢3g。5剂。

三诊：烧热逐渐退净，脉静身凉，小便由赤而黄而清长，已无余邪留恋。但气血亏损，应当从速补偿，立丸方善后。

处方：生地30g，熟地30g，党参60g，陈阿胶60g，白术60g，当归身30g，西洋参30g，五味子30g，玉竹60g，酒杭芍60g，龟板60g，枸杞子60g，丹参60g，黄芪90g，天冬30g，茯苓（茯神）30g，炙甘草30g。

共研细末，炼蜜为丸，每丸重9g，每日早晚各服1丸，白开水送下。

［施陆按］本案属感冒后余邪内恋。半年前感冒数次，愈后下午低热不退，时有汗出。曾屡用清热方药，如三黄、白虎、犀角地黄散、青蒿鳖甲汤、龙胆泻肝汤、银翘散、荆防败毒散、安宫牛黄丸、紫雪丹等汤、丸，以及西药链霉素等，均无效果。证属正虚邪恋所致，施师抓住深伏之邪有欲外出之象，因势利导，引邪外出。以其舌绛口干，低热汗出，病在阴分，故用生地、丹皮、芍药、地骨皮、青蒿、银柴胡、鳖甲之属，深入邪居之地，清热凉血，养阴透热。下午低热不退，为邪蛰伏于阴分之证。吴鞠通《温病条辨》青蒿鳖甲汤（青蒿、鳖甲、知母、丹皮、生地），一面养阴，一面透热，使阴复而足以制火，邪去则其热自退。立方旨意在于使深伏阴分之邪，透出阳分而解。施师又于方内用荆芥穗、浮萍、大豆黄卷、山栀、木通、黄芩，即清解之药，引病邪外出，

而具宣、透、清、和、利的功效。服药2剂而热退症减，继以养阴生津，肃清余邪，除麦冬、生地、玄参为增液汤之外，还用芦根、茅根、滑石、寒水石、茯苓、草梢淡渗利湿，俾热邪从小便而出。三诊脉静身凉，小便由赤而清，可知二诊方已效，故立丸药方益气养血，以除后患。本案病程迁延，迭经治疗，竟获全功，缘医者治法之巧，各诊步步为营，环环扣紧，理法方药皆精思熟虑，独具匠心。

[今按] 是案为疑难棘手者，病程迁延半年有余。据现症而言，脉沉主里，弦主肝，舌绛主热入营血，口干而阴津虚矣。故病在血分，热已传入下焦，然脉时有上冒浮之势，正邪交争，尚有能力以驱邪也。热邪内潜于下焦阴血之分，治宜清热养阴、凉血透邪，虽前医已多方用药，未能治愈，然恐遣药攻防欠之得当尔。施师仍投前医曾选之方剂，即先以犀角地黄合青蒿鳖甲化裁，以羚角、牛黄易犀角用，既能清心凉血解毒，又能清肝泻火以防痉，加地骨皮、银柴胡、栀子、黄芩、芥穗、浮萍、豆卷，以增清透宣泄内热之力，故一诊大局即稳，后稍示损益加增液、白虎汤意，以养阴清热，甘寒生津利尿退余热。终以八珍、三才、生脉等补益气血，滋养肝肾丸剂而巩固疗效。由之可见，施师之高明，一是认证准，二是用药精，诚如前人所云："看方犹看律，用药如用兵，机无轻发，学贵专精。"（《医学传心录》）

（二）流行性感冒

○ 病案1

赵某，20余岁。

身体素健，昨日感受风寒，发热39.5℃，背脊时冷，头痛，身痛，四肢酸楚，胸闷，食欲不振，大便干，小便赤。

辨证：风寒袭表，内有蕴热。

治法：祛风退热。

处方：鲜苇根30g，鲜茅根15g，桑叶6g，桑枝24g，蔓荆子4.5g（炒），白僵蚕4.5g（炒），薄荷4.5g，山栀4.5g，淡豆豉12g，苦桔梗4.5g，白杏仁6g，薤白6g，青连翘10g，金银藤12g，炒芥穗4.5g，枳壳4.5g。

二诊：服药后，热退，病除。惟食欲仍未思进，头时晕沉。拟清内热，调胃肠法。

处方：厚朴花 4.5g，代代花 4.5g，酒条芩 6g，赤茯苓 10g，赤芍 6g，佩兰叶 10g，焦内金 10g，炒谷芽 10g，炒麦芽 10g，苦桔梗 4.5g，炒枳壳 4.5g，白杏仁 6g，薤白 6g，青连翘 10g，天花粉 6g。

[祝按] 流行性感冒，简称"流感"，俗谓之"伤风"，属中医"时行感冒"范畴，是一种流行性感冒病毒引起的具有高度传染性，易发生流行的急性传染病。其多自呼吸道传入，以发热、恶寒、头痛、骨痛、精神倦怠、食欲减退为主症，常常并发咽炎、喉炎及气管炎等症，重者能引起肺炎等，如兼有呕吐、便秘或下利，则名之曰胃肠型流感，本案即属之。施师先以苇根、茅根、山栀、豆豉退热；芥穗、薄荷、桑叶、蔓荆子、白僵蚕祛风治头痛；桑枝治身痛及四肢酸楚；连翘、金银藤清热解毒通络；苦桔梗、炒枳壳、薤白、杏仁通调腑气。二诊表解热退，食欲未复，乃易芳香化浊法，以开胃进食，用厚朴花、代代花、佩兰叶；消除积滞用焦内金及谷麦芽；以条芩同赤茯苓、赤芍、连翘、天花粉清其余热；桔梗、枳壳、杏仁、薤白通调胃肠。

[今按] 本案流感之治，施师先以《温病条辨》辛凉平剂银翘散化裁主之，后以芳香化浊，理气开胃药收功。前后两诊均加了活人桔枳汤加杏仁、薤白。此四者以调畅肺胃，升降气机为主，施师善用之。

○ **病案 2**

张某，女，4 岁，病历号 1951.10.506。

发热六日不退，经北京协和医院及第二医院均诊断为流行性感冒，服药打针，烧热未退，体温仍在 39℃左右，大便已六日未解，口渴思饮，不食。舌苔黄厚，六脉洪数。

辨证：外感时邪，阳明腑实，发热不退。

治法：仿凉膈散意化裁为治。

处方：酒黄芩 3g，白苇根 10g，赤茯苓 5g，酒黄连 1.5g，白茅根 10g，赤芍 5g，黑芥穗 3g，酒军炭 3g，大生地 5g，青连翘 3g，炒枳壳 5g，鲜生地 5g，佩兰叶 5g，粉甘草 1.5g，紫雪丹 1.5g（分二次冲服）。

[祝按] 病儿连服 2 剂，大便通畅，热退身安，曾来问方，嘱其注意饮食调摄，不必服药。本案 2 剂而愈，其关键在于辨证之精确。

[今按] 据证分析，小儿流感高热，系病在气分，邪传入阳明胃肠，食湿内结，

津伤热盛也。治宜苦寒泻热，釜底抽薪，兼以甘寒生津，清透利尿。以大黄黄连泻心汤，加枳壳、紫雪，苦寒泻热通便，导热下行；用苇茅二根、二地、甘草，甘寒清热养阴止渴；芥穗、佩兰、连翘辛香清透化浊，醒脾开胃；赤苓配茅苇二根利尿清热，俾热从小便而解；赤芍配紫雪又有凉血清营，防止内传心包，以先安未受邪之地也。大师指挥若定，兵分三路，主攻通腑泻热，次之生津利尿以退热，其次清透泄热，仅二剂即瘥矣。

（三）流行性腮腺炎

○ **病案 1**

赵某，男，24 岁。

发热两日，腮下肿痛，口渴思饮，大便不通，头晕而疼。

辨证：风热病邪上扰，胆胃二经蕴热，热盛则肿，故腮腺肿痛，口渴欲饮，腑气不降，则大便不通矣。

治法：疏风泄热，消肿解毒。

处方：鲜苇根 30g，鲜茅根 15g，蒲公英 10g，连翘 10g，板蓝根 6g，忍冬藤 10g，薄荷 5g，桑叶 6g，大力子 6g，蔓荆子 5g，甘中黄 5g，马勃 5g（青黛 3g 同布包），苦桔梗 5g，炒豆豉 12g，山栀衣 5g，菊花 6g，炒芥穗 5g。2 剂。

二诊：药后热退而肿痛未除，急用重剂，以防化脓。

处方：蒲公英 10g，连翘 10g，大生地 10g（细辛 1g 同捣不去），板蓝根 6g，酒军炭 5g，牛膝 10g，大力子 6g，苦桔梗 5g，炒枳壳 5g，马勃 5g（青黛 3g 同布包），忍冬藤 10g，甘中黄 6g，酒条芩 6g，菊花 10g。2 剂。

三诊：药后肿大消，但微痛，大便已通，惟不甚畅，口苦不思食，舌苔黄垢，内有积食故也。

处方：浙贝母 6g，苦桔梗 5g，炒枳壳 5g，白杏仁 6g，薤白头 6g，佩兰叶 10g，甘中黄 5g，酒条芩 5g，炒谷芽 10g，炒麦芽 10g，炒建曲 6g，酒军炭 5g，杭菊花 6g，焦内金 10g。2 剂。

[祝按] 流行性腮腺炎，俗谓之痄腮。初起发热，恶寒，头痛，耳下疼痛，渐渐肿胀，甚至妨碍咀嚼，如化脓，即需切开引流。本案之治，施师先以苇根、茅根、豆豉、山栀、桑叶、芥穗、牛子、薄荷疏表退热；公英、桔梗、连翘、

菊花、板蓝、忍冬、马勃、青黛、大力子、甘中黄清热解毒。待热退后，则减芥穗、蔓荆、薄荷、豆豉等解表退热药，加酒军炭、牛膝、枳壳、黄芩清热导下通腑，以釜底抽薪。细辛配生地，辛燥滋润相用，增强清热消肿止痛之力。热退肿消便通，但内有积食，又以上方去公英、连翘、生地、板蓝、牛膝、马勃、忍冬、菊花等清热解毒之品，加杏仁、薤白、谷麦芽、神曲、内金、佩兰、浙贝等善后，以通便消积，清热止痛而收功。

[今按] 腮腺炎，中医又名"大头瘟""蛤蟆瘟"。中医文献早有记载，《素问·至真要大论》有"岁太阳在泉……民病少腹控睾引腰脊……嗌痛，颔肿"之论。元·李杲设"普济消毒饮"专方施治，谓"治风热疫毒上攻之大头瘟证"。清·高秉钧《疡科心得集》更明言："由一风温偶袭，少阳脉络失和，生于耳下，或发于左，或发于右，或左右齐发，初起形如鸡卵，色如濡肿，状若有脓，按不引指，但酸不痛，微寒发热，重者憎寒壮热，口干舌腻。"后世之治悉宗李杲方加减主之。本案施师乃取李氏方与吴氏银翘散二方化裁主之，并结合己之用药经验，如桔、枳、杏、薤对药，连翘、菊花对药，马勃、青黛对药，细辛、生地对药应用等。疏风清热，利咽解毒，从而获效颇捷。

○ **病案 2**

梁某，女，23 岁，病历号 1952.4.521。

发热二日，畏风，两侧腮腺部肿痛，食物下咽时亦疼，痰涎多，小便赤，口干不思食。舌苔薄白，脉浮数。

辨证：内蓄热，外感风邪，风热冲行两颊而肿痛。

治法：散风清热。

处方：白苇根 15g，忍冬藤 6g，蒲公英 12g，白茅根 15g，忍冬花 6g，大力子 6g，炒香豉 6g，青连翘 10g，马勃绒 4.5g（黛蛤散 10g 同布包），炒山栀 6g，山慈菇 10g，酒黄芩 10g，赤芍 10g，赤茯苓 10g，杏仁泥 6g，薄荷梗 4.5g，甘草梢 4.5g。3 剂。

二诊：药后微汗出，热退，耳下肿已消。现症咳嗽，不思食，大便三日未解，是属外邪虽解，内热未净，以调理脾胃，清其余热为治。

处方：炙前胡 6g，炙紫菀 4.5g，炒内金 10g，炙白前 6g，炙陈皮 4.5g，佩兰叶 10g，炒杏仁 6g，苦桔梗 4.5g，炒枳壳 4.5g，薤白头 10g，甘草梢 4.5g。

[祝按] 内蕴郁热，外感风邪，两腮肿痛之患，以普济消毒饮加减治之最效。腮腺炎，扁桃腺炎等病均可以此方化裁，但若不引邪外出，滥用苦寒黏腻药物，则邪无出路，常致肿胀难消，甚至引发其他变故。

[今按] 本案流行性腮腺炎，施师以银翘散合栀子豉汤化裁治之，即以牛蒡子、薄荷、豆豉疏散风热；银花及藤与连翘、黄芩、山栀、蒲公英、马勃联用以清热解毒；芦根、茅根、赤芍、赤苓生津凉血，清热利尿；慈菇、杏仁、黛蛤散、马勃散结化痰，利咽消肿。药后热退肿消，但腑气未通，且生咳嗽，又以止嗽散合活人桔枳汤加调气对药杏仁、薤白等化裁施治而收功。

（四）猩红热

○ 病案

胡某，男，40余岁。

高热两日，头、项及胸部已现猩红色细疹，咽痛，口渴，神倦思睡，大便五日未行。

辨证：风热时邪袭入，口鼻受之，蕴于肺胃，化热上攻咽喉，则咽痛，口渴；热毒熏灼，入营犯血，则毒透肌肤，而出疹猩红；胃热津伤，浊阴不降，故大便内结而神倦。

治法：疏风泄热，凉血解毒。

处方：鲜苇根30g，鲜茅根15g，忍冬藤10g，忍冬花10g，紫草茸6g，紫地丁10g，青连翘10g，紫浮萍5g，蝉蜕衣5g，赤芍10g，黑芥穗6g，甘中黄6g，炒香豉12g，山栀皮6g，霜桑叶10g，粉丹皮6g，大力子6g，板蓝根10g，大青叶6g。1剂。

二诊：服药后，猩红细疹，满布全身，此为毒邪外出之象。高热稍降，咽头仍痛，口渴，不食便结。再进凉血解毒退热剂。

处方：鲜苇根30g，鲜茅根15g，鲜生地15g，蒲公英10g，紫草茸5g，苦桔梗5g，炒枳壳5g，赤芍10g，粉丹皮6g，大力子6g，板蓝根6g，青连翘10g，酒条芩6g，甘中黄6g，乌犀角1.5g，忍冬花10g，忍冬藤10g。1剂。

三诊：药后胸项细疹已现退象，高热下降为37.8℃，大便通而不畅，仍不思食，咽痛稍减，微咳。仍进凉血解毒退热剂。

处方：鲜茅根15g，鲜生地15g，酒条芩10g，赤芍10g，粉丹皮6g，青连翘 10g，紫草茸 5g，苦桔梗 5g，甘中黄 6g，锦灯笼 6g，橄榄核 10g，黑芥穗 6g，炙前胡 5g，炙白前 5g，白杏仁 6g，干薤白 6g，炒枳壳 5g，炙紫菀、炙广皮各 5g，蒲公英 10g。2 剂。

四诊：药后猩红细疹均已退净，表皮渐渐落屑，体温 37℃，咽痛已止，咳嗽未减，大便虽通，仍不思食。

处方：炙前胡 5g，炙白前 5g，玫瑰花 5g，代代花 5g，杏仁 6g，旋覆花 6g（半夏曲 6g 同布包），炙紫菀 5g，炙广皮 5g，薤白头 6g，稻芽 15g，苦桔梗 5g，佩兰叶 10g，炒枳壳 5g，赤芍 6g，生内金 10g，海浮石 10g（苏子 5g 同布包），大生地 10g，鲜生地 10g，桑皮 5g，桑叶 5g（炙）。2 剂。

五诊：药后咳减，痰少，略思饮食。惟觉气短身弱，此为病邪已退，正气未复之象也。

处方：炙白前 5g，炙紫菀 5g，炙苏子 5g，炙广皮 5g，旋覆花 6g（半夏曲 6g 同布包），黛蛤散 10g（海浮石 10g 同布包），玫瑰花 10g，代代花 5g，焦远志 6g，花旗参 10g，生内金 10g，奎白芍 10g，白杏仁 6g，生麦芽 10g，生谷芽 10g，薤白头 6g，佩兰叶 10g，金石斛 10g，铁石斛 10g。

[祝按] 猩红热，昔名"烂喉痧"，是由乙型溶血性链球菌感染所引起的一种急性呼吸道传染病，以发热，咽喉肿痛或伴腐烂，全身弥漫性猩红色皮疹为特征。浸入门户由口鼻及咽喉部，潜伏期 3～11 日。前驱症为头痛，呕吐，体温上升，脉搏频数，颊部潮红，咽喉赤肿，舌上有白色厚苔。数小时或一昼夜后，即入于发疹期，初见于头部，次及胸、项、四肢各部，以致布满全身，现鲜红色微细点状。一二日后互相融合，但口唇周围及颐部无疹且呈苍白色，名曰"轮口现象"（即"苍白圈"）。三四日后，舌现鲜红，名曰覆盆子舌（即"杨梅舌"），是为本病特征。发疹经三五日后，依发生之顺序，逐渐消失，表皮落屑，体温下降。本期为传染力最大时期，不可轻视。本病常有并发症，如中耳炎、乳突炎、肺炎、关节炎、肾炎等。

本案施师先以鲜苇根、鲜茅根、炒香豉、山栀皮、蝉衣、桑叶、浮萍、芥穗透表退热；地丁、草茸、连翘、忍冬、赤芍、丹皮、甘中黄、大力子、板蓝根等凉血解毒，治咽痛。继之以凉血解毒之名方犀角地黄汤为主，连翘、忍冬、紫草茸、甘中黄佐之；用蒲公英、板蓝根，大力子解毒治咽痛；苇根、茅根、条芩清热止渴；苦桔梗、炒枳壳升清降浊，从而热降，疹齐后而现退象。又继以茅根、生地、赤芍、丹皮、连翘、酒芩、紫草、芥穗、甘中黄清热凉血解毒；锦灯笼、橄榄核、蒲公英、大力子消肿治咽痛；炙前胡、白前、炙紫菀、广皮、炒杏仁、桔梗治咳；薤白、枳壳通调腑气。疹退热清，乃以前胡、白前、广皮、紫菀、杏仁、苏子、桑叶、桔梗、海浮石、旋覆花、半夏曲、桑白皮止咳祛痰；生地、赤芍清热凉血解余毒；佩兰、稻芽、内金、薤白、枳壳、玫瑰花、代代花芳香开胃，通调腑气。终以白前、紫菀、广皮、苏子、炒杏仁、桔梗、旋覆花、半夏曲、黛蛤散、海浮石降气化痰，清解余邪；玫瑰花、代代花、佩兰叶、生内金、生谷麦芽、薤白、枳壳生发胃气，芳香进食；远志、洋参略补心气，增强体力。施师治疗此病，细心周详，前后方药，步骤井然，可为本病治疗法之准绳也。

[今按] 猩红热，中医有"丹痧""烂喉痧""疫喉"之名，为时行疫病，属温病范畴。《金匮要略》及《伤寒准绳》称之"阳毒"，似为本病最早描述。清·陈耕道《疫痧草》为之专论，对猩红热详述了其证治方药，订立了疏散、清散、清化、下夺和救液五法，作为治疗本病之法则。叶天士《临证指南医案》亦有论述，谓"疫疠秽邪从口鼻吸受，分布三焦，弥漫神识。……今喉痛，丹疹，舌如朱，神躁暮昏，上受秽邪，逆走膻中，当清血络，以防结闭，然必大用解毒，以驱其秽，必九日外不致昏愦，冀其邪去正复"。近人丁甘仁《喉痧证治概要》论之更详："独称时疫烂喉丹痧者，何也？因此症发于夏秋者少，冬春者多，乃冬不藏精，冬应寒而反温，春犹寒禁，春应温而反冷。《内经》所谓非其时而有其气，酿成疫疠之邪也。邪从口鼻入于肺胃，咽喉为肺胃之门户，暴寒束于表，疫毒郁于内，蒸腾肺胃两经，厥少之火，乘势上亢，于是发为烂喉丹痧。"并提出"时疫喉痧初起，则不可不速表，故先用汗法；次用清法，或用下法；须分清初、中、末三层，在气在营，或气分多，或营分多，脉象无定，辨之宜确"之治疗原则。本案乃参综诸家所论，即先辛凉解表，并配清热凉血解毒之品以共治内外之热，用银翘散和栀子豉汤加地丁、紫草、赤芍、丹皮、蓝根、大青、甘中黄等治之；待疹畅，热减，而加重内清血解毒之力，减其辛凉透解之品，用犀角地黄汤加银花、连翘、紫草、公英、蓝根、人中黄、大力子、条芩、苇茅根治之。三诊见其疹渐退，热显降，出现微咳，腑气不通，则在坚持清血解毒之治基础上，从肺肠入手宣肺通腑，令邪热上下分清，是以仅二剂而疹净，体温降至正常。四诊、五诊皆属善后之治，首先清热养阴，除余毒，并理气开

胃，促进食欲；二要气阴两补，扶正气，复肺胃之原。其中呈现出施师不少对药之应用，如前胡与白前，玫瑰花与代代花，黛蛤散与海浮石，苏子与紫菀，内金与麦芽（谷芽），桔梗与枳壳，杏仁与薤白等。

（五）伤寒

○ **病案 1**

陈某，男，20 余岁。

发热已六日，体温 39.2℃，口干而渴，大便不下已八日，神倦嗜眠，头痛，苔垢，舌尖脱褪呈三角形，是为伤寒症。

辨证：饮食不洁，时疫邪毒内侵胃肠，病在卫、气之分，上、中二焦为病，热盛则口干而渴；浊阴不降，腑气不通，则头痛，苔垢也。

治法：表里双解。

处方：鲜苇根 30g，鲜茅根 30g，生石膏 15g，知母 6g（米炒），竹叶 6g，山栀衣 6g，条黄芩 10g，天花粉 12g，桑叶 6g，桑枝 18g，炒香豉 12g，薄荷梗 5g，赤茯苓、赤芍各 10g，白芍 10g，青连翘 10g，真川连 5g。2 剂。

二诊：药后晨间热退，入暮增高，此为伤寒病应有之现象。口仍干渴，大便未通，小便赤黄，头痛已止。

处方：原方加紫雪丹 6g（冲服），再服 2 剂。

三诊：药后热少降，但能安枕，大便一次，口渴少止。

处方：鲜茅根 15g，生地黄 15g，赤茯苓 10g，赤芍 6g，生石膏 15g，肥知母 6g（米炒），真黄连 6g，条黄芩 6g，淡竹叶 6g，天花粉 12g，佩兰叶 10g，山栀衣 6g，甘草梢 3g。1 剂。

局方至宝丹一丸，白开水化服。

四诊：药后体温降至 38.1℃，舌苔减退，大便通畅色黑。

处方：上方 2 剂，再服局方至宝丹二丸，分二日服。

五诊：药后体温晨间降至 37.4℃，入暮 38℃，大便微溏，咽痒欲咳，现已入于痂皮脱落时期，更宜注意。

处方：鲜茅根 15g，生地黄 15g，赤茯苓 10g，赤芍 10g，粉丹皮 6g，真川连 6g，条黄芩 6g，炙前胡 5g，炙白前 5g，白薏仁 12g，白杏仁 6g，炒紫菀 6g，广皮炭 10g，苦桔梗 5g，海浮石 10g（旋覆花 6g 同布包），佩兰叶

10g，生谷芽 10g，生麦芽 10g。2 剂。

六诊：药后体温最高至 37.6℃，仍咳有痰，气弱心跳。

处方：炙前胡 5g，炙白前 5g，海浮石 10g（半夏曲 6g 同布包），黛蛤散 10g（旋覆花 6g 同布包），苦桔梗 5g，白杏仁 6g（去皮尖炒），白茅根 12g，赤芍 6g，焦远志 10g，花旗参 5g，佩兰叶 10g，玫瑰花 5g，代代花 5g，生谷芽 10g，生麦芽 10g，炙紫菀 5g，炙广皮 5g，真川连 5g，条黄芩 6g。

七诊：药后体温已正常，咳亦减少，略进饮食，身弱气短。拟用治咳祛痰，开胃强心之法，以善后方。

处方：川贝母 6g，浙贝母 6g，南沙参 6g，北沙参 6g，炙紫菀 5g，炙白前 5g，化橘红 3g，焦远志 10g，花旗参 6g，佩兰叶 10g，玫瑰花 5g，代代花 5g，苦桔梗 5g，生谷芽 10g，生麦芽 10g，半夏曲 6g（枇杷叶 6g 去毛同布包），白杏仁 6g。

施今墨医学全集

[祝按] 伤寒是由伤寒杆菌经消化道传染而引起的全身性急性传染病。由于饮食不洁，病菌进入胃肠，侵入淋巴腺，再进入血液，其最易侵犯肠道内淋巴组织而致增生与坏死。其在肠道变化可分有四期，第一周肠黏膜充血，是为髓样肿胀期；出现体温为阶梯状上升，上午稍低，下午增高；头痛，食欲不振，烦渴口干，舌苔污厚，舌尖开始脱退，呈三角形，大便秘结，脾脏渐肿大。第二周，肿胀的肠道内形成痂皮，名痂皮形成期；出现体温稽留于高度，胸腹部可见蔷薇疹，腹部稍膨满，压迫回盲部，可见肠鸣如雷，大便或下痢，或秘结。神倦嗜眠，昏睡时有谵语，脉搏数减少，普通为 80～100 次/分，若过 120 次/分则为危险之证。第二周末及第三周之初，为本病最紧要时期，调治不善，常致肠出血，或肠穿孔。此时若体温突降，脉搏频数，颜貌苍白，四肢厥冷，心脏衰竭，极易死亡。第三周痂皮脱落，形成溃疡，名溃疡形成期；出现体温弛张性热，心脏衰弱，呼吸气促，可兼发气管炎。此期易致肠出血，应多注意。第四周以后溃疡治愈，遗留瘢痕，名为清洁期；体温乃渐下降，但甚迟缓，早晚相差甚多。或仍有发热持续数周者，名为迁延性伤寒。此期虽为病退时期，但极易出现并发症，尤以穿孔性腹膜炎，最为危险。本病中医疗法，初起以退热法，继投以解毒、清热、消肿、防腐剂，末期以善后调养法。

本案之治，高热口渴为白虎汤证，即以本方为主，加苇根、茅根、薄荷、连翘、山栀、豆豉、桑叶、赤芍诸退热药，以助其力；又加竹叶、花粉、条芩、赤苓退热利水止渴；用川连苦寒清热燥湿，防止肠壁腐坏。二诊加紫雪丹，三诊、四诊均易紫雪为至宝丹，至宝丹为治伤寒之特效药，另加佩兰，芳香去垢也。五诊时病人痂皮脱落时期，乃以生地、茅根、赤芍、丹皮、川连、黄芩退热防腐；前胡、白前、桔梗、紫菀、杏仁、广皮、海浮石、旋覆花治咳祛痰；佩兰、生谷麦芽生发胃气。六诊见热势显降，退热防腐药仍用茅根、赤芍、条芩、川连；治咳祛痰用前胡、白前、桔梗、炒杏仁、紫菀、广皮、旋覆花、海浮石、半夏曲、黛蛤散；开胃用玫瑰花、代代花、佩兰叶、生谷麦芽；花旗参、焦远志以略助强心扶正。七诊体温正常，咳减食进，唯身弱气短，乃以上方（即六诊方）加川、浙贝母，南、北沙参为之善后收功。伤寒一证，颇为难治，稍不慎重，即可罹难。前后七诊，服药十四日，不足半月，竟然大愈。足见施师诊查细心，用药精密之过人处也。

[今按] 本案以卫气营血辨证而言，其初在卫、气之分，兼将入营血，以气分热为主，故施师一至四诊悉以白虎汤合黄连解毒汤为主化裁施治，一二诊兼用桑叶、桑枝、薄荷、香豉、芦根、连翘透解卫分之热，三诊后则去之，并从二至四诊加用紫雪丹、至宝丹交替用之，意在清热解毒，开窍醒神，除营血分之热，与汤剂为伍，实又含犀角地黄汤之用也。前四诊为病势鸱张，邪毒炽盛之期，医者遣精兵良将，以力挽狂澜。五诊则坚持清热凉血，解毒化浊，并宣肃肺金，化痰止咳，用犀角地黄汤、黄连解毒汤和止嗽散加减主之。六诊据证除保留祛痰止咳之品外，减用清热凉血之品，加用理气开胃，益气扶正之品，如玫瑰花、代代花、远志、洋参等。七诊则为善后方，以止嗽散、桑杏汤、二陈汤合六诊中玫、代、远、参等品化裁收功。肠伤寒这一重症，因病位在肠，无论便秘、腹泻均不可用硝、黄之类攻伐，以免造成肠受损出血、穿孔等之险情。

○ 病案2

此为回忆医案。某君，50余岁，住在天津市旧张园附近。1927～1928年间初春季节，患温热传染病，经西医确诊为肠伤寒病，历十余日发热炽盛不退，神识昏瞀，病情严重。天津市中医陈、朱二人推荐我赴津为之治疗，抵津约下午二时许。患者蹉卧，目瞑，面晦黯，高热近40℃，谵语频频，不识亲疏，热轻时偶一睁目，言语亦复清晰。抉齿观舌，质红绛，浮苔黄白，口腔垢腻。每日强之略进流食，有时也索水饮，小溲短赤，大便溏黑，早暮数行，均极少，仅沾裤褥，脉数，一息七八至，按之乏力，中沉取，来去尚分明。索阅前诊方剂，除西药外，中药方施以清解、疏和、芳香透络、消炎、泻热、峻利两便各法，罔不采用；药味自桑菊连翘以至三黄、石膏、芒硝、大黄、知母、安宫、紫雪、至宝辈遍服无算，处理未为不当，而病势迄无好转，实令人费解，辗转思维，深入考虑，发现前医施治，药虽对症，但祛邪与助正二者皆感不足，似为癥结所在，病人气血虚衰，津液枯耗，但凭凉药驱邪，不顾机体各项生理功能之严重衰退，药力即无由发挥作用，邪终不能被逐，复审其神志不清，口燥舌绛，高热谵妄，面黧苔垢，是病邪弥漫，仍在进展。今拟祛邪和扶正同时并进，充分祛邪，大力扶正，集中优势，庶几收效于万一。先施局方至宝丹一丸，大枝西洋参三钱煎浓汁化送，当夜进药一次。翌朝加西洋参三钱于前参汤中，重炖浓化送局方至宝丹第二丸。下午复诊，脉症依旧，未见佳象，晚间及次晨，仍令再加洋参四钱，合前为一两，同煎汁伴送本晚第三粒，明日早晚至宝丹各一丸。第三日复诊之际，适病人正清醒，自言服药四回殊无寸效，连声太息，露出失望之意。其家人亦云未见大效，仅只未再下稀粪，病人曾自索粥汤，发烧时间稍短而已。而陈、朱二医谓："经诊脉并观察现状，似有转机，且谓病人能自说不见功效，乃其神思逐渐清醒之兆，前此昏沉多日，曾不知其病重，今始觉之，以往纵有清醒之时，旋即暝昧，从无如此清楚谈话，正是获效端倪。"遂于夜晚七时左右，再复诊脉，仍处至宝丹二粒，夕晨各一粒，六钱洋参煎浓汁分送，第四日午前复诊，其家人谓昨晚睡眠甚稳，烧热减退些许，稍进粥米，得大解一次成条，未作谵语，诊视苔尚薄黄，舌质略淡，脉稍起，数象减，仍极软弱。至宝丹改为仅服一粒，洋参汤除伴药外，更尽量煎代茶饮，随时加入耳环石斛二三钱，冀其能渐渐养阴复液也。我离京日，局方至宝丹已服过七粒，洋参三四两，后一星期又连服至宝丹七丸，洋参六七两，石斛四两余，营养饮食调养，遂告痊愈。

综观某君病案，先后发展形势，以及治疗经过分析如下：

大概此病之起，外感湿热病邪既重且深，内因素体孱弱，脾胃不健，胃肠蓄积，自身能力不足排除外邪而致病。湿与热结，缠绵难解，病情迷离变幻，不易认清主要之点。邪盛由于正衰，祛邪不免伤正，扶正又虑助邪。清解非不对症，但硝黄入胃，不能运化，存积于中，偶然扶积下行，致成热结旁流之象。邪热流连于阳明经府，无有出路，终至内传心包，临床出现高热不退，神昏谵语，舌质红绛等症状。温热久羁，津液枯耗，更兼屡进寒凉竣利之剂，致使正气虚极，脏腑功能仅维持生命代谢，此时虽汇集开窍芳香之品，奈何体功极度低下不能接受，如何发挥作用，证情十分危急。但全参某君脉症，未显败征，尚非不可挽救，然如仍用前法，乃必同一无效，忖度再三，只有扶正祛邪双管齐下，药力必须单纯厚重，配合精当，贯彻纵深。大力扶正，补益元气，增添津液，恢复病人各脏腑功能；充分驱邪，必使病邪无留恋余地。持续勿断，药性衔接，达到一定程度时或能奏绩。数进之后，绝无不良现象，而脉搏略行和缓，神气亦佳，最要者旁流自止，是真转机，可见肠内已有清浊渐分之势，因此主张守方服药，更不动摇。吴鞠通氏云：至宝丹有"治秽浊之邪，传袭于里，血热内壅，脑受熏灼"之功，盖以局方至宝丹能清脏腑，尤其是肠间郁热，同时能使脑窍空灵，复苏神智。西洋参固本，兼助心脏胃肠，恢复其循环消化之本能。二者配合，清滋双关，相互为用，以恢复机体功能，虑其正犹不胜，加入石斛一味，增津添液。辨证既清，遵法用药，贯彻始终，参、斛先后用之十数两，至宝累进十四丸，至是正气津液始充，胃肠郁滞消尽，除旧更新，危重病人，化险为夷。

○ 病案 3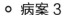

此为回忆医案。远在七·七事变前夕，我正在天津北京饭店应诊，有安徽人陈姓邀诊。陈约 50 年纪，本人通医术，每为其戚友医病，中西医界熟识甚多。农历五月间，感染湿温，西医断为肠伤寒，住医院两旬，高热不退，始终未发昏谵，而精神萎顿不堪，返家服中药，犀、羚、膏、黄、连、芩、知、柏、十香、紫雪、至宝、安宫，莫不备尝，迁延月余。脉由洪滑转濡缓，而体温迄未平静，上午、下午或夜间，仍有时升至 38℃ 左右，口干强饮，舌苔垢厚，大便始燥涩，后见稀溏，小便量少，不能食，间作呕逆，不寐汗出。因有发热苔垢，医及医家均以为热积尚存，舍脉从症，仍须凉导；并认为溏便乃热结旁流所致，拟仿通因通用之意，用调胃承气之属，而未敢遽下断定。宾主无复信心，病情日趋严重，举室惶惶，不可终日。病人主张取决于我，因约会诊。遍阅前服各方，详察脉症，至再至三，以为开始治法，初无错误，继进寒凉太过，遂由热中转为寒中。其口干者，是脱阴征兆，苔垢厚者，乃因湿热郁结胃肠，愈服寒凉，愈不得下，反而凝聚不动，以致苔垢。有时潮热者，乃系肠中炎性所发，体温时高时低，显系虚火升腾，而非初病之实热可比。胃肠停蓄凉性药物过多，脾胃均受影响，升降失司，便溏呕逆。溺少者由于汗泄便溏，以致水分不从膀胱排泄。不寐汗泄者，而阴虚火动，心神被扰，迫汗外泄。如是复杂错综，真假难辨，多端变化，纷如理丝，究竟如何入手，颇费踌躇。若仍袭用凉降，恐成洞下虚脱，换用温热，又恐余邪复炽，病久元亏，平复无望。利害相权之余，更以脉证、舌苔、津液、精神、胃肠各方面逐一详尽观察，认为属于正虚阴亏，脾胃寒凝，虚热外浮之证。采用急者治标之意，主要在于留人治病，先固本元，复津液，温脾，退虚热。药用人参、党参、茯苓、白术、姜炭、附片、萸、连、五味、山药、桔、半、建曲、肫皮、白芍、炙草等味，出入为治。二诊略有加减，用药层序用量年远不尽记忆，数服后，病人津复神旺，热退身和。

施今墨医学全集

　　湿温之为病，变化多端，缠绵难解。湿为阴邪，温为阳邪，湿盛易伤阳气，不宜过用苦寒，热盛易伤阴液，不宜过用辛燥。本案病人犀、羚、膏、芩、连、知、柏以及三宝遍尝，虽将温热控制，未使邪陷心包，出现高热神昏，谵语之症，但因苦寒过用，寒湿互结，凝于中焦，遂由热中转为寒中，矛盾性质发生了根本变化，更兼病久正虚，津液耗尽，致阴盛格阳，虚热外浮，临床即现错综复杂之症象。患者精神萎顿不堪，大便稀溏，体温波动，脉象濡缓，口干而强饮，虽有发热苔垢，知非实热也。医者如不去伪存真，全面分析，续投凉降之剂，不啻落井下石，必得导致虚脱。试想烧铁灼热，猛用冷水浇之，铁冷而热气则四浮，此时四浮之热气乃无根之虚热也。物理与病理，同是理乎。盖津液生于气血，分属阴阳，阴虚阳盛，阴复津回，阳虚阴盛，阳回津平，此症原本阴虚火胜，过度寒凉遏抑，逼阳升越，热将四散流离，故用理中加味以收复之。热退亦系此理，实热本自渐退，仍进寒凉不已，迫为无根虚热，游走无方，补虚则中有所主，虚热不复存在矣。胃肠亦然，积凉败胃，寒凝注肠，去之则胃肠得安，炎肿随之亦消。虚热得除，精神遂安，汗泄亦止。当我初立方案之际，病家惶骇特甚，以为由凉转热补，太觉霄壤悬殊，前服凉药甚多，未发生意外，可见并非药不对症，今骤易温补峻剂，况值伏夏节气，流火如焚，设有不测，咎将谁孰？疑虑之情，见诸辞色。予就当前形势并以往之医药得失，彻底剖白，条分缕析，俾其深深了解立方大意，并说明此类药物之必要及用药的时间性，好在患者亦此道中人，一经说明，遂即涣然冰释，怡然首肯。三诊时，脉来去有力而匀和，惟舌苔犹余薄垢，矫枉之药，讵宜久服？商诸友医及陈君，改用洋参、沙参、於术、环斛、玉竹、阿胶、寸冬、生地、淡菜、燕窝、绿梅，佩兰、玫瑰花、厚朴花、谷麦芽等多剂，调养数月而瘥。

（六）副伤寒

○ 病案

丁某，男，20余岁。

发热39.4℃，汗出不解，恶寒战怵，口干而渴，大便溏泻，小便赤少，四五日不得安眠。

辨证：患者饮食不洁，时疫邪毒内侵胃肠，湿浊蕴热内蒸，上则口干而渴，下迫大肠则泄泻，小便短赤；热扰心营，则不得安眠。

治法：表里双解。

处方：鲜苇根30g，鲜茅根30g，竹叶6g，豆黄卷15g，炒山栀6g，赤茯苓10g，赤芍10g，连翘10g，条黄芩10g，真川连6g，炒麦芽15g，佩兰10g，炒花粉10g，鲜生地10g。

二诊：药后表邪将去，里热未清，体温38.6℃，口渴思饮，大便色黑微溏，腹胀而疼，已能安枕，再进清热退烧止渴解毒剂。

处方：鲜茅根30g，鲜生地30g，赤茯苓10g，赤芍10g，天花粉12g，竹叶6g，真川连6g，生石膏15g，条黄芩10g，知母6g（粳米百粒同布包），佩兰叶10g，生谷芽10g，生麦芽10g，炙草梢3g，紫雪丹6g（分二次冲服）。

三诊：服前方后，病者感觉体内极为舒适，体温早退暮升，大便已不溏泻，口渴亦减。

处方：局方至宝丹每日1丸，服二日。

四诊：诸症均退，体温如常。但有时气短心跳，颇思饮食而不喜下咽，此乃胃气将复之象。拟清余热，调肠胃，助心气法。

处方：生谷芽10g，生麦芽10g，玫瑰花5g，代代花5g，生内金10g，佩兰叶10g，花旗参10g，苦桔梗5g，炒枳壳5g，焦远志6g，酒条芩6g，广皮炭 6g，淡竹叶 6g。

[祝按] 副伤寒亦是一种常见的急性消化道传染病，故发病与肠伤寒同，多以夏秋季发病为主，故其中医治法无不同，即初用退热法，继投以解毒消肿防腐剂，末以调胃肠为善后法。本案先以鲜苇根、豆黄卷、山栀退表热，鲜茅根、生地、赤芍、连翘清里热，黄芩、川连退热防肠腐，赤芍、竹叶清热利水，花粉清热止渴，佩兰、麦芽芳香调胃。二诊继之用紫雪丹、鲜茅根、生地、赤芍、知母为退热，芩连清热燥湿防腐，花粉、石膏清热止渴，草梢、赤苓、竹叶清热利水，佩兰、生谷麦芽生发胃气。三诊则以至宝丹易紫雪丹之用，其他继服之。四诊见热退，诸症减，而改清余热，调肠胃，扶正气之善后法，以条芩、竹叶清余热，谷麦芽、玫瑰花、代代花、佩兰、生内金、苦桔梗、炒枳壳、广皮炭以通腑气开胃进食，西洋参、远志助正气而收功。

[今按] 副伤寒与伤寒病均属于急性消化道传染病，在夏秋季节因饮食不洁造成感染所致。一般而言，是属于中医"暑温"和"湿温"病范畴。本案病在卫、气分为主，渐传入营，故施师表里双解之，择黄连解毒汤、清营汤、白虎汤、导赤散、紫雪丹、至宝丹等方药，诸方加减施治。意在先以苇根、豆黄卷、佩兰、连翘等清疏表热，令热不得内传；重用芩、连、栀、竹叶、石膏清泄里热，且竹叶与苇、茅二根、赤苓相伍，又清热利尿，俾热邪从小便而去；用生地、知母、花粉、赤芍、茅根清热凉血，生津止渴；诸药与紫雪丹、至宝丹相配，使内外之邪热退，窍开神安矣。至若生谷麦芽、内金、玫瑰花、代代花、洋参、远志之佐用，悉为理气开胃，益气扶正，以助早日康复也。主次先后，施治井然，驱邪扶正，环环紧扣，故投数剂，应手而愈。

（七）霍乱

○ **病案**

赵某，女，30 多岁。

夜间大吐大泻，肠鸣，烦渴，四肢厥冷，脉闭不出，形容憔悴，言语无声，此为霍乱急症。

辨证：饮食不洁，湿邪时疫病毒侵入人体，脾胃受损，湿浊郁遏中焦，清浊不分，乱于胃肠，故上逆则呕吐，下注则腹泻；吐泻则津液大伤，阴损及阳，心脾肾阳虚则四肢厥冷，脉搏微弱矣。

治法：和阴阳，通表里，强心脏，助中气。

处方：大山参10g，杭白芍12g，桂枝木10g，淡吴萸6g，姜云连5g，茯神10g，清半夏10g，焦远志10g，淡干姜3g，炙甘草3g，五味子3g，西洋参10g，制附片10g。1剂。

另用白扁豆120g煮汤先服，再于刀口上烧盐，研细冲服。

二诊：药后六脉已出，吐泻少止，烦躁不得卧，再进强心助气、止泻止呕法。

处方：杭白芍15g（桂枝木5g同炒不去），炒吴萸6g，炒黄连5g，别植参10g，荜澄茄3g，焦远志10g，制附片6g，干姜炭3g，姜半夏10g，云茯神10g，五味子3g，炙甘草3g。2剂。

另用伏龙肝60g，白通草30g，白扁豆60g，石莲肉60g，北秫米30g。煮汤代水煎药。

[祝按]霍乱是由霍乱弧菌所致的烈性肠道传染病，常流行于夏秋之际，苍蝇为本病之媒介体，造成饮食不洁，初起轻度下痢，继而骤成剧烈之下痢及大量呕吐，粪便呈米泔汁样，肠如雷鸣，烦渴，颜貌憔悴，眼窝陷没，颧骨及鼻梁凸出，名曰"霍乱颜貌"。手指螺纹肚塌下，四肢厥冷，声音嘶哑，心脏极弱，脉搏几不可触及，往往昏睡而死。本病治疗宜早，急用大量强心止呕止泻剂，或能痊愈。本案施师先以附子理中汤加减，以杭芍、桂枝调和阴阳；大山参、花旗参、五味子益气生津，助体力；半夏、吴萸、黄连、扁豆、刀口盐止呕；茯神、远志强心。后以前方大山参换别植参，又加荜澄茄温中，石莲肉止泻，伏龙肝止呕，秫米除烦和胃。前后共服三剂而病愈，病家命其少君亲身来谢。遇此急症，处之坦然，细心拟方，效如桴鼓。由此可证中医中药亦能治疗急性传染病也。

[今按]霍乱这一急烈性肠道传染病，中医亦谓之霍乱，且早有记载，《灵枢·五乱》云："清气在阴，浊气在阳，营气顺脉，卫气逆行，清浊相干……乱于肠胃，则为霍乱。"《伤寒论·辨霍乱病》云："病有霍乱者何？答曰：呕吐而利，此名霍乱。"其病因病理，一为夏秋之际，暑湿蒸腾，调摄失宜，或受暑湿秽浊疫疠之气，或因贪凉露宿，寒湿入侵，郁遏中焦，而致脾胃受损，运化失常，气机不利，升降失司，清浊相干，乱于肠胃，上吐下泻而成霍乱；一为饮食不洁，误进腐馊变质之食，或贪凉饮冷，生食瓜果等损伤脾胃，清浊

混淆而成霍乱。而且临床上二者往往相互为因，如《丹溪心法·霍乱》云："内有所积，外有所感，致成吐泻。"在临床辨证施治中，又依正邪交争，湿浊而有寒化、热化之分，故有寒霍乱、热霍乱、干霍乱之异。本案据其临床表现，当属寒霍乱者，即寒湿秽浊之气，壅滞中焦，中阳不运，清浊混淆，升降悖逆，而上吐下泻。吐泻而致津液大伤，阴损及阳，阳气不足，则手足厥冷，脉搏微弱。治宜温补脾肾，回阳救逆，施师投以附子理中汤和小建中汤、四逆汤、左金丸等诸方化裁主之，尤其配以扁豆煮汤与盐末冲服，伏龙肝等煮汤煎药用，实类西医之补液，纠正电解质之紊乱也。故仅服三剂而病痊，不愧国手大师之名也。

（八）天花（亦名痘疮）

○ **病案**

邹某，男，26 岁。

幼年未曾种（牛）痘，发热两日后，颜面骤生成对红点，是为痘疮也。

辨证：感受时行疫疠痘毒，从口鼻而入，内侵脏腑，肺先受之，故发热，而生红点成对。

治法：急宜疏解透表。

处方：鲜苇根 30g，鲜茅根 15g，蝉衣 5g，浮萍 5g，豆黄卷 12g，炒香豉 12g，绿豆 6g，桑叶 6g，炒芥穗 6g，赤小豆 12g，薄荷梗 5g，赤芍 6g，紫地丁 10g，紫草茸 5g，甘中黄 10g，连翘 10g，山栀 5g，金银藤 12g。

二诊：一昼夜间，天花满布，颜面红斑，渐渐凸起，大小重叠，面目即不可辨，神昏谵语，情形颇为严重。急进重剂，行活血、解毒、退热法。

处方：鲜生地 15g，鲜茅根 15g，赤茯苓 10g，赤芍 10g，粉丹皮 6g，紫草茸 5g，紫地丁 10g，桃仁 6g，杏仁 6g，当归尾 6g，西红花 1.5g，青连翘 10g，甘中黄 10g，苦桔梗 5g，蝉蜕衣 5g，紫浮萍 5g，黑芥穗 5g，藏葡萄 10g，猪尾尖血一匙（合服），乌犀角 3g（分二次冲服）。2 剂。

三诊：药后，痘已出透，渐成水疱，精神疲倦，懒于言语，且脉搏较数，此为心脏弱之征象。是乃病邪乍退，正气尚虚。拟用补正祛邪法，双方并进，故活血解毒之品仍不可少。服一二剂后旋入于"化脓期"，无须服药，善加调摄，即可大痊。

处方：鲜茅根 15g，鲜生地 15g，赤茯苓 10g，赤芍 10g，当归尾 6g，桃仁 6g，杏仁 6g，酒川芎 5g，蒲公英 10g，紫草茸 5g，青连翘 10g，粉丹皮 6g，炒丹参 12g，甘中黄 10g，西红花 1.5g，盐元参 12g，麦门冬 6g，西洋参 10g，黄芪皮 10g，焦远志 6g。

[祝按] 天花，亦名痘疮，是一种传染性极为强烈的急性发疹性疾病，疹色鲜如花，故得名天花。疹形圆似豆，故又名痘疮。1935 年春季，一度发现壮年感染天花。恶寒、战怵、头痛，或呕吐，或下痢，是为本病之前驱症。发病之次日，下腹部及大腿内侧，现有猩红热样或麻疹样之前驱疹；其后体温一度下降，而成固有之发疹期。颜面首先现有针头大之红色斑，次第发于躯干、四肢，二十四小时内，即蔓延全身，发疹渐增大如豌豆，表面凸起或呈丘疹状；于第六日成为水疱，中央凹陷，是为"痘疮脐窝"；至八九日于"化脓期"，体温再度上升，水疱变成脓疱，周围底盘有红晕，是时极为刺痒；第十一二日，依发生之次序而渐干燥而结痂，刺痒更甚，如搔破，日后即成"麻子"；第十六日后，即开始落屑，成褐赤色之斑点，日渐退降，至于平复为止。

普通治疗，以退热、解毒、活血为主，稍不慎重，易致死亡。本病与麻疹、风疹、水痘极不相同。天花有定型经过，发疹皆为成对而出，且先发于眼旁，一定时期水疱化脓（俗谓灌浆），他病则否。

本案之治，先以苇根、茅根、豆豉、山栀、赤芍退热，豆卷、绿豆、薄荷、浮萍、蝉衣、桑叶、芥穗、小豆透发痘疮，地丁、草茸、连翘、甘中黄、金银藤凉血解毒。待痘疮齐布，热盛毒深，病势沉重，则急以加味犀角地黄汤为主，再加甘中黄、连翘、地丁、草茸、茅根、赤芍解毒退热，浮萍、蝉衣、芥穗、藏葡萄透发余痘，猪尾尖血为活血解毒最有力者。药后病邪见退，正气见虚，则扶正祛邪并施，在保留前方活血解毒药之上，又加元参、麦冬、洋参、黄芪、远志等滋阴补气诸药而收功。

[今按] 天花传染性强，死亡率颇高，严重威胁着小儿的健康与生命，很早就引起我国古代医家之重视，称为儿科四大证之一。晋·葛洪《肘后方》对本病早已有较多记述，认为是感受"恶毒之气"所致。唐代医学家鉴其传染性烈，又称之"天行发斑疮"，宋元以后对此病累积了较丰富之经验，已有不少专著，如宋·陈文忠《小儿痘疹方论》等，明代已有专业痘师，使用天花病人之痘

痂或痘浆，进行预防接种，为后世天花预防开辟了途径。但其终究是活痘毒，仍有危险性，至今早已用死痘毒作预防接种了。

中医认为其病因为外感时行疫疠痘毒所致，患者禀赋之强弱，与病情发展、预后有密切的关系。张景岳《小儿则》云："凡痘之终始，无非皆赖气血，但得气血充畅，则易出易收；气血不足，则变证百出。"疫毒入侵脏腑，邪毒入肺，则见喷嚏、流涕、咳嗽、咽喉肿痛；邪毒入于脾胃，则见食欲不振、困倦、烦渴，甚则吐泻；邪毒入肝，则见呵欠、顿闷，甚则抽搐；邪毒入心，则见面赤、惊惕、烦躁，甚则神昏谵语；邪毒入肾，则见耳冷尻冷，甚则痘色变黑。由于邪毒鸱张，可损及脏腑及营卫气血等诸方面，临床上往往变证多端，会出现虚实错杂情况，因此要密切观察病情，随证施治，方能获全愈。

一般而言，本病发展历程，可细分为发热、见点、起胀、灌浆、收靥、落痂等六个阶段，每个阶段约为三天，若无并发症，全程十八日左右。本病由于感染者为成人，且年青力壮，加之治疗得当，其病程为短。施师先投以银翘散、栀子豉汤加减方，即以豆卷、薄荷、浮萍、芥穗、桑叶、蝉衣、浮萍、香豉等辛凉药以透发痘毒；并以紫草、地丁、连翘、栀子、金银藤、赤芍、甘中黄清热凉血解毒，又用苇茅二根、绿豆、小豆清热生津，利尿解毒。待热盛毒深，邪入营血，则急投犀角地黄汤加味主之，即以犀角地黄汤清热解毒，凉血活血；加地丁、紫草、连翘、茅根、甘中黄助主方清热凉血，解毒消斑；用归尾、西红花、桃仁、猪尾血助主方活血解毒之力；用芥穗、浮萍、蝉蜕、赤苓、杏仁、桔梗、葡萄之品一是外透痘之余者，二是宣畅肺金，令毒从小便而出。叶桂《温热论》云："入营犹可透热转气。"并又云："通阳不在温，而在利小便。"施师面对笃候，缜密思维，突出主攻，协调各部，整体论治，两剂即扭转了病势。后又在此方清热解毒，凉血活血基础上减去辛凉透解之品，加增液汤合洋参、黄芪、远志为用，气阴两补，驱邪扶正兼施而收功，堪称治痘之佳案也。猪尾血：《本草纲目》："痘疮倒靥，用一匙，调龙脑少许，新汲水服。"

（九）细菌性痢疾

○ **病案 1**

叶某，男，40岁。

体温38℃多，大便脓血，腹痛呃逆，下坠，小便正常，病已数日，据西医检查便中有"痢菌"。

辨证：饮食不洁，脾胃受损。湿热蕴结，蒸熏于外则身热；熏灼肠道，则脉络受伤，气血瘀结，化为脓血，而下痢赤白。湿热阻遏气机，肠道传导不利，故腹痛，下坠。胃失和降，气逆则呃逆。

治法：清热化湿，解毒和营。

处方：血余炭10g（左金丸6g同布包），煨诃子肉10g，银花炭10g，苦桔梗5g，赤芍6g，白芍（土炒）6g，山楂炭10g，白杏仁6g，焦远志10g，姜中朴5g，炒枳壳5g，酒军炭5g，半夏曲6g（炒五谷虫10g同布包），白薏米12g，炒香豉12g，广皮炭10g，甘草梢3g，鸡内金10g。

[**祝按**]本病发于夏季，古人名称不一，以《外台》谓之"天行热痢"，与《赤水玄珠》"疫毒痢"较为近理。病人主要征象为排出脓样黏液血便，里急后重，腹痛，左肠胃窝（左下腹）有硬固之压痛，发热。此症与肠炎相似，但据镜检粪中有"痢菌"，如非身体衰弱已极，预后大抵皆良。本案之治，施师以血余、诃子、五谷虫、远志防腐止泻；桔梗、赤芍、白芍、草梢疗腹痛；薏仁、金银花除脓秽；广皮、内金、山楂、左金丸、半夏助消化，止呕逆；军炭、中朴、杏仁、枳壳治下坠；香豉退热和胃。

[**今按**]痢疾以发热、腹痛、里急后重、下痢赤白脓血为特征，好发于夏秋季节。若大便检出痢疾杆菌则称为细菌性痢疾，简称菌痢；若检出阿米巴原虫（滋养体），则为阿米巴痢疾；二者均属肠道传染病。中医认为本病多因外受湿热、疫毒之气，或由饮食不洁、不节，损伤脾胃与肠道而形成。人体中气之强弱与所感病邪有密切的关系，素体阳虚者，易感受寒湿，或感受湿邪后，湿从寒化；阳盛者，易感受湿热，或感受邪后，湿易从热化。故临床上，依据正邪交争之诸种不同情况，而将本病又分为湿热痢、疫毒痢、寒湿痢、虚寒痢、休息痢等证型施治。本案据其临床表现当属湿热痢。施师投以左金丸、三仁汤、芍药汤化裁，清热化湿，和营疗痢，即以左金丸、银花、酒军清热解毒，薏仁、厚朴、杏仁、半夏、香豉、远志除祛湿浊，枳壳、桔梗、陈皮、厚朴调畅气机，赤芍、白芍、血余炭和营血，止腹痛，楂炭、内金、夏曲、五谷虫开胃进食，诃子肉以及陈皮等炭用并有厚肠止泻之效，故诸药相伍，标本兼治，一诊即愈矣。五谷虫，又名蛆、水仙子、谷虫，为丽蝇科昆虫大头金蝇及其近缘昆虫之干燥幼虫，咸寒，入脾胃经，具有消食，除疳积之能，其含多种消化酶，如淀

粉酶、脂肪酶、胰蛋白酶、肠肽酶等。

○ **病案 2**

杜某，男，26 岁，病历号：1951.7.58。

昨晨起发热恶寒，头晕而痛，身肢酸楚，旋即下痢赤白，里急后重，日行二十余次，腹痛不欲食，小便短赤。舌苔薄白而腻，脉象浮滑。

辨证：头痛寒热，表邪方兴，小便短赤，湿郁热蕴，里急后重腹痛下坠，积滞未消。

治法：疏表利湿。

处方：川桂枝 3g，赤芍 6g，白芍 6g，银柴胡 3g，炒香豉 12g，吴萸 5g（黄连 5g 同炒），蔓荆子 6g，赤茯苓 10g，煨葛根 10g，赤小豆 20g，炒红曲 6g（车前子 10g 同布包），姜川朴 5g，山楂炭 10g，炒枳壳 5g，炙草梢 3g，晚蚕沙 6g（血余炭 6g 同布包）。

二诊：服药两剂，寒热晕痛已解，大便脓血减少，已成溏便，日四五次，微感腹痛里急，小便现赤涩。表证已罢，着重清里化湿，消导积滞。

处方：苍术炭 6g，赤茯苓 10g，青皮炭 5g，白术炭 6g，赤小豆 6g，广皮炭 5g，扁豆衣 6g，血余炭 6g（车前子 10g 同布包），扁豆花 6g，吴萸 5g（黄连 5g 同炒），酒黄芩 6g，炒建曲 10g，焦薏仁 15g，川厚朴 5g，煨葛根 10g，炙草梢 3g，白通草 5g，杭白芍 10g（土炒）。

服 2 剂，愈则停诊。

[**祝按**] 表里兼病，来势骤急，服药四剂，诸症悉除。初诊重在疏表，二诊则兼清化消导，先表后里，层次井然。

[**今按**] 本案从发病于七月，据临床表现下痢赤白，里急后重，腹痛而言当属痢疾病，为急性初起，表里相兼者。故施师择《伤寒论》葛根汤、葛根芩连汤和《局方》平胃散、丹溪之左金丸等方化裁先后施治，表里双解而病瘳。

○ **病案 3**

马某，男，70 岁，病历号 1951.7.41。

前日饮食不慎，骤患腹痛泄泻，一日四五次，腹痛即急如厕，便后有下坠感，微觉恶寒发热，食欲不振。舌苔薄白，脉象弦数。

辨证： 年已七旬，脾胃本弱，饮食不洁，再受外感，则发寒热腹泻。水谷不分，病出中焦，脉象弦数，内蕴有热。

治法： 表里双解，清热止痢，拟葛根黄芩黄连汤加味治之。

处方： 酒黄芩6g，苍术炭6g，血余炭6g（炒车前子10g同布包），酒黄连5g，白术炭6g，煨葛根10g，焦内金10g，炙草梢3g，白通草5g，焦薏仁15g，炒香豉10g，赤小豆10g，赤茯苓10g。

[**祝按**] 患者连服三剂，腹痛泄泻，寒热均愈。湿热下痢兼外感者病来甚急，以仲景葛根黄芩黄连汤治之多效。但因食水不分，必须加消导利水诸药，其效更速。施师治泻痢诸病常用炭类药，既可促进吸收水分，又可保护肠壁，用之多效。

○ **病案4**

刘某，32岁，男，病历号1952.12.298。

患肠炎五年，经常发作，迄今未愈。半月前，病势加重，曾便出腐肉状物一块。近感食欲不振，消化不良，少腹作痛，便利红白之脓状物甚多，日行八九次，里急后重。苔薄白，舌质淡，脉象沉迟。

辨证： 久痢多属虚寒，观察脉证，是属中阳不足，下焦虚寒，渐见滑脱之象。脾阳不振，胃气不和，则食欲不振，消化不良。

治法： 温补收涩为法，佐以理气燥湿。

处方： 青皮炭5g，赤石脂10g（禹余粮10g同布包），广皮炭5g，血余炭6g（晚蚕沙10g同布包），朱茯苓6g，苦参10g，朱茯神6g，吴萸5g（黄连5g同炒），米党参6g，苍术炭6g，椿根皮12g，煨肉果6g，白术炭6g，紫厚朴5g，干姜炭5g，五味子3g（打），破故纸6g，炙甘草3g。

引用白粳米百粒布包入煎。

二诊： 药服9剂，诸证均减，但矢气甚多，饮食已复正常。拟改服丸药收功。

处方： 每日早服附子理中丸1丸，下午服七宝妙灵丹半瓶，夜临卧服四神丸6g。

三诊： 服丸药十五天，大便日行一二次，脓血已少，希配丸药常服以巩固疗效。

处方：苦参60g，白头翁30g，川黄连30g，秦皮30g，禹余粮30g，赤石脂60g，附片30g，吴萸30g，云苓块30g，於术30g，浸苍术30g，椿皮炭30g，干姜30g，血余炭30g，煨肉果30g，党参90g，破故纸30g，五味子30g，黄柏30g，石榴皮30g，朱茯神30g，薏仁60g（炒），炒银花30g，苦桔梗30g，炙甘草30g。

共研末，怀山药500g打糊为丸。每日早晚各服10g，白开水送下。

[祝按] 久痢，则气血亏损，元气耗伤，治之较难，初诊仿仲景理中汤、桃花汤、赤石脂禹余粮丸之意，收涩固脱，温中散寒，并化裁四神丸，温补肾阳；又以湿滞未净，寒热夹杂，兼用平胃散、左金丸以行气导滞，调和平衡之效。二诊则用温补脾肾法，以附子理中、四神丸诸方化裁图治。三诊则综合运用前方，配制丸剂常服收功。

[今按] 久痢致虚，虚在脾肾；湿毒为患，既伤阳气，且缠绵不愈；故脾肾阳虚，火不生土，余邪不退并存矣。施师所配之丸剂扶正祛邪，以杜死灰复燃，由附子理中汤、四神丸、白头翁汤、赤石脂禹余粮汤化裁而成。

○ 病案5

桂某，男，41岁，病历号1952.7.600。

前年曾患痢疾，因之脱肛，迄今已有两年。大便经常每日二次，溏泻兼有黏液脓样物，每便必脱肛，疼痛，时常出血，腹胀闷，不思食，舌苔黄垢，脉沉数。

辨证：积热于肠，久痢未愈，苔黄脉数职是之征。清阳不升，浊阴不降，中气日虚，脱肛症现。

治法：先拟分清浊，除肠热；后议补中气，治脱肛。

处方：青皮炭5g，苍术炭6g，血余炭6g（禹余粮10g同布包），广皮炭5g，白术炭6g，椿根炭10g，炒槐米10g，吴萸5g（黄连5g同炒），葛根炭10g，炒地榆10g，焦薏仁20g，条芩炭10g，紫厚朴5g，炙草梢3g，苦参10g。

二诊：服药4剂，大见功效，大便一日一次，已无脓样溏便，胀闷消，食欲增。脱肛未效，拟补中益气汤治之。

处方：醋柴胡5g，黑升麻3g，杭白芍10g，黑芥穗3g，血余炭10g（禹余粮 10g 同布包），箭黄芪 12g，米党参 10g，野於术 6g，炒槐米 10g，广陈皮 3g，炒地榆 10g，吴萸 2g（黄连 3g 同炒），炙草梢 3g，椿根皮炭 10g，当归身 5g，焦薏仁 20g。

三诊：服药 6 剂，大便每日一次，服药期间脱肛只现二次，疼痛大减，食欲增强，拟用丸药巩固。

处方：每日早服七宝妙灵丹 1 瓶，晚服补中益气丸 10g。

[祝按] 治病宜分层次，慢性痢疾引起脱肛，若先用补中益气汤为主方，清浊不分，肠热未清，脱肛亦必不效。施师先治腹泻，后再补中，二年夙疾，十剂而效。先后缓急，层次分明。

[今按] 本案脱肛系因湿热痢疾日久而致中气下陷所致。施师本"治病必求于本"之则，先祛邪治痢，后扶正而收功。祛邪治痢，以葛根芩连汤合平胃散、左金丸化裁，且多取炭用，以标本兼顾，既治痢又助肠道创伤恢复也。扶正补虚，以补中益气汤合左金丸、槐角地榆丸加血余炭与禹余粮等收敛止泻对药等为治，亦标本兼顾也。

（十）阿米巴痢疾

○ **病案 1**

纪某，男，40 岁。

数月前忽患阿米巴痢，经医院治愈，然仍未除净。大便日三数回，所便之粪或稀或血黏液，口干，小便如常，胃口不开。因之疲惫不堪，诊为慢性阿米巴痢疾。

辨证：饮食不洁，湿热疫毒为痢日久，疫毒（原虫）缠绵不退，正气受损，脾胃已虚，故大便脓血不尽，胃口不开，疲惫不堪矣。

治法：祛邪扶正并施。

处方：荠菜花炭 10g，血余炭 10g（炒陈仓米 10g 同布包），阿胶珠 10g，左金丸 6g（半夏曲 6g 同布包），椿根白皮 6g，茯苓块 12g，乌梅炭 5g，广皮炭 10g，土炒於术 5g，焦薏仁 12g，煨诃子肉 6g，赤芍 6g，白芍 6g（土炒），石莲子 10g，建莲子肉 10g，炒银花 12g，山楂炭 10g，甘草梢 3g。

[祝按] 此病与赤痢相同，但因病原体之不同，故分之为二，患处多在大肠或回肠。初为肠肿，继而溃疡，甚者全肠部皆致受累。有时门静脉，毛细

血管内发现阿米巴原虫，由此延及为肝脓疡而丧命。本病有急性、慢性之分，急性突发病下痢，腹痛里急后重，体温不甚高，心力衰竭，消瘦甚速，常有贫血，症见全身浮肿而病危，亦有似愈而非愈，而成慢性者。若慢性则大便泄秘不定，或缠绵一二年，增剧时则腹痛，伴大便下血和黏液腐败腥臭。本案即属慢性者，施师据证以荠菜花炭、银花、血余、陈仓、椿根、阿胶、乌梅清热杀虫，防腐厚肠；茯苓、薏仁、诃子、石建莲肉健脾渗湿，涩肠止泻；半夏、广皮、於术、山楂温健脾胃，开胃进食；赤白芍、甘草和营血止腹痛。

[今按] 阿米巴痢疾，好发于青壮年之男性者，腹痛、腹泻以脓血便为甚，腐败腥臭突出，且易于变成慢性，有复发倾向，并易于发生肝脓疡等肠外并发症。本案迁延数月，属反复发病，诚已虚实相杂矣。施师取黄连阿胶汤、痛泻要方、保和丸、左金丸诸方化裁之，即以银花、黄连、荠菜清热解毒，椿根、陈皮、於术、茯苓、薏仁、半夏、莲子健脾除湿，与清热解毒之品并用又能燥湿杀虫也，令湿热疫毒自二便排出之。阿胶、赤白芍、血余、乌梅和营养血，育阴扶正，且柔肝止腹痛；诃子、楂炭、石莲与乌梅炭、血余炭、陈皮炭涩肠防腐止泻，又能开胃进食。故而诸药驱邪扶正并施，一诊即效也。

○ 病案 2

赵某，男，42 岁。

自述十二年前曾患"鸡鸣泻"，每日晨醒即急入厕，久治未愈，亦未发展。五年前返乡，吃辣椒甚多，从此大便经常带血，久治不效，后经北京第二医院诊断为阿米巴痢疾。治疗后，时轻时重。本年二月症状加剧，一日间大便曾达二三十次，里急后重，甚至腹急不可忍，矢气粪即排出。经用鸦胆子内服并煮水浇肠，大便次数减少，下血好转，但继续使用即不生效。目前，大便仍带血及黏液，日行五六次，有下坠感。舌苔薄白，六脉滑大。

辨证：脾肾俱虚，虚、实、寒、热纠结不清，久治而不愈。遇此等病，不宜墨守成法，理应活用。

治法：拟补脾虚，温肾阳，消导肠滞之法。

处方：白头翁 6g，秦皮 6g，椿根皮炭 12g，赤石脂 12g（血余炭 6g 同布包），川黄柏 6g，黄连 5g，干姜炭 10g，苍术炭 10g，山药 25g，破故纸 6g，石榴皮 10g，米党参 10g，阿胶珠 12g，苦参 10g，炙甘草 6g。

二诊：服药 4 剂，大便次数反多，日行八九次，非全脓血，兼有粪便，下坠感减轻。仍遵前法以白头翁汤、桃花汤、黄宾江之实肠丸合剂加味治之。

处方：川黄连 5g，秦皮 6g，赤石脂 10g（血余炭 10g 同布包），川黄柏 6g，干姜炭 10g，白头翁 6g，椿根皮炭 12g，阿胶珠 12g，米党参 10g，怀山药 25g，苍术炭 6g，苦参 10g，生地炭 10g，熟地炭 10g，石榴皮 10g，炙甘草 6g。

三诊：前方服 5 剂，大便次数减少，日只二三次，下血色鲜，黏液甚少，大便通畅，已无下坠感，惟腰酸甚，药效渐显，法不宜变，略改药味再服。

处方：川杜仲 6g，禹余粮 10g（赤石脂 10g 同布包），川续断 6g，吴萸 5g（黄连 5g 同炒），破故纸 10g，椿根皮炭 12g，阿胶珠 12g，五味子 3g，石榴皮炭 10g，炒地榆 10g，苍术炭 10g，炒苦参 10g，生地 10g，熟地炭 10g，米党参 10g，炙甘草 6g。

四诊：药服 5 剂，其间有两日大便无脓血，正常粪便，为五年以来从未有之佳象，遂又再服 5 剂，大便每日只一二次，有时稍带黏液及血，要求配丸药，返乡常服。

处方：以第三诊处方，加 4 倍量研细末，山药 360g 打糊为丸，每日早晚各服 10g，白开水送。

五诊：患者由西安来信云：服丸药五十日很见好；现已工作，大便每日一二次，软便居多，时尚微量出血，曾在西安医院多次检验大便，未见阿米巴原虫。复信，除再配一料丸药外，另附一汤剂方作补充用。

处方：黑升麻 3g，炙黄芪 20g，椿根皮炭 12g，黑芥穗 6g，土炒白术 10g，生地炭 15g，熟地炭 15g，苦参 10g，禹余粮 10g（赤石脂 10g 同布包），阿胶珠 12g，血余炭 10g（晚蚕沙 10g 同布包），炒地榆 10g，当归身 6g，炙甘草 10g，秦皮 6g，石榴皮 10g，仙鹤草炭 15g。

[祝按] 本例为一屡治未愈且病程极长之阿米巴痢疾，证情复杂，虚、实、寒、热四证错综纠结。补虚唯恐助邪，祛实又虑伤正，清热过，其阳更衰，温阳甚，其肠更燥，治疗时稍有不当，病便难瘥。

施师从病人的实际情况出发，施温、清、补、消四法于一炉——即补其虚，又行其滞，清其肠热，又温肾阳。所立之方，似甚庞杂，仔细分析，均有法度，温清补消之比重，恰如其分，体现了施师用药注重比例，配伍精确，组方严谨的风格。

旋师根据白头翁、苦参、秦皮、黄连、黄柏、椿根皮、石榴皮诸药，有抑杀阿米巴原虫的药理作用，故在各诊处方中，均选用之。施师在治病中，经常参照中西医理，不断探索辨证与辨病相结合的新途径。

二、呼吸系统疾病

施师曰：呼吸系统疾病包括鼻、咽、喉、声带、气管、肺、胸膜等病患，在中医学中多归于痰门、咳嗽门、哮喘门等。余临床所见，属于呼吸系统疾病颇占多数，尤以气管疾病为多，缘以人体内脏与自然大气关系至密者，即是呼吸器官。故大气之变化、空气之污染皆能影响呼吸系统而致病，但致病之因不独外因，尤以内因为主，如脾胃虚弱，可生痰湿；肾不纳气，可致喘嗽；而心肺气虚更能引起喘咳，甚至呼吸困难，故《内经》有"五脏六腑皆令人咳"之语。此类患者，除支气管扩张、肺气肿、空洞肺结核及肺组织已有损坏丧失机能者，治之较难且不易根除，一般鼻咽气管功能性疾病，如辨证明确，层次分清，用药有技巧，处理能适当，治之非难。至于矽肺、肺癌，由于治疗经验不多，故不置议。

辨证施治为中医特点之一，八纲辨证为其主要者，历代医家均有发展，以余之体会，气血在辨证中亦属重要。阴阳应是总纲，表、里、虚、实、寒、热、气、血为余临床所用之八纲。例如气管疾病，大多由外感引起，有表证，病在气分，若早用血分药物，常致发动阴血，遂有衄血，咳血之症现；若病邪入里，已在血分，而仍用气分药物常致耗血伤津。由是辨气血在余临床辨证方法中亦占重要一席。

余之经验，呼吸系统诸病，一般多由外感引起，初发病时要详辨表里。《诸病源候论》云："肺主气。合于皮毛。邪之初伤，先克皮毛，故肺先受之。"又云："肺感于寒，微者则成咳嗽。"故呼吸系统病，由外感而引起者，均应先解表邪。内郁热而外感风寒所谓"外寒束内热"者，也属常见，其治法必须既解表寒，又清里热，仲景之越婢汤、麻杏石甘汤，即属此意。余尤注意表里比重而定治法，已在外感病篇中详述。

张石顽论治咳嗽云："治表邪者，药不宜静，静则留连不解，变生他病。故忌寒凉收敛，《经》所谓肺欲辛者是也。治里证者药不宜动，动则虚火不宁，燥痒愈甚，故忌辛香燥热，所谓辛走气，气病勿多食辛是也。然治表者，虽宜动以散邪，若形病俱虚者，又当补中益气而佐以和解。倘专于发散则肺气益弱，腠理益疏，邪乘虚入，病反增剧也。"此论在实践中颇具意义，余有同感。诊病须分清层次，治疗要有步骤，治呼吸系统病，若过早用寒凉黏腻药如生地、元参、麦冬、三黄及知母、石膏之类，常致引邪入里而致病无出路，一误再误必伤正气，热愈炽，邪愈盛，关愈紧，病愈重，终至不可收拾。语云"伤风不醒便成劳"，实是闭门逐寇之故耳。又如肺气宜宣，若表邪未解，过早用收敛滋腻药物如贝母、款冬、阿胶、沙参之类，反致久咳难愈。

如过早使用寒冷药品，邪无出路，内热更甚，须用麻黄引邪外出，即"火郁发之"之意。麻黄不宜多用，再伍黄芩则邪得外出，内热亦清，清解之技巧即在于此。

如过早使用黏腻药品，导致邪无出路，每每下午发热。此时最宜炒黑芥穗，由血分引到气分，使邪外出，发热可退。

若用过黏腻寒凉药，内热不得清解而致神志昏，热不退者，宜用紫雪丹、局方至宝丹或安宫牛黄丸治之。

凡表有寒，里有热者，不宜早用三黄、知母、石膏辈，而辛燥温热之品亦不相宜，以其引动内热，火焰更炽或竟致出血躁狂。由是药味配伍极其重要，如麻黄之配石膏或黄芩，豆豉之配山栀，表里双解，病邪速除。

初罹外感咳嗽，以《医学心悟》之止嗽散加疏表药味最为妥贴。汗尿不多而发热者，重用芦根、茅根，退热甚良。

治咳而表邪未解者，用前胡、白前、麻黄、杏仁、桔梗、桑叶、苏子等药；表邪已解者，可用百部、款冬、兜玲、贝母、紫菀、枇杷叶、桑白皮之属；虚者用沙参、阿胶、冬虫夏草、蛤蚧、獭肝、冰糖、梨膏、鸡子清（煮水代汤煎药）等。若无发热而久咳不止，晨暮吐痰涎，百治不效，须用大剂四君子汤始得奏效，即所谓"虚则补其母"法。实际是脾胃运健，增强体力，正气充沛，肺病自可痊愈。但补中少加陈皮、砂仁或枳壳类其效更显。妇人久咳不止，必加理血药，如芎、归、熟地，其效始著。

治燥痰用海蜇、荸荠、蛤粉、竹茹、贝母、竹沥水等；治湿痰用云苓、陈皮、半夏、橘络、白芥子、胆南星、枳壳、莱菔子、苍术等。

治胸腔积液或肺水肿者，可重用茯苓。余之体会，前人方剂，以十枣汤最有力，葶苈大枣汤次之，三仁汤更弱。余习用冬瓜子、西瓜子或甜瓜子各120g，打碎煮汤代茶饮，疗效良好。

阴亏燥热者宜用甘寒药物，如增液汤、诸复脉汤、大小定风珠之类。至于甘温除大热者，是指病久虚甚之热，或过用寒凉，阴邪入里而发热不退，用之始效。有用姜、附退热者，是真寒假热。故非是证不用是药，必须详审。

喘息要察有无表证，并察虚实，历代医家多有效方。但须指出，不可取快一时，用泻肺之药，如葶苈大枣汤，用量重，或久用，会使肺气大伤，再发喘息，即不易控制。

老人虚劳咳喘，人传方：人参0.3g，三七0.6g，研末黄酒调服；又人参1.5g、胡桃肉9g同捣，加黑锡丹0.9g，冲水调下，治之甚效。

咳嗽吐血治法甚多，但应注意，非万不得已，切忌过用寒凉，以免瘀血凝聚，一旦如堤之决，势难挽回。余治久咳或常吐血者，用仙人头（即打过子萝卜）颇效，另有验方，兹不赘述。

治肺脓肿，要排脓清热，沿用桑白皮、冬瓜子、桃仁、鱼腥草、合欢皮、西洋参、白及、阿胶、珍珠粉等治之。一面化痰，一面防腐，强肺促进新生，颇有实效。若肺组织损坏，余配入鹅管石、花蕊石，效果较佳。

闻油烟之过敏性气管病，余在临床所遇不多，但曾习用香附末、五灵脂、黑白丑研细面，米酒泛丸，辅以汤剂，治之屡效。

慢性气管炎与支气管哮喘，病程均长，余所见者，少则数年，多则几十年。治此类病，除服药外，一定要嘱病人预防外感，戒除吸烟，注意适当锻炼和饮食调理。疾病得以控制，体力逐渐恢复，素质发生改变，夙痰方能根除。

以上所谈，均是个人粗浅体会，即临床一得之愚，供诸参考而已。若用之临床，确实有效，深入探讨原理，构成新论点，实为余所期望。

（一）鼻窦炎

○ **病案 1**

郭某，女，26岁。

鼻塞，频流黄涕，气味难闻，饮食一切如常，是为颌窦发炎症。

辨证：肺开窍于鼻。肺素蕴热于内，外受风寒，或风热之邪侵袭，内外合邪，搏结鼻塞，是以热胜则肿，鼻塞流涕发黄，热胜肉腐，其味难闻也。

治法：疏风清热，利窍解毒。

处方：辛夷 3g，大生地 10g（细辛 1g 同捣），酒川芎 5g，炒芥穗 5g，藁本 3g，北防风 5g，金银花 10g，苦桔梗 5g，白芷 3g，青连翘 10g，鲜菖蒲 10g（后入），苍耳子 5g，枯芩 10g，黄菊花 6g，蝉蜕衣 5g，夏枯草 6g，薄荷 5g。

[祝按] 是病之治，施师方内以"通"字为主要，如细辛、苍耳、藁本、川芎、荆芥、防风、菖蒲、白芷、薄荷皆辛通之药；苦桔梗、连翘、银花、菊花、蝉衣、夏枯草、枯芩清热，兼消颌窦炎肿。病人持此方服三四剂后，脓涕渐减，乃嘱照方再服，至好为度。服至十四五剂，脓涕即完全消失矣。

[今按] 本案系一鼻窦炎者，中医属于鼻渊范畴。《素问·气厥论》云："胆移热于脑，则辛頞鼻渊。鼻渊者，浊涕下不止也，传为衄。""浊涕下不止也"作为鼻渊之主要特征。《医宗金鉴》曾云此病"久淋血水污而腥"，即流涕气味难闻也。一般认为本病其与六淫之风寒、风热之邪犯及鼻窍，与肺热相搏结为病；或邪热侵犯，内伤于胆，胆热上蒸灼鼻窍为病；或湿热之邪困遏脾胃，使升降失和，湿热搏及阳明胃经而为病。本案即属六淫之风寒、风热与肺热搏结于鼻窍为病者，故施师据病情用苍耳子散、银翘散二方化裁治之。意在以苍耳子散加藁本、防风、川芎、荆芥、细辛、菖蒲、蝉衣辛通散风，通窍醒神；用银翘散加黄芩、菊花、夏枯草等清解热毒以消除肿疡；桔梗开提，排脓外出。

○ **病案 2**

游某，男，45 岁，病历号 1953.8.126。

头常晕痛，鼻塞，涕多脓稠有异味，嗅觉不敏，已有年余之久，眠食二便均正常。舌苔薄白，脉浮数。

辨证：鼻为肺之窍，肺气流通，鼻始为用。肺胃积热，郁蒸上腾于鼻，以致浊涕如渊，窒塞不通，嗅觉不敏。

治法：辛通清热。

处方：辛夷花 6g，香白芷 5g，南薄荷 5g，杭菊花 10g，酒川芎 5g，明藁本 5g，北细辛 3g，酒生地 10g，青连翘 10g，节菖蒲 5g，酒条芩 10g，炒防风 5g。5 剂。

二诊：服药后，浊涕渐减，异味亦轻，鼻塞基本通畅，嗅觉稍好，效不更方，嘱将原方多服至愈为度。

[祝按] 本案鼻渊，类似现代医学之鼻窦炎。初起多由内有蕴热，外受风寒，若治疗不当或治不及时，则日久不愈，浊涕长流，源源不断，嗅觉失灵。施师常用辛夷散加减，取芎、防、辛夷、细、藁、芷、菖蒲以辛通，芩、菊、翘、地以清热，肺胃清和，鼻窍通利，则浊涕自止，而香臭能辨矣。

（二）过敏性鼻炎

○ 病案 1

刘某，年四十余岁。

目胀，鼻塞而痒，额部感苦闷，清涕眼泪长流，一日恒至浸湿手帕十余块，鼻腔因终日摩擦而红肿。

辨证：风温毒侵，肺窍不利。

治法：辛通清热。

处方：大生地 10g（细辛 1g 同捣），炙麻黄 1g，连翘 10g，黄菊花 6g，鲜鸡苏 10g，鲜佩兰 10g（后入），芥穗 5g，辛夷 3g，冬桑叶 6g，炒花粉 12g，酒条芩 6g，蝉衣 5g，苦桔梗 5g，生石膏 12g，山栀衣 5g，薄荷 5g，炒赤芍 6g，清茶叶 3g。

[祝按] 细辛、麻黄、辛夷、鸡苏、佩兰、芥穗、薄荷辛通发散；菊花、桑叶治头痛；赤芍、蝉衣、苦梗清鼻腔肿；山栀、连翘、花粉、条芩、石膏、茶叶清热。（注：刘君在医院服务多年，曾因此病而一度避至俄国。后得施师此方，则每年至犯时则连服数剂，即可不患矣。翌年又有患者杨先生等只用此法加减治愈。）

○ 病案 2

邵某，女，41 岁，病历号 1962.6.154。

十多年来，每届夏历六七月间即发病，眼鼻腭部胀痒，涕泪不止，喷嚏频繁，头部闷胀不适，口常干渴。经北京协和医院检查，诊断为花粉性（过敏性）鼻炎。舌苔薄白，脉弦微浮。

辨证：风热上扰，鼻窍不通。

治法：疏风清热，辛香通窍。

处方：矮康尖10g（后下），鲜薄荷6g（后下），苍耳子10g（炒），辛夷花5g，香白芷5g，酒条芩10g，黄菊花10g，霜桑叶6g，木贼草10g，南花粉12g。

[祝按] 花粉性鼻炎，今谓之过敏性鼻炎，中医谓之鼻鼽，每年六七月间，百花放蕊时，临床亦不鲜见。此病系因病者对花粉刺激过敏而发，待花粉盛期一过，则不治自愈。患者发病时涕泪交流，深以为苦。施师常用矮康尖合苍耳子散加减治疗，每获捷效。亦有单用矮康尖，一味而收效者，记此聊备参考。矮康尖为北京地区之俗称，又名鸡苏，为草本植物，京郊黄土岗多产，形似薄荷，其鲜叶用手搓碎，味极芳香，用之塞鼻，即觉辛香舒适，鼻塞立通。

[今按] 过敏性鼻炎，属于变态反应性疾病，与变态反应体质、精神状态、内分泌失调有关，又与外界各种致敏原，如冷热、化学气体、烟尘、气体、花粉等刺激有关，与中医鼻鼽病相似。《素问·气交变大论》早有"鼽嚏"之谓，后世刘完素论鼻鼽病云："鼽者，鼻出清涕也。"并云："嚏，鼻中因痒而起喷作于声也。"肺主气，开窍于鼻，脾为肺之母，肾为气之根。《素问·评热病论》云："邪之所凑，其气必虚。"本病辨治，一是扶正，二是驱邪。扶正在于温补肺、脾、肾三脏，驱邪多在辛温散寒和辛凉清解。上述施师二案则以驱邪为要，用桑菊饮、辛夷散、苍耳子散加减而辛散疏风，清热解毒。辨证准，施治当，圆机活法，应手而得。

（三）鼻衄

○ **病案**

郎某，男，20岁。

今晨忽觉鼻中有物滞涩，因用手指抠之，遂致出血，已数小时未止。

辨证：肺热鼻干，泌物滞涩，外力损伤鼻中络脉，故血溢而为衄也。

治法：清热凉血止血。

处方：鲜茅根30g，鲜生地30g，川军炭5g，牛膝炭12g，阿胶炭12g，大蓟炭 10g，小蓟炭 10g，条芩炭 6g，花旗参 5g，焦远志 10g，丹皮炭 10g，炒赤芍 6g，黑山栀 5g，黑芥穗 6g，犀角片 1.5g（研末先药冲服）。

外用灯草灰吹鼻孔。

[祝按] 病人服药一剂即止。方中犀角、茅根、生地、赤芍、山栀、芥穗、丹皮平抑血液之冲激，川军、条芩、牛膝引之下行，阿胶增强止血之力，洋参、远志安神定心。

[今按] 青年之人，气盛血热，鼻窍干而加于外力，致鼻络破损而衄。施师之治取犀角地黄汤加味治之，意在清热凉血，并导热下行，从二便分消之。因出血数小时未止，故加洋参、远志，以益气摄血安神也。

（四）咽炎

○ **病案 1**

王某，男，27 岁，病历号 1951.10.598。

前日起作寒热，咽喉疼痛，吞咽时咽痛更甚，喉内灼热不适，似有梗塞，有时刺痒作咳，声音低哑难出，眠食欠佳，大便微干，小便黄。舌苔微黄，脉浮数。

辨证：肺胃蕴热，外感风邪，邪热上扰咽喉，以致肿痛，音声难出。

治法：疏解清热为法。

处方：鲜芦根 15g，蒲公英 12g，鲜茅根 15g，轻马勃 5g（青黛 5g 同布包），鲜生地 12g，大力子 6g（炒），南薄荷 5g，炒芥穗 5g，金果榄 10g，黑元参 10g，酒条芩 10g，苦桔梗 6g，炙甘草 3g。2 剂。

二诊：服药后，各症均大减轻，仍有咽痛，喑哑不出。

处方：苦桔梗 6g（生、炒各半），诃子肉 10g（生、煨各半），粉甘草 3g（生、炙各半），大力子 6g（炒），炒僵蚕 6g，天花粉 12g，金果榄 10g，锦灯笼 10g，板蓝根 10g，酒条芩 10g。3 剂。

[祝按]《灵枢·忧恚无言》云："咽喉者，气之所以上下者也。"会厌又名吸门，为声音之户，风热邪毒，蕴袭肺胃，上冲咽喉，攻于会厌，以致咽喉肿痛，语声难出，是为喉痹，其症多与现代医学中咽炎、喉炎相似。虽属轻病，临床若不细察邪正，分清缓急，每易由急性转变为慢性，甚至缠绵终年不愈。本例方用鼠黏子散合甘桔汤加减，疏解清热，以利咽喉。服药后，外邪以解，

内热尚未全清，用出声散合发声散加减以治。患者二诊后，服药三剂即愈。

[今按] 喉痹，历代医家认为系内外邪毒结聚，气滞血瘀，经脉痹阻而致咽喉红肿作痛，阻塞不畅之病，与西医所谓咽炎相似。本病不仅如此，还出现急喉喑现象，即声音不畅，嘶哑失声，这与西医所谓急性喉炎相似。就是例而言，其均系风热毒邪和肺胃蕴热二者为病。施师据证拟疏风清热，利咽解毒法，仿《张氏医通》鼠黏子散与鼠黏子解毒汤及《伤寒论》甘草桔梗汤化裁治之，后又以自拟方出声散、发声散（实由《赤水玄珠》诃子汤，即诃子亮音丸加味而成）收功。

○ 病案 2

路某，女，36 岁。

昨日起发热，咽间大痛，咽水亦痛，大便干，小便黄。

辨证：风热上扰，侵袭咽喉，引动肺胃大热，搏结于咽喉，致喉核红肿疼痛也。肺胃内热伤津，故大便干而小便黄也。

治法：疏风清热，利咽通便。

处方：鲜苇根 1 尺，鲜茅根 18g，蒲公英 10g，大力子 10g，桑叶 6g，桑枝 18g，黑山栀 6g，炒芥穗 6g，炒香豉 10g，马勃 5g（青黛 3g 同包），忍冬花 6g，忍冬藤 6g，黄菊花 6g，甘中黄 6g，薄荷 5g，炒枳壳 5g，苦桔梗 5g，鸡金炭 10g，连翘 10g。

二诊：服 1 剂已不烧，但咽痛甚，大便三日未下，小便赤。

处方：鲜苇根 30g，鲜茅根 30g，全瓜蒌 18g（风化硝 5g 同捣），板蓝根 6g，薄荷 5g，蒲公英 10g，大力子 6g，炒枳壳 5g，马勃 5g（青黛 3g 同包），黑山栀 6g，酒条芩 6g，甘中黄 6g，连翘 10g，黑芥穗 6g，忍冬花 6g，忍冬藤 6g，苦桔梗 5g。

[祝按] 扁桃腺炎，中医谓之乳蛾，又称喉蛾，多因外感而发。病人突然发热，咽间红肿，咽下困难，喉中扁桃腺呈现红肿增大或上见白色腐点，极易涂掉，与白喉假膜不同。是案施师之治先以苇根、茅根、桑叶、桑枝、芥穗、香豉、薄荷、菊花解表退热；山栀、蒲公英、甘中黄、苦梗、马勃、青黛、牛蒡子、连翘、忍冬清热消咽肿；鸡内金、枳壳理胃肠。一剂热退但咽仍痛、大便不下，乃将上方稍示损益，加瓜蒌配风化硝通大便导热下行，加黄芩清热利尿，板蓝

根利咽喉，消肿痛。

[今按] 此系急性扁桃腺炎症案，中医称为风热乳蛾。一般认为其病因病机，一为风热外侵，肺经有热，如《疡科心得集》云："夫风温客热，首先犯肺，化火循经，上逆入络，结聚咽喉，肿如蚕蛾，故名乳蛾。"二为邪热传里，肺胃热盛，《圣济总录》谓其："肺胃壅滞，风热客搏，结于咽喉使然，气逆痰结皆生是病。"本病即如此，故施师仿吴氏银翘散、桑菊饮和栀子豉汤之意化裁施治，外以芥穗、牛子、薄荷、桑叶、豆豉疏风透热，忍冬、连翘、菊花、青黛、马勃、兰根、黄芩、甘中黄、芦根、茅根清热消肿，内以桔梗、枳壳、瓜蒌、风化硝开达气机，通便泻热。表里兼治，而获效矣。

（五）气管炎

○ **病案 1**

邓某，女，41 岁，病历号 1951.12.436。

感冒两日，鼻塞声重，流涕，咽痛咳嗽，痰吐不爽，发热不高，身痛不适。舌苔正常，脉浮数。

辨证： 风热外受，自表及肺，上呼吸道感染之症状均现。

治法： 辛凉解表，清肺治之。

处方： 炙前胡 5g，白苇根 15g，金银花 6g，炙白前 5g，白茅根 15g，金银藤 6g，炙苏子 5g，苦桔梗 5g，牛蒡子 6g，轻马勃 5g（黛蛤散 6g 同布包），炒杏仁 6g，冬桑叶 18g，薄荷梗 5g，青连翘 10g，嫩桑枝 18g，凤凰衣 10g，粉甘草 3g。2 剂。

[祝按] 患者服药二剂而热退咳止，咽痛身痛均瘥，尚余鼻塞流涕，嘱服银翘解毒丸，不必再服汤药。此类病型属外感风热，当以辛凉解表法治之，取方化裁银翘散和普济消毒饮，施师每用此方治上呼吸道感染，风热咳嗽，数剂即效。

○ **病案 2**

韩某，男，29 岁，病历号 1952.3.477。

三日前感冒并发高热，自购西药服后，下午体温仍在 38℃ 左右。咳嗽痰不易出，胸胁震痛，口渴思饮，小便黄，食欲不振，夜寐不安。舌苔微黄，脉浮数。

辨证：风邪乘肺，内热被束，遂发高热，肺失清肃而为咳。

治法：疏表清热宣肺，以五解五清之法治之。

处方：鲜芦根18g，炙白前5g，炒香豉10g，鲜茅根18g，炙前胡5g，炒山栀6g，桑白皮5g，白杏仁6g，炒芥穗5g，冬桑叶6g，苦桔梗5g，酒条芩10g，冬瓜子18g（打），炒枳壳5g，炙甘草3g，炙化红5g。3剂。

[祝按] 肺主皮毛，为五脏之华盖，风邪袭表，肺热被束，肺气肃降失司，壅而不宣。方用止嗽散加减，其中芦根、芥穗、豆豉、桑叶解表，茅根、栀子、酒芩、桑皮清里，半解半清，再用前胡、白前、杏仁等止咳化痰，枳壳、冬瓜子通络道，止胸痛。患者后以他病来诊时云，前病服药一剂热退，又服两剂而痊愈。

○ **病案3**
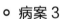

卢某。

感冒后咳嗽，痰多，体温37.8℃，咳时胸胁振痛，口渴不食。

辨证：风热犯肺，痰浊内阻，宣肃失职。

治法：疏风清热，理气化痰止咳。

处方：鲜苇根1尺，鲜芦根15g，炙前胡5g，炙白前5g，白杏仁6g，炙紫菀5g，炙广皮5g，苦桔梗5g，淡豆豉12g，山栀衣5g，霜桑叶6g，海浮石6g（旋覆花6g同布包），半夏曲6g（黛蛤散10g同布包），炒枳壳5g，薤白头6g。

二诊：服药后热退，口仍渴，咳嗽未减，但痰已易吐，有时胸胁微痛。前方去退热药，加入麻杏石甘汤，重力化痰止咳。

处方：炙前胡5g，炙白前5g，炙紫菀5g，炙广皮5g，白杏仁6g，苦桔梗5g，炙麻黄1g，黛蛤散10g（海浮石10g同布包），生石膏10g，旋覆花6g（半夏曲6g同布包），干薤白6g，冬瓜子12g，云苓块10g，炒枳壳5g，酒条芩6g，炙甘草2g。

三诊：咳嗽大减，痰稀色白，胸胁不痛，口亦不渴，大便燥，不思食。

处方：炙前胡5g，炙紫菀5g，炙桑皮5g，桑叶5g，白杏仁6g，苦桔梗5g，海浮石10g（黛蛤散10g同布包），苏子5g，瓜蒌子6g，瓜蒌皮6g，川贝母 6g，浙贝母 6g，佩兰叶 10g，薤白 6g，炒枳壳 5g，焦内金 10g，炒谷芽 10g，炒麦芽 10g，半夏曲 6g（枇杷叶 6g 去毛布包）。

[祝按] 本案先以芦根、茅根、豆豉、山栀、桑叶退热；前胡、白前、杏仁、桔梗、紫菀、广皮、旋覆花、海浮石、半夏曲、黛蛤散止咳祛痰；枳壳、薤白、冬瓜子通络道、止胸痛。继去芦、茅、栀、豉等清热之品，加用麻杏石甘汤以外宣内清，化痰止咳之治。终以白前、紫菀、桑叶、桑皮、杏仁、桔梗、海浮石、黛蛤散、半夏曲、枇杷叶、川贝、浙贝、瓜蒌子皮止咳祛痰，枳壳、苏子、薤白、内金、佩兰、谷芽、麦芽理气润便消食而收功。

[今按] 本案系风热外感引致风热咳嗽者，即西医所谓急性气管炎。施师先仿桑杏汤、杏苏散和栀子豉汤意，加芦根、茅根、桑叶、薤白、浮石等治之，后热退去芦、茅、栀子、香豆豉、桑叶，改用麻杏石甘汤，终又去麻杏石甘汤，改用瓜蒌薤白汤合桑杏汤等化裁收功。其中可见施师多种化痰止咳、下气平喘之对药用法，如炙白前与炙前胡，桑叶与桑白皮，旋覆花与半夏曲，鲜芦根与鲜茅根，杏仁与川贝，瓜蒌子与瓜蒌皮，炙紫菀与苏子，半夏与枇杷叶等，以及杏仁、枳壳、桔梗、薤白调气汤（自拟）之用。

○ 病案 4

刘某，年四十余岁。

平素病咳，每届秋冬必犯，此次患已一旬，他医投以滋阴敛肺剂，病邪遂不得出，发热早轻暮重，咳嗽甚少，但呼吸颇难，痰稠极不易吐，精神倦怠，面色苍白，有转肺炎之趋势。脉滑数而软，舌苔白。

辨证：风寒外束，痰热阻肺，正虚邪实。

治法：宣肺止咳，清热祛痰，兼以强心扶正。

处方：鲜桑白皮 5g，地骨皮 5g，炙前胡 5g，炙白前 5g，葶苈子 2g（半夏曲 6g 同布包），五味子 1.5g（细辛 0.6g 同捣），苦桔梗 5g，炙麻黄 2g，西洋参 5g，海浮石 10g（旋覆花 6g 同布包），白杏仁 6g，焦远志 10g，黛蛤散 10g（苏子 5g 同布包），炙甘草 2.4g，炙紫菀 5g，广陈皮 5g，霜桑叶 6g，鲜苇根 1 尺，鲜茅根 15g。2 剂。

二诊：服药后，发热渐退，精神转佳，咳嗽有力，痰多而不易吐，症状良好，不致转为肺炎矣。

处方：炙前胡 5g，炙白前 5g，炙广皮 5g，炙紫菀 5g，葶苈子 2g（半夏曲 6g 同布包），苦桔梗 5g，旋覆花 6g（海浮石 10g 同布包），炙麻黄 1.2g，白杏仁 6g，西洋参 5g，焦远志 10g，炙桑白皮 5g，桑叶 5g，黛蛤散 10g（布包），淡黄芩 6g，炙甘草 2g，鲜苇根 1 尺，鲜芦根 15g。3 剂。

三诊：热已退净，咳嗽较多，痰涎转稀而易吐，精神颇佳，此乃病邪外出之象。

处方：炙前胡 5g，炙白前 5g，炙桑皮 5g，桑叶 5g，苦桔梗 5g，炙紫菀 5g，炙广皮 5g，冬瓜子 12g，杏仁 6g，海浮石 10g（旋覆花 6g 同布包），焦远志 10g，半夏曲 6g（黛蛤散 10g 同布包），云苓 10g，鲜枇杷叶 10g（布包）。3 剂。

四诊：咳嗽稍减，痰稀而少，胸间满闷，食不知味，拟用止咳祛痰，开胸醒脾法。

处方：炙紫菀 5g，炙白前 5g，炙桑皮 5g，桑叶 5g，海浮石 10g（天竺黄 6g 同布包），半夏曲 6g（炙枇杷叶 6g 同布包），苦桔梗 5g，杏仁 6g，炒枳壳 5g，薤白 6g，瓜蒌子 6g，瓜蒌皮 6g，炙苏子 5g，炙广皮 5g，厚朴花 5g，代代花 5g，冬瓜子 12g，炙款冬花 6g，佩兰 10g。2 剂。

五诊：药后咳嗽已少，痰亦不多，胸膈清快，颇思饮食，再进善后法。

处方：炙紫菀 5g，炙百部 5g，鲜百合 30g，南沙参 6g，北沙参 6g，川贝母 6g，浙贝母 6g，天竺黄 6g（海浮石 10g 同布包），焦远志 6g，冬瓜子 12g，枇杷叶 6g（半夏曲 6g 同布包），苦桔梗 5g，炒枳壳 6g，白杏仁 6g，干薤白 6g，黛蛤散 10g（苏子 5g 同布包），广皮炭 5g，玫瑰花 5g，代代花 5g，佩兰叶 10g。

[祝按] 本案始以苇根、茅根、地骨皮退热；麻黄、杏仁、细辛、葶苈、前胡、白前、桑叶、桔梗引邪外出，宣肺止咳；紫菀、广皮、旋覆花、海浮石、半夏曲、黛蛤散、苏子降气祛痰；花旗参、五味子、焦远志益气强心；炙草调和药力。二诊则因病势已有退象，乃去五味子、细辛、地骨皮，且麻黄减量，不可多用重力也。三诊病势大减，麻黄、葶苈即而不用，加冬瓜子、云苓以除痰湿也。四诊痰湿减少，而纳食无味，乃加天竺黄、枇杷叶去痰；枳壳、薤白、厚朴花、代代花、佩兰开胸膈，进饮食；瓜蒌子、瓜蒌皮、苏子、款冬花润燥止咳。终诊善后法，用南北沙参、川浙贝母、百合、百部生津

益肺气，余药则同前。

[今按]本案系一慢性支气管炎发作者，因治失当而邪蕴化热，病势加重，施师首诊乃拟表里同治，外宣透，内清解兼扶正之法，用麻黄细辛附子汤、三拗汤、二陈汤、泻白散、华盖散诸方之意加芦根、苇根、桑叶、地骨皮、洋参等施治，令邪外出，热退而正复；继则以二陈合止嗽散化裁，健脾燥湿，化痰止咳法施治；四诊因胃纳无味，又加瓜蒌薤白汤合自拟调气汤及厚朴花、代代花、佩兰等施治，俾气顺痰消，醒脾开胃；五诊善后治法，取四诊方药之长，兼补以肺之气阴，加百合、沙参、贝母之用而收功。本案实属仲景所谓之"坏病"，误治使邪内陷，出现邪盛正虚之象。施师力挽狂澜，巧布药阵，妙手回春矣。

○ 病案 5

张某，男，32 岁。

咳嗽已二十余日，现在咳少痰多，气味腐臭，发热口渴，食欲不振。

辨证：肺热津伤，痰浊内扰。

治法：清肺退热，祛痰开胃。

处方：鲜茅根 15g，生地黄 15g，肥知母 6g，生石膏 12g，酒条芩 10g，真川连 5g，白杏仁 6g，薏苡仁 12g，佩兰叶 10g，川郁金 5g，厚朴花 5g，代代花 5g，金银花 12g，苦桔梗 5g，化橘红 5g，清半夏 10g，黛蛤散 12g（海浮石 10g 同布包），冬瓜子 12g，枇杷叶 10g。6 剂。

[今按]本案系肺热咳嗽，系邪入内化热而成急性支气管炎者。肺热伤津，热在气分，故发热口渴；热灼痰液而黏稠有腐臭之味；脾胃为生痰之源，痰多因脾失健运，是以胃纳不振也。施师据病情，立清肺退热，祛痰开胃法，取白虎汤合二陈汤，节斋化痰丸之意，以生地、知母、石膏、茅根、芩、连、银花等清肺热，生阴津，保肺治本；以半夏、橘红、冬瓜子、杏仁、薏苡、桔梗、黛蛤散、海浮石、杷叶等燥湿利湿，祛痰止咳治其标；朴花、郁金、代代花、佩兰等理气开郁，醒脾开胃。诸药主次分明，标本兼治，获效必诚良。

○ 病案 6

杨某，女，36 岁，病历号 1951.11.429。

夙有慢性气管炎症，日前外出感寒，干咳不止，畏冷喉干。舌苔薄白，六脉紧数。

辨证：素患咳嗽，肺气已伤。肺主皮毛，腠理不固，易受外感，风寒袭肺，遂致干咳不止。

治法：疏散风寒，宣肺止咳。

处方：炙麻黄 5g，炒杏仁 6g，软射干 5g，炙白前 5g，炙桑皮 5g，炙前胡 5g，炙陈皮 5g，五味子 2.4g（北细辛 0.6g 同打），炙紫菀 5g，川桂枝 3g，酒条芩 3g，炙苏子 5g，杭白芍 10g，云茯苓 10g，苦桔梗 5g，炙甘草 3g。

[祝按] 患者素有慢性气管炎，因外出感寒，而引起急性发作，以华盖散合射干麻黄汤治之最宜，上药连服三剂，诸症均愈。二诊嘱服气管炎丸，以治夙痰，不用再服汤药。本方对于冬日外寒风寒致成急性气管炎者，用之多效。

○ **病案 7**

杨某，男，年六旬余。

咳嗽已二十余年，痰黏而少，食睡如常，化验痰液并无结核杆菌。

辨证：肺虚气弱，痰浊内阻，宣肃失权。

治法：清化痰浊，宣肺止咳，补肺扶正。

处方：炙紫菀 5g，炙百部 5g，炙白前 5g，化橘红 5g，白杏仁 6g，苦桔梗 5g，炙麻黄 1g，桑白皮 5g（炙），桑叶 5g，海浮石 10g（黛蛤散 10g 同布包），旋覆花 6g（半夏曲 6g 同布包），西洋参 5g，焦远志 6g，冬瓜子 12g，瓜蒌子 6g，瓜蒌皮 6g，淡黄芩 6g，炙甘草 2g。3 剂。

二诊：药后咳嗽减，痰易吐，自谓胸膈通畅，再进清肺止咳，兼助肺气法。

处方：炙百部 5g，炙紫菀 5g，炙白前 5g，炙百合 10g，炙款冬花 5g，化橘红 5g（盐炒），苦桔梗 5g，白杏仁 6g，半夏曲 6g（枇杷叶 6g 同布包），黛蛤散 10g（海浮石 10g 同布包），西洋参 10g，焦远志 6g，空沙参 10g，冬瓜子 12g，川贝母 10g，天花粉 10g。5 剂。

三诊：微咳有痰，改拟梨膏方以收全功。

处方：仙人头（即打过子之萝卜）2 枚，白茅根 250g，胡桃肉 120g，川贝母 60g，小红枣 7 枚，陈细茶 30g，杏仁 30g，真香油炸之油条一枚（约重

60g），大水梨 3500g（去核切片）。

共入大铜锅内，加水过药 2～3 寸，文武火煮之，由朝至暮，水少时则加热水，煮极透烂，布拧取汁去渣，加入红、白糖各 60g，白蜜 120g，再熬，俟起鱼眼大泡时收为膏，贮瓷罐内。每日早晚各服一匙，白开水冲服。

[施陆按] 膏方系施师之舅父李可亭先生所传，方中用仙人头通气化痰，祛痰降逆；陈细茶下气化痰，清火益神；大水梨润肺止咳，清热生津；胡桃肉补肾纳气；杏仁宣肺止咳；川贝母润肺止咳。用香油炸之油条，其理未明，用之则效显，不用则效减，有待探讨其作用原理。该验方主要治疗各种慢性咳嗽，喘息而肺气已虚而生热者。若治肺组织损坏，咯血不止，痰血相混，可加入阿胶、龟板胶。

[今按] 本案慢性气管炎者，不在急性发作期，以久咳有痰为主，其痰或多或少，或黄或白。先哲尝云"久病多虚"，即正气不足。是案即沈氏《杂病源流犀烛》中言"肺不伤不咳，脾不伤不久咳"，为肺之气阴两伤，脾虚痰生，痰蕴化热之候。故而施师先以华盖散、止嗽散、二陈汤等化裁主之，即用麻黄、桑叶、杏仁、紫菀、白前、百部、桔梗宣肺止咳，用橘红、半夏曲、瓜蒌、浮石、黛蛤散、桑皮、黄芩等清化痰热，洋参、远志、炙草益气生津。继之则去宣肺之麻黄、桑叶等，而增润肺养阴之品，若百合、沙参、花粉、款冬、贝母等，俾肺之气阴两补，并继取白前、百部、紫菀、橘红、半夏曲、桔梗、杏仁、枇杷叶、冬瓜子等祛痰止咳。终以验方梨膏方收功。不难看出，此案虚主在肺之气阴，补脾次之；宣肺在先，使邪有出路，重在清肃肺金，调达升降气机，气顺痰消，痰退而咳止矣。

○ **病案 8**

张某，男，45 岁，病历号 1952.5.53。

十数年来咳嗽痰多，早晚较重，每届秋冬为甚。近时眠食不佳，大便不实。屡经治疗，效果不大，经西医检查、透视化验均未发现结核病变，诊断为慢性支气管炎，今就出差之便，来京就诊。舌苔薄白，脉缓弱。

辨证：脾为生痰之源，肺为贮痰之器。脾肺两虚，不能摄养，故咳嗽痰多，大便不实，多年不愈。

治法：补肺健脾为主。

处方：炙百部 5g，炙紫菀 6g，云茯苓 10g，炙白前 5g，炙化红 6g，云茯神 10g，野党参 10g，小於术 10g，川贝母 6g，北沙参 6g，枇杷叶 6g，炒杏仁 6g，炙甘草 3g，半夏曲 10g，炒远志 10g，南沙参 6g。6 剂。

二诊：药后咳嗽大减，食眠亦均转佳，二便正常，前方加玉竹 10g，冬虫夏草 10g。5 剂。

三诊：药后，咳嗽基本停止，返乡在即。嘱将前方剂量加五倍研细面，炼蜜为丸，每丸 10g 重，每日早晚各服 1 丸，白开水送服。并嘱其加强锻炼，防止外感。

[祝按] 肺司呼吸，其主皮毛，形如华盖，以覆脏腑。外感之邪，首犯肺而为嗽。内伤五脏六腑，影响及肺而为咳。外感之证，其来多暴；内伤之证，其来多缓。外感之咳，实中有虚；内伤之咳，虚中有实。临床必须审其新久虚实而施治。此例是为脾肺俱虚，初用延年紫菀散、四君子汤加味以治，继用丸药收功，即所谓母子并治，培土生金。

（六）肺炎

○ 病案 1

班某，女，50 岁，出诊。

高热四日，咳嗽喘息，痰不易出，痰色如铁锈。经西医诊为大叶性肺炎，嘱住院治疗，患者不愿入院，要服中药治疗。初诊时体温 39.6℃，两颧赤，呼吸急促，痰鸣漉漉，咳嗽频频。舌苔白，中间黄垢腻，脉滑数，沉取弱。

辨证：风邪外束，内热炽盛。气逆喘满，是属肺胀，热迫血渗，痰如铁锈，气滞横逆，胸胁疼痛。

治法：急拟麻杏石甘汤合泻白散、葶苈大枣汤主治，表里双清，泻肺气之胀满。

处方：鲜苇根 30g，炙前胡 5g，葶苈子 3g（大红枣 5 枚去核同布包），鲜茅根 30g，炙白前 5g，半夏曲 6g，炙麻黄 1.5g，炒杏仁 6g，生石膏 15g（打，先煎），炙陈皮 5g，冬瓜子 15g（打），旋覆花 6g（代赭石 12g 同布包），炙苏子 5g，苦桔梗 5g，鲜杷叶 12g，地骨皮 6g，西洋参 10g（另炖服），鲜桑皮 5g，炙甘草 3g。2 剂。

二诊：服药后痰色变淡，胸胁疼痛减轻，体温 38.4℃，咳喘如旧。

处方：拟麻杏石甘汤、葶苈大枣汤、旋覆代赭汤、竹叶石膏汤、泻白散诸方化裁，另加局方至宝丸 1 丸。

三诊：服药 2 剂，体温 37.5℃，喘息大减，咳嗽畅快，痰易吐出，痰色正常，胁间仍痛，口渴思饮。

处方：鲜杷叶 10g，肥知母 10g（米炒），天花粉 12g，鲜桑白皮 5g，大红枣 3 枚（去核，葶苈子 2.1g 同布包），鲜地骨皮 6g，旋覆花 6g（代赭石 10g 同布包），半夏曲 6g，炙紫菀 5g，生石膏 12g（打，先煎），黛蛤散 10g（海浮石 10g 同布包），炙白前 5g，冬瓜子 15g（打），苦桔梗 10g，青橘叶 5g，炒杏仁 6g，淡竹叶 6g，焦远志 6g，粳米百粒同煎。2 剂。

四诊：药后体温已恢复正常，咳轻喘定，痰已不多，胁痛亦减，但不思食，夜卧不安。病邪已退，胃气尚虚，胃不和则卧不安，调理肺胃，以作善后。

处方：川贝母 10g，炒杏仁 6g，冬瓜子 12g（打），青橘叶 6g，酒条芩 6g，苦桔梗 5g，生谷芽 10g，旋覆花 6g（海浮石 10g 同布包），半夏曲 5g（北秫米 10g 同布包），生麦芽 10g，炙紫菀 5g，广皮炭 6g，佩兰叶 10g，炙白前 5g，焦远志 6g。

[祝按] 大叶性肺炎，现代医学以抗菌素治之，其效颇速，中医治之疗效亦高。施师每以表里双清为法，使邪有出路，再加泻白散、葶苈大枣汤及旋覆代赭汤等，使肺气得降，气逆胀满咳喘逐步解除，体温恢复正常。初诊、二诊均用西洋参，因其六脉沉取力弱，故以之益气强心，防其心衰。四诊处方为善后之剂，拢肺气生胃气，使正气日渐恢复。

○ **病案 2**

李某，男，15 岁，病历号 1952.3.10。

发热持续 10 日不退，体温常在 39℃ 左右，咳嗽喘促，呼吸困难，鼻翼煽动，吐痰黏稠而带血色，烦渴思饮，便干溲赤，北京协和医院诊断为大叶性肺炎，经用青、链霉素效果不显，特来就诊。舌苔白质红绛，脉数而软。

辨证：寒邪犯肺，郁而化热，肺气壅胀不宣，咳喘鼻煽，津液不布，烦热口渴。

治法：清热宣肺定喘。

处方：北沙参 10g，炙麻黄 1.5g，生石膏 12g（打，先煎），炒杏仁 6g，鲜苇根 15g，酒条芩 10g，陈橘红 5g，炙苏子 5g，葶苈子 5g（大红枣 5 枚去核同布包），陈橘络 5g，炙前胡 5g，炒枳壳 5g，苦桔梗 5g，炙桑白皮 5g，炙甘草 3g。3 剂。

二诊：药后热退喘咳减轻，前方去苇根，加半夏曲 10g，天竺黄 6g。

三诊：上方服 3 剂后，喘已止，微有咳，惟食欲尚未恢复。

处方：北沙参 10g，天花粉 10g，炒杏仁 6g，陈橘红 5g，炙苏子 5g，葶苈子 5g（大红枣 5 枚去核同布包），陈橘络 5g，炙前胡 5g，佩兰叶 10g，炙桑皮 5g，炒枳壳 5g，苦桔梗 5g，谷芽 10g，麦芽 10g，炙甘草 3g，半夏曲 10g（天竺黄 6g 同布包）。

[祝按] 肺居至高，主持诸气，其气下行为顺，今肺为邪气所乘，失其清肃之令，统摄无权，肺气壅塞，胀满喘咳随之而至。方用麻杏石甘汤合前胡汤、泻白散加减，辛凉疏泄，清肺定喘，加北沙参以润肺生津。

根据大叶性肺炎的临床表现，多归于中医学风温一类病证。施师治疗此病，常以麻杏石甘汤为主方，宣肺清热，同时十分注意化痰平喘，泻肺消胀，而并不多用甘寒、苦寒之品；实践表明，肺中实邪不清，甘寒、苦寒之药，即无从发挥作用。施师治疗大叶性肺炎，往往二三剂药后，痰消气降，体温也随之迅速恢复正常。近年由于大量应用抗生素，不少病例产生耐药性，且青、链霉素，易有过敏之虞，而中医学治疗肺炎疗效很好。

（七）肺脓疡

○ 病案 1

刘某，男，50 岁。

气短，咳嗽，胸胁微痛，稍发热，痰极腥臭，满室皆闻。

辨证：肺热痰阻，血瘀肉腐。

治法：清热涤痰，解毒排脓。

处方：鲜苇根 1 尺，鲜茅根 15g，白杏仁 6g，白薏苡 12g，葶苈子 1.8g（半夏曲 6g、大红枣 5 枚同布包），苦桔梗 4.5g，炒枳壳 4.5g，焦远志 10g，炙紫菀 6g，炙橘红 4.5g，川贝母 6g，浙贝母 6g，瓜蒌子 6g，瓜蒌根 10g，旋覆花 4.5g（黛蛤散 10g 同布包），海浮石 10g（枇杷叶 6g 同布包），干薤白 6g，炙桑白皮 5g，炙桑叶 6g，炙百部 4.5g，白前 4.5g，冬瓜子 15g，西洋参 4.5g，甜瓜子 12g，炙甘草 5g。3 剂。

二诊：服药后异常舒适，诸症略佳。前方去西洋参、瓜蒌子，加南、北沙参各 6g，佩兰叶 10g。

[祝按] 是案用苇根、芦根、桑皮、桑叶、瓜蒌根清热；薏苡、苦梗、冬瓜子、甜瓜子、葶苈子、大枣排脓降肺气；远志、洋参扶正治气短；杏仁、紫菀，百部、白前、川浙贝母、黛蛤散、海浮石、枇杷叶祛痰止咳；旋覆花、薤白、广陈皮、枳壳、瓜蒌子利胸膈止疼；甘草和诸药兼能缓和滋润。后加佩兰芳香去恶气，南北沙参补肺气。

病案 2

冯某，男，59 岁。

病经二月，初患咳嗽，胸际不畅，未以为意。近日咳嗽加剧，且有微喘，痰浊而多，味臭，有时带血，胸胁震痛，稍有寒热，眠食不佳，小便深黄，大便干燥。舌苔黄厚，脉滑数。

辨证：外感风寒，未得发越，蕴热成痈。

治法：清热涤痰，排脓解毒。

处方：鲜苇根 24g，桑白皮 6g，鲜芦根 24g，旋覆花 6g（代赭石 12g 同布包），地骨皮 6g，生薏仁 18g，陈橘红 5g，炒桃仁 6g，冬瓜子 18g（打），陈橘络 5g，炒杏仁 6g，北沙参 10g，苦桔梗 6g，仙鹤草 18g，粉甘草 5g。5 剂。

二诊：服药后寒热渐退，喘平嗽轻，痰减仍臭，已不带血，眠食略佳，二便正常，尚觉气短，胸闷，仍遵原法。

处方：鲜苇根 24g，鲜茅根 24g，全瓜蒌 18g，干薤白 10g，旋覆花 6g（代赭石 12g 同布包），炙白前 5g，炙紫菀 5g，半夏曲 10g，炙百部 5g，炙化红 5g，枇杷叶 6g，炒桃仁 6g，生薏仁 18g，苦桔梗 5g，炒杏仁 5g，冬瓜子 24g（打），粉甘草 5g，北沙参 10g。6 剂。

三诊：药后诸症均减，惟较气短，身倦，脉现虚弱，此乃病邪乍退，正气未复之故。

处方：北沙参 12g，枇杷叶 6g，云茯苓 10g，南沙参 10g，半夏曲 10g，云茯神 10g，苦桔梗 6g，炒白术 10g，三七粉 3g（分二次冲服），炒枳壳 5g，化橘红 5g，白及粉 3g（分二次冲服），冬虫草 10g，粉甘草 5g。

[祝按] 肺脓肿一症，亦名肺痈，多涉风寒咳嗽之后郁热而发，治应排脓为主。不论脓已成或未成，皆当涤荡痰垢，无使壅塞，则余证易愈。处方先以千金苇茎汤、桔梗汤和泻白散加减，以排解脓毒，涤痰清热，益气止血，逐去有形之秽浊，免使肺组织再行腐败。继用六君子汤加味，养肺补虚，以竟全功。

（八）支气管扩张

○ 病案 1

李某，男，28 岁。

咳已十余日，痰多而浓，昨日竟然咯血，检验痰液并无结核菌，体温如常，是为支气管扩张。

辨证：风邪犯肺，痰浊内阻，气逆喘咳，灼伤血络。

治法：清肃肺金，祛痰止血。

处方：炙白前 5g，炙紫菀 5g，炙苏子 5g，广陈皮 5g，白杏仁 6g，大蓟炭 10g，小蓟炭 10g，白茅根 12g，仙鹤草 10g，鲜生地 10g，大生地 10g，苦桔梗 5g，黛蛤散 10g（海浮石 10g 同布包），半夏曲 6g（枇杷叶 6g 同布包），冬瓜子 15g，怀牛膝 10g，黑芥穗 5g，冬桑叶 6g，陈阿胶 10g。2 剂。

二诊：药后血已止，咳稍减，再用强肺气，敛气管法。

处方：炙白前 5g，炙紫菀 5g，白杏仁 6g，苦桔梗 5g，炙桑白皮 5g，川贝母 5g，浙贝母 5g，瓜蒌子 6g，瓜蒌皮 6g，款冬花 5g，化橘红 5g，海浮石 10g（天竺黄 6g 同布包），半夏曲 6g（枇杷叶 6g 同布包），黛蛤散 10g（苏子 5g 同布包），冬瓜子 12g，鸡子清 2 枚（煮汤代水煎药），蔗冰糖 12g（分二次冲服）。5 剂。

三诊：药后咳大减，痰亦少，拟用强肺善后法。

处方：肥玉竹 500g，大水梨 2500g（去核切碎）。

共入大铜锅内，煮极透烂，去渣取汁，加入炼蜜 120g，红、白糖各 60g，熬稠收为膏。每日早晚各服一匙，白开水调服。

[祝按] 是案初诊以芥穗、桑叶疏解表邪；白前、紫菀、广皮、苏子、杏仁、海浮石、黛蛤散、半夏曲、枇杷叶、冬瓜子止咳祛痰；大小蓟、仙鹤草、

陈阿胶止血养血；生地、茅根凉血清热并止血；牛膝引血下行。二诊因表解血止则专于祛痰止咳，兼以清热扶正，以白前、桑皮、川浙贝母、瓜蒌子皮、款冬、桔梗治咳；橘红、苏子、海浮石、天竺黄、半夏曲、枇杷叶、黛蛤散、冬瓜子清热祛痰；鸡子清、冰糖滋养肺金，止烦嗽。终以膏方补益肺金气阴而收功。

[今按] 支气管扩张，是支气管慢性化脓性疾病，多由呼吸道急慢性炎症及支气管阻塞等引起支气管呈现扩张、变形的病理改变，临床以慢性咳嗽，大量脓痰，反复咯血，易感冒等为特征，儿童与青年发病较多。本病中医多属"咯血""咳嗽"病范畴。是案恐素有慢性咳嗽，不慎受风邪而感冒咳嗽加重乃发病，痰多、咯血。施师据证先择止嗽散、桑杏汤加生地、茅根、鹤草、阿胶、大小蓟、黛蛤散等清肃肺金，祛痰止血，俾表解、热清、血止；然后继以清化痰热，祛痰止咳，兼以扶正，用止嗽散、贝母瓜蒌散、贝母散、二陈汤等方化裁治之，其鸡子清与冰糖之用，别具一格。李时珍曰："卵白象天，其气清，其性微寒。故卵白能清气，治伏热、目赤、咽喉诸疾。"冰糖甘寒，时珍谓："润心肺燥热，治嗽消痰，解酒和中，助脾气，缓肝气。"今施师用之清润肺金，止烦嗽也。取生活之凡品，疗人之大病，不失为人民医学家之风范。

○ **病案 2**

巩某，男，47 岁，病历号 1954.4.50。

咳嗽 15 年，半年前曾咳血，经某医院检查诊为支气管扩张。现症痰量极多，每日约有 500mL，色黄绿如脓，且有晦暗血色，味腥臭，两胁疼痛，食欲不振。舌苔黄垢，脉弦数。

辨证：内热久郁，浊气熏蒸，痰涎煎熬，腐化如脓，气失宣畅，咳嗽胁痛。

治法：祛痰清热解毒治之。

处方：炙前胡 5g，炙紫菀 5g，陈橘红 5g，炙白前 5g，炙苏子 5g，陈橘络 5g，冬瓜子 18g，白芥子 1.5g，旋覆花 6g（代赭石 12g 同布包），甜瓜子 18g，莱菔子 6g，款冬花 5g，半夏曲 6g，枇杷叶 6g，苦桔梗 5g，犀黄丸 6g（分二次随药服）。5 剂。

二诊：药后未见效果，一切如旧，仍拟前法再增药力治之。

处方：云茯苓 10g，冬瓜子 18g，云茯神 10g，旋覆花 6g（代赭石 12g 同布包），甜瓜子 18g，花蕊石 6g，莱菔子 5g，炙苏子 5g，钟乳石 12g，白芥子 1.5g，炙化红 5g，款冬花 5g，炙前胡 5g，炒远志 6g，苦桔梗 5g，炙紫菀 5g，白杏仁 6g，犀黄丸 3g（分二次随药服）。4 剂。

三诊：药后除两胁疼痛减轻之外，余症未见大效，拟用丸药服 20 日观察。

每日早服气管炎丸 20 粒，午服犀黄丸 5g，晚服白及粉 5g、三七粉 1.5g。

四诊：服前方丸散 20 日后，已见效，诸症均有所减，遂又多服 10 日。痰量减少一半，已无血色及黄绿脓痰，较前略稀，仍有臭味。

处方：

（1）大瓜蒌一个剖开，纳入整个半夏，塞满，用线扎紧，外用盐泥封固，灶下火灰煨透，去泥皮，研细末。每日早、中、晚各服 5g。

（2）海蜇皮 500g，荸荠 1kg 洗净，连皮切碎加水慢火煎熬如膏，早晚各服一汤匙，服完再制，共服一个月。

五诊：服药后痰量每日 180mL 左右，咳亦随之减少，但觉心跳、头晕，拟配丸方服。

处方：云苓块 30g，朱茯神 30g，化橘红 15g，风化硝 15g，陈橘络 30g，法半夏 30g，炒枳壳 30g，白杏仁 30g，远志肉 30g，黛蛤散 30g，生龙骨 30g，生牡蛎 30g，紫厚朴 30g，川贝母 30g，款冬花 15g，白知母 15g，南花粉 60g，苦桔梗 15g，粉甘草 30g。

共研细末，蜜丸如小梧桐子大，每日早晚各服 10g，每日中午服犀黄丸 5g。

六诊：服药期间病即减轻，中间曾停服数日，诸症又行加重，现在痰量仍在每日 180mL 左右。臭味已除，痰稀色黄，心跳，头晕。

处方：每日早服二陈丸 10g，午服犀黄丸 3g，晚服强心丸 6g。

七诊：服药后咳减痰少，症状大为减轻。近日天寒，痰量又多，咳嗽亦增，气短、心跳，暂用汤剂补充。

处方：吉林参 5g（另炖兑服），北沙参 12g（半炒），百合 12g，酒丹参 20g，野於术 6g，玉竹 15g，云苓块 12g，清半夏 6g，橘红 5g，橘络 6g，炒远志 6g，炙黄芪 15g，炙甘草 3g。6 剂。

八诊：药后精神好转，心跳、头晕、气短亦均见效，仍有咳嗽，痰稀日量不多。

处方：每日早服茯苓丸 10g，午服犀黄丸 6g，晚服气管炎丸 20 粒。

[祝按] 本案为一慢性支气管扩张病例，病程长达 15 年，治之极为棘手。一至三诊，病情毫无减轻，但辨证已清，即应守法有恒。治疗历经 13 个月，各诊方药有变，而化痰清热解毒之法，则贯彻始终。尤以犀黄丸，一用到底。此药本治痈肿，其解毒排脓之力甚强，用于支气管扩张，化脓痰，清肺热，疗效也佳。四诊所用海蜇皮与生荸荠熬膏，名曰：雪羹汤，润燥化痰最效。

[今按] 是例慢性支气管扩张者，系病久正虚邪实者，施师治邪实为主，即清热解毒，祛痰止咳，兼以止血；待病情好转稳定后，加以扶正补虚之剂，益气养阴，培土生金，但始终坚持祛邪之治。犀黄丸，亦名西黄丸，由牛黄、麝香、乳香、没药制成，具清热解毒，行瘀消痈之能，为痈疮之要药。祛痰止咳以韩氏三子养亲汤、二陈汤、喻氏茯苓丸、前胡汤、二母汤加减化裁主之，止血取白及、三七等为用，扶正取参、芪、六君子汤加百合、沙参、玉竹等为用。至于纳半夏于瓜蒌中，盐泥封用，灰煨后研末服用，意在顺气涤痰软坚也。

○ **病案 3**

赵某，男，30 岁，病历号 1961.7.83。

十余年来，咳嗽痰多，曾多次咳血，多时达二三百毫升。目前又复咳血，食眠二便如常。通过北京协和医院支气管造影证实，有两侧支气管扩张，不适宜手术治疗。舌苔薄白质淡，脉芤。

辨证：肺病已久，元气大伤，气虚不能制血，致咳血久治不效。

治法：急则治标，先予养阴、润肺、止血法。

处方：鲜生地 10g，陈橘红 5g，大生地 10g，旋覆花 6g（代赭石 12g 同布包），陈橘络 5g，仙鹤草 18g，小蓟炭 10g，阿胶珠 10g，炒杏仁 6g，炙紫菀 6g，苦桔梗 5g，炙冬花 5g，炙甘草 3g，白及粉 5g（分二次随药冲服）。10 剂。

二诊：药后血止，咳嗽减少。前方加丹皮 10g，三七粉、白及粉各 3g（分二次随药冲服）。

三诊：服药 6 剂，血未再咯，仍有轻微咳嗽，拟改丸剂常服。

处方：金沸草 30g，炙紫菀 30g，西洋参 30g，炙百部 30g，炒枣仁 30g，陈阿胶 30g，仙鹤草 60g，炙桑皮 30g，北沙参 60g，南沙参 60g，苦桔梗 30g，怀牛膝 30g，酒丹参 60g，白及面 60g，败龟板 60g，酒生地 60g，三七面 30g，酒当归 30g，炙甘草 30g。

上药共研细面，蜜丸重 10g，每日早晚各服 1 丸，白开水送服。

[祝按] 肺为气之主，气为血之帅，故本型咳血之症，未有不因肺伤而致者。治宜先止血，次以消瘀，继之宁血，并进润养之剂，阴气复而咳自愈，五脏皆受其益。体力恢复，并不再发。

患者原为飞行员，后因病改为地勤。连服丸药三料，咳血迄今未再作。据患者言，此后每年秋末春初仍照方配药，至今数年，未再发病，并已恢复飞行工作。

[今按] 咳血，主要是肺络受损所致，导致肺络受损，故致病无非外感及内伤两个方面。外感主要是六淫之邪袭肺，尤以热、燥之邪为甚。内伤咳血，一是肝火犯肺，多由情志不遂，肝郁化火，肝火上炎，灼伤肺络而咳血；一是肺肾阴虚，肺阴虚或肾阴亏，均可阴虚火旺，虚火灼伤肺络而咳血；再者，则由饮食劳伤，而致气虚，气不摄血，而血溢于经，病发咳血。本案病久，既有本虚病为主，又有标病出血之急，故施师据标本缓急之则，先以治标为主，即仿百合固金汤之意，清热养阴，润肺止血，取二地、小蓟、阿胶、杏仁、紫菀、冬花、白及、桔梗、鹤草之用，佐以橘红、橘络、覆花、代赭石以顺降气机，气降而血宁也。终以丸剂治本为主，补益肺肾之阴精，并培土生金，兼以润肺止血，仿月华丸之意。以血肉有情之龟板、阿胶加生地、沙参、当归、牛膝，补肺肾之阴精，金水相生，固本源，西洋参、炙甘草益气补脾而培土生金，为方中主要部分；紫菀、杏仁、百部、桔梗、桑皮、金沸草润肺止咳，仙鹤草、三七、白及同阿胶止血且补虚，为方中次要部分。诸药相合，而达肺肾两补，阴平阳秘，气血和调之目的。

○ 病案 4

马某，女，47 岁，病历号 1961.11.12。

自十余岁即患咳嗽，三十多年以来，屡经治疗，迄未根除。最畏热，热而咳，咳即有血，痰多而气促。据云：经西医检查为右肺中叶支气管扩张。最近数月，病情依旧，又增睡眠不佳，痰中有血，饮食正常，大便溏。舌苔黄而腻，脉滑数。

辨证： 久嗽咳逆，肺虚生热，热伤血溢，遂有畏热咳痰出血诸症。

治法： 先拟清肺祛痰之剂，后改常方补虚保肺法。

处方： 炙百部5g，炙化红5g，炙白前5g，炙紫菀5g，旋覆花6g（代赭石15g同布包），杏仁6g，云苓块10g，枯芩6g，炙款冬5g，苦桔梗5g，远志6g，白茅根20g，赤芍6g，白芍6g，甘草3g。5剂。

二诊： 服药后咳嗽减，血痰已无，吐痰甚爽，胸间畅快，睡眠尚不甚安。拟用丸方图治。

处方： 百部30g，白前30g，血琥珀30g，磁朱丸30g，紫菀30g，杏仁30g，西洋参30g，云苓块30g，贝母30g，知母30g，款冬花30g，苦桔梗30g，阿胶30g，条芩30g，清半夏30g，化橘红30g，百合30g，远志30g，酸枣仁60g，炒枳壳30g，石斛30g，炙甘草30g。

共研细末，枣肉300g，合为小丸，每日早晚各服6g，白开水送。

三诊： 丸药服八十日，现将服完，服药至今未曾吐血，痰少，咳嗽大减。患者自云："三十年来从未感觉如此舒畅，现已能上堂授课。"尚觉口干，希再配丸药。

处方： 前方去桔梗、杏仁、枳壳、白前，加北沙参30g，於术30g，紫草30g，寸冬30g。

[祝按] 此例支气管扩张病史已有三十余年，疗效颇为显著。患者第二丸方连服两料，数月迄今未咳血。……处方剂似平淡无奇，深入分析则觉步骤分明，辨证周详，用药配伍甚见技巧，一派清补之品，不燥不腻。用琥珀配磁朱丸则安眠，合阿胶则止血，伍百合则补肺，尤以枣肉为丸，止血、补虚、养心、安神。运用配伍协作，皆从整体出发，构思精炼，深可法也。

[今按]"久病多虚"，本案久咳嗽而咯血，为肺阴伤气弱，虚热内生，心神不宁者。施师亦先治咳血之标，润肺止咳，清热止血，以止嗽散去荆芥加冬花、杏仁、茅根、枯芩、远志、芍药等治之，药后咳减，血止；继以丸药标本兼顾，从心、肺、肾、脾四脏入手，取二母汤、二陈汤、止嗽散、酸枣仁汤等方化裁为用。即以二陈合止嗽散、杏仁、枳壳润肺祛痰止咳；用二母、条芩、百合、石斛、阿胶、洋参清热滋阴，补益肺肾；酸枣仁汤（去川芎）合远志、磁朱丸、琥珀、养心镇静安神，且琥珀配阿胶并止血，媾通心肾；枣肉为丸，

与炙草、洋参又能益气补脾，而培土生金。故而祝按云"运用配伍协作，皆从整体出发"，深悟师意也。

（九）支气管哮喘

○ **病案 1**

贾某，男，40 岁。

素患痰喘，病发无时，空气冷热均可致喘。

辨证： 久病痰喘，肺虚痰蕴化热，宣肃失权。

治法： 先宣肺平喘，清化痰热汤剂治疗现状，后以丸药，以除病本。

处方： 旋覆花 6g（代赭石 10g 同布包），葶苈子 1.5g（半夏曲 6g 同布包），海浮石 10g（黛蛤散 10g 同布包），炙苏子 10g，白杏仁 10g，炙麻黄 1g，炙橘红 5g，云茯苓 10g，炙白前 5g，炙紫菀 5g，瓜蒌子 6g，瓜蒌皮 6g，嫩射干 5g，酒黄芩 6g，冬瓜子 15g，炙甘草 2g，大枣 5 枚（去核）。2 剂。

二诊： 服药后喘息即止，改服丸药。

处方： 冬虫夏草 30g（炙），肥玉竹 30g，南、北沙参各 30g，苦桔梗 30g，化橘红 15g，炙麻黄 15g，白杏仁 30g，炙紫菀 30g，炙白前 30g，葶苈子 15g，清半夏 30g，五味子 15g，北细辛 10g，胡桃肉 30g，蛤粉 30g，花旗参 30g，焦远志 30g，青黛 10g，海浮石 30g，款冬花 15g，炙百部 15g，云茯苓 30g，炙苏子 15g，生石膏 60g，条黄芩 30g，炙甘草 15g。

上药共研极细末，加枣肉 120g（煮烂如泥，去皮核），再加炼蜜 360g，共和为丸。每日早晚各服 10g，白开水送下。

[今按] 支气管哮喘是一种以嗜酸性粒细胞、肥大细胞和 T 淋巴细胞等炎性细胞参与的气道慢性炎症为基础，气道高反映性及可逆性气道阻塞为特征的疾病。主要表现为发作性呼吸困难、咳嗽和哮鸣声。多数患者可自行缓解或经治疗缓解，尤以 12 岁以前小儿为多发，与过敏体质，遗传因素有关。其属中医哮喘病范畴，多因痰饮内伏，外感或饮食不当而诱发为病，又名"哮吼"病。本案即与外之冷暖气候有关系，寒热之气均能引动体内饮邪发作。正如张介宾所言："喘有夙根，遇寒即发，或遇劳即发者，亦名哮喘。"施师据证先以华盖散、二陈汤、葶苈大枣泻肺汤等化裁加减主之。用麻、杏、苏子、葶苈、覆花、赭石、白前、紫菀等宣肃肺金，平喘止咳；以瓜蒌、半夏、橘红、

茯苓、冬瓜子、浮石等涤痰蠲饮；射干、黄芩利咽清热；炙草、大枣以调和诸药，扶土和中。诸药重在治标，以祛邪逐饮为主。喘咳平息后，则宜重在治本，兼以治标，施师以射干麻黄汤、麻杏石甘汤、《济生》人参胡核汤、止嗽散、葶苈大枣泻肺汤等方加减配丸药治之，即以洋参、冬虫草、胡核、五味子、玉竹、沙参等补益肺肾之虚，治其本；麻黄、细辛、苏子、杏仁、葶苈、白前、紫菀、冬花、桔梗、百部、远志等宣肃肺金，祛痰平喘；半夏、橘红、蛤粉、浮石、茯苓燥湿除饮涤痰，芩、膏、青黛清化痰热，诸药而治标；炙草、大枣、蜜之甘调和诸药，且扶土和中，肺、脾、肾三脏得安矣。上述之治诚如叶桂所云"喘病之因，在肺为实，在肾为虚"，并参宗柳宝诒先生所言："补肾纳气，水不泛而痰自化；培土运湿，湿不停而痰可降。"

○ 病案 2

某男，7 岁，病历号 1964.9.17。

一年以来时患感冒，近日又增喘息，日夜不止，晚间尤甚，不能平卧，痰塞咽间，咳嗽不畅，食欲不佳，日渐消瘦，以致疲乏无力。往某医院检查肺部正常，血常规正常，肝脏大，肝功能正常，诊断为支气管哮喘。既往常患扁桃腺炎，并有蛔虫病史。舌苔白腻，脉象弦数。

辨证：时届初秋，气候多变，外邪侵袭，肺失清肃，哮喘随起。

治法：清肺调气，以平喘息。

处方：炙前胡 5g，炙苏子 5g，炙白前 5g，炙橘红 5g，旋覆花 3g（代赭石 6g 同布包），炙麻黄 1g，白杏仁 6g，嫩射干 3g，白芥子 2g，莱菔子 6g，苦桔梗 5g，大力子 6g，瓜蒌子 6g，瓜蒌根 6g，青连翘 6g，条黄芩 6g，炒枳壳 5g，甘草梢 3g。4 剂。

二诊：药后咳喘均见缓解，惟夜间仍重，影响睡眠，再本原意续进。

处方：炙麻黄 1g，白杏仁 6g，生石膏 10g，炙橘红 5g，西洋参 3g（另炖浓汁兑服），旋覆花 3g（代赭石 6g 同布包），炙苏子 5g，白芥子 2g，莱菔子 5g，建神曲 5g，半夏曲 6g，炒枳壳 5g，苦桔梗 5g，大力子 6g，银杏仁 6g（打），云苓块 10g，嫩射干 3g，炙甘草 3g。3 剂。

三诊：服药后仍咳嗽带痰，入夜因喘咳不能入睡。昨日痰中偶见极小血块，胸部尚感堵闷，卧则仍喘。再做胸透未见异常。食欲欠佳，大便微干，小便稍黄，脉仍弦数，舌苔微黄。喘息之病来势虽急，但有其远因，必治其本，本固邪去，即所谓扶正祛邪之意。拟改丸方，标本兼顾。

处方：乌贼骨30g，炙前胡15g，炙百部15g，西洋参15g，炒杏仁30g，苦桔梗15g，冬虫夏草15g，野於术15g，云茯苓30g，大力子15g，炒苏子15g，条黄芩15g，车前子15g，阿胶块15g，藏青果15g，莱菔子30g，白茅根30g，葶苈子15g，化橘红15g，款冬花15g，川贝母15g，蔗冰糖30g，粉甘草15g，肥知母15g。

共研细末，以适量大枣煮烂，去皮核，以枣泥和为小丸。每日早晚各服5g。

四诊：丸药即将服完，诸症均有减轻，精神亦好，喘嗽缓解，不发如常人，喘时仍不能平卧。再改丸方续服。

处方：炒远志15g，使君肉15g，於白术30g，云茯苓30g，炒榧子30g，川贝母15g，乌贼骨30g，肥知母15g，白银杏30g，炒杏仁15g，化橘红15g，葶苈子12g，黑锡丹12g（另研，兑入），炙百部15g，炙白前15g，嫩射干6g，西洋参15g，炙麻黄3g，血琥珀15g（另研，兑入），条黄芩30g，款冬花15g，阿胶珠30g，大力子15g，炙紫菀15g，蔗冰糖30g，藏青果15g，炙百合30g，苦桔梗15g，炙甘草15g。

共研细末，仍以适量枣泥为丸，每日早晚各服5g。

[祝按] 本案先以射干麻黄汤合三子养亲汤加减，清肺化痰，降气平喘。病势稍减，即改丸方，标本兼顾，扶正驱邪。小儿喘咳治法与成人无多差异，但控制发作，尤为重要。平素重视保暖，勿暴受寒冷，饮食有节，即可减少发作，常见随身体发育，咳喘亦不再发而自愈，平时注意调摄，胜于长期服药。

本案服两次丸方后，约一个月，患儿家长特来致谢，谓虽已初冬，喘息亦未再发，惟尚有轻度咳嗽。师嘱注意气候变化，随时增减衣着，调摄至要。

[今按] 小儿病发支气管哮喘为临床多见。本案施师首先治其标实之候，一诊即以华盖散、三子养亲汤、射干麻黄汤等方为主清肺化痰，降气平喘，二诊稍有变异，以麻杏石甘汤合三子养亲汤、定喘汤意，加重清化痰热之力，并适当顾及补益肺气，加少量洋参配白果之用。后三、四诊而投丸剂，以扶正治本为主，兼以治标。用定喘汤、三子养亲汤、二母汤、补肺汤、五味异功散、射干麻黄汤，加冬虫草、黑锡丹等补肾纳气，健脾益气，清肃肺金，祛痰平喘

而收功。

○ 病案3

向某，男，33岁。

喘息经常发作已有三年，秋冬较重，夏日略轻。发作时咳喘、心跳、痰吐不利，呼吸有水鸡声，胸部胀满而闷，不能平卧，影响食眠。最近一年来病情增剧，据述曾经医院检查诊断为支气管哮喘，每日服用氨茶碱片。舌苔白稍腻，六脉均滑。

辨证：《经》云："诸气膹郁，皆属于肺。"痰湿壅阻，肺气不降，以致呼吸不利，咽喉有声，如水鸡之鸣。

治法：降气定喘，止嗽化痰。

处方：炙苏子6g，莱菔子6g，枇杷叶6g，炙紫菀6g，白芥子3g，半夏曲10g，炙麻黄1.5g，嫩射干5g，炙甘草3g，细辛1.5g，五味子5g，云茯苓10g，云茯神10g，炙前胡5g，炙白前5g，陈橘红5g，陈橘络5g，葶苈子6g（大红枣5枚去核同布包）。5剂。

二诊：服第二剂后诸症逐渐减轻，痰涎排出较易，呼吸畅利无声，胸部胀满尚未全除，已能平卧但睡不实，饮食乏味，大便二三日一行，脉滑，拟原方加减。

处方：薤白10g，炙紫菀6g，葶苈子6g（大红枣5枚去核同布包），全瓜蒌25g，炙苏子6g，苦桔梗5g，枇杷叶6g，炙前胡6g，炒枳壳5g，半夏曲10g，炙化红6g，嫩射干5g，炙麻黄2g，炙甘草3g，莱菔子6g，白芥子3g，细辛1.5g，五味子5g。4剂。

三诊：服药后喘息基本消失，呼吸平稳，痰涎减少，胸满亦爽，失眠均有好转，大便虽通而不畅，脉象由滑转缓。病甫向愈，尚须当心护理。

处方：细辛1.5g，五味子5g，炙苏子5g，炙化红6g，莱菔子6g，白芥子3g，炒枳壳5g，枇杷叶6g，葶苈子6g（大红枣5枚去核同布包），苦桔梗5g，半夏曲10g，白杏仁6g，冬虫草10g，淡苁蓉15g，野党参6g，炒远志10g。

[祝按] 本案以葶苈大枣汤泻肺消胀，三子养亲汤和射干麻黄汤治咳平喘，止嗽散止嗽化痰，瓜蒌薤白汤为治胸部胀满常用药物，桔梗与枳壳行气，一升

一降俾收理气开胸之效。先用降气定喘、止嗽化痰以祛邪，最后使用冬虫草补虚养肺，苁蓉强壮益肾润便，党参助气益肺，远志益心祛痰，以期根除夙疾。

○ 病案4

吴某，男，38岁，病历号1954.1.251。

自幼即患喘咳，至今已三十余年，每届秋冬时常发作，近两年来逐渐加重，发作多在夜间，胸间憋闷，不能平卧，咳嗽有痰，北京协和医院诊为肺气肿、支气管哮喘。昨晚又行发作，今日来诊。舌苔薄白，脉象洪数。

辨证：久患喘嗽，腠理不固，外邪极易入侵，遂致时常发作，脉象洪数是邪实也。

治法：当先驱邪再治其本，拟麻杏石甘汤合葶苈大枣泻肺汤主治。

处方：炙白前5g，炙紫菀5g，炙前胡5g，葶苈子3g（大红枣3枚去核同布包），炙陈皮5g，炙麻黄1.5g，白杏仁6g，生石膏15g，苦桔梗5g，炙苏子6g，旋覆花6g（代赭石10g同布包），紫油朴5g，炙甘草3g。2剂。

二诊：药后喘已减轻，但仍咳嗽，唾白痰，脉象滑实。外邪初退，其势犹强，拟前方加减。

处方：炙麻黄1.5g，杏仁6g，嫩射干5g，细辛1.5g，炙白前6g，旋覆花6g（代赭石10g同布包），五味子5g，炙紫菀6g，炙苏子5g，炙陈皮5g，莱菔子6g，白芥子1.5g。4剂。

三诊：药后昼间喘咳基本停止，夜间即现憋气不舒，喘嗽仍有发动之势，拟定喘汤合三子养亲汤化裁治之。

处方：炙麻黄1.5g，生银杏14枚（连皮打），款冬花5g，炙桑白皮5g，莱菔子5g，炙白前5g，炙桑叶5g，白芥子1.5g，炙百部5g，炙紫菀6g，炙苏子6g，白杏仁6g，苦桔梗5g，炙甘草3g。6剂。

四诊：药后夜晚胸间憋闷大减，拟用丸剂治之。

处方：每日早午各服气管炎丸20粒。临卧服茯苓丸20粒。

五诊：服丸药一个月，现已停药三月，未见发作。昨日晚间又发胸闷胀满。

处方：细辛1.5g，白杏仁6g，代赭石6g（旋覆花6g同布包），五味子

5g，半夏曲 6g，葶苈子 3g（布包），生银杏 14 枚（连皮打），建神曲 6g，嫩射干 5g，炙百部 5g，炙苏子 5g，苦桔梗 5g，炙白前 5g，炙紫菀 5g，炒枳壳 5g，紫油朴 5g，炙麻黄 1.5g，生石膏 15g，炙甘草 3g。

[祝按] 支气管哮喘而兼肺气肿者，根除不易，然其发作之际，亦可控制其喘嗽。施师常用麻杏石甘汤、葶苈大枣汤、旋覆代赭汤、三子养亲汤、射干麻黄汤、厚朴麻黄汤等方，随证化裁，收控制发作之效。如能避免外感，重视生活规律，防止发作因素，再加服药调理，虽难根治，亦可减轻病痛也。

○ **病案 5**

李某，男，38 岁，病历号 1952.11.129。

喘息已八年，近年发作频繁，稍动即喘，呼长吸短，不能自制，喘甚则不能卧，自汗，食减，身倦，消瘦，四末发凉。经西医检查诊断为支气管哮喘、慢性气管炎、肺气肿。屡经治疗，未获显效。舌有薄苔，脉虚细。

辨证：肺主气，肾为气之根。肾不纳气，心力衰弱则气短，身动即喘。

治法：强心益肺，纳肾气。

处方：人参 3g（另炖兑服），陈橘络 5g，黑锡丹 3g（大红枣 5 枚去核同布包），陈橘红 5g，麦冬 10g，杏仁 6g，云茯苓 10g，云茯神 10g，五味子 5g（打），炙甘草 3g，北沙参 10g。4 剂。

二诊：药后汗出止，喘稍定。前方加胡桃肉 25g，蛤蚧尾一对，研极细粉，分二次随药送服。

三诊：服 8 剂，喘息已平，余证均轻，机关嘱到南方疗养。改拟丸剂常服。

处方：人参 30g，北沙参 30g，黑锡丹 15g，紫河车 60g，南沙参 30g，胡桃肉 60g，蛤蚧尾 3 对，云茯苓 30g，云茯神 30g，玉竹 30g，冬虫草 30g，五味子 30g，淡苁蓉 30g，寸冬 30g，白杏仁 30g，巴戟天 30g，补骨脂 30g，橘红 15g，橘络 15g，炙甘草 30g。

共研细末，蜜丸重 10g，每日早晚各服 1 丸，白开水送下。

[祝按] 久患喘息，肺心俱虚，肾不纳气。方用黑锡丹以镇摄肾气，生脉散加减以强心益肺，蛤蚧、胡桃补肾纳气，杏、桔等味化痰止咳，丸方仍循前法配制，冀巩固疗效。半年后患者来诊云，服丸剂后其喘息至今未发，体力较

前大有好转，复函嘱将丸方再配服一料。

[今按] 肺气肿，一般泛指慢性阻塞性肺气肿之简称，是慢性气道阻塞，终末细支气管远端之肺泡管、肺泡囊和肺泡等过度充气和膨胀，气道壁损坏，肺组织弹性减退以及肺容积增大的病理变化。其原因颇为复杂，常继发于慢性支气管炎、支气管哮喘、支气管扩张、肺纤维化、矽肺等，尤其是慢性支气管炎者最为常见。临床上常以"气促"为其呼吸困难表现，活动即加重，甚者穿衣、吃饭、说话都有气促现象。中医将之列属"喘""哮""水肿"病范畴，认为是上实下虚证候，病机在于肺、肾、心三脏为主。肺为气之主，肾为气之根；《难经·四难》云"呼出心与肺，吸入肾与肝"，肺虚则不呼，肾虚则不吸。心主血脉，肺朝百脉；行血者气，载气者血，肺虚则脉无力，心虚则脉凝泣，故而肺气肿者，不仅喘息气促，痰鸣咳嗽，而且会呈现发绀、面肢浮肿等症状。本案施师即从肺、肾、心三脏入手，以黑锡丹、生脉散、人参蛤蚧散等方加紫河车、冬虫草、苁蓉、巴戟、补骨脂等化裁主之，可谓善治者也。

○ 病案6

高某，女，29岁，病历号1954.11.116。

患喘息病已八年，不分季节，时常发作，咳少喘多，不能平卧，喉间痰鸣，吐痰不多，自汗，心跳，睡眠乱梦纷纭。曾用组织疗法、单方等均未见效。现又怀孕三个月，喘息发作，痛苦之至。舌苔薄白，舌质淡，脉细而滑。

辨证：肺主气，司呼吸，若肺气闭塞，津液不布，聚而生痰，则痰鸣漉漉，倚息短气，不得平卧。

治法：通调气道，行其水气，但因怀孕三个月，不可过分开通，以防伤及胎元。

处方：云茯苓6g，桑白皮3g，橘红5g，云茯神6g，桑叶5g，橘络5g，北细辛1g，炙紫菀5g，车前子6g，五味子3g，炙白前5g，车前草6g，生银杏12枚（连皮打），炙远志6g，白杏仁5g，苦桔梗5g，炒枳壳5g，甘草梢2g。4剂。

二诊：药后喘渐少，咳增多，已有痰，仍心跳气短。

处方：云茯苓6g，细辛2g，陈橘红5g，云茯神6g，五味子3g，陈橘络5g，西洋参6g（另炖兑服），炙远志6g，苦桔梗5g，炙白前5g，瓜蒌子6g，炙紫菀 5g，旋覆花 5g（半夏曲 6g 同布包），瓜蒌皮 6g，野於术 5g，炙款冬 3g，粉甘草 2g。8 剂。

三诊： 药后已能平卧，咳嗽仍多，吐痰甚爽，心跳稍好。

处方： 仍遵前法，前方去五味子、细辛，加南沙参 6g。

四诊： 服药 4 剂，病已大为减轻，突于昨夜又再发作，喘息不能平卧，一夜未眠，脉现浮数。暂拟宣肺降气法治之。

处方： 北沙参 6g，炙麻黄 1.5g，条黄芩 10g，北细辛 1g，莱菔子 5g，云茯苓 6g，五味子 3g，白芥子 1g，云茯神 6g，陈橘红 5g，黑芥穗 5g，炙苏子 5g，陈橘络 5g，炒远志 5g，苦桔梗 5g，白杏仁 6g。4 剂。

五诊： 服药后喘已大减，夜能安卧，自觉发作之势犹存，有待机再发之象，大便干，小便黄。

处方： 拟前方去白芥子，加瓜蒌子、皮各 6g，再服 4 剂。

六诊： 服药甚好，喘已基本平定，仍心跳、咽干、食欲欠佳。拟以清热法治之。

处方： 朱茯神 10g，炙紫菀 5g，陈橘红 5g，朱寸冬 10g，炙白前 5g，陈橘络 5g，苦桔梗 5g，酒黄芩 6g，旋覆花 5g（半夏曲 6g 同布包），白杏仁 5g，西洋参 6g（另炖兑服），野於术 5g，炙甘草 1.5g。6 剂。

七诊： 药后症状大减，自觉几年来未有如此之舒畅。大便稍干，小便黄。拟用丸药巩固。

处方： 台党参 30g，远志 30g，旱莲草 30g，车前子 30g，寸冬 30g，朱茯神 30g，酒黄芩 30g，桔梗 15g，五味子 30g，女贞子 30g，橘红 15g，金沸草 30g，火麻仁 60g，杏仁 30g，枳壳 15g，半夏曲 30g，桑叶 30g，野於术 30g，陈阿胶 30g，炙甘草 30g。

共研细末，蜜丸如梧桐子大，每日早晚各服 10g，白开水送下。

[祝按] 水气痰鸣，咳逆上气，理气宣泻并施，开散兼用，治之匪难，然已怀孕三月，不无顾忌。一诊、二诊、三诊在平喘降气的基础上，逐步增加益气养阴扶正之力，病势日渐好转。岂料又因感寒引起发作，急则治标。四诊遂加麻黄、芥穗、苏子以宣肺解表，五诊、六诊用瓜蒌、黄芩以清热。白术、黄芩前人称安胎良药，除一诊外，施师各诊均选用之，以固胎元。纵观此案，既要除病，又要保胎，施师化裁定喘汤、三子养亲汤、二陈汤、金沸草散等方，

法随证施，用药轻灵，恰到好处，既慎重施药，又准确无误，喘息得平，胎元得固。

[施陆按] 施师治疗咳嗽气喘有四法，即宣、降、润、收。其前后次序不可颠倒，但可变法应用，如宣降与润收合用等。

（1）宣法：咳嗽初起，表证未解，肺气不宣，症见咳而咽痒，痰少色白，予以宣肺止咳，如白前、前胡、紫菀、桔梗等，寒加麻、桂，热加桑叶、桑白皮。

（2）降法：表邪已解，咳嗽未愈，痰多气急，肺胀喘满，气逆上冲，当用降法，如三子养亲汤、葶苈大枣泻肺汤、二陈汤等。

（3）润法：干咳无痰或久咳不止，或阵咳痰少，肺经燥热，可用润法。方如保和汤、瓜蒌贝母散，药用天麦冬、知母、贝母、瓜蒌、花粉、百合、阿胶、陈皮等。

（4）收法：久咳后，咳而无力，或单声咳伴短气，或咳喘已愈，予以善后当用收法，用百合固金汤、贝母散（贝母、知母、款冬花、五味子、杏仁），并可加南北沙参、冬虫夏草、玉竹等。

（十）肺结核

○ **病案 1**

张某，男，45 岁。

咳嗽咯血，痰浓绿色，午后低热，心悸气短，睡眠盗汗，饮食无味。检查为 II 期肺结核。已年过四旬，如能善加调摄，或可幸痊。

辨证： 肺肾阴虚，灼伤血络，气阴两伤。

治法： 滋阴清热，止咳止血，气阴两补。

处方： 炙百部 5g，炙白前 5g，炙百合 10g，大蓟炭 10g，小蓟炭 10g，鲜生地 10g，大生地 10g，白茅根 12g，仙鹤草 10g，阿胶珠 12g，东白薇 6g，糯稻根 10g，浮小麦 24g，佩兰叶 10g，香稻芽 15g，花旗参 4.5g，焦远志 10g，化橘红 3g，苦桔梗 5g，玫瑰花 5g，代代花 5g，黛蛤散 10g（海浮石 10g 同布包），半夏曲 6g（枇杷叶 6g 同布包）。3 剂。

二诊： 药后咯血已止，咳嗽不多，午后热亦略降，饮食稍增，精神较好。

处方： 炙百部 5g，炙白前 5g，炙百合 10g，炙紫菀 5g，南沙参 6g，北沙参 6g，川贝母 6g，象贝母 6g，地骨皮 6g，东白薇 6g，生鳖甲 15g，糯稻根 10g，鲜生地 15g，白茅根 15g，海浮石 10g（黛蛤散 10g 同布包），半夏曲 6g（枇杷叶 6g 同布包），生龙齿 10g、生牡蛎 10g（同布包），浮小麦 24g，鸡内金 10g，香谷芽 15g，柏子仁 10g，焦远志 10g，西洋参 5g。

三诊：药后热降，咳减，痰稀，汗止，均为佳象。拟用丸药方除根。

处方：冬虫夏草 15g，肥玉竹 30g，生龙齿 30g，白前 15g，西瓜子 30g，冬瓜子 30g，生牡蛎 30g，紫菀 15g，米炒天冬 30g，陈阿胶 30g，燕菜根 15g，百部 15g，南沙参 30g，北沙参 30g，川贝母 30g，生鳖甲 30g，百合 30g，黛蛤散 30g，海浮石 30g，白茅根 30g，原皮洋参 30g，焦远志 30g，真獭肝 30g，生地 30g，土炒於术 30g，白杏仁 30g，化橘红 15g，炙甘草 15g。

上药共研细末，炼蜜丸如小梧桐子大，每日早晚各服 10g，白开水送。

[祝按] 案中诸药以白前、紫菀、百部、百合、黛蛤散、南沙参、北沙参、半夏曲、枇杷叶、桔梗、川象贝母、海浮石、橘红、杏仁治咳嗽，清热祛痰；大小蓟炭、生地、天冬、茅根、仙鹤草、阿胶珠、白薇、鳖甲、地骨皮、糯稻根退热止血；洋参、獭肝、远志、柏子仁、冬虫草、於术、燕菜根、玉竹补肺益气，强心安神；龙齿、牡蛎、浮小麦止盗汗；代代花、玫瑰花、佩兰叶、谷芽、稻芽、鸡内金理气开胃进食。肺结核一症，确难治愈，但若调摄得法，治疗妥善，再加年过四旬，肺之本质，不甚脆弱，或可大痊。如张君者，即一也。师门曾治一六旬老者之肺结核，嘱其回乡静养。越半年后，此人来谢，肺病已愈，形神恢复。询其曾否服药，据云，某人嘱渠，每日以白及研服，服二三斤后，病即痊愈。后渠传方他人，则不见效。始知年岁及调摄方法，确有绝大关系。

[今按] 肺结核病，中医谓之"肺痨"或"痨瘵"，系结核分枝杆菌（中医谓之"痨虫"）引起的肺部慢性传染病。临床上以咳嗽、咳血、潮热、盗汗、胸痛、消瘦为特征。其病理本质为阴虚，在发病过程中常因传变而致五脏亏损，成为虚劳证。本案即属肺肾阴虚，热灼肺络，并致肺之气阴两伤，子病及母。施师据证情，分标本缓急，先以治标为主，兼顾其本。首剂取止嗽散合百合固金汤加减主之，待咯血止，咳嗽减轻，潮热始降，而渐加重扶正之品，又取秦艽扶羸汤合二甲煎主之，终以标本并治，又参月华丸之意，以丸方久服缓图之。獭肝，甘温，有小毒，《药性本草》云："治上气咳嗽，虚劳瘦病。"《本草

衍义》云："獭肝治劳，用之有验。"《本草纲目》云："杀虫。"西瓜子：甘寒，《本草纲目》云："清肺润肠，和中止渴。"燕菜根，即燕窝，又名燕蔬菜、燕蔬，甘淡平，《本草纲目拾遗》云其："大养肺阴，化痰止嗽，补而能清，为调理虚损劳瘵之圣药。"

○ **病案 2**

宋某，男，27 岁，病历号 1952.7.179。

咳嗽已半年，喑哑近四个月，经天津市立结核病院检查为浸润性肺结核。现症咳嗽不多，喑哑喉痛，食欲不振，腹痛便溏，日渐消瘦。舌苔白垢，脉象滑细。

辨证：久嗽不愈，伤及声带，遂致发音嘶哑。肺与大肠相表里，肺气不宣则腹痛便溏。脾胃不强则消化无力，食欲减退，营养缺少，身体消瘦。幸无过午潮热及夜间盗汗之象，阴分未见大伤，尚冀恢复可期。

治法：清肺健脾。

处方：炙白前 5g，炙紫菀 5g，半夏曲 10g，炙百部 5g，化橘红 5g，枇杷叶 6g，炒杏仁 6g，野於术 5g，土杭芍 10g，焦薏仁 6g，紫川朴 5g，云茯苓 10g，冬桑叶 6g，苦桔梗 6g（生、炒各半），诃子肉 10g（生、煨各半），粉甘草 3g（生、炙各半），凤凰衣 6g。2 剂。

二诊：药后大便好转，日只一次，食欲渐增，咳嗽甚少，喉痛减轻，喑哑如旧，仍遵前法治之。前方去桑叶，加南、北沙参各 6g，炒苍术 6g。

三诊：前方服 4 剂，大便已正常，食欲增强，精神甚好，咳嗽不多，喑哑虽未见效，但觉喉间已不发紧。

处方：诃子肉 10g（生、煨各半），苦桔梗 6g（生、炒各半），粉甘草 3g（生、炙各半），炙白前 5g，化橘红 5g，黛蛤粉 6g（马勃 5g 同布包），炙百部 5g，炒紫菀 5g，炒苍术 6g，云茯苓 10g，白杏仁 6g，炒白术 6g，紫川朴 5g，凤凰衣 5g，土杭芍 10g。4 剂。

四诊：药后现症尚余喑哑未见显效外，它症均消失。拟专用诃子亮音丸治之。

处方：诃子肉 30g（生、煨各半），苦桔梗 30g（生、炒各半），粉甘草 30g（生、炙各半），凤凰衣 15g。

共研细末，加冰糖 120g 熬化，兑入药粉做糖球，含化服之。

[祝按] 肺伤喑哑，即古人所谓"金破不鸣"，治宜清肺。便溏纳少，治宜健脾，即前世医家所谓"培土生金"之意。本案通过脾肺双治，咳嗽、便溏等症状消除甚速。治声音嘶哑，用诃子亮音丸最效，施师用之多人，演员每以此方作为保护声带之常备药。

[今按] 是案为肺结核病导致脾虚腹泻便溏、声哑者。肺金为病，伤及脾土之母，所谓"子病及母"或"子盗母气"，故脾虚不健；肺虚则肝木侮之，木又伐土，则脾土更虚，故腹痛便溏也。喉为声门，为肺所主，肺之虚在气阴，气不足以宣，阴不足以润，故声哑也。施师据证投之止嗽散、平胃散、痛泻要方、诃子汤等方化裁施治而获效。可见辨证是关键，中医不能凭西医病名而施治，要因证施治，施师为后学者作出了表率。

○ **病案 3**

张某，男，53 岁，病历号 1961.9.53。

1950 年以来，体力逐渐不支，消瘦无力，易于疲倦，常患感冒，咽痛，偶有咳嗽，重则感觉胸痛，下午烦躁，胃纳日减。1959 年底即无工作，乃于 1960 年来京就医于阜外医院，诊断为右上肺结核瘤，右侧结核性胸膜炎、喉炎（早期结核所致），给链霉素、异烟肼及去氢考地松治疗。三个月后复查，胸水基本吸收，其他无改变，因体力关系未考虑手术，仍继续注射链霉素，服异烟肼，旋即回内蒙古自治区海拉尔市人民医院就诊，随后回工作地扎兰屯结核病院治疗。先后休息一年多，透视照像复查五次，诊断为右上肺结核瘤、右下胸膜变化兼两下肺气肿，服异烟肼迄未间断。

患者于 1961 年 9 月来京就诊，现症：消瘦，面色无华，形神萎顿，咳嗽气短，食欲不振，夜间偶有盗汗现象，二便如常。舌苔微黄，脉象沉细。

辨证： 脉证参合，虚象具备。然而虚不宜峻补，以其病灶尚在，补身亦补病，必无功效，故驱邪重于扶正。

治法： 先拟汤剂，祛痰止咳，调补气阴。

处方： 西洋参 6g（另炖浓汁兑服），冬瓜子 15g（打），北沙参 10g，甜瓜子 15g，旋覆花 5g（海浮石 10g 同布包），干薤白 6g，苦桔梗 5g，赤芍 6g，白芍 6g（柴胡 5g 同炒），青橘叶 10g，炙百部 6g，云苓块 10g，紫丹参 12g，苡仁 15g，清半夏 6g，焦远志 5g，鸡内金 10g，炙甘草 5g，三七粉 3g（分二次随药送服）。5 剂。

二诊：药后症状无大变化，病属慢性，图治勿急。拟用丸药，并继续服用异烟肼，双管齐下。

处方：田三七 30g，炙百部 30g，生牡蛎 30g，白及面 60g，杭白芍 30g，青橘叶 30g，北柴胡 15g，苦桔梗 15g，南红花 30g，干薤白 30g，炒香附 30g，云苓块 30g，炙黄芪 60g，制乳香 30g，紫河车 30g，紫丹参 30g，炙没药 30g，北沙参 30g，炒白术 30g，炙甘草 30g。

共研细面，蜜丸重 6g，早晚各服 1 丸，白开水送服。

三诊：服完丸药后已三月余，自觉症状有好转，食欲转佳，体力较强，不似以前萎顿不堪，胸痛及下午烦躁均见减轻，脉由沉细转为升起且甚悠扬，再拟丸方继进。

处方：西洋参 30g，磁朱丸 30g，瓦楞子 30g，野党参 30g，云苓块 30g，海浮石 30g，三七面 30g，炒白术 30g，炙紫菀 30g，白及面 60g，清半夏 30g，炙百部 30g，炒远志 30g，化橘红 30g，左牡蛎 30g，柏子仁 60g，炒枳壳 30g，杭白芍 30g，苦桔梗 30g，干薤白 30g，紫河车 30g，炙甘草 30g。

共为细面，蜜丸，每丸重 10g，每日早晚各服 1 丸，白开水送下。

[祝按] 施师治疗结核瘤病历不多，苦思谋划组成丸方，益气养阴，软坚化痰，理气化痰，攻补并施，不燥不腻，肺脾兼顾，并嘱其继续服用异烟肼，定期检查，于最后一次诊完，即携带丸药返回内蒙古。时为 1962 年 1 月 5 日，至当年 12 月 30 日患者来信云："业已恢复工作，透视检查结核瘤大见缩小，已甚稳定……"中药治疗是否起到绝对作用，尚不敢臆测，但患者服中药之前，服用异烟肼一年有余，病情无进步，加服中药不满一年，即大见功效。意为中药及异烟肼并服，均有疗效，备此以供研究。

[今按] 综观本案之治，一是坚持西药抗痨药异烟肼（即雷米封）的治疗；二是发挥了中医药扶正祛邪，整体施治的作用。从汤剂到丸药，扶正是益气养阴，补脾肺，滋阴（肾）精，所谓"培土生金""金水相生"，取四君子汤、六君子汤加洋参、黄芪、苡米等之益气补脾，沙参、白芍、紫河车、甜瓜子等滋阴（肾）润肺；祛邪是理气化痰、软坚化痰，所谓"气顺则痰消""结者散之""坚者软之"，取四逆散、柴胡疏肝散、桔梗枳壳汤加旋覆花、海浮石、薤白、百

部、紫菀等理气祛痰止嗽，牡蛎、瓦楞、海浮石咸以软坚，三七、乳香、没药、红花、丹参、赤芍等活血化瘀；又配用白及佐以止血，防化瘀之勿过而出血，磁朱丸合远志、柏子仁，以安心肾，媾通阴阳，令心火宁，肾水固，而肺金平也，即所谓"整体论治"。

[**施陆按**] 施师用药扶正以润养肺金，健脾培土为主，以强体质；且用疏肝解郁、益气养心药辅助，以悦情志。对结核病灶及相应症状，祛邪以清化痰热，止咳平嗽，收敛病灶，兼用和血、止血、化瘀。对寒凉药，施师谨慎从事，云："咳嗽咯血治法甚多，但应注意非万不得已，切忌过用寒凉，以免瘀血凝聚。"

施师治疗本病，酌病证、病体而选药遣方，治标而不伤正，止血而不留瘀，化痰而不碍胃。尤重视饮食一端，故苦寒、滋腻药决不可多。此外对声哑、腹泻、盗汗、低热、咳嗽、咯血等相关症状，均有针对性药物。兹列于此：

润肺金：西洋参、玉竹、生地、天冬、沙参、百合。

健脾胃：党参、茯苓、白术、甘草、陈皮、半夏（即六君子汤），西洋参、薏苡仁，有脘腹胀满时，可加用苍术、厚朴。

养心神：西洋参、远志、柏子仁，施师谓之可"强心"。

理肝气：柴胡、白芍、香附。

增强体质：紫河车、冬虫夏草。

收敛病灶：白及、三七、贝母、牡蛎。

咯血：仙鹤草、大蓟、小蓟、白及、三七、阿胶。

盗汗：糯稻根、浮小麦。

咳嗽：百部、紫菀、白前、橘红、桔梗。

音哑：诃子、凤凰衣、桔梗、甘草。

低热：地骨皮、鳖甲、生地、茅根、白薇。

化热痰：冬瓜子、西瓜子、海浮石、黛蛤散。

清燥热：桑叶、杏仁、枇杷叶、贝母。

化瘀结：丹参、三七、乳香、没药。

调饮食：佩兰、内金、谷麦芽、代代花、玫瑰花。

（十一）胸膜炎

○ **病案1**

王某，男，34岁。

先发高热，咳嗽胸膜炎巨痛。据检查为浆液性（渗出性）胸（肋）膜炎，曾抽水数次而不能根本治疗。现呈38℃稽留性热，颜面惨白，轻嗽肋间巨痛，呼吸困难。

辨证：外邪侵袭，痰饮内聚，蕴热胸胁。

治法：清热逐饮，理气止痛。

处方：旋覆花6g（代赭石12g同布包），冬瓜子18g，青橘叶6g，青皮5g，广皮5g，炙紫菀6g，炙前胡5g，苦桔梗5g，炒枳壳5g，杏仁6g，全瓜蒌24g（打），佩兰叶10g，炒丹参15g，炒丹皮6g，薤白10g，半夏曲6g（枇杷叶6g去毛同布包），吴萸1.5g，炒黄连5g，黛蛤散10g（苏子6g同布包），桑叶6g，炒赤芍6g。3剂。

二诊：药后发热及肋疼均减轻，咳嗽已愈。前方减黛蛤散、苏子、紫菀、前胡，加茜草6g，西红花2.5g。

三诊：药后疼已大减，又重用冬瓜子、郁金。嘱病者多服，以愈为度。

处方：冬瓜子30g，旋覆花6g（代赭石12g同布包），青橘叶6g，茜草根6g，川郁金6g，全瓜蒌18g（打），桃仁5g，杏仁5g，苦桔梗5g，炒吴萸1g，炒黄连2g，酒丹参12g，赤芍6g，白芍6g（醋柴胡5g同炒），薤白头10g。

[**祝按**]橘叶、青陈皮、覆花、桔梗、枳壳、瓜蒌、薤白、赭石、连萸、代花、朴花、佩兰等宽胸理气，清热消肿；紫菀、前胡、杷叶、苏子、半夏、杏仁、冬瓜子、黛蛤散润肺降气，化痰止咳；丹皮、丹参、赤芍、西红花、茜草、郁金、桃仁凉血行瘀，退热止痛。

[**今按**]胸膜炎，是指机体在高度过敏状态下引起胸膜的炎症反应。一般以结核杆菌感染为绝大多数，患者多为青壮年人。病变早期为胸膜充血，纤维素渗出，是为结核性干性胸膜炎；继而浆液渗出，形成胸腔积液，为结核性浆液渗出性胸膜炎。本案即为渗出性胸膜炎，在中医学而言，是属"悬饮"病范畴。《金匮》云："饮后水流在胁下，咳唾引痛，谓之悬饮。"又云："脉沉而弦者，

悬饮内痛；病悬饮者，十枣汤主之。"后世，悉以之为据，化痰逐饮，利水消肿施治。施师而非用十枣汤，而据证情，以仲景小陷胸汤、四逆散、二陈汤、左金丸、桑杏汤、瓜蒌薤白汤等加活血祛瘀之桃仁、红花、丹参、丹皮等施治，可谓是崇经而不拘经，缘机活法，随证施治之佳案。

○ **病案 2**

王某，男，39 岁，病历号 1952.10.413。

数日以来，寒热，咳嗽，气促，胸痛咳时尤剧，食欲不振，周身倦怠，经北大医院诊断为胸膜炎，胸腔有少量积液。舌苔薄白，脉浮数。

辨证：外邪乘肺，表里不和，水饮停积，以致寒热，咳嗽，胸痛，气促。综观脉证，是属悬饮。

治法：和表里，调气机，清热逐饮。

处方：冬瓜子 30g（打），陈橘红 6g，甜瓜子 30g，旋覆花 10g（代赭石 12g 同布包），陈橘络 6g，赤茯苓 10g，鲜苇根 10g，紫丹参 15g，赤芍 10g，鲜茅根 10g，粉丹皮 10g，青橘叶 10g，白杏仁 6g，北柴胡 5g，炒枳壳 5g，苦桔梗 5g。2 剂。

二诊：药后寒热稍退，诸症减轻，原法加力。

处方：冬瓜子 30g（打），车前子 10g（布包），赤茯苓 10g，冬瓜皮 30g，车前草 10g，赤芍 10g，紫丹参 15g，全瓜蒌 24g，粉丹皮 10g，旋覆花 10g（代赭石 12g 同布包），干薤白 10g，白杏仁 6g，青橘叶 10g，焦内金 10g，苦桔梗 5g，炒枳壳 5g，青皮 5g，陈皮 5g。3 剂。

三诊：药后寒热全除，小便增多，日十余次。胁间已不甚痛，咳嗽亦轻，经医院透视发现积液消失。脉现濡软，正气未复，拟用六君子汤加味，嘱多服以愈为度。

处方：南沙参 10g，陈橘红 5g，北沙参 10g，旋覆花 6g（代赭石 12g 同布包），陈橘络 5g，於白术 10g，青橘叶 10g，云苓块 12g，清半夏 10g，白杏仁 6g，焦内金 10g，冬瓜子 30g（打），炙甘草 3g。

[祝按]本案方用柴胡、芦根解表，茅根、赤芍、丹皮清热，冬瓜子、甜瓜子、车前子草、赤芍、橘红、杏仁驱痰逐饮，丹参、覆花、赭石、橘叶、橘络、枳壳、桔梗、青陈皮活血调气止痛。诸药配合，服药 5 剂即使胸水吸收，疼痛减轻，

寒热消除，收效迅速。

[今按] 本案施治，与前案大同小异，在四逆散、瓜蒌薤白汤、桔梗枳壳汤、二陈汤等基础上，加重了健脾利水逐饮，若白术、车前子草、冬瓜皮、赤茯苓等。

○ **病案3**

那某，男，47岁。

前日微受风寒，昨日感冒愈，而忽左右两肋隐隐作痛，伸欠时尤为疼痛，胸闷，饮食不香，是为干性胸膜炎。

辨证： 新感引起宿疾，气滞血涩，肝胃不和。

治法： 通调气机，和胃止痛。

处方： 旋覆花6g（代赭石10g同布包），苦桔梗5g，炒枳壳5g，米炒丹参12g，全瓜蒌15g（打），佩兰叶10g，炒吴萸0.5g，炒黄连2.5g，薤白6g，广皮炭10g，鸡金炭10g，厚朴花5g，代代花5g，杏仁6g，炒谷芽5g，炒麦芽5g，香附米6g（炒黑），青橘叶6g。

[祝按] 旋覆花、代赭石、橘叶、桔梗、薤白、杏仁、枳壳、瓜蒌、丹参、萸连、厚朴花、代代花、香附理气宽胸，清热止痛；佩兰、内金、谷芽、麦芽、广皮化湿开胃消食。

（后那君介绍友人来诊，据述服药3剂即愈。）

[今按] 是案为施师早年治疗一干性胸膜炎，仅以瓜蒌薤白汤和桔梗枳壳汤、左金丸加厚朴与杏仁，旋覆花与代赭石、内金与麦芽（谷芽），内金与丹参、代代花与厚朴花等对药治之，疏肝行气，活血止痛，醒脾开胃而愈。药到病除，不愧国手！

三、心脑血管疾病

（一）心脏病

施师曰：中医学与现代医学之论心脏，在生理、病理方面，有其共同处，也有其相异处，因此按现代医学病名分类与中医学所分之"门"亦不能尽同。如肺源性心脏病，在中医学中可包括于"喘嗽门""短气少气门"中；心脏神经官能症则可包括于"怔忡门""神志门"中；心绞痛可用"心痛""胸痹"之疗法。余在临诊时将常见之心脏病分为四大类：①心阳不振；②心阴不足；③心绞痛；④怔忡。四种类型或单见或兼见，如现代所谓的心内膜炎、心肌炎、心瓣膜病等均错综于四类之中，而以中医之辨证方法施以治疗。

心脏疾患，在中医诊治，并非单从心脏本身着眼，其与脾、肾、肝、肺诸脏关系至切，健脾、补肾、和肝、理肺均可达到治疗心脏病之目的。实为中医学整体观念之特点。

心阳不振：在临床习用心气亏表示之。心阳虽非单指心气，然气为阳，血为阴，临床施治中已习用久矣。心阳不振之症状有面白、少气、形寒肢冷，自觉心中空虚，惕惕而动，食减体倦，头眩易汗，时见胸闷，长叹息。心为君火，命门为相火，君相相资，助心阳则用益相火之药，如附子、肉桂之属，然须辅以参、芪、苓、术之类，它如鹿茸、鹿角胶之类可适当用之。阴阳互根，不可一味补阳，且心脏病亦不宜久用辛温之品，以免伤阴。

心阴不足：在临床亦习用心血亏表示之。血不足则心无所主，症现心悸不安，夜寐不宁，面色无华，头晕健忘，口干舌红。治宜人参、五味子为主，辅以归、芪、冬、地、芍等味。此类药中略加木香、香附，使之气血沟通，疗效更著。

心绞痛：在现代医学诊断为冠心病或心肌梗死等病，常见心绞痛之症状。中医论之可分为数因，有为心虚邪干而痛者，有为阳气郁伏而痛者，有为血因邪泣在络不行而痛者，有为血虚而痛者，有为痰湿阻抑而痛者，总之皆属血行不畅所致。余治此证以丹参、三七为主药，辅以菖蒲、远志，至于瓜蒌、薤白及二陈汤、桂枝汤之类亦常用之。丹参活血，通心包络亦可补心，生血去瘀。三七则散瘀定痛强心，两药合用治心绞痛之效果良好。

怔忡：《张氏医通》云："悸即怔忡之谓，心下惕惕然跳，筑筑然动，怔怔忡忡，本无所惊，自心动而不宁。"怔忡多与惊悸并论，症状为惕惕然心动，神气不守，心烦失眠，头晕易惊。本病发生多与精神因素有关。心脏病人也常有此类症状。治之以朱砂、菖蒲、益智仁、茯神、酸枣仁、柏子仁、卧蛋草、龙眼肉等。若心动过速，急用仙鹤草、卧蛋草、龙眼肉合冰糖服之，少时即安。上述药味众所熟知，不须解释，但卧蛋草似非常用须加说明。

卧蛋草系俗名，载于《本草纲目》石草类，名地锦，又名雀儿卧单、地联，药肆中通用卧蛋草名之。功用为"主心气，通血脉，能散血、止血、利小便"。已故朱颜大夫曾作动物实验，在全身麻醉之犬静脉注射卧蛋草制剂时，会使呼吸兴奋而血压下降。余以卧蛋草伍仙鹤草或龙眼肉、炒远志等药，确有宁心作用，尤其对心动过速者，服之使心动减慢，其效甚显。

此外，症现脉律不整者，余以生脉散为主方，加龙眼肉、柏子仁治之最效。若心瓣膜病变，则常用补心丹、柏子养心丸，使之久服，汤剂用黄连阿胶鸡子黄汤、炙甘草汤效果较好。现代医学诊断动脉硬化者，余用阿胶、龟板、鹿胶、生地、白芍、天冬、麦冬等，临床确有疗效，然其原理则有待研究。若患者见单纯性气短无它症者，一味人参即可治之。现代医学诊断冠心病，若为急性心肌梗死，因中药煎汤或丸散均不能及时发挥作用，故对此经验较少，但慢性者则可用活血通络法治之，余习用九香虫、五灵脂、元胡索、丹参、三七等药，助以木香、香附，亦有实效。

总之心脏诸疾以虚证居多，虚中挟实亦属常见。大实证、大热证则极少有。古人论胸痹心痛多属阳虚，而余临床所见阳虚者固有之，阴虚者尤多见。心脏病辨证，更须注意气血，使之和谐流畅，心脏病亦非不治之症也。

1. 风湿性心脏病

○ 病案 1

朱某，男，52岁，病历号 1952.4.720。

商业工作，平日站立较多，两年前发现两足浮肿，下午较甚，逐渐四肢酸楚，骨节疼痛，全身乏力，气短心悸，经同仁医院及北大医院检查诊断为风湿性心脏病。近四个月来全身疼痛，手臂不能高举，两足浮肿，心悸，小便少。舌苔白，脉沉涩。

辨证：风湿为患，伤及经络，血流不畅，瘀阻不通，症现周身酸痛，手臂高举不能，《内经》云："不通则痛。"

治法：活瘀通络，利水祛风。

处方：川桂枝 3g，赤芍 10g，白芍 10g，旋覆花 10g（新绛 5g 同布包），川续断 10g，川杜仲 10g，金狗脊 15g，片姜黄 10g，豨莶草 12g，炒远志 10g，炙草梢 3g，炙草节 3g，炒桑枝 20g，桑寄生 20g，车前草 10g，旱莲草

10g，冬瓜子 12g，冬葵子 12g。5 剂。

二诊： 服药后周身疼痛减轻，腿肿亦见消，小便量增多，仍色黄。

处方： 杭白芍 10g，炙黄芪 15g，汉防己 10g，川桂枝 3g，功劳叶 15g，片姜黄 6g，沙苑子 12g，炒桑枝 20g，酒地龙 10g，旋覆花 6g（新绛 5g 同布包），桑寄生 20g，旱莲草 10g，车前草 6g，冬瓜子 12g，冬葵子 12g，炒远志 10g，炙草节 5g，豨莶草 12g，炙草梢 5g，鲜生姜 3 片，大红枣 3 枚。8 剂。

三诊： 药后效果良好，自觉全身已有力气，心悸、气短均见减轻，手臂已能高举过头。

处方： 米党参 6g，汉防己 6g，野於术 6g，炙黄芪 15g，炒桑枝 15g，片姜黄 6g，川附片 6g，桑寄生 15g，酒地龙 10g，左秦艽 5g，炙草节 5g，炒远志 10g，川桂枝 5g，杭白芍 10g。10 剂。

四诊： 服药情况良好，诸症均减，行动爽利，希配丸方常服。

处方： 绵黄芪 30g，汉防己 30g，野於术 30g，川桂枝 30g，川附片 30g，米党参 30g，云苓块 30g，福泽泻 30g，淡猪苓 30g，片姜黄 30g，豨莶草 30g，金狗脊 30g，功劳叶 30g，白薏仁 60g，酸枣仁 30g，地龙肉 30g，车前子 30g，旱莲草 30g，炙草梢 30g。

共研细末，蜜丸，每丸重 10g，早晚各 1 丸。

[祝按] 本案为治风湿性心脏病（简称风心病）之一法，以活血通络佐以祛风湿治之，先用旋覆花新绛汤（注：即《金匮》旋覆花汤），次用黄芪桂枝五物汤，最后以防己黄芪汤、五苓散、四君子汤为丸剂巩固，先通后补，层次井然。

○ **病案 2**

钟某，女，50 岁，病历号 1952.5.383。

关节疼痛，已患十年，心跳气短，足跗浮肿，屡经求医，均诊断为慢性风湿性心脏病。近数月来视物模糊，睡不实，头常晕。舌苔正常，脉细软。

辨证： 目得血而视，今血不上荣，遂致视物不清。血不足者，心之疾也。

治法： 强心养血，清肝明目。

处方： 鹿角胶 10g（另烊化），炒远志 10g，酸枣仁 12g，柏子仁 10g，白蒺藜 6g，沙蒺藜 6g，密蒙花 10g，节菖蒲 6g，炒桑枝 20g，桑寄生 20g，磁朱丸 6g（包煎），北秫米 12g，川杜仲 10g，川续断 10g，谷精草 10g。10 剂。

　　二诊：药后心跳、气短、头晕、跗肿均甚减轻，视物不清如旧，拟用丸剂缓图。

　　处方：鹿角胶 30g，大生地 30g，柏子仁 30g，陈阿胶 30g，大熟地 30g，龙眼肉 30g，紫河车 30g，制首乌 30g，朱茯神 30g，原寸冬 30g，酒川芎 15g，白蒺藜 30g，炒远志 30g，沙苑子 30g，石决明 60g，节菖蒲 15g，黄菊花 30g，密蒙花 30g，谷精草 30g，磁朱丸 30g，酸枣仁 30g。

　　共研细末，炼蜜为丸，如小梧桐子大，每日早晚各服 10g，白开水送。

　　三诊：服丸药月余，即将服完，经过情况良好，诸症均减。现症：头时晕，多动则心跳气促，晚间看书时间长则感眼力疲劳。

　　处方：再按原方配丸一料，以资巩固。

　　[祝按] 本案亦为风湿性心脏病，而与前案不同，前者为瘀阻不通，血流不畅，脉现沉涩，故以治瘀通络利水为治取效。本案则属营血亏虚，治以养血强心扶正以取效，营血足则目能视，心得养也。

　　[今按] 本案施师据证所施方药，以补阴之精血为主，兼佐以清肝明目，取天王补心丹、河车大造丸、密蒙花散、磁朱丸等方加减化裁而成，意在以鹿角胶、阿胶、紫河车等血肉有情之品，合生熟地、首乌、龙眼、沙苑子等滋阴生血；用枣仁、远志、柏仁、茯神、菖蒲、秫米等养心安神，共治其本。菊花、密蒙、谷精草、白蒺藜、川芎等清肝疏风而明目，治其次；又伍磁朱丸、石决明平肝镇心而治其标，桑枝、寄生、川断之用者，在于祛风湿、强筋骨也。故是方扶正治本，从肾肝心三脏论治。

　　○ **病案 3**

　　宫某，女，43 岁，病历号 1952.2.18。

　　经协和医院检查为风湿性心脏病，曾患风湿性关节炎。现在关节已不疼痛，颜面浮肿，心跳为甚，气短胸闷，时吐白黏痰，小便少，大便干。舌苔白腻，脉细滑。

　　辨证：痰为水化，若水气不行，则痰涩壅阻，因以滞涩不通，浮肿胸闷。

　　治法：气水双治，使络通畅，症状可除。

　　处方：冬瓜子 12g，车前草 12g，南沙参 6g，冬葵子 12g，旱莲草 10g，北沙参 6g，薤白 10g，莱菔子 6g，大腹子 6g，全瓜蒌 20g，莱菔英 10g，大腹皮 10g，川郁金 10g，炒远志 10g，炒枳壳 5g，白杏仁 6g，苦桔梗 5g，炙草梢 5g。5 剂。

二诊：小便增多，颜面浮肿见消，胸闷减轻，痰涎减少，仍遵前法增加药力。

处方：杭白芍 10g，苏梗 5g，桔梗 5g，青皮炭 5g，广皮炭 5g，炒远志 10g，茯苓 10g，茯神 10g，莱菔英 10g，莱菔子 10g，炒枳壳 5g，川郁金 10g，柏子仁 10g，冬瓜子 12g，冬葵子 12g，炙草梢 5g，春砂仁 3g，车前草 10g，豆蔻仁 3g，旱莲草 10g。4 剂。

三诊：药后诸症均见减轻，惟心跳仍甚，拟健脾利湿，行气通络法。

处方：米党参 10g，杭白芍 10g，莱菔子 10g，茯苓 10g，茯神 10g，醋柴胡 5g，莱菔英 10g，野於术 6g，紫油朴 5g，炒远志 10g，冬瓜子 25g，苦桔梗 5g，炒枳壳 5g，炙草梢 5g。

[祝按] 此例风湿性心脏病，辨证治法又与前两案不同，乃为痰涎壅阻，络脉不通。先以行气利水，化痰开结，终则健脾行气。缘以脾为生痰之本，湿不运化，水化生痰，故健脾以治本也。同病异治，方法灵活。

[今按] 本案风心病系脾虚湿盛，水气泛滥，痰浊阻滞为病，故先以行气利水，消痰利湿为主，取《金匮》枳实薤白桂枝汤合行气利水之品施治，继以芳香醒脾，行气利水，终以益气健脾之四君子汤合枳术、平胃散加减收功。可谓先攻邪，继转扶正驱邪并施，终以扶正为主。层次分明，有条不紊。

○ **病案 4**

邓某，女，41 岁，病历号 1951.3.19。

原患风湿性心脏病二尖瓣闭锁不全，经常心跳、气短，过劳致胸闷气促。三日前发热，心跳殊甚，气促，呼吸困难，经医院检查为心内膜炎症。舌质红，苔薄白，脉细数时有间歇。

辨证：心血亏损，阴虚发热。

治法：滋阴清热，强心治之。

处方：大生地 10g，鲜生地 10g，赤芍 6g，白芍 6g，银柴胡 5g，白茅根 12g，黑芥穗 6g，炒丹皮 6g，炒丹参 6g，柏子仁 10g，生鳖甲 10g，北沙参

10g，炙远志 10g，嫩青蒿 5g，阿胶珠 10g，龙眼肉 10g，炙甘草 3g。2剂。

二诊：药后热稍退，心跳较前好，然效果并不显著，拟前方加力。

处方：银柴胡 5g，朱茯神 10g，生地 6g，熟地 6g，赤芍 10g，白芍 10g，朱寸冬 10g，酒黄连 3g，炒丹皮 6g，炒丹参 6g，酒川芎 3g，生龟甲 10g，春砂仁 3g，炒远志 10g，阿胶珠 10g，柏子仁 10g，野百合 10g，炙甘草 3g。3剂。

三诊：药后发热退，心跳缓和平稳，气促见好，惟心烦，睡不安。

处方：前方加生龙齿 10g、生牡蛎 10g、秫米 12g 与磁朱丸 6g（同布包）。

[祝按] 青蒿鳖甲汤治阴虚发热，加炒黑芥穗更助其力。次诊增加清热活血药，用砂仁者，诸多血分药中略加气分药，以沟通气血。最后以敛阴潜阳收功。心内膜炎以滋阴清热法治之亦是一格。

[今按] 本系为风心病而并发心内膜炎者，系由心瓣膜病引发，以发热、心跳加快等为主。其热可有虚实之别，该案属阴虚发热。施师择《温病条辨》青蒿鳖甲汤加减主之，务在滋阴凉血，透热外出，兼以宁心安神；继之取吴氏二甲、三甲复脉汤意化裁，标本兼治，热退正安。诚不愧医界临床之大家。

○ 病案 5

张某，男，39岁，病历号 1952.1.624。

患病两月，据协和医院及市立第二医院检查，均诊为心内膜炎，现症左胸胀闷疼痛，心悸气短，咳嗽痰多，腹满不适，大便不畅。舌苔薄白，六脉滑数。

辨证：邪客于心，气滞不畅，是以胸胁闷痛，心悸气短；痰浊犯肺，是以咳嗽多痰。

治法：强心理气，宽胸宣肺治之。

处方：白杏仁 6g，北沙参 12g，代赭石 10g（旋覆花 10g 同布包），炙苏子 5g，龙眼肉 12g，茯苓 10g，茯神 10g，炙化红 5g，酸枣仁 12g，节菖蒲 10g，米丹参 20g，柏子仁 10g，莱菔子 6g，莱菔英 6g，炒远志 10g，炙白前 6g，薤白头 10g，炙紫菀 6g，全瓜蒌 20g。8剂。

二诊：药后胸闷胁痛见好，心跳气短亦轻，仍咳嗽有痰，大便已见，尚不通畅。又觉全身窜痛，前方加油松节 25g，再服 4 剂。

三诊：各症减轻，惟咳嗽依然，喉间痰鸣，夜卧不安。

处方；炙白前 5g，茯苓、神各 10g，嫩射干 5g，炙百部 5g，米丹参 20g，炙紫菀 5g，代赭石 12g（旋覆花 6g 同布包），苦桔梗 5g，炙化红 5g，白杏仁 6g，冬瓜子 25g，枇杷叶 6g，酸枣仁 12g，炒半夏曲 10g（北秫米 12g 同布包），炒远志 10g，壳砂仁 3g，肉豆蔻 3g。6 剂。

四诊：咳嗽已见好转，痰鸣亦减，胸闷胁痛症状基本消失，周身窜痛减轻。

处方：炒桑枝 15g，冬桑叶 5g，桑寄生 15g，炙白前 6g，炙紫菀 6g，桑白皮 5g，炙化红 6g，炙苏子 6g，半夏曲 10g，枇杷叶 6g，全瓜蒌 20g，旋覆花 10g（新绛 5g 同布包），薤白头 10g，白芝麻 30g（研），远志 6g，厚朴花 5g，玫瑰花 5g，杏仁泥 6g，油松节 30g。

五诊：服药甚好，遂服至 10 剂，诸症均大减轻，应服丸药巩固。

每日早服补心丹 10g，午服柏子养心丸 10g，晚服人参归脾丸 1 丸，服一个月。

[**祝按**] 施师治疗本病法随证变，先宽胸理气，继而清肺化痰，次及行气通络，最后仍以补心丹、归脾丸补益心脾，巩固疗效。

[**今按**] 本案与前案心内膜炎者不同，一急性发病，一慢性期，急者发热，慢者无热；前者属阴虚发热，后者为气滞痰阻，故治法迥异。本案先后以瓜蒌薤白半夏汤、三子养亲汤、二陈汤、旋覆花汤等方加减，意在以瓜蒌、薤白、苏子、莱菔子、旋覆花、代赭石、橘红、厚朴花、半夏、茯苓等理气宽胸，豁痰降浊；用杏仁、白前、远志、枇杷、紫菀、桔梗、桑皮等宣肃肺气，祛痰止咳。诸药之用正若《朱氏集验医方》所云："疗痰之法，调气为上，和胃次之。"用茯神、柏子仁、菖蒲、枣仁、远志等养心安神；丹参、旋覆花汤、桑枝、油松节等活血通络止痛也。本案从痰瘀入手，效应桴鼓。后以成药补养心脾，益气养血，正本清源也。

[**施陆按**] 施师治疗本病（风湿性心脏病），多以活血通络、益气利水、祛风除湿等法。活血通络，如黄芪桂枝五物汤、旋覆花汤；益气利水，如防己黄芪汤、五苓散，并佐以二草（车前草、旱莲草）汤、冬葵子、冬瓜皮等；祛风除湿，用防风、桑枝、豨莶草、姜黄、功劳叶等。胸闷气短，则用枳壳、桔梗、薤白、瓜蒌理气宽胸；腹部胀满，投以莱菔子、莱菔英、大腹子、大腹皮；心悸怔忡，用柏子仁、枣仁、沙参、丹参、麦冬、五味子、党参、龙眼肉，

或益气养阴，或宁心安神。若见阴虚发热，舌红，用青蒿、生地、鳖甲、丹皮、丹参、银柴胡、芥穗，仿青蒿鳖甲汤加减，药随证变，灵活化裁，往往可取得一定疗效。

应该指出的是，本病呈慢性病程，气、血、痰、水诸因是为标实，而心、脾、肾功能失调则多本虚，掌握好气血辨证，配伍比例恰当，则可提高疗效，俾患者阴阳和谐，症情缓解。

2. 肺源性心脏病

○ 病案 1

王某，女，47岁，病历号 1951.5.103。

患咳嗽多年，初时每届天气转凉即行发作，近年来不分季节，喘咳已无宁静之时，每觉肺气上冲，咳呛难忍，稍动即喘。去年二月发现周身逐渐浮肿，心跳、心慌，经县医院检查诊断为肺源性心脏病。舌苔淡黄，脉细弱并有间歇。

辨证：夙患咳喘，肺气久虚，失其清肃之权，日久及于心脏。心主血，肺主气，气血失调，水湿不运，遂生浮肿。

治法：强心以养血，平气逆以治咳。

处方：云茯神 60g，柏子仁 10g，南沙参 10g，云茯苓 10g，龙眼肉 12g，北沙参 10g，炒远志 10g，阿胶珠 10g，炙化红 5g，冬瓜子 25g，代赭石 10g（旋覆花 6g 同布包），炙白前 6g，炙苏子 5g，炙草梢 5g，炙紫菀 6g，白杏仁 6g。2 剂。

二诊：药后即见症状减轻，遂连服至 10 剂，浮肿见消，咳喘大减，心跳心慌亦轻，饮食睡眠均佳，拟返乡要求常服方。

处方：朱茯苓 10g，炙白前 6g，朱寸冬 10g，代赭石 10g（旋覆花 6g 同布包），炙紫菀 6g，炒远志 10g，龙眼肉 12g，化橘红 5g，柏子仁 10g，阿胶珠 10g，广橘络 5g，款冬花 5g，枇杷叶 6g，半夏曲 10g，白杏仁 6g，白薏苡仁 12g，炙草梢 3g。

[祝案] 肺主气，司呼吸，朝百脉；心主血脉，为血液循环之动力。久患喘咳，肺气虚弱，致使心脏受损，治宜心肺兼顾。气为阳，血为阴，血之循环需赖气之推动，而气之敷布又依血之运载。故施师用强心以养血，平气逆以治咳，

使气血调顺，浮肿即消。本案患者获得意外显效，二诊来时要求予常服方返乡。

[今案] 肺源性心脏病（简称肺心病）是由慢性肺、胸廓或肺血管疾病引起的肺循环阻力增加，肺动脉高压，以致右心室肥大、右心衰竭之心脏病。多由慢性支气管炎并肺气肿以及支气管哮喘、支气管扩张、矽肺、肺结核等导致。中医认为，心肺同居上焦，"诸血者皆属于心，诸气者皆属于肺"（《素问·五脏生成》），一气一血，一阴一阳，气动则血行，气滞则血凝，二者关系密切，故有君相之名。肺司呼吸，能宣能肃，通调水道，有水之上源之称，肺失宣降则水道不利，故病浮肿；气不足以养血行血则心神不安，心慌，脉无力，节律不齐生焉。施师遵李时珍语："治心病必用茯神"，且重用茯神达60g，与补益心脾之龙眼肉、柏子仁、远志、阿胶、茯苓为伍，益气强心，养血安神，为方中主要部分；苏子、白前、橘红、紫菀、杏仁、冬瓜子、炙草、代赭石、沙参以降气化痰，止咳平喘，为方中次要部分。重在治心，次为治肺，肺心并治。施治得当，故诸症速退，其效颇佳。

○ 病案 2

李某，女，37岁，病历号1951.12.425。

夙有心脏病，屡经医院及针灸医治，时轻时重，病历年余。近来颜面及周身均见浮肿，心跳过速，90～100次/分。胸闷气短而喘，小便少，大便溏泻，每日5～6次，全身窜痛。颜面四肢浮肿，按之凹陷。舌苔白腻，舌质红，脉沉弱。

辨证： 久患心脏病，正气不足，脾运失职，水道不利，症现全身浮肿，大便溏，小便少。水气泛肺凌心，症见心动过速，气短而喘。舌质红，非阴虚有热而是水不化气，津液不能上承。

治法： 健脾利水。

处方： 赤茯苓12g，淡猪苓10g，川桂枝3g，赤小豆12g，杭白芍10g，炒泽泻10g，野於术6g，米党参10g，冬瓜子12g，旱莲草10g，北沙参10g，冬葵子12g，车前草10g，炒远志10g，白苡仁12g，白杏仁10g，苦桔梗5g，炙草梢3g。2剂。

二诊： 药后症状减轻，遂又再服4剂。现症大便日二三次，已非溏泻，小便增多，周身浮肿见消，窜痛亦见好，心悸气短亦减轻，希予常服方，以便返乡休养。

处方：川桂枝 3g，白术炭 6g，川杜仲 10g，杭白芍 10g，白苡仁 12g，川续断 10g，苍术炭 6g，白杏仁 6g，炒远志 10g，旱莲草 10g，冬瓜子 12g，紫厚朴 5g，车前草 10g，冬葵子 12g，苦桔梗 5g，云茯苓 10g，云茯神 10g，炙草梢 3g。

[**祝按**] 心脏病多见肢肿，日久则水气不调，全身脉络皆受阻抑，遂见全身浮肿。而脾运不健是水肿之主因。初诊方以五苓散、二草丹为主方，用苦桔梗升其清气则浊水自降，服药 6 剂，见效甚速，遂予常服方返乡休养。

3. 冠状动脉粥样硬化性心脏病

○ **病案 1**

罗某，男，37 岁，病历号 1952.5.221。

胸闷心悸已有两年，自恃体质素强，迄未医治，近月来症状加重，心悸气短，胸闷而痛，头晕目眩，不能劳累，影响工作。舌苔正常，脉象沉弦。

辨证：体力素强，自以壮健，虽病而未求医，赖饮酒以解乏倦，日久损及心肾，肝肾本同源，头目眩晕，脉象沉弦，乃阴虚肝旺之象。阴血不足，心络闭阻，故胸闷而痛。病在心肾，着重治肝为法。

治法：养阴平肝，佐以通阳宣痹，活血通络。

处方：米党参 6g，鹿角胶 6g（另烊化），炒远志 10g，广郁金 10g，全瓜蒌 12g，代赭石 10g（旋覆花 6g 同布包），薤白头 10g，白蒺藜 10g，节菖蒲 6g，东白薇 6g，沙蒺藜 10g，米丹参 15g，炙甘草 30g。4 剂

二诊：药后诸症均有所减，拟回家调治，希予丸方常服。

处方：沙苑子 30g，鹿角胶 30g，夏枯草 30g，双钩藤 30g，广郁金 30g，炒远志 30g，米党参 30g，龙眼肉 30g，酸枣仁 30g，甘枸杞 30g，炙甘草 30g，白蒺藜 60g，苦桔梗 30g，左牡蛎 30g，节菖蒲 30g，石决明 60g，川续断 30g，干薤白 30g，川杜仲 30g，山慈菇 30g，东白薇 30g。

共研细末，蜜丸如小梧桐子大，每日早晚各服 6g。

[**祝按**]《内经》云 "劳伤肾"，而君相相资，肾损遂及于心，故积久劳伤，多见心肾双损。肝肾同源，治肝以益肾，助肾以利心，体现中医辨证施治之整体观念。本案疗效，心、肝、肾三脏并治，而以治肝为重点，组方用药比

例恰当，照顾全面。患者服完丸药来信云："头晕目眩症状已除，胸闷，胸疼也大为减轻。"

[今按] 青壮之人，劳损伤肾，肾精不足，水不涵木，则风阳内动，头晕目眩生焉；肾水不足，心火偏亢，劳心则气阴两伤，心脉不畅，故心悸气短，胸闷而痛也。脉沉主里，在肾在心，弦主痛，主肝，是以病在心、肝、肾也。《素问·阴阳应象大论》云："形不足者，温之以气，精不足者，补之以味。"又云："定其血气，各守其乡。"于是施师拟下补肾精元气，上平肝息风，中养心通络之法，择《金匮》瓜蒌薤白汤，程氏安神定志丸合益肾填精之鹿角胶、枸杞、沙苑子、川断、杜仲等，以及平肝息风之代赭石、白蒺藜、钩藤、夏枯草、牡蛎等化裁施治，而获显效。正所谓"谨守病机，各司其属，有者求之，无者求之，盛者责之，虚者责之。……令其调达，而致和平"（《素问·至真要大论》）。

病案2

符某，女，50岁，出诊。

患心绞痛多年，屡经医治，只能缓解一时，病根难除。两年前曾大痛一次，情况严重，入院治疗数月。近年来经常心绞痛发作，发作时脉缓慢，每分钟不足六十至。血压波动一度增高至180/130mmHg，现时110/70mmHg，症状头晕、气短、胸闷、心烦，不能起床只能睡卧，食欲、睡眠及二便尚属正常。一年前断经。舌质绛，脉细弱。

辨证：发病多年，气血两亏。心主血脉，阴血不足，肝失所养，故头晕、心烦、疲极多卧。疏泄失司，气机不畅，故胸闷时发心痛。阴虚火旺，舌质红绛。

治法：养心和肝，调理气血。

处方：紫丹参20g，干薤白6g，炒远志6g，柏子仁12，五味子5g（打），全瓜蒌15g（打），朱茯神12g，台党参10g，醋柴胡3g，寸麦冬6g，卧蛋草6g，杭白芍10g，炒枳壳5g，炙甘草3g。4剂。

二诊：药后已能起床，且可以出门散步15分钟，每日散步二三次，心绞痛未发作，胸闷气短较好，仍觉心烦，遵前法加药力。

处方：干薤白10g，龙眼肉6g，紫贝齿12g（紫石英12g同布包），柏子仁10g，苦桔梗5g，醋柴胡3g，炒远志6g，熟枣仁10g，杭白芍10g，紫丹参 20g，炒枳壳 5g，炙甘草 3g，台党参 10g。

琥珀、三七各 2g，共研细末，分装胶囊，随药分二次送服。

三诊：前方隔日一服，已尽 3 剂，诸症均大减轻，改用丸方图治。

处方：田三七 60g，醋柴胡 30g，春砂仁 15g，紫丹参 60g，全当归 30g，陈广皮 15g，血琥珀 60g，杭白芍 60g，炒远志 30g，朱茯神 60g，柏子仁 60g，五味子 30g，寸麦冬 30g，台党参 60g，卧蛋草 60g，酒川芎 30g，大生地 60g，炙甘草 60g，炒枳壳 15g，苦桔梗 15g。

共研细末，龙眼肉 300g 煎浓汁去渣合为小丸，每日早晚各服 6g，白开水送。

[祝案]古人论胸痹心痛，多为阳虚，施师认为："阳虚固有之，阴虚者尤多见。"本案以理气活血，养心和肝为法，气血和谐，血行流畅，通则不痛也。化裁养心汤、瓜蒌薤白汤、四逆散、生脉散诸方，加用三七、丹参、琥珀以活血化瘀，养心安神，多年来未愈之疾，七剂之后基本好转，遂予丸方巩固，服丸药期间，心绞痛迄未复发，已恢复工作，返其乡后年余，通信探询，健康良好。

[今案]心绞痛系冠状动脉粥样硬化性心脏病（简称冠心病）的一种病症，是心肌急剧而暂时性缺血缺氧，引起以发作性胸痛或胸部不适为主要表现的临床综合征。本病多见于 40 岁以上男性和绝经后的妇女。属中医胸痹心痛范畴。其病因病机颇为复杂，可因寒暑伤心，而致心脉痹阻；七情失节，心肝郁滞，而致心脉不畅；饮食失宜，痰湿痹阻，而致心脉不畅；劳倦内伤，久病气血不足，而致心虚脉弱，缺血作痛；劳伤肝肾或肾阳不足，心阳不振，而发心痛，或肾水不足，心肝火旺，阴血被耗，心脉失养而致心痛。故其当辨病之虚、实、寒、热，虚有阳虚、阴虚、气虚、血虚之分，实有痰湿、血瘀、气滞、寒凝之异。本案则属气血两虚，气郁血涩。故施师重用活血化瘀，理气益阴（血）之品，俾血行气充，通则不痛矣。前后虽取《直指方》之养心汤，仲景之瓜蒌薤白汤、四逆散，东垣生脉散，《金鉴》丹参饮等诸方加减化裁，但皆以通心脉、益心气、养心阴（血）为宗旨，标本缓急，运用自如，是以获效良多。

○ **病案 3**

此为回忆病案。

1960 年 6 月，余在北戴河，康某亦在其地疗养，请余诊治。常感心区发闷而痛，气短心跳，行动即气促而喘，食欲欠佳，大便不畅。曾于三个月前心痛大发作两次，诊脉乍大乍小，并时见间歇。

辨证：气血失调，流行不畅，络脉阻抑，发为绞痛。

治法：行气活血，镇痛治之。

处方：紫丹参25g，桂枝5g，薤白头10g，代赭石15g（旋覆花6g同布包），北柴胡5g，川郁金10g，娑罗子10g，杭白芍10g，苦桔梗5g，紫苏梗5g，白檀香5g，炒枳壳5g，当归尾5g，陈香橼10g，绵黄芪12g，炙甘草6g。

服药2剂仍觉心区疼痛不适，每于下午二时及夜间即发，似有规律，并有左手指麻木。夜间发作，影响睡眠，服安眠药始能入睡。又服2剂后药效渐显，疼痛有所减轻，心跳气短亦见改善，饮食渐增，精神较前为好。

再处方：薤白头6g，川芎5g，全瓜蒌25g，代赭石15g（旋覆花10g同布包），白檀香5g，紫丹参25g，香附米10g，北柴胡5g，紫苏梗5g，炒枳壳6g，杭白芍12g，川桂枝5g，苦桔梗5g，青橘叶10g，西党参12g，柏子仁10g，炙甘草6g。

患者服前方，症状逐渐减轻，连服数剂，因客居招待所，服汤剂诸多不便，又以症状既见好转，健康日臻恢复，海滨散步，游览风景而气促心痛并未发作，改立丸方常服。

处方：紫丹参120g，柏子仁60g，红人参30g，云茯神60g，卧蛋草60g，干石斛60g，龙胆草60g，仙鹤草60g，寸麦冬30g，当归身30g，五味子30g，山萸肉60g，陈阿胶60g，大生地60g，熟枣仁60g，炙甘草30g，田三七60g。

共研细末，蜜丸重6g，每日早、午、晚各服1丸，白开水送下。

此方服百日，避暑归来，仍继续服用，直至国庆节时，药始用完。百日见心绞痛从未发作，胸闷、心跳亦渐消失，但诊脉仍有间歇，遂将前方加用炒远志30g，川芎30g，杭白芍60g，鹿角胶60g，配丸药。又服百日左右，症状全除，体力健壮。1961年再遇患者，据云已将此方传至家乡，又治愈心绞痛病多人。所用汤剂重在行气活血，丸方偏于强心养阴，使心脏气血流畅，机能恢复，心绞痛遂不发作。此例疗效甚显，兹记之，待进一步研究分析。

[**今按**] 本案心绞痛施师辨证认为系阴虚气弱、气滞血瘀、脉络痹阻所致，先以汤剂"重在行气活血止痛"救其急，取瓜蒌薤白汤、丹参饮、香苏散、四

逆散、柴胡疏肝散、桂枝汤等方加减化裁，即用柴胡、檀香、枳壳、香橼、橘叶、苏梗、香附、娑罗子、薤白等行气，丹参、郁金、当归、川芎、芍药等活血，并用桂枝与薤白、瓜蒌相伍通阳宣痹，又配参、芪、炙草而益气升阳，从而气行血畅，心阳振作则心痛止。代赭石、旋覆花和桔梗之用，令人体气机升降协调，气血和调，另外赭石与覆花相伍又有镇肝止冲，降压平喘作用。后以丸剂缓图久服，标本兼顾，以防后患，乃取生脉散、天王补心丹、六味地黄汤加减化裁主之，即用人参、五味子、龙眼、仙鹤草、卧蛋草等益气强心，用麦冬、地黄、萸肉、石斛、阿胶等滋阴养血，用丹参、三七、当归活血止痛，用枣仁、柏仁、茯神等养心安神，是以心脏气阴两补，阳生阴长，脉络通畅，气血和调，"心绞痛遂不发作"也。由是案又可见施师之治学特点："师古人之意，而不泥古人之方，乃为善学古人。"（费伯雄《医醇剩义》）

4. 慢性心功能不全

○ **病案 1**

陈某，男，8 岁，病历号 1951.7.3。

平素体弱，过事活动则心动过速，经医院检查心脏扩大，下肢时现浮肿，经常气短，睡眠不安，甚则失眠，消化力弱，食欲不振，周身关节疼痛，颜面苍白。舌质淡，苔薄白，脉象细数。

辨证：心气不足，脾运不健，症现心跳气短，浮肿纳差，睡卧不安。心血不充，周身疼痛。

治法：健脾胃，和气血，补心安神。

处方：黄芪皮 6g，野於术 3g，焦内金 6g，炒枳壳 3g，当归身 3g，酸枣仁 6g，朱茯神 6g，炒远志 6g，柏子仁 6g，龙眼肉 6g，酒杭芍 6g，油松节 12g，炙草节 3g。3 剂。

二诊：服药后精神好转，睡眠安稳，惟饮食欠佳，大便二日一行。前方去朱茯神、油松节，加莱菔子 5g，莱菔英 5g，佩兰叶 6g。3 剂。

三诊：药后诸症均有改善，心气不足，体力屡弱，非短期所能获效，配丸药常服图治。每日早服强心丹 10 粒，晚临卧服神经衰弱丸 10 粒。

四诊：服丸药一个月，心跳好转，精神转佳，食仍不正常，下肢浮肿，睡眠时好时坏。早服复方胚宝片 2 粒，午服人参归脾丸 3g，晚服强心丹 10 粒。

五诊：丸药又服一个月，心跳腿肿大为好转，精神转佳，能与同学玩耍，食欲尚不正常，睡眠有时不安。早服人参健脾丸 3g，午服香砂养胃丸 3g，晚服天王补心丹 5g。

[祝按]本案患者虽是儿童，症象极类成人，体质虚弱，实缘于先天不足，后天失养。小儿无七情之扰，治之较成人为易，补气血，健脾胃，强心安神，为始终治疗原则。未及半载已如一般儿童玩耍，但患儿未去医院复查，心脏扩大是否恢复正常不得而知。

[今按]患儿所患"心脏扩大"而致诸症状言之，当属心肌病范畴，其周身关节疼痛，恐为风湿性心肌炎者，若久未愈可致心功能不全（即慢性充血性心力衰竭），本案即属之。中医一般列为水肿、心悸病范畴。施师辨证认为系心脾两虚，先以归脾汤加减主治，后以丸药坚持治疗。诸方药均以益气健脾，养心安神，开胃进食为宗旨，脾得健运而水肿退，心血得补则神安，故其疗效甚佳。

○ **病案 2**

李某，女，56 岁，病历号 1951.12.484。

颜面、四肢浮肿已有半年，时发心悸，胸闷气短，自觉躁热即汗出，足冷，大便不畅，小便短少。舌质淡，苔薄白，脉象沉缓。

辨证：心气不足，阴不敛阳，症现心悸自汗。四肢浮肿而肢冷者，肾阳不足也。

治法：强心肾，调阴阳为治。因患者平日劳动，体质素强，只取强心通阳之轻剂图之。

处方：川桂枝 3g，炒远志 10g，米党参 10g，杭白芍 10g，浮小麦 25g，炙黄芪 12g，柏子仁 10g，酸枣仁 12g，车前草 10g，旱莲草 10g，赤茯苓 12g，赤小豆 12g，火麻仁 15g，晚蚕沙 10g（炒皂角子 10g 同布包），桑寄生 15g，炒桑枝 15g，炙草梢 3g。5 剂。

二诊：药后浮肿见消，自汗少，手足冷减轻，唯心悸气短依然，大便仍不通畅。

处方：杭白芍 6g，川桂枝 3g，朱茯苓 6g，朱茯神 6g，炒远志 10g，柏子仁 10g，全瓜蒌 25g，薤白头 10g，火麻仁 15g，桑寄生 15g，炒桑枝 15g，浮小麦 25g，炙草梢 5g。6 剂。

三诊：浮肿全消，肢冷见好，心悸气短减轻，大便已通，前方加全当归 10g。再服 6 剂。

四诊：服药后，诸症明显好转，心悸未发，精神甚好，拟回张家口，要求服丸药。

处方：按三诊原方，将剂量加一倍，为蜜丸，每丸重 10g，早晚各 1 丸。夜临卧时加服参茸卫生丸 1 丸。

[祝按] 心气不足，肾阳不充，水不化气，气不行水，遂致四肢颜面浮肿，病患半年而体质尚强，未予重剂，只取强心通阳之轻剂，见效颇速。农村妇女，平日劳动，体质素强，亦为速效之因。

[今按] 患者，女性，年过半百，下源肾之精血已虚，阴损及阳，肾阳不足，命火不足助心君，而心阳亦为不足。肾主水液，肾阳虚则不能化气利水，故水肿病生焉。症现本虚标实，故遵"急则治标，缓则治本"之旨，施师先以防己茯苓汤、养心汤、桂枝汤、瓜蒌薤白半夏汤等方化裁，益气利水，养心安神，兼以通腑，治标为主，后将之制丸剂并与参茸卫生丸相用，则标本兼治，以巩固疗效，可谓善治者也。

○ **病案 3**

张某，女，30 岁，病历号 1950.12.126。

自幼劳苦，生活条件亦差，患心脏病已近十年，未曾适当治疗。后来京工作一年，屡经医院诊治，病情未见好转。最近一个月又现浮肿，尤以下肢为甚，气短心慌，小便不利。舌润而白腻，脉沉迟。

辨证：病经十载，心气早亏，火衰水寒，遂见浮肿。

治法：强心健脾，温阳利水。

处方：川桂枝 5g，汉防己 12g，绵黄芪 20g，炒远志 10g，茯苓 12g，赤小豆 25g，川厚朴 5g，糠谷老 15g，旱莲草 10g，白通草 5g，车前草 10g，炙草梢 5g，黑豆衣 12g（热黄酒淋 3 次）。2 剂。

二诊：药后症状如前。前方加附片 6g，於术 6g，金匮肾气丸 25g（包煎），滋肾丸 12g（包煎）。6 剂。

三诊：药后见效，小便增多，浮肿见消，去糠谷老、黑豆衣，加淡猪苓

10g，冬瓜子 12g，冬葵子 12g。6 剂。

四诊：小便增多，浮肿大减，只足跗仍肿，晚间尤甚，心跳气短均见好。唯感胸闷行动微喘，拟开肺气行水。

处方：川桂枝 10g，汉防己 12g，赤茯苓 12g，赤小豆 25g，绵黄芪 20g，炙麻黄 3g，川附片 6g，淡猪苓 10g，野於术 10g，炒远志 10g，川厚朴 5g，冬瓜子 20g，冬葵子 20g，车前草 10g，旱莲草 10g，炙草梢 5g，金匮肾气丸 25g（包煎），滋肾丸 12g（包煎）。10 剂。

五诊：药后除两足跗稍肿外，余无他症，拟服丸药巩固。金匮肾气丸 20g，每日早晚各服 10g，服一个月。

［祝按］ 本案心脏性水肿症，患者前后共服汤药 24 剂，始终以温阳利水为法，主以防己茯苓汤、麻黄附子汤、防己黄芪汤、二草丹、葵子茯苓散，并以金匮肾气丸及滋肾丸包煎，治用古方，疗效颇著。最后以金匮肾气丸收功。在现代医学诊断为心脏病者，中医常从肾治而获效，其中病机，应于临床实践中科学地予以研究。

［今按］ 心脏性水肿，是心功能不全所致，尤以右心衰竭为甚。中医认为水肿主要关乎肺、脾、肾三脏，明·张景岳云："凡水肿等证，乃肺脾肾三脏相干之病。盖水为至阴，故其本在肾；水化于气，故其标在肺；水惟畏土，故其制在脾。"本案施师施治，即从肺脾肾三脏制方遣药。以仲景防己茯苓汤、防己黄芪汤、五苓散、葵子茯苓散、孙一奎二草丹等益气健脾，利水消肿；以仲景麻黄附子汤，肺肾并治，而又宣肺温阳利水；以仲景金匮肾气丸、东垣滋肾丸补肾温阳，利水消肿。后丸药巩固，专以肾气丸治其本。厚朴之用在于顺气平喘，远志之用在于养心安神，通草、冬瓜子、赤小豆助其利水消肿也。糠谷老，即老谷糠，亦名米皮糠，甘平，汪颖云："通肠开胃，下气。"黑豆衣，即黑豆外壳。《本草纲目》云："黑大豆治肾病，利水下气。"因其力微，故三诊时去之，加猪苓、冬瓜子、冬葵子以增利水之力也。

○ 病案 4

刘某，男，64 岁，病历号 1951.7.713。

久患心跳气短，行动即喘，去岁冬季发现足肿，经医院检查诊断为心功能不全，左心室扩大。治疗后足肿消退，来年二月又现浮肿，迄今已五个月，浮肿由足至腿，渐及腹部，腹胀不适，腹围增大，小便短赤，大便数日一行。舌苔白，脉沉实。

辨证：年事已高，患病日久，肾虚不能宣化水气，脾虚不能制水，水气盈溢，偏流下肢，逐渐及腹。前医屡进健脾温阳利水诸剂，未见少效，蓄邪实未去难取功效。治水之法，贵在因急通变，不可因噎废食。

治法：补虚泻实，功补交施，拟行气活血利水治之。

处方：大腹皮10g，蓬莪术6g，京三棱6g，大腹子10g，广木香3g，嫩桂枝5g，猪苓10g，茯苓10g，福泽泻10g，紫油朴5g，野於术6g，车前草10g，车前子10g（包），冬瓜子12g，冬葵子12g，甘草梢3g，黑丑3g，白丑3g（研细面分二次冲服）。3剂。

二诊：小便增多，腹胀稍消，大便日二三行，溏泻而不畅。前方加青皮、陈皮各5g，再服3剂。

三诊：药后大便溏，小便多，腹部舒适，睡眠好，食欲增，再按原方服6剂。

四诊：药后肿胀大减，大小便均甚通畅。上方去二丑，剂量加一倍为蜜丸，每丸重10g，早晚各1丸，白开水送服。晚间加服桂附地黄丸1丸。

[祝按] 本案患者已过六旬，前医以其年高，屡投温阳健脾之剂，终未能获效。施师审视其证，是属本虚邪实。腹水最不易治，不能久攻亦不能多补，温阳健脾只是一治水之法。水邪日盛，不攻则滞涩不通，肿满更甚。患者虽年事已高，但体力未衰，急则治标，先以行气活血利水之法攻其水，仿《苏沈良方》之无碍丸合五苓散意组织成方。一俟水道通利，腹水见消，即配丸剂加桂附八味丸以收功。

[施陆按] 由于冠心病、高血压性心脏病、心脏瓣膜病、心肌病和肺源性心脏病等原因，引起代偿性或失代偿性的心功能不全，常呈慢性，大多有各器官慢性充血（或瘀血）的表现，通常称为充血性心力衰竭。临床上可见心悸、心动过速、气短、呼吸困难、怠倦、乏力、水肿等症状，且常伴有心脏扩大等体征，甚至可引起肝脏肿大压痛，出现胸水、腹水等。

据中医证候分析，本病以心气、心阳不足为多，或有心气、心阴（血）虚亏者，或兼伴脾肾阳虚，肺肾两虚者，均呈气滞（逆）血瘀，水气泛滥为要。

上述施师治疗本病，对利水消肿药物之使用，常以几组对药配伍于辨证主方中，如赤茯苓与赤小豆为伍，冬葵子与冬瓜子为伍，车前子与车前草为伍，车前草与旱莲草（又名二草丹）相伍。若见腹部胀满，则用大腹皮与大腹子相伍，木香与槟榔相伍，以气行而水行矣。无碍丸，《苏沈良方》谓其治脾病横流，四肢肿满，由三棱、莪术、木香、槟榔、大腹皮、郁李仁组成。施师案4将其与五苓散加二丑相用，治水肿标实，获效颇佳。

（二）高血压

施师曰：高血压病分为实性高血压及虚性高血压两种。古医籍文献中无此病名记载，但在中风门论述之症状，于高血压病多有吻合。如姜天叙《风劳臌膈四大证治》所述："中风外症错见不一，风火相煽，多上高巅。"是语与高血压之血液上冲脑部之意类同。

实性高血压，多与六淫之邪，及饮食过饱或素嗜厚味有关。虚性高血压，多由内伤七情，又藉外因，生活条件及环境影响而症状显著。且有血压已高并不自觉，以无外因引起也。若单纯之高血压病以致死亡，确实少见。在临床上，高血压病能致死亡者必有其他因素。如外感时邪至罹脑炎、肺炎；或因饮食过饱，胃热蕴甚，气滞壅胀，致血管破裂；亦有暴怒暴喜，精神过度紧张，血压陡然升高，造成血管破裂，卒中致死；亦有大便干结，闭气努力排便，而致气血上涌，陡然昏厥。如生生子论中风门谓"至其得病则必有所感触，或因风，或因寒，或因湿，或因酒，或因七情，或劳役、房劳汗出，因感受风寒湿气，逐成此病"之语。至于微量出血或脑血管痉挛，虽一时神识不清，旋即苏醒，而后遗口眼㖞斜，半身不遂等症，亦属常见。

虚性高血压，升不致血管破裂，降不能低于正常。由于血压升降不定，影响神经系统机能失调，遂有头痛、眩晕、耳鸣、失眠、注意力不能集中，以及全身作痛作痛，颜面四肢麻木之感。其脉或虚数，或数大无力，重按则无。虚性高血压所以多属于内伤七情者，以患者体质本弱，情绪又不正常，或多思虑忧愁，或性急善怒，或受惊恐，或内攻心计，五志之火郁结于内。心为君主之官，脑为神经中枢，经日营营为七情所扰，心脑隐受其伤，导致血压发生变化，稍触外因，高血压病随即暴发，引起前述种种症状。此等病症其受病也深，其发病也渐，其治疗收效也缓。治之得当，期以岁月，一方面固需药物之治疗，一方面尤赖调护之得宜。于用药之外，应审察其病之所自，开导说服，正其偏执，戒其荡佚，起居有时，饮食有节，蠲忿节欲，劳逸有度。示以保身养身之道，以摒绝妄念为第一要义，四肢活动为必要条件，动静结合，方能收效。其法莫如气功与太极拳并习，持之以恒。气功凝神调息，外静而内动也；拳术为意念专一，肢体运动，外动而内静也。如是则患者精神有所寄托，不致外驰，妄念捐除，心脑安泰，再藉药物调理，身体日健而病自除。

高血压病之治法，本诸一"通"字。因此病各症之产生，多因"血管细，血液集，血液潴，血凝泣"。头部血管充盈，他部血不流畅，上实下虚，盈亏失调，因之致病。如引血下行，使盈者平，亏者和，血量协调，血压自降，此即"上病取其下"之法。消除壅阻，非"通"不可。但通之不宜用动药，宜用静通之法。所以忌用动药者，以血压过分上升即是动，故不可再用动药。静以制动，故以静通以胜之，去有余，补不足，即是通。

此通字必须活看，见将通药分动与静而别之，昔贤孙一奎谓："辛香窜散之品，中脏闭证暂借开窍，邪在血脉，反误投之，引邪深入莫之能出。"深以妄用动荡通药为戒。缪仲淳云："东南之地素多湿痰，质多柔脆，往往多热多痰，真阴既亏，内热弥甚，煎熬津液，壅塞气道，不得通利，用药以清热顺气之品。"一遵《内经》"热淫所胜，治以甘寒"之旨，辛燥之品摒而不用，以静通为主。故治高血压病，一般均不宜用动药，如芎、归之类。须引之下行，如牛膝、茺蔚子之类，顺而导之，使血压不致上升，则脉络贯通，上下之血液均衡，血压自然恢复正常。若头部血管充盈难减，可暂用重坠之品，如磁石、赭石、石蟹、铁落、石英之流，以镇之下降，使病势稍稳后，仍以柔肝为主。

实性高血压，如见精神昏愦，面红颊赤，二便秘结等症状，可施以折逆法，用苦寒降药，如龙胆草、夏枯草、芩、连、栀、柏等味，常用三黄石膏汤为主方。但苦寒之药不宜久服，俟血压有下降之势，仍以静通为要。昔贤治中风实证，外有六淫之形证，内有便溺之阻隔，每每用三化汤以折之，邪滞既去，随证施治，亦即此意。在实证中亦有精神萎靡，不现面赤红胀之象，但脉必洪数有力。此乃热极而伏于内，是属壮火食气，只须用苦寒降药，消其妄炎之火，且切忌破气香燥之品，反助风火相煽之势。

高血压病如无瘀血症状，不宜妄用活血破血之药，以防鼓荡血流，反致伤及已硬化与狭窄之血管，而成血管破裂之弊。但脑溢血之后，血管内有凝瘀，则须参用活血祛瘀之药以通之。又有加厚血管壁能力的胶类药也不宜轻用，否则血液通行易受壅阻，于病更为不利。

由于高血压引起之并发症甚多，究因何病源而致此颇不一致，仍以治本为主。必须推求其病源所在，参其形证，诊其脉象，为何脏腑致疾，施以治疗，调之使平，方是正当办法。若杂病甚多，则先从标治，标病既治，血压亦自平复。从本从标，应守法度，更要灵活，切忌拘泥偏执。

○ **病案 1**

张某，女，54 岁，病历号 1952.5.219。

平素喜进膏腴，体态素丰，年及五旬时，经水闭止，逐渐发现头晕、耳鸣、心跳、气促。经医院检查为血压 180/100mmHg 至 210/120 mmHg。三年来屡经治疗，时轻时重，血压迄未降至正常。近数月来，除上述症状外，又添鼻衄，有时周身窜痛，胸间堵闷，性情急躁，饮食减退，大便干结，数日一行。舌苔黄垢，脉象寸关弦数有力。

辨证：喜食膏脂，体质丰满，腑实生热，热甚生火，迫血上行，遂有头晕、耳鸣诸症。上焦郁热甚久，邪寻出路，致生鼻衄。肝热气实，急躁胸闷，又以更年期之后，益使症状明显。脉象弦数，舌苔黄垢，均属腑实火盛之象。

治法：苦寒折逆，清火泻实。

处方：条黄芩 6g，川黄连 3g，生石膏 18g，酒川军 4.5g，鲜生地 10g，大生地 6g，山栀子 6g，龙胆草 4.5g，旋覆花 6g（代赭石 12g 同布包），东白薇 6g，怀牛膝 12g，白蒺藜 10g，沙蒺藜 10g，代代花 4.5g，厚朴花 4.5g，川郁金 6g。3 剂。

二诊：药后大便已通畅，鼻衄未发，头晕、胸闷均已减轻，耳鸣心跳仍在。血压 180/110mmHg，仍照前法略作调整。

处方：灵磁石 24g（紫石英 24g 同打，布包先煎），旋覆花 6g（代赭石 12g 同布包），大生地 6g，鲜生地 6g，炒栀子 6g，酒黄连 3g，酒黄芩 6g，龙胆草 4.5g（酒炒），怀牛膝 12g，白茅根 18g，东白薇 6g，沙蒺藜 10g，厚朴花 6g，佛手花 6g，炒远志 6g，黄菊花 10g。7 剂。

三诊：药后鼻衄未发，头晕、耳鸣均甚见轻，食欲渐开，胸间不闷，大便亦不干结，据检血压 150/100mmHg。患者即将返乡，要求常服方。

处方：前方去白薇、白蒺藜、厚朴花、佛手花，加蝉蜕、菖蒲各 4.5g。

[祝按] 本病为一实性高血压。喜食厚味，体胖少动，积热生火，火热迫血上行，郁结不下，血压迄未下降，腑实便结，必用苦寒挫其腾焰。初诊用三黄石膏汤者有釜底抽薪之意。一俟腑气已通，火势稍减，无须累进酒军、石膏之类，况年已五旬有四，更年期后，本元渐衰，泻实过甚，反伤元气，用药宜适当，不应过分。二诊既然大便通畅，血压亦有下降之势，以用静通之法为宜。患者旅居不便，病情好转，即欲返乡，处以常服方以巩固疗效。

[今按] 患者女性，虽年过半百，经血闭止，但体态丰满，阳明燥结，热盛动血，肝阳风动，故为头晕、耳鸣、性急、鼻衄、胸闷气促矣，诚属施氏所谓"实性高血压"者。上实下虚，以标实为主。标本兼治，重在治标。施师取河间石膏汤和景岳玉女煎之方义，上以芩、柏、连、栀、龙胆草、石膏之苦寒、甘寒之意，直折清泻心肝胆胃之火热，下以川军釜底抽薪，通腑导热外出，并用二地、牛膝、白薇、沙菀滋阴凉血，引血下行，固肾水之本。佐之旋覆、代赭、刺蒺藜、郁金、代代花、厚朴花降气平肝，理气疏肝。继因腑通热退，则去膏、黄，改加用镇肝清肝之品磁石、菊花等，病情好转。

○ 病案 2

陈某，女，38 岁，出诊。

病已匝年，主要症状为头时晕痛，失眠，精神不振，心烦怕吵，屡经治疗，时轻时重，经北京医院检查血压 190/120mmHg。近日来上述病症均感加甚，又有恶心，易于出汗现象，月经量少。脉弦上溢鱼际，尺弱。

辨证：情志郁结，气血阻抑，血充于上，盈亏失调，肝阳上亢，致有头晕头痛，失眠等症。病久不愈，正气已亏，体倦乏力，精神不振，血少则心烦，月经量少，阴病则喜静。

治法：先拟上病治下，移盈补亏法治之。俟血压有下降之势，再拟补血强心，使之阴平阳秘，斯病可痊。

处方：紫石英 18g，灵磁石 18g（打，先煎），旋覆花 6g（代赭石 15g 同布包），炒远志 6g，蟹化石 30g（打碎先煎），云茯苓 10g，茯神 10g，白蒺藜 12g，川牛膝 15g，熟枣仁 12g，半夏曲 12g，玫瑰花 4.5g，厚朴花 4.5g，东白薇 6g，谷芽 10g，麦芽 10g。

二诊：前药连服 9 剂后，血压 172/110 mmHg，较诸前时已有下降之势，症状均有所减轻，病属慢性，拟服丸药，以观其效。仍按原方，将剂量加一倍，研细末，为蜜丸，每丸重 10g，早晚各服一丸，白开水送服。

三诊：服丸药一个月，情况甚好，诸症大为减轻，睡眠可达五六小时，精神甚佳，已不心烦，检查血压 160/100mmHg。

处方：夏枯草 10g，生龙骨 12g，生牡蛎 12g，蟹化石 24g（打碎先煎），灵磁石 18g（紫石英 18g 同布包），云茯苓 10g，茯神 10g，白蒺藜 12g，炒远志 10g，鹿角霜 10g，橘红 4.5g，橘络 4.5g。

四诊：前方连服 20 剂，除觉乏力口干之外，诸症若失。血压为 140/100mmHg。病邪已退，正气未复，拟用强心补血，巩固治疗。

处方：夏枯草 10g，白蒺藜 10g，蟹化石 30g（打碎先煎），朱寸冬 10g，朱茯神 10g，远志肉 10g，金石斛 6g，鲜石斛 6g，黄菊花 10g，东白薇 6g，大生地 6g，鲜生地 6g，西洋参 4.5g（另煎兑服），陈阿胶 10g（另烊兑服），鹿角胶 6g（另烊兑服）。

五诊：前方连服 20 剂，检查血压 130/90mmHg，已趋正常，乃将上方去鲜石斛、鲜生地，加龟胶 20g，除三胶另兑服外，其余诸药共研细末，炼蜜为丸，每丸重 10g，早晚各服一丸，白开水送服。

［祝按］本例为一虚性高血压病，始则因下虚上盛，脉上鱼际，血压过高，即以四石（灵磁石、赭石、石英、石蟹）重坠之品，平肝潜阳，以治其标。一俟标证减轻，改用丸药培补本元。鹿角纯阳，龟胶纯阴，阿胶养血，洋参益气，以四药为主，补益阴阳气血，又佐以大量滋阴之药，育阴涵木以从根本图治。

［今按］本病素有情志郁结，耗伤气阴，而致肾阴亏虚，肝阳上亢。虽属虚性高血压者，但标实甚重，所谓愈虚愈实，病势危重。遵《内经》标本缓急之旨，施师分布施治，先重治标，后重治本。治标妨清·王泰林所论，取其"镇肝（法），如石决明、牡蛎、龙骨、龙齿、金箔、青铅、代赭石、灵磁石之类""平肝（法），如金铃、蒺藜、钩钩、橘叶""清肝（法），如羚羊角、丹皮、黑栀、黄芩、竹叶、连翘、夏枯草"而制方，以紫石英、灵磁石、代赭石、蟹石、生牡蛎、生龙骨为主，加白蒺藜、夏枯草、枣仁、茯神等治之，其效颇著；治本亦宗王泰林先生之义，即"补母（法）（当益肾水，乃虚则补母之法，如六味丸、

大补阴丸之类）""补肝（法）（如制首乌、菟丝子、枸杞子、枣仁、萸肉、脂麻、沙苑、蒺藜）"而制方，以血肉有情之品阿胶、鹿角胶、龟板胶和地黄、麦冬、石斛、白薇为主治之，终获显效。至若茯神、远志之用以宁心安神，西洋参之用小量，以气阴两补，阳生阴长，玫瑰、朴花、橘红络等之用无非调肝之气，且轻轻用之，即施师所谓"静通"之治也。又石蟹，《本草纲目》载曰："石蟹生南海，云是寻常蟹尔，年月深久，水沫相着，因化成石。"气味咸寒，《开宝本草》曰："疗青盲目淫，肤翳丁翳，漆疮。"施师以之清肝、镇肝，确属新用。先生师古而不泥，勇于创新，诚不愧"医不执方，医必有方"之临床大家。

○ **病案3**

吴某，男，48岁。

头痛眩晕，颜面潮红，耳鸣心跳，两足易冷，有时麻木，大便秘结，血压165/100 mmHg，苔少质红，脉象弦而有力。

辨证： 肝火上炎，风阳内动。

治法： 镇肝息风，清热育阴。

处方： 紫石英15g，灵磁石24g，金狗脊18g（去毛），怀牛膝12g，双钩藤6g，首乌藤5g，白蒺藜15g，龙胆草2g（酒炒），酒川军5g，全瓜蒌18g（风化硝3g同捣），焦远志10g，桑寄生24g，白僵蚕5g（炒），盐地龙6g，条黄芩10g。5剂。

二诊： 大便已通，症状奏效。再进药方，加重药力。

处方： 怀牛膝15g，首乌藤15g，双钩藤10g，龙胆草3g（酒炒），宣木瓜6g，桑寄生24g，金狗脊18g（去毛），生白果10枚（连皮打），条黄芩10g，白蒺藜15g，盐地龙6g，白僵蚕5g（炒），酒川军5g，全瓜蒌18g（风化硝3g同捣），焦远志10g，西洋参5g，新青铅30g（捶扁），灵磁石30g，紫石英30g，西瓜仁60g（煮汤代水煎药）。10剂。

三诊： 药后收缩压由165mmHg降至140mmHg，头已不痛，惟有时眩晕，两脚已不麻木，大便通畅，精神亦佳。拟用常服方，每周服2剂，可望血压渐复如常。

处方： 紫石英30g，灵磁石30g，怀牛膝12g，龙胆草3g，条黄芩10g，嫩桑枝30g，酒地龙6g，白僵蚕5g，酒军炭5g，金狗脊18g，蝉蜕衣5g，焦远志 10g，西洋参 5g，朱茯神 10g，首乌藤 15g，双钩藤 10g，东白薇 6g，薤白头 10g。

[祝按] 石英、磁石、青铅重坠，降血压；胆草、条芩、西瓜子清热，降血压；川军、瓜蒌、风化硝、薤白通便，降血压；狗脊、寄生、桑枝、木瓜引血下行，治脚麻；蝉衣、地龙、僵蚕通耳窍，活络治耳鸣；首乌藤、蒺藜、白薇、钩藤、白果育阴平肝，治头痛头晕；远志、洋参、茯神强心安神。

[今按] 本案当属实性高血压者，施师施以镇肝、清肝、平肝之法为主，兼以釜底抽薪，育阴补肾治之。所用方药与《杂病证治新义》中天麻钩藤饮相类，可见英雄所见略同。

[施陆按] 析其案，实证（性），以重镇降压，清脑安神为主，虚证（性）则以和肝益肾，育阴息风为主。其重镇药有磁石、石英、贝齿、龙骨、牡蛎、石蟹，犹如《外台》风引汤。清热泻肝，如夏枯草、丹皮、山栀、黄芩、连翘、菊花、桑叶、龙胆草。和血通络，如茺蔚子、丹参、牛膝、赤芍。滋肾养肝，有生地、熟地、元参、白芍、萸肉、石斛、杜仲、续断、首乌、沙苑子、桑寄生。安神宁心，有远志、茯神、首乌藤、石菖蒲、五味子、西洋参、麦冬、酸枣仁。通大便，以瓜蒌、薤白、蚕沙、皂角子、桃仁、杏仁；利小便，用竹叶、灯芯草、通草、车前子。又用旋覆花、玫瑰花、厚朴花、佛手花和胃疏肝，白蒺藜、钩藤、天麻、僵蚕、地龙息风。较特殊的用药，有白果治头晕，豨莶草治手麻、手颤，蝉衣治耳鸣，用龟板、鹿角入任脉、督脉，贯通奇经而缓解头脑症状。

（三）中风

○ 病案 1

王某，男，50 岁。

平素喜饮酒，面赤，手凉，收缩压 180mmHg，倾间猝然跌倒，口眼㖞斜，神识不清。是为脑出血症。

辨证：风阳鸱张，窍闭神昏。

治法：急降血压，清脑安神。

处方：安宫牛黄丸一丸，用开水研饮。

二诊：昨日服安宫牛黄丸后，情形转佳，神识已清，语言不利，头痛而晕，喉中痰声漉漉，右半身动转不遂，大便不下已三日，拟降血压，安脑神，兼通大便法。

处方：龙胆草5g，条黄芩6g，首乌藤15g，白蒺藜15g，双钩藤10g，滁菊花10g，青连翘10g，桑叶6g，桑枝30g，酒川军5g，玄明粉6g，枳实炭5g，生铁落60g，紫石英60g，怀牛膝30g，西瓜子仁60g（后四味药煎汤代水煎药）。2剂。

三诊：药后收缩压降至160mmHg，大便已通，余症未见大效，再进前法，增加药力，以观如何。

处方：杭白芍12g（桂枝木1.5g同炒），白僵蚕5g（炒），酒地龙6g，首乌藤15g，白蒺藜15g，龙胆草3g，条黄芩10g，桑叶6g，桑枝30g，东白薇6g，明玳瑁10g，滁菊花10g，青连翘10g，双钩藤6g，生铁落30g，紫石英30g，怀牛膝30g，西瓜子仁60g（后四味药煎汤代水煎药）。2剂。

四诊：药后头部痛晕已见少效，右半身亦有疼痛感觉，是乃佳象。若仍不痛不麻，毫无知觉，恐成半身不遂症。

处方：杭白芍12g（桂枝木1.5g同炒），片姜黄5g，金狗脊15g，茺蔚子6g，炒蒲黄5g，首乌藤15g，白蒺藜15g，双钩藤6g，白僵蚕5g（炒），酒地龙6g，东白薇6g，龙胆草3g，条黄芩10g，黄菊花10g，青连翘10g，炙甘草3g，灵磁石30g，紫石英30g，怀牛膝24g，嫩桑枝30g，西瓜子仁60g（后五味药煎汤代水煎药）。3剂。

五诊：药后头部痛晕大效，收缩压降至145mmHg，语言仍不甚利，右半身仍又有疼痛感觉，口眼㖞斜已正。再进前方，药味不改，语云效不更方也。

六诊：又服3剂，共计6剂，诸症均效，头已不痛，唯晕，自觉语言时舌根较前灵活，右手渐能抬举，右腿尚不吃力，仍本前法，稍加更改。

处方：灵磁石24g，紫石英18g，嫩桑枝30g，怀牛膝24g，双钩藤6g，生白果10枚（打），明玳瑁10g，条黄芩10g，首乌藤15g，白蒺藜15g，金狗脊18g（去毛），宣木瓜6g，片姜黄5g，炒蒲黄5g，旋覆花5g（新绛5g同包），酒地龙6g，白僵蚕5g（炒）。4剂

七诊：药后头晕更减，右臂抬举渐高，持物尚觉无力，右腿试行数次仍不甚利。

处方：灵磁石24g，紫石英15g，金狗脊18g（去毛），桑寄生24g，宣木瓜6g，功劳叶10g，伸筋草6g，片姜黄5g，左秦艽5g，旋覆花6g（新绛

5g 同包），酒地龙 6g，白僵蚕 5g（炒），炒蒲黄 5g，龙胆草 2g，条黄芩 10g，怀牛膝 15g。4 剂

八诊：药后症象更佳，经人扶持已能下地行走，迟缓试步，右臂及手较先更觉灵活，言语不能为常人之自如，症状如斯，渐入良途。今拟善后方剂，俟后每隔一日即服一剂，或每星期内服二剂，至愈为度。

处方：紫石英 12g，灵磁石 18g，金狗脊 18g，功劳叶 10g，左秦艽 5g，杭白芍 12g（桂枝木 1.5g 同炒），宣木瓜 6g，伸筋草 6g，虎骨胶 6g，大熟地 10g（砂仁 5g 同捣），炒蒲黄 5g，片姜黄 5g，炒白僵蚕 5g，酒地龙 6g，炙甘草 1.5g，旋覆花 5g（新绛 5g 同包），怀牛膝 10g。

[**祝按**] 脑出血症多不易治，毛细血管出血或可治愈，但亦会出现行动失常。若大血管出血，则死亡率极高，即抢救成功亦常有后遗症。本案乃毛细血管破裂，经用安宫牛黄丸后，血管停止出血，继用降血压药，防止血管再破，然后施以通络活血剂，使其机能恢复。治疗层次井然，殊可为法。若初起即用小续命汤、大秦艽汤之动药，反致血管继续破裂，危险立至，不可不慎重也。

[**施陆按**] 本案经用安宫牛黄丸开窍醒神后，神识转清；继用降压安脑之法，并佐以通便泄热，血压始得渐降，腑气亦能通畅；继而再施以息风通络，平肝潜阳之剂，佐以清脑安神，活血舒筋，促使机体功能恢复。各诊用药中，以铁落、石英、磁石重镇降压，龙胆草、黄芩、菊花、连翘、桑叶、白薇清热泻肝，首乌藤、白蒺藜、钩藤、地龙、僵蚕、姜黄、狗脊、寄生、桑枝、牛膝、木瓜、伸筋草、功劳叶、秦艽舒筋通络，强壮筋骨，茺蔚子、生蒲黄、旋覆花、新绛、桂枝、白芍通利血管，又有玳瑁、白果二味为治疗高血压病与中风之头痛、头晕症状经验用药。

[**今按**] 脑出血一般是指非外伤性的脑实质内自发性出血，多发生在大脑半球，少数在脑干和小脑，是死亡率最高的疾病之一。最常见的病因是高血压并有动脉硬化者，少数是脑内小动脉畸形、动脉瘤、动脉炎、脑瘤、血液病等引起。本病属于中风（亦名卒中）病范畴，以突然昏倒，不省人事，半身不遂，口眼㖞斜为主要临床特征。其病机不外乎阴阳偏胜，气血逆乱，即标在风火相煽，痰浊壅滞，瘀血内阻，本虚或在于阴，或在于血，或在于气。依病位浅深，病情轻重，证候之寒热虚实，病势之顺逆，分为中经络、中脏腑、后遗症之论治。本病属于中脏腑者，为阳闭之证，故用辛凉开窍，清肝息风之安宫牛黄丸，

开窍醒神，以救其急。待窍开神清后而稳步施以镇肝、清肝、平肝、通络诸法治疗之。施师治疗急重症经验丰富，堪称出神入化，为后人树立了楷模。

○ 病案2

龙某，女，59岁，出诊。

平素患高血压病，一个月前突然中风不语，急送至医院抢救，口㖞，语言不清，右半身不遂，经治月余，诸症稍见好转。出院后，拟服中药治疗，现症为语言不利，心烦不眠，右半身不用，下肢有痛感，口干思饮，小便多而黄，大便干燥，血压170/100mmHg。舌苔白厚，中间带黑，脉寸关均弦，尺脉弱。

辨证：年近六旬，气血已亏，下虚阳亢，血压过高。《内经》云："邪之所凑，其气必虚。"内因为主，外因为由。突然中风，血络壅阻，以致口歪舌强，语言不利，半身不用。血行不畅，心脑失养；郁则生热，遂有心烦不眠，口干便结，舌苔中黑诸症。脉寸关弦而尺弱，是为上充血，下元虚之象。

治法：清热安神，通调血络。

处方：夏枯草10g、炒远志10g、朱茯神12g、枳实炭6g、青竹茹10g、川黄连4.5g、陈皮炭10g、怀牛膝10g、朱寸冬6g、炒香豉10g、生栀仁6g、酸枣仁12g、甘草梢3g。2剂。

二诊：药后大便通畅，是属腑气已通，血络行将通达之兆。他症尚未减轻，再拟引血下行，调节盈亏。

处方：首乌藤15g、生蒲黄10g、磁朱丸6g（秫米12g同布包）、怀牛膝10g、桑寄生15g、嫩桑枝15g、紫石英12g、紫贝齿12g、酸枣仁18g（生、炒各半）、朱茯神12g、干石斛12g、清半夏6g、茺蔚子10g、炒远志10g、合欢花10g、甘草梢3g。5剂。

三诊：药后睡眠较好，但仍不实，心烦口干，均见减轻，舌苔薄白，已无厚黑之象，拟用黄连阿胶鸡子黄汤化裁，并施以针灸治疗，以期速效。

处方：川黄连4.5g、朱寸冬10g、朱茯神10g、桑寄生18g、嫩桑枝18g、茺蔚子12g、怀牛膝12g、干石斛12g、夜交藤15g、合欢花10g、炒远志6g、生枣仁15g、生栀仁6g、杭白芍10g、炙甘草4.5g、双钩藤12g、陈阿胶10g（另烊兑服）、另生鸡子黄2枚（分二次调下）。5剂。

四诊：药后睡眠比前更好，口渴心烦均减轻，头尚晕，小便有时黄，原方再服3剂。

五诊：服药后睡眠已达七小时之多，头晕见好，精神转健，自觉右脚有血往下行之感，手微酸，右臂痛，再予丸方，仍配合针灸治疗。

处方：绵黄芪18g，野党参60g，地龙肉30g，净桃仁60g，川红花30g，祁蛇肉60g，川桂枝30g，全当归60g，明玳瑁30g，明天麻30g，酒川芎30g，杭白芍60g，白蒺藜60g，大生地60g，天冬30g，麦冬30g，干石斛60g，五味子30g，何首乌60g，真黄精60g，东白薇30g，金狗脊60g，云黄连30g，酸枣仁60g，磁朱丸30g，云茯神30g，怀牛膝60g，远志肉30g，夏枯草60g，条黄芩60g。

共研细末，蜜为丸，每丸重10g，每日早晚各1丸，本方可服半年，感冒发热时停服。

[**祝按**]本案素患高血压病，突然中风后，虽经抢救，生命已保，而半身不遂，口歪，语言不利，未能恢复。经服温胆汤加减，采取化痰通络之法，使其血络通畅，实虚调节，诸症逐次减轻；再进安神，清虚烦之法，得能安睡。精神逐渐恢复，使正气充沛，气血和协，血压恒常，症状当可指除。丸药用补阳还五汤加减，以补益气血，通调脉络，巩固疗效。患者服丸药半年，经随访知食眠均好，精神旺健，已能扶杖行动，语言清晰，谈笑如常。嘱再配前方以冀瘥可。综观各诊，辨证精细，用药恰当，通补各有先后，温清皆有比例，步骤分明，理法井然。

[**今按**]本案中风者，其急性之窍闭期，经医院抢救后，神清但留下口歪，语言不利，半身不遂等后遗症。施师据证情分缓急先后施治，以清心（肝）安神，引血下行为先，黄连温胆汤和栀子豉汤加牛膝、枣仁、枯草、远志、麦冬、朱砂主之；继用镇肝养心，养阴平肝，活血通络，媾通心肾法，以磁朱丸、半夏秫米汤、黄连阿胶汤等加紫石英、贝齿等之镇肝，加首乌藤、合欢花之养心，加石斛之养阴，加寄生、桑枝、蒲黄、茺蔚子之活血通络，加钩藤之平肝等；终用益气活血通络，养血育阴平肝之法，补阳还五汤、黄芪桂枝五物汤、天王补心丹、当归六黄汤、生脉散、三才汤、四物汤等众方化裁为丸剂，以久服缓图，俾其肝肾精血得补，气血充盈，脉络通畅，筋骨复健，风息而神安矣。本案为施师治中风后遗症之一例举，足见医学大师之功底。

四、消化系统疾病

施师曰：余临床六十余年，所诊胃肠病为数较多，此病之类型亦较多，可用之药物更多，有此三多，颇感胃肠病治之收效速，但根除亦甚难。缘药入于口，即达胃肠，药力直接行于病所，因而奏效较速。然胃肠虽已生病变，仍需日进饮食，胃肠运动不得少休，且周围环境、日常生活、人之情绪都能影响胃肠，故除根甚难。久患胃肠病者，时愈时犯，时轻时重，职是故也。所以治疗胃肠病不能全赖药物，应有适当之体力活动，如太极拳、练气功，使之气血流畅。再如注意生活规律，饮食有节，减少精神紧张，也十分重要。虽病已久，调养适当亦能痊愈，我辈医者，若辨证不精，用药不当非但难收显效，且易发生不良之反应。因此治疗胃肠病要有技巧，若病重药轻，病轻药重，病浅治深，病深治浅，虽方药无误，仍难奏效，必须恰如其分，始能药到病除。

中医之论肠胃病，常及于脾，此与现代医学所讲之脾的功用不同，不应等同视之。中医之论脾，包含胃肠之机能。在医籍文献中如《素问·灵兰秘典论》曰："脾胃者，仓廪之官，五味出焉。大肠者，传导之官，变化出焉。"《素问·经脉别论》内更详述其义："饮入于胃，游溢精气，上输于脾。脾气散精，上归于肺，通调水道，下输膀胱。水津四布，五经并行。"对于水谷入胃，赖脾之运化使精气四布，上下通达，详述无遗。巢氏《诸病源候论》内，于五脏六腑病候外，更立脾胃病候一门，其重视可知。脾胃病候云："脾者脏也，胃者腑也，脾胃二气相为表里，胃受谷而脾磨之，二气平调，则谷化而能食。若虚实不等，水谷不消，故令腹内虚胀或泄，不能饮食。所以谓之脾胃气不和不能食也。"又东垣《脾胃论》云："饮食不节则胃病，胃病则气短，精神少而生大热，有时而显火上行独燎其面。"胃既病，则脾无所禀受，胃属阳腑，脾为至阴，故亦从而病。形体劳役则脾病，病脾则怠惰嗜卧，四肢不收，大便泄泻。脾既病，则其胃不能独行津液，故亦从而病。故胃肠与脾息息相通，不可分离。历代医家所著文献，凡治疗胃肠病，每多兼及于脾，迨至东垣著《脾胃论》行世，引经据典，阐明益彰，并列举"病从脾胃生"四项，以资佐证，学者多宗其说。故治胃肠病，求其主因与脾有关者，必须兼顾并施，方能提高疗效。

胃肠病之类型虽多，亦不外乎八纲辨证。临床所见，脾胃虚证、寒证较多，实证、热证较少。但初病者易见实热，久病者常见虚寒。素患胃肠病者，喜温畏凉，常以温暖之物，熨附中脘，则感舒适，即其证明。

余治疗胃肠病多年，体察其发病规律，曾拟出治疗十法，即温、清、补、消、通、泻、涩、降、和、生。临证施用，数法并合，颇感得心应手，运用灵活。兹分述如下：

寒宜温：辛开温散，故此类药物多为辛温之品，良附丸、姜附汤、理中汤类，均属习用。另荜茇、吴萸、刀豆子、附子、肉桂、蜀椒、荜澄茄、草豆蔻、天生磺等药均适于温散寒凝。

热宜清：胃中实热，必以寒折，三黄石膏汤、龙胆泻肝汤可用，如栀子、知母、龙胆草、竹茹均为常用。

虚宜补：健补脾胃，常用四君子汤化裁诸方，药物如党参、黄芪、山药、莲肉、芡实、薏米、扁豆均有健脾胃之效。

实宜消：食积不消，必须予以帮助消化之药，保和丸为常用之方，药物如枳实、枳壳、槟榔、神曲、采云曲、霞天曲、沉香曲、内金、厚朴、陈皮、山楂、炒谷芽、炒麦芽等。

痛宜通："通则不痛"。"通"有通气、通血之别。气分药如木香、茄南香、檀香、藿香、沉香、乌药、青皮、陈皮、厚朴、砂仁、豆蔻等，用方如正气天香散、消导宽中汤、沉香升降散等；血分药如元胡、丹参、五灵脂、降真香、乳香、没药、血竭、桃仁、红花、三七、蒲黄、郁金、三棱、莪术、香附等，常用方如手拈散、九气拈痛散等。

腑实宜泻：可用诸承气汤类或番泻叶等，但体虚大便结燥者，宜用润下之药，如郁李仁、火麻仁、溏瓜蒌、杏仁泥、薤白、肉苁蓉、晚蚕沙、皂角子等。

肠滑宜涩：常用药如赤石脂、禹余粮、石莲子、诃子肉、苍术炭、血余炭、罂粟壳、海参、龙涎香、五倍子、椿根皮、金樱子、白头翁、秦皮等。

呕逆宜降：胃以下行为顺，呕吐呃逆，宜用丁香柿蒂汤、橘皮竹茹汤、旋覆代赭汤等。芳香化浊诸药，亦可止呕逆，如紫苏、代代花、佛手花、藿香、扁豆花、佩兰叶等。

嘈杂宜和：吴萸与黄连，干姜与黄芩，黄芩与半夏，均以寒温并用，胃和则嘈杂即除。

津枯宜生：脾胃弱，津液枯，食欲毫无，宜养其阴以生津，如西洋参、石斛、生谷芽、生内金、荷叶、绿萼梅，叶天士用乌梅肉伍木瓜养胃阴，临床用之甚效。

此外尚有吐法，已不常用。

胃酸过多，则用瓦楞子、海螵蛸。休息痢常用白头翁、鸦胆子、苦参之类。

升阳益胃用柴胡、升麻等，均分述于各种胃肠病之医案中。

（一）口腔溃疡

○ **病案 1**

赵某，男，19 岁。

口腔黏膜浅溃疡数处，疼痛，流涎，大便已三日未下，为卡他性口内炎症。

辨证：饮食失节，胃肠实热燥结，蕴热上扰，则口舌生疮，大便秘结也。

治法：疏风清热，通腑泻火。

处方：蒲公英 10g，大力子 6g，甘中黄 5g，马勃 5g（硼砂 1.5g、青黛 3g 同布包），金银花 10g，青连翘 10g，酒条芩 6g，山栀 5g，川锦纹 5g，全瓜蒌 18g（元明粉 5g 同捣），薄荷梗 5g，元参 12g，苦桔梗 5g，浙贝母 6g。

[祝按] 卡他性口内炎，俗谓之"口疮"，为口腔黏膜潮红、肿胀、灼热。如发生"表在性溃疡"时，口腔疼痛，口臭，口干或流涎。中医云为胃热所致，通常用清热消炎法，即能痊愈。本方之治乃凉膈散之加味，以泻火、清热、消炎。嘱其连服四剂，外用绿袍散敷患处，痛止、热解，即为痊愈。

[今按] 口疮，是指口腔内黏膜出现黄白色溃烂病灶为主的病症，又名"口疳"，现代医学属于口腔黏膜病，谓之溃疡性口腔炎，本案即属之。中医多以虚实辨证。实证，可由过食辛辣厚味等致心脾积热，复感风、火、燥邪，热盛化火，循经上灼口舌而病疮疡；或由口腔不洁，或被损伤等致毒邪侵袭而病发口舌溃烂。虚证多是由诸因导致真阴受损，心肾失交，虚火上炎而致口舌生疮。本案属实证，施师以《局方》凉膈散加味主之，即以薄荷、大力子、马勃、桔梗疏散上焦风热，银花、连翘、蒲公英、山栀、黄芩清泄热毒，瓜蒌、芒硝、

大黄、贝母散结通腑，釜底抽薪，俾胃肠实热燥结由大便而去。从而上清下泄，分消逐邪，而病愈矣。

○ **病案 2**

胡某，男，20 多岁。

口腔内满布白色斑点，疼痛不能饮食，是为口糜症。

辨证：饮食不节，嗜食炙煿厚味，致心脾壅热，湿热内蕴，循经上蒸于口，而病发口疮。

治法：清热解毒，利湿除腐。

处方：洋芦荟 5g，生石膏 15g，原寸冬 6g，金果榄 10g，甘中黄 6g，当归尾 6g，山栀皮 6g，川黄连 5g，盐黄柏 5g，条黄芩 5g，川军炭 5g，肥知母 6g，佩兰叶 10g，天花粉 10g，盐元参 12g，山豆根 5g。

外用锡类散敷患处。

[祝按] 此案口疮，与现代阿弗他口炎相似。生于口腔内颊、唇、舌、上腭黏膜有豆大小之黄白色溃疡斑点，周围有红晕，灼热痒痛，说话、进食颇为困难。施师据证施以当归龙荟汤及白虎汤加减，清热解毒，消炎疗疮，并加寸冬、花粉、元参养阴，橄榄、佩兰和胃，山豆根消炎止痛。

[今按] 本案口疮与前案较之，虽皆属中医口疳实证，但前者较轻，后者较重，虽云"口糜"，但未真成"口糜"也。口糜是指口腔黏膜溃烂如糜粥样，有特殊异味，且好发于婴儿，有雪口，鹅口疮，白口疮之别称，与现代医学所说的真菌感染性口腔炎相类。施师以丹溪当归龙荟丸合仲景白虎汤二方加减主之，即以龙荟、大黄通腑泻热，而釜底抽薪；以芩、连、柏、栀、豆根苦寒直折心胃之火；以石膏、知母、花粉、元参、寸冬、甘中黄甘寒清胃热，养阴液；果榄、豆根清热利咽喉；用佩兰芳香化浊，和护胃气，是以本方祛邪而不伤正也。

○ **病案 3**

范某，女，48 岁，病历号 1952.1.96。

齿龈肿胀，口舌均有浅溃疡，疼痛流涎，咀嚼不便，妨碍饮食，喉间阻闷不畅，头晕，大便干结、小便黄，睡眠不安，病已逾月。舌尖红，有黄苔，脉弦数。

辨证：口属脾胃，舌属于心，齿龈肿胀，口舌生疮，是为脾胃积热，心火上炎之症。

治法：拟用清泻法。

处方：绿升麻 3g，北细辛 3g，酒黄连 3g，山栀衣 6g，大生地 10g，酒黄芩 10g，大力子 6g，酒军炭 6g，青连翘 10g，苦桔梗 5g，炒枳壳 5g，金银花 15g，川黄柏 10g，炙甘草 3g。

另：生蒲黄粉 30g，涂擦患处，每日四五次。

二诊：服药 2 剂，齿龈肿、舌溃疡大有减轻。仍按原法立方。前方去黄柏，枳壳易为枳实 6g，加蒲公英 15g。蒲黄粉末用完仍继续涂擦患处。

三诊：服药 2 剂，诸证均愈，大便已畅，食眠才佳，恐其再发，特再就诊。嘱其效不更方，照前方再服 2 剂，隔日一剂。

[祝按] 本方以清胃泻火汤、甘桔汤加减为主，佐以蒲黄、黄柏、细辛、公英、枳壳、川军清热解毒，行气通便。口腔溃疡一病，虽非重症，然因妨碍饮食，痛苦颇甚。施师治疗此症，常以凉膈散、清胃散、清胃泻火汤、甘桔汤加减为主，并常用生蒲黄粉涂擦患处，或用柿霜饼噙化，每收速愈之效。《千金方》载重舌生疮，蒲黄末敷之，不过三上瘥。《本草纲目》载柿霜：柿霜清上焦心肺热、生津、止渴、化痰宁嗽、治咽喉、口舌疮痛。

○ 病案 4

王某，女，10 岁。

齿龈肿胀出血，溃疡有脓，牙疳症也。

辨证：饮食失节，胃腑蕴热，或风热侵扰，引动胃火循经上冲，而致牙龈肿痛，腐肉成脓也。

治法：清胃泻火，解毒排脓。

处方：龙胆草 2g，条黄芩 5g，炒蒲黄 5g，黄柏 5g，怀牛膝 6g，川黄连 3g，山栀衣 5g，马勃 5g（硼砂 1.5 同包），苦桔梗 4g，忍冬花 10g，白薏仁 6g，佩兰 10g，甘中黄 5g，大生地 10g（细辛 0.5g 同捣），粉丹皮 6g，当归尾 5g，炒赤芍 6g，川楝子 6g。

[祝按] 本案俗谓"牙疳"，属溃疡性口内炎范畴，下颚齿部黏膜肿胀潮红，易于出血，渐次蔓延于全齿以及口腔，溃疡出脓，牙齿动摇，甚则脱落。

施师以黄连解毒汤及清胃散加减施治，所加胆草、赤芍、川楝子清热，蒲黄、细辛止痛，硼砂、马勃解毒消炎，牛膝引热下行，忍冬、薏仁、桔梗排脓，佩兰芳香化浊，以达清热解毒，消炎排脓之效。

（二）食道炎

○ **病案**

崔某，男。

平素不善饮酒，昨日赴筵，经友勉强劝饮，服麦酒过猛，食道辣痛，热汤及面饭诸食物，均不敢下咽。

辨证：酒水辛辣刺激，灼伤食管，热灼而痛肿也。

治法：消炎止痛，凉血解毒。

处方：旋覆花 5g（代赭石 12g 同包），蒲公英 10g，大力子 6g，丹参 12g，干薤白 6g，苦桔梗 5g，枳椇子 6g，葛花 6g，酒条芩 6g，炙甘草 3g，茜草根 6g，郁金 5g，壳砂仁 5g，赤芍 6g，白芍 6g。

[祝按] 本案之治连服 4 剂，渐即痊愈。施师用旋覆花、代赭石、蒲公英、大力子、茜草根、苦桔梗、赤芍、白芍、酒条芩、炙甘草、丹参消炎止痛，郁金、薤白、砂仁通络道，和肠胃，枳椇子、干葛花解酒毒。

[今按] 此系急性食道炎者，因辛辣食物刺激，灼伤食道所致。施师择仲景黄芩汤、桔梗汤加味主之，即以蒲公英、牛子、黄芩清热解毒，丹参、赤芍、茜草、郁金凉血行血消肿，覆花、赭石降逆和胃，桔梗、甘草、白芍、薤白利咽止痛，砂壳、枳椇子、葛花和胃解酒毒。诸药相伍，而奏清热解毒，利咽止痛之效。

（三）食道狭窄

○ **病案 1**

孙某，男，30 余岁。

形容消瘦，脉小而迟，咽下困难，食后即吐。据云为强饮热汤，遂以致此。经医院以 X 光检查，确非食道癌，食道狭窄症也。

辨证：强饮热汤，灼伤食道，令气津两伤，脉经受损，故咽下困难，日久食少化源不充，是以形体消瘦。

治法：降逆进食，活络润养。

处方：旋覆花 6g（代赭石 15g 同包），茜草根 6g，怀牛膝 10g，丹参 15g，白芝麻 30g（研），炒吴萸 0.5g，炒黄连 2g，花旗参 5g，桃仁 6g，杏仁 6g，生谷芽 10g，麦芽 10g，白扁豆 30g，干薤白 6g，法夏 10g。本方多服，至愈为度。

[祝按] 旋覆代赭汤为治本病之主方，丹参、茜草、桃仁、杏仁活血，牛膝降逆，芝麻润泽食道，扁豆、半夏、黄连止呕，谷芽、麦芽生胃气，花旗参养胃阴，薤白通气络。本病虽较食道癌稍有治法，但能痊愈者，亦只十之三四而已。本案似较其他治法合理，如代赭石有扩张食道之力，且能降逆止呕，白芝麻有润泽之功，而亦为食物之一种，又如扁豆、谷芽、麦芽均为食料，既可疗疾，又可补身体之不足。刘君服药 20 余剂，确已痊可，遂因引以为例也。

○ 病案 2

贾某，男，79 岁，病历号 1952.8.342。

平素嗜酒，数月以来，情怀抑郁，食减便燥，渐至进食，有时作噎，咽下困难。现只能进半流质食物，硬食已有二月不能进矣。胸际闷胀微痛，饭后尤甚，有时吐白黏沫，口干，不思饮，大便干燥，四五日一行，夜寐多梦，精神萎顿，体重减轻，经北大医院检查，谓为食道狭窄，未发现癌变。舌苔白而燥，脉沉涩。

辨证：平素嗜酒，加之情志拂逆，气郁积聚，致使阴阳不和，三焦闭塞，咽噎不利，拒格饮食，渐至津液干枯，口燥便难。

治法：顺气开郁，养阴润燥。

处方：薤白头 10g，桃仁 6g，代赭石 15g（旋覆花 6g 同布包），全瓜蒌 18g，杏仁 6g，清半夏 10g，炒枳实 6g，火麻仁 15g，油当归 12g，怀牛膝 10g，茜草根 10g，川郁金 10g，广陈皮 6g，天冬 6g，麦冬 6g。3 剂。

二诊：药后诸证如前，胸际略畅，大便仍燥。前方加晚蚕沙 10g，皂角子 10g，再服 5 剂。

三诊：药后自觉诸证有所减轻，能稍进馒头类食物，大便仍微干，二日一行，身倦少力。

处方：薤白头 10g，溏瓜蒌 25g，代赭石 12g（旋覆花 10g 同布包），晚蚕沙 10g（炒焦皂角子 10g 同布包），炒枳实 6g，茜草根 10g，怀牛膝 10g，桃仁 6g，杏仁 6g，郁李仁 6g，火麻仁 18g，野於术 10g，川郁金 10g，油当归 12g。

[祝按] 景岳云："噎膈一证必以忧愁思虑，积劳积郁，或酒色过度，损伤而成。盖忧思过度则气结，气结则施化不行；酒色过度则伤阴，阴伤则精血枯涸，气不行则噎膈病于上。" 何梦瑶氏云："酒客多噎膈，食热酒者尤多。以热伤津液，咽管干涩，食不得入也。" 中医无食道狭窄病名，综观脉证，是属噎膈之症。施师治疗此病常用调气润养之剂屡屡奏效，以旋覆代赭汤、瓜蒌薤白半夏汤加减为主，佐以桃杏仁、油当归滑润之药，二冬滋阴养津，郁金、枳实、茜草、陈皮等开郁顺气。

○ 病案 3

程某，男，65 岁，病历号 1951.10.482。

患胃病已二十余年，膨闷胀满，时常作痛，经治多年，时轻时重，迄未痊愈。近年来每服沉香化滞丸，病痛减轻，遂赖此药维持。近两个月虽服前药，不但症状不减，又增咽下困难，固体食物尤为困难，咽下旋即吐出，嗳气频频，口涎极多，每日只食流食少许，日渐消瘦，大便隔日一次。经医院检查为食道下端狭窄。患者吸烟，无饮酒嗜好。舌苔垢腻，脉象沉涩。

辨证：久患胃病，脾胃已伤，气机不顺，上逆而呕。消化力弱，积滞不散，胀满嗳气频频。

治法：降逆行气消积。

处方：干薤白 10g，莱菔子 6g，代赭石 15g（旋覆花 6g 同布包），全瓜蒌 20g，莱菔英 6g，怀牛膝 10g，丹参 12g（米炒），广皮炭 6g，砂仁 3g，紫厚朴 5g，桃仁 6g，蔻仁 3g，炒枳壳 5g，杏仁 6g，北沙参 3g，焦内金 10g，白芝麻 30g（生研）。4 剂。

二诊：药后胀痛、呕逆、嗳气均见好转，惟食欲不振，仍不能咽固体食物。

处方：前方去牛膝、内金、沙参，加丁香 2g，柿蒂 6g，茜草根 6g。2 剂。

三诊：药后呕逆已止，胀痛减轻，嗳气渐少。

处方：薤白头 10g，半夏曲 6g，代赭石 10g（旋覆花 6g 同布包），全瓜蒌

20g，建神曲 6g，火麻仁 15g，分心木 10g，杏仁泥 6g，莱菔子 6g，苦桔梗 5g，广皮炭 6g，莱菔英 6g，炒枳壳 5g，炙草梢 6g，白芝麻 30g（生研）。

四诊：服药 4 剂，除仍不能咽固体食物外，余证均大为减轻，食量亦增。

处方：前方中加娑罗子 10g 作常服方。

[祝按] 本病为食道狭窄症，据患者之子云："医院检查食道下端有萎缩现象，原因未可明。"施师则以降逆、理气、消积之法治之，症状逐渐消失。前后曾用旋覆代赭石汤、瓜蒌薤白散、丹参饮、济生瓜蒌实丸、半夏汤方化裁。白芝麻润燥除噎、通便，治呃逆嗳气等颇有实效。

（四）食道癌

○ **病案**

常某，男，38 岁，病历号 1954.1.9。

经北京协和医院检查，诊断为食道癌，已半年余。近来每日只能食流质，喉间堵闷，胃部胀满，泛酸嗳气，口中痰涎多，背痛，精神倦怠，医院拟手术治疗，患者不愿，故延中医治疗。舌苔厚腻，脉细软。

辨证：痰气交结，气血运行受阻，久则气血痰结，阻滞食道胸膈，遂成噎膈之证。

治法：化痰解郁，调理气血。

处方：桃仁 6g，杏仁 6g，大力子 6g，法半夏 6g，怀牛膝 10g，紫厚朴 5g，苦桔梗 5g，薤白头 10g，莱菔子 6g，代赭石 12g（旋覆花 6g 同布包），全瓜蒌 20g，莱菔英 6g，茜草根 10g，米丹参 15g，广皮炭 6g。8 剂。

二诊：服药后，噎减轻，泛酸、嗳气及背痛均稍好，已能食馒头及挂面等物，但食后不易消化。

处方：薤白头 10g，全瓜蒌 25g，桃仁 6g，杏仁 6g，紫油朴 5g，法半夏 6g，代赭石 12g（旋覆花 6g 同布包），茜草根 10g，丹参 15g（米炒），怀牛膝 6g，大力子 6g，山慈菇 10g，绿萼梅 6g。

三诊：月余患者由山西家乡带信云：第二次方又服 10 剂，现在每顿饭可吃一个馒头一碗面条，咽下慢，饮食在入胃时感到滞涩，不易消化，有时吐白沫，背仍常痛，精神觉比前强些。复信嘱其将二诊方加三倍量，研极细末分成二百小包，每日早、午、晚各服一包，白开水冲服。

[祝按] 食道癌目前尚无特殊疗法，如能早期诊断，手术治疗，或放疗、化疗亦有疗效，若晚期则常见转移，难于痊可。旋师对食道癌患者，每用茜草、牛膝、旋覆花、代赭石等药物，对咽下困难可得缓解，能得进食可暂维生命，治例不多，可供参考。

[今按] 食道癌，是我国常见的疾病之一，在消化道癌症中居首位，尤以北方居多。其发病原因尚不确切，以北方人善食腌菜、饮酒等有密切关系。一般认为早期发现，手术及时治疗为宜。中医认为本病属噎膈范畴，即吞咽受阻，或食入即吐。主要由饮食所伤，致燥热伤津，或痰阻津伤，致脾胃受损，食道梗而不顺；或情思失遂，郁怒伤肝，脾失健运，痰湿内停，气痰交阻而饮食吞咽不利；或寒温失宜，致脾胃受损，寒则气凝，令食不入，热则伤津耗血，不纳饮食；或房劳伤肾，伤阴精则阴虚不濡，而食难下咽，阴损及阳，命门火衰，运化无能，痰瘀互结而病噎膈。故本病有虚有实，初期多属实，气滞、痰阻、血瘀三者交结于食道，胃脘阻塞不通，久则化火伤阴，津血受损；病之后期多由实转虚，甚致出现气虚阳衰之危候。本案为痰瘀互结者，故施师拟瓜蒌薤白半夏汤加旋覆花、代赭石、桃杏仁、丹参、茜草、牛膝等以涤痰理气，活血化瘀，降逆和胃。虽未见愈，但已减轻病状，延缓寿命，亦不失良医之所为也。

（五）胃炎

○ **病案 1**

于某，女，42 岁。

食后则呕吐，此病已有年余，二三日或十数日辄发一次，一二日即愈，胸闷噫气，头痛，大便少，舌苔微黄。

辨证： 饮食失节，情志失遂，而致肝胃不和，气滞不舒，胃失和降，故恶心呕吐，头痛胸闷呃逆也。

治法： 理气和胃，降逆止呕。

处方： 野於术 5g（土炒），淡吴萸 3g（川连 1.5 同炒），原皮花旗参 5g，生姜渣 3g，旋覆花 6g（代赭石 10g 同包），清半夏 10g，藿、桔梗各 5g，广皮炭 10g，怀牛膝 10g，炒枳壳 5g，全瓜蒌 18g（打），干薤白 6g，鸡金炭 10g，晚蚕沙 10g（炒焦皂角子 10g 同包），炒白僵蚕 6g，白蒺藜 12g。2 剂。

二诊： 服药后头痛止，呕吐亦不似前日之剧烈，已不噫气，而虚恭甚多。

处方：前方去蒺藜、僵蚕、牛膝，再加白扁豆24g，另以伏龙肝60g煎汤代水煎药。

[祝按] 此症大多突然而发，胃脘微痛，恶心而至呕吐，头痛、颜面苍白，可再进数日或数月，又复再发。多由他因引发胃部神经痉挛所致。施师以蒺藜、僵蚕、洋参、吴萸、川连、姜渣镇静胃神经，止呕吐，兼治头痛；於术、半夏、藿梗、苦梗、旋覆、代赭、牛膝、广皮、内金、枳壳、蚕沙、皂角子、瓜蒌、薤白健胃止痛，使浊气下行。见效后，去蒺藜、僵蚕、牛膝，而加白扁豆、伏龙肝以益胃。

[今按] 本案之诊断，初发者多属胃痉挛者，屡发者往往为胃炎急性发作。多与饮食失节，情志失遂等有关。本案年过四旬，且屡发病，乃为胃炎急性发作者。据症情和施师方药分析，实为肝胃不和所致。故以旋覆代赭汤合左金丸、瓜蒌薤白半夏汤加枳壳、陈皮、藿梗、苦梗、白蒺藜等降逆和胃，理气疏肝为治则病痊。

○ **病案2**

钱某。

因天气热燥渴，服冷食过多，遂致胃痛，呕吐胸间胀闷，大便微溏。

辨证：天热饮凉，胃寒而痛。《内经》所谓："寒气客于胃肠，厥逆上出，故痛而吐也。"寒凝气滞则胸闷胀满，寒湿下注则便溏矣。

治法：散寒温中，和胃止痛。

处方：砂仁壳5g，豆蔻壳5g，建神曲、半夏曲各6g，香附米6g，苏梗5g，藿梗5g，姜厚朴5g，广皮炭10g，炒吴萸0.5g，炒黄连2g，竹茹6g（姜炒），佩兰叶10g，炒扁豆衣6g，扁豆花6g，焦内金10g，通草5g，炒枳壳5g，白檀香3g，酒丹参12g。

二诊：药后呕止、痛减，苔厚，胸闷，大便如常，食欲未振，积滞未消之征也。

处方：厚朴花5g，代代花5g，砂仁壳5g，豆蔻壳5g，六神曲、半夏曲各6g，炒枳壳5g，炒谷芽10g，炒麦芽10g，焦内金10g，广皮炭10g，炒山楂10g，焦槟榔10g，佩兰叶10g，白杏仁6g，野於术3g，炒莱菔子5g，炒莱菔英10g。

[祝按]凡饮食不慎，多易引起胃炎，如强食暴饮，食物过冷过热；或过用刺激食物，如酒类、酸类、碱类等；或发于急性传染病之后者，如流感、伤寒、丹毒等，胃部疼痛，胀满，呕吐，恶心，嗳气，嘈杂，食欲不振，舌苔污垢，口臭，口渴，头痛而晕，并不发热。香苏饮为治急性胃炎最效方，故本案以此汤为主，又入檀香、丹参、豆蔻壳、砂仁壳、厚朴、竹茹、黄连、半夏、佩兰和胃止痛；广皮炭、焦内金、建曲、枳壳消食理气，除胸间胀闷；扁豆衣、扁豆花能吸收肠液，而防止下痢；通草行水。二诊后以代代花、厚朴花、豆蔻壳、砂仁壳、佩兰芳香开胃；半夏曲、广皮炭、炒枳壳、焦内金、杏仁除胸闷；野於术增助胃消化；莱菔子、莱菔英通调腑气。所谓四消饮消食积最妙也。

[今按]急性胃炎，是指各种原因引起的胃黏膜急性炎症改变，即如物理因素之进食过冷、过热、过量以及粗糙食物，或化学因素如浓茶、烈酒、辛辣食物、某种强碱、强酸等，或微生物感染，如沙门菌、嗜盐杆菌、幽门螺旋杆菌等致胃黏膜急性炎症。症见突发上腹部不适、疼痛，甚则恶心、呕吐、纳差，或伴腹泻等。本案即属之，系"服冷食过多"所致，属于中医"胃脘痛"范畴，为寒邪犯胃，治宜温胃散寒，行气止痛。施师先以香苏散、左金丸、平胃散、丹参饮诸方加减主之，继之则以四消饮、大安丸加减主之。其中不乏施师治脾胃病之对药应用，如砂仁与蔻仁、厚朴花与代代花、内金与谷麦芽、吴萸与黄连、半夏曲与建神曲等。

○ **病案3**

杨某，女，18岁，病历号 1953.2.484。

昨日午饭后，突然恶心不适，旋即呕吐，胃脘疼痛胀满颇剧，嗳气，稍进饮食疼痛更甚，大便微溏，小便黄，身倦夜寐不安，月经正常。舌苔厚腻，脉沉弦。

辨证：饮食积滞，中焦气机升降失常。

治法：调气和中，消导化滞。

处方：香附米10g，姜竹茹6g，姜半夏10g，紫苏梗5g，吴茱萸1g，春砂仁3g，藿香梗5g，川黄连2.4g，白蔻仁3g，白檀香5g，酒丹参12g，鸡内金10g（焙），广皮炭6g，炒枳实5g，炙甘草3g。

[祝按]《灵枢·经脉》云："食则呕，胃脘病，腹胀善噫……心下急痛。"

《素问·脉解》云："所谓食则呕者，物盛满而上溢故也。"张洁古以三焦分别三因："上焦吐属于气；中焦吐属于积；下焦吐属于寒。"景岳云："呕吐一证，最当详辨虚实，实者有邪，去其邪则愈。虚者无邪，则全由胃气之虚也。"秦景明氏云："胸前满闷嗳气作痛：痛则呕吐，得食愈痛，按之亦痛，此食积呕吐之症也。"本方以左金丸、温胆汤、丹参饮加减为主方。藿香、蔻砂仁调气和中以止痛，姜夏、竹茹、炒黄连、枳实、内金和胃化滞以止呕。

二月后，患者陪同其母来诊病时云："前病服药两剂，诸证悉除。"本方可治急性胃炎呕吐者。

○ 病案 4

张某，男，38 岁，病历号 1952.2.305。

胸脘胁肋胀满窜痛已十余日，甚则掣及后背，食欲不振，嗳气，泛酸，有时欲呕，大便较干，易发烦躁，夜寐欠安，周身倦怠乏力。舌苔薄黄，脉沉涩微弦。

辨证：综观脉证，乃因血虚不能养肝，肝气横逆，胃失和降，气机郁滞所致。

治法：疏肝和胃。

处方：柴胡 5g，薤白 10g，丹参 25g，杭白芍 10g，瓜蒌 20g，砂仁 5g，炒枳壳 6g，酒川芎 5g，檀香 3g，醋香附 10g，广皮炭 6g，炙甘草 3g，半夏曲 6g，沉香曲 6g，旋覆花 6g（代赭石 12g 同布包）。

[祝按]《素问·玉机真脏论》云："春脉……其不及则令人胸痛引背，下则两胁胠满。"《金匮翼》云："肝郁胁痛者，悲哀恼怒，郁伤肝气。"肝胃不和一症多由七情郁结于中，以致清阳不升，浊阴不降，发而为病。方用柴胡疏肝散以疏肝理气，丹参饮以益血调气，瓜蒌薤白半夏汤通阴阳而和胃，加旋覆花、代赭石及沉香曲降逆止呕助消化。

半月后患者因感冒来诊，谓前治胁痛药服药 3 剂，诸症顿除，至今未再复发。

○ 病案 5

周某，男。

素患胃疾，食后胸间胀闷而痛，嘈杂嗳气，大便秘结，食欲不振，自觉口内常酸。是为慢性胃炎，消化不良症。舌苔腻，质红，脉滑。

辨证：饮食失节，脾胃受损，日久脾胃运化升降失权，气机不畅，湿热内生，肝木乘之，故而胸间胀闷而痛，大便秘结，嗳气反酸，纳呆食少也。

治法：健脾化浊，理气开胃，调畅气机。

处方：旋覆花 6g（代赭石 10g 同布包），桃仁 6g，杏仁 6g，紫丹参 10g，玫瑰花 5g，代代花 5g，姜厚朴 5g，晚蚕沙 10g（炒焦皂角子 10g 同布包），西红花 1.5g，全瓜蒌 18g（打），干薤白 10g，炒枳壳 5g，六神曲、半夏曲各 6g，香附米 6g，苏梗 5g，桔梗 5g，炒吴萸 0.6g，炒黄连 2.4g，佩兰叶 10g，焦内金 10g，炒谷芽 10g，炒麦芽 10g。3 剂。

二诊：药后痛胀均减，大便已通，虽为见效，但胃炎尚未全消，再进前法，促其速愈。

处方：旋覆花 6g（代赭石 10g 同布包），姜厚朴 5g，炒枳壳 5g，桃仁 6g，杏仁 6g，左金丸 5g（半夏曲 6g 同布包），苦桔梗 5g，焦内金 10g，丹参 10g，广皮炭 10g，代代花 5g，佛手花 5g，炒莱菔子 5g，炒莱菔英 10g，薤白 6g，佩兰叶 10g，香稻芽 15g，砂仁壳 5g，豆蔻壳 5g，炙甘草 1.5g，茜草根 6g。3 剂。

三诊：胃疼全止，食欲大振，胸间虽然有时胀闷，亦不如昔日之甚。拟用药粉方，根除此疾。

处方：干姜炭 15g，淡吴萸 15g，川雅连 15g，麦芽 60g，龙胆草 15g，花旗参 15g，节菖蒲 15g，於术 15g，西红花 10g，白蔻仁 12g，酒丹参 15g，炒广皮 15g，干薤白 15g，焦内金 15g，霞天曲 15g，厚朴 5g，焦槟榔 15g，酒川军 15g，枳实 15g，炙甘草 15g。

共研极细末，分为 300 小包，每日早、午、晚餐后五分钟内，各服 1 小包，菜汤、茶水送下均可。

[祝按] 慢性胃炎续发于他病之后者较多，特发者亦有之，如暴食强饮及口腔不洁等。自觉胃部膨满，有时疼痛，舌苔污垢，食欲缺乏，嘈杂，嗳气，大便忽溏忽结，口酸，口苦，头晕时痛。患者颜面表现贫血，精神倦怠，忧郁烦怒，呕吐症状颇为少见，惟酒客有之。本案施师先投以香苏饮、旋覆代赭汤、西红汤、瓜蒌薤白汤四方之合剂；并加蚕沙、皂角子、内金、谷芽、麦芽、代代花、玫瑰花、枳壳、黄连诸药，意在理气止痛，通便制酸，开胃进食。药后

痛胀减、大便通，又继之以旋覆花、代赭石、桃仁、杏仁、姜厚朴、紫丹参、干薤白、炙草、茜草根止痛消胀；苦桔梗、炒枳壳、左金丸、半夏曲、莱菔子、莱菔英、广皮炭、豆蔻壳、砂仁壳调胃肠，治嗳气；焦内金、香稻芽、佩兰叶、代代花、佛手花开胃口，助消化。药后胃痛止，饮食进，又以散剂巩固疗效，即用麦芽、於术、广皮、内金、霞天曲、焦槟榔、枳实助胃消化；干姜炭、西红花、白蔻仁、酒丹参、姜厚朴、炒萸连消炎制酸；菖蒲、胆草健胃；薤白、川军通便；花旗参养胃阴；炙甘草调和诸药。

[今按] 慢性胃炎是消化系统中常见病，可由各种原因导致胃黏膜的慢性炎症，除上述急性胃炎的物理、化学、感染之因素外，其由急性胃炎后，病变迁延不愈而转变成慢性胃炎者是多数。现代医学据其病理组织变化，主要分为2型，即浅表性胃炎及萎缩性胃炎。其临床主要症状为上腹部不适，疼痛，饱胀感，尤以餐后为显，同时可伴有反酸，嗳气，食欲不振，恶心，呕吐等，可有上腹部轻度压痛，以病日迁延，反复发作，无特殊症状为特点。该病属中医"痞证""胃脘痛""吞酸""嘈杂"等病范畴。一般认为其病因病机多为饮食失节，损伤脾胃；或情志郁结，肝气犯胃；或禀赋不足，脾胃虚弱所致。故临床辨证有虚实寒热之分，实可多见饮食停滞，肝气犯胃，瘀血阻络，湿热内蕴；虚可见脾胃虚寒，脾胃阴虚；寒可见寒邪犯胃等。本案据症而言，系为湿热内蕴，肝气犯胃者。故施师拟香苏散、瓜蒌薤白半夏汤、左金丸、旋覆代赭汤等方加减施治，待病情获愈又以平胃散、枳实导滞丸、小承气汤、左金丸、理中汤等方化裁，加西红花、丹参、龙胆草、菖蒲、薤白等理脾胃，化湿浊，通肠胃，补气阴，活血脉，以通中寓补，扶正祛邪而巩固疗效也。霞天曲，一为半夏曲之一种，一为用霞天曲加川贝制成之曲，有消痰饮，健脾胃之用。

○ 病案 6

王某，女，40余岁。

久患胃疾，食欲减退，胸间胀满，恶心时有呕吐，大便每四五日始下一次，胃弛缓症。

辨证：先哲尝云："久病多虚。"其系胃病迁延，脾胃虚弱，运化升降无力，浊阴不降，则大便数日一行；胃气上逆则恶心、呕吐、食欲减退也。

治法：健脾化浊，理气开胃。

处方：炒白扁豆 24g，野於术 5g，北沙参 10g（米炒），天花粉 10g，生内金 10g，生麦芽 10g，生谷芽 10g，厚朴花 5g，代代花 5g，佛手花 5g，玫瑰花 5g，广皮炭 10g，佩兰叶 10g，范志曲 6g，炒吴萸 0.6g，炒黄连 2.4g，奎白芍 10g（土炒），干姜炭 1g，川郁金 5g。3 剂。

　　二诊：药后胃消化力渐强，胀满亦消，颇思饮食，惟大便仍不通畅，再进强胃润肠法。

　　处方：野於术 5g，玫瑰花 5g，代代花 5g，奎白芍 10g（土炒），苦桔梗 5g，炒枳壳 5g，杏仁泥 6g，干薤白 10g，火麻仁 12g，油当归 10g，生内金 10g，生谷芽 10g，麦芽 10g，佩兰叶 10g，广皮炭 10g，晚蚕沙 10g（炒焦皂角子 10g 同包），霞天曲 6g。3 剂。

　　三诊：药后症状极佳，食欲大振，消化有力，拟进药粉常服，以收全功。

　　处方：野於术 30g，生麦芽 60g，高良姜 15g，刀豆子 15g，节菖蒲 15g，紫丹参 15g，淡吴萸 5g，川黄连 15g，广陈皮 15g，生内金 15g，白蔻仁 10g，壳砂仁 15g，薤白头 15g，炒枳实 15g，法半夏 15g，花旗参 15g，龙胆草 5g，川郁金 5g，厚朴花 15g，元明粉 15g，炙甘草 15g。

　　共研极细末，分为 300 小包，每日早、午、晚餐后五分钟内各服 1 小包，菜汤、茶水送下均可。

　　[祝按] 胃弛缓症，即消化无力也。病或发于胃溃疡、慢性胃炎之后，或其他脏器疾患而引起胃部肌肉紧张力衰弱。症状繁多，如胃部膨胀，食欲减退，嗳气，嘈杂，以手指按压胃部，则发拍水音，晨食之物，入暮仍未消化完毕，恶心，呕吐，有时亦有头痛头晕，大便多秘结等症。治疗以养胃为主体，饮食方面以富于滋养而易消化者为适合。本案之治，以於术为健胃最佳之药，沙参、花粉、奎芍为养胃之妙品，佐以扁豆、生内金、生谷芽、生麦芽之生发胃气，再以代代花、厚朴花、玫瑰花、佛手花、佩兰叶、川郁金之芳香开胃，又用干姜炭、广皮炭、范志曲、炒萸连消胀除满，增进胃之机能。药后病好转，而大便不畅，乃胃肠无力者，不可用下剂，故以火麻仁、油当归、晚蚕沙、皂角子、苦桔梗、炒枳壳、杏仁泥、干薤白调腑气，润大肠；於术、内金、谷芽、麦芽、奎白芍、霞天曲养胃；代代花、玫瑰花、佩兰叶、广皮炭增进食欲。后以散剂巩固疗效，即以於术、麦芽、内金养胃助消化，高良姜、刀豆子、节菖蒲、淡吴萸、法半夏、广陈皮、花旗参增进胃之机能，白蔻仁、壳砂仁、川郁金、

厚朴花芳香开胃，黄连、胆草苦味健胃药又佐以除郁热，枳实、薤白、元明粉通腑气，甘草和诸药。

[今按] 本案久患胃疾，其脾胃虚弱，气阴两伤，肝木乘之为病。故施师先取沙参麦冬汤、左金丸、痛泻要方化裁加疏肝理气，和胃消食之品主之。继以枳术丸、痛泻要方，麻仁丸化裁加其调气对药等施治，如桔梗与枳壳、杏仁与薤白、玫瑰花与代代花、皂角子与晚蚕沙、生谷麦芽之用，既补脾又运脾，调气而通便，俾脾胃升降复，肝胃和矣。终以散剂巩固疗效收工，取香砂六君汤、左金丸、枳术丸、调胃承气汤、丹参饮诸方化裁，以补益脾胃，调畅气机，升清降浊，标本兼治也。范志曲，即建神曲之别名。

○ 病案 7

陈某，男，30 余岁。

胸胀闷，吞酸，嗳气，嘈杂，便秘，每日至午则较甚，有时呕吐。舌苔黄腻，脉象滑。

辨证：饮食失节，脾胃受损，运化升降失权，胃气上逆，浊阴不降，故上为嗳气、吞酸，下为大便秘结也。

治法：降逆和胃，通腑化浊。

处方：旋覆花 6g（代赭石 12g 同包），野於术 5g（土炒），炒吴萸 1.5g，炒黄连 3g，藿梗 5g，苦桔梗 5g，炒建曲 6g，炒枳壳 5g，广皮炭 10g，丹参 12g，豆蔻壳 5g，砂仁壳 5g，鸡金炭 10g，全瓜蒌 18g（风化硝 5g 同捣），法半夏 10g，花旗参 5g，扁豆衣 10g，扁豆花 10g，厚朴花 5g，代代花 5g，薤白 10g，香稻芽 12g。3 剂。

二诊：药后胸中略舒，大便下，嘈杂亦佳。

处方：仍用前方去扁豆、藿梗，加佩兰 10g，郁金 5g。3 剂。

三诊：药后胸中畅快，呕止，饮食增多，欲服丸方，以便除根。

处方：每日早服加味保和丸 10g，夜服橘半枳术丸 6g，均用白开水送。

[祝按] 此病旧名嘈杂，其症状胃中压重，胀满，食思缺乏，腹内空空，似饿非饿，似辣非辣，似痛非痛，而胸膈懊憹莫可言状，屡屡饥饿，吞酸，嗳气，呕吐，便秘，此等症状午前较轻，午后较重。病人需注意食饵，不可暴食，避免不易消化之食物。本案施师以旋覆、代赭、丹参、厚朴花、代代花、苦梗、

枳壳、薤白、瓜蒌、风化硝开胸膈，调气机，兼能润便；广皮、内金、稻芽、建曲、砂仁壳、豆蔻壳助消化制吞酸；於术、洋参、法夏、萸连、藿梗、扁豆衣、扁豆花健胃止呃呕。二诊去扁豆、藿梗，易佩兰、郁金更利肝脾之治也。终以健脾开胃丸药以巩固疗效。

[今按] 一般而言，嘈杂一病，是胃病中一个难以名状之感觉，常与胃痛、吐酸，呃逆并见。主要是由饮食失节，痰热内扰；情志不和，肝郁伐胃；脾胃虚弱，及营血不足等原因所致。临床多见胃热、胃虚和血虚等证型。本案即属饮食失节，痰热内扰之胃热型者。故施师拟旋覆代赭汤、瓜蒌薤白半夏汤、左金丸、小陷胸汤、枳术丸等方加芳香化浊、理气开胃之品主之，如厚朴花与代代花、砂仁壳与豆蔻壳、扁豆衣与扁豆花、藿梗与桔梗，以及建曲、稻芽、内金等。意在降逆通腑，化浊和胃，以令脾胃运化升降自如也。

施今墨医学全集

○ **病案8**

孙某。

胃酸过剩症，吞酸，嘈杂，胃部疼痛，大便秘结。

辨证：饮食失节，脾胃受损，日久湿食蕴结化热，则嗳腐吞酸，胃脘作痛；浊阴不降，大便秘结也。

治法：降逆通便，和胃止痛。

处方：海浮石10g（瓦楞子15g同包），旋覆花6g（代赭石10g同包），紫丹参10g，全瓜蒌18g（风化硝5g同捣），晚蚕沙10g（炒焦皂角子10g同包），枳实炭5g，广皮炭10g，鸡金炭10g，六曲炭6g，薤白头6g，炒吴萸0.6g，炒黄连2.4g，龙胆草1.5g，桃仁6g，杏仁6g，香附炭6g，苦桔梗5g。3剂。

二诊：药后痛止，酸减，大便已通。

处方：遂将原方去代赭石、海浮石、全瓜蒌，加入川军炭、壳砂仁、焦槟榔，改配药粉常服。

[祝按] 吞酸、嘈杂为本病应有之现象，胃部压重、疼痛、闷胀及大便秘结诸症，亦颇习见。本案之治以烧黑诸药，其均可中和胃酸，如用枳实炭、广皮炭、鸡金炭、六曲炭、香附炭；苦味药亦能制酸，遂用龙胆草、苦桔梗、炒萸连，更用瓦楞子、海浮石增助药力；旋覆花、代赭石、桃杏仁、紫丹参止胃痛；

瓜蒌、薤白、晚蚕沙润肠；风化硝、皂角子能通便制酸。药后便通、痛止、酸减，故去降通之品，改用开胃之川军炭、壳砂仁、焦槟榔成散剂，以巩固疗效。

[今按] 本案吞酸症因食湿蕴结化热，至脾胃运化升降失权，属实热之证。故施师择瓜蒌薤白汤、左金丸、五仁丸等方化裁，意在以瓜蒌配风化硝、晚蚕沙配皂角子、桃仁与杏仁、枳实与薤白理气通腑，涤痰化积；瓦楞子配海浮石、吴萸配黄连、旋覆花配代赭石，加龙胆草、陈皮、香附，降胃气，清肝热，制胃酸；神曲、内金消食开胃；丹参活血通络而止痛。方中诸炒炭用者，一可制酸，二可开胃，三有通涩相伍，防泻下通便之勿过也。是以诸药相合，而达通便泻热，制酸止痛，开胃进食之效。

○ 病案9

萨某，男，60岁。

胸闷作呃，大便微干，余均如常。

辨证：饮食失节，脾胃受损，运化升降失职，胃失和降，气上逆则胸闷呃逆，浊阴不降则便干矣。

治法：降逆和胃，调畅气机。

处方：晚蚕沙10g（炒焦皂角子10g同包），清半夏10g，黑芝麻10g，白芝麻10g，杏仁6g，炒荷叶6g，苦桔梗5g，炒枳壳5g，丁香3g，荷叶蒂7枚，干薤白6g，旋覆花5g（代赭石10g同包），柿蒂7枚，全瓜蒌18g（打），佩兰叶10g，代代花5g，厚朴花5g，广皮炭10g。3剂。

二诊：服前方稍佳，胸似不胀，大便亦多，惟仍作呃不止。

处方：赤芍6g，白芍6g（银柴胡5g同炒），晚蚕沙10g（炒焦皂角子10g同包），西洋参5g，白杏仁6g，清半夏10g，广皮炭10g，炒枳壳5g，苦桔梗5g，干薤白6g，焦内金10g，荷叶蒂7枚，南沙参6g，北沙参6g，黑芝麻15g，白芝麻15g，干苇根1尺，干柿蒂7枚。4剂。

三诊：服药后病似愈，恐再复发，故又来复诊。

处方：前方去芍药、柴胡，加瓜蒌15g，佩兰10g。

[今按] 呃逆，俗称"打嗝"，古谓之"哕"，是指气道上逆，出于喉间，呃逆连声，不能自止之病症。中医认为其可因时邪外感，饮食失节，情志失遂，病后虚羸，如损伤胃阴，虚火上炎，或脾肾阳虚致胃气衰败等致胃气上逆而病

呃逆。故其有虚实寒热之病证，临床上往往呈现寒邪犯胃、胃火上逆、气滞痰阻、脾肾阳虚、胃阴不足等证型。本案则属气滞痰阻者，施师先以旋覆代赭汤、瓜蒌薤白半夏汤、丁香柿蒂汤化裁加其调气对药等，如桔梗与枳壳、杏仁与薤白、厚朴花与代代花，以及荷叶、黑白芝麻、佩兰、陈皮等施治。见效后，又稍示调整，加益气养阴之西洋参、南北沙参以扶正也。

○ **病案 10**

曲某，男，30 岁，病历号 1951.9.543。

二月以来，呃逆频频，胸脘满闷，不思纳食，大便不畅，睡眠不实。舌苔白，根部略厚，脉象沉弦。

辨证：胃虚气滞，出入升降失其中和。

治法：降逆和中顺气法。

处方：白芝麻 30g（生研），公丁香 3g，干柿蒂 7 枚，厚朴花 6g，炒枳壳 5g，代赭石 10g（旋覆花 6g 同布包），代代花 6g，广陈皮 5g，米党参 10g，清半夏 10g，云苓块 10g，炒荷叶 6g。3 剂。

二诊：药后呃逆大减，仍有时发作，胸脘微觉不舒，食欲增进但仍不如常，大便通畅。

处方：前方加谷、麦芽各 10g 以助胃气。

[**祝按**] 呃逆之证，临床所见以寒热错综者较多，故用药亦多寒热相兼。本案以丁香柿蒂汤和旋覆代赭汤加减，降逆顺气为主，佐白芝麻、枳壳、荷叶、厚朴花、代代花、谷麦芽润燥，利胸膈以和胃调气。芝麻有黑白之分，李时珍谓"取油以白者为胜，服食以黑者为良，胡地者尤妙。取其黑色入通于肾，而能润燥也"。施师治呃逆常用白芝麻合群药取效，时亦有独用白芝麻 30g 生研泅水代茶饮而治愈者。白芝麻润燥除噎，下通脾约便难，治呃逆嗳气颇有实效。《本草纲目》载《近效方》治呕呃不止。

○ **病案 11**

高某，女。

素患食欲不振，他医迭投消导剂，迄无少效且更不思食，胸闷嗳气，但喜食酸物以陈皮梅等，食后立觉胸膈安适，是乃胃酸缺少症也。

辨证：胃病日久，脾胃损伤，气津两伤，胃阴不足，消化无能，故食欲不振，纳后胸闷嗳气也。

治法：养阴生津，酸甘益胃。

处方：乌梅炭 5g，宣木瓜 6g，五味子 3g，炒山楂 10g，奎白芍 12g，野於术 3g，北沙参 10g，瓜蒌根 10g，佩兰叶 10g，玫瑰花 5g，代代花 5g，金石斛 12g 钱，川郁金 5g，花旗参 3g。

[祝按] 本病与胃酸过剩，恰为相反，一为酸多，一为酸少，是慢性胃炎中的一种病证，其胃酸分泌降低，故其消化力弱而厌食。本案施师用乌梅炭、宣木瓜、五味子、炒山楂、奎白芍之酸甘以增加胃酸；以於术、沙参、瓜蒌根、金石斛、花旗参养胃阴；佩兰叶、玫瑰花、代代花、川郁金芳香开胃。嘱其服十剂，每隔一日服一剂，病人服至第七剂时，食欲大振，极思饮食，且消化力亦强，曾来询问，是否继续服完十剂，施师告以可暂停止，恐其胃酸将又过剩也。

[今按] 现代医学认为慢性胃炎据其病理解剖部位及病因不同，而有慢性胃体胃炎和慢性胃窦胃炎之分，部分胃体胃炎者在短期内会明显出现胃酸降低，甚至无胃酸，与其胃黏膜腺体萎缩程度成正比。本病属中医脾胃阴虚致病范畴。故施师据证以酸甘化阴法为治，自拟一方，既能养阴生津，又能生酸消食。此方疗效颇著，足资参考。

○ **病案 12**

秦某，男，45 岁，病历号 1951.7.554。

经商十数年，往来南北，饮食起居无有定时，食欲渐减，遂至不知饥饿，虽有佳肴，亦不欲食，懒言、倦怠、精神大不如前。舌苔薄白，脉缓而细。

辨证：脾胃为后天之本，人受水谷之气以生，劳倦思虑，耗伤津液以致脾胃失调，运化功能紊乱，致使胃纳呆滞。

治法：调气机、养胃阴、生津液为治。

处方：北沙参 10g（米炒），金石斛 12g，谷芽 10g，麦芽 10g，鸡内金 10g，野於术 10g，绿萼梅 10g，乌梅肉 5g，炒荷叶 6g，宣木瓜 10g。8 剂。

二诊：药后能稍进饮食，自觉精神较好。前方续服。

[祝按] 本方以沙参、石斛、乌梅养胃阴以生津，谷麦芽、内金、萼梅、荷叶、於术、沙参生发胃气，木瓜健脾和胃以助胃气，乌梅伍木瓜采天士之法。

[今按] 案 11、12 两者悉为脾胃阴虚致病，施师宗叶天士先生所创养胃阴之治法，在其益胃汤之义基础上又颇有创意，酸甘化阴用药配伍，且调畅脾胃升降气机及疏肝和胃，诚发前人所未发也。

（六）消化性胃溃疡

○ **病案 1**

夏某，女。

胃痛呕吐，黏涎内虽未有血，但大便色黑内有潜血，胸满嗳气，善饥而不敢食，舌绛泽，而口渴，脉弦细数。

辨证：胃疾日久，脾胃虚弱，阴津不足，脉络瘀阻，血溢于经，故胃痛，便中带血，舌绛而口渴也。

治法：止痛止血，益气养阴。

处方：生地 10g，熟地 10g（酒炒透），干薤白 6g，蒲公英 10g，丹参 12g，制乳香 10g，没药 10g，炒银花 12g，白薏仁 12g，奎芍 12g（土炒透），苦桔梗 5g，旋覆花 6g（代赭石 12g 同包），川雅连 3g（吴萸水炒），桃仁 6g，杏仁 6g，甘草节 3g。3 剂。

二诊：药后痛稍减，呕稍止，大便所下均为黑紫色，是乃旧瘀排下之征。

处方：生地 10g，熟地 10g（酒炒透），血余炭 10g（左金丸 6g 同包），苦桔梗 5g，蒲公英 10g，紫丹参 12g，炒银花 12g，旋覆花 6g（代赭石 12g 同包），白杏仁 6g，白薏仁 12g，阿胶珠 10g，干薤白 6g，奎白芍 12g（土炒透），生龟板 12g，制乳香 10g，没药 10g，甘草节 3g，败酱草 10g，铁石斛 10g，金石斛 10g，真血竭 6g。4 剂。

三诊：药后胃痛大减，呕吐已止，症状殊为良好，拟用药粉方收功。

处方：紫河车一具（焙干），生地 30g，熟地 30g（酒炒松透），阿胶珠 30g，龟板胶 30g，紫丹参 30g，制乳香 15g，没药 15g，苦桔梗 15g，奎白芍 15g（土炒透），川黄连 15g（吴萸水炒），干薤白 15g，北沙参 15g，南花粉 15g，花旗参 15g，绿萼梅 12g，蚕茧炭 15g，珍珠粉 3g，真血竭 15g，野於术 15g，炒枳实 15g，瓦楞子 30g，风化硝 15g，炙甘草 15g。

共研细末，分为 300 小包，每日早、午、晚餐后五分钟内，各服 1 小包，菜汤、茶水送下均可。

[祝按] 此为胃溃疡而伴胃出血者，虽未呕血，但大便有潜血。施师用酒炒生熟地治胃溃疡，为近世之新发现，其功用为止血止呕，促患处结瘢。桃杏仁、蒲公英、制乳没、丹参、旋覆花、代赭石、草节消瘀疗疡止痛，银花、薏仁、桔梗、薤白消肿排脓防腐，川连、奎芍止痛养胃。继之又加龟板、败酱、血竭消肿化瘀结瘢，金铁石斛养胃阴而清热，阿胶养血止血。药后痛减呕止，又以散剂巩固疗效，即用紫河车、蚕茧炭所含纤维素，促使溃疡处愈合，亦为新近所发现。再加生熟地、野於术、阿胶珠、龟板胶增助其力；血竭、丹参、乳没、桔梗、川连去腐生新；奎芍、沙参、花粉、萼梅、花旗参养胃阴治舌绛；薤白、枳实、风化硝止痛通便；瓦楞子减除胃酸，珍珠粉富于钙质，可使患处结瘢；炙甘草和诸药。

[今按] 消化性溃疡为常见病、多发病，是由于胃酸与胃蛋白酶的消化作用形成的慢性溃疡而得名。以发生溃疡部位多在胃和十二指肠，故又称胃溃疡、十二指肠溃疡。根据其临床表现主症之差异，本病多属于中医"胃脘痛""痞证""呃逆""呕吐"等病证范畴。其病因病机之认识，与上述胃炎病相同，亦不外乎外因六淫所伤，饮食失节，内因情志失遂，禀赋不足，脏腑失和等致胃肠溃疡病发生。本案即属久病，胃阴不足，血络瘀阻而致胃痛、呕吐、便血者。施师据证先拟活络效灵丹、左金丸、芍药甘草汤加调气对药杏仁与薤白、旋覆花与代赭石，以及生熟地、蒲公英、银花、桃仁、薏苡仁、桔梗等以祛瘀止痛，消肿止血。药后见大便乃黑紫色，认为"旧瘀排下"，于是参宗曹仁伯先生之意，"痛后所瘀者，瘀则宜消，虚则宜补，消补兼施，庶几各得其所"。故将上方稍作调整，加入阿胶珠、生龟板、金铁石斛、血余炭、真血竭等消补兼施，从而仅服4剂，即痛减呕止，殊为良好。为巩固疗效，施师终用散剂，在上述基础上又加枳术丸、沙参、花粉、洋参、紫河车、蚕茧炭等气阴两补，扶正化瘀并施之。本案始终以生熟地（酒炒透）为用，以及蚕茧炭之用，施师别有新意和创举，足资参考。

○ 病案 2

齐某，男，42岁，病历号1955.9.1。

十三岁起即患胃酸过多之病，中间曾一度好转，约有十余年未犯，近几年来病势又渐发展，腰痛，胃痛，大便燥结，劳累过度大便检查即有潜血，曾经医院诊断为消化性溃疡。舌淡苔白，脉沉弦而细。

辨证：肾主二便。《素问·刺腰痛》云："大便难者，刺足少阴。"腰为肾之府，肾虚则腰痛。泛酸责在肝，肾为肝之母，标在胃肠而本在肾虚。

治法：因证用药，益肝肾为法。

处方：鹿角胶 6g（另烊化兑服），陈阿胶 10g（另烊化兑服），黑升麻 5g，山萸肉 12g，火麻仁 15g，黑芥穗 5g，川杜仲 10g，生地炭 15g，鸡血藤 15g，炒续断 10g，熟地炭 15g，杭白芍 18g，酒当归 10g，炒枳壳 6g，淡苁蓉 10g，炙甘草 10g。10 剂。

二诊：药后腰痛好转，大便正常，食欲渐增，服药后腹中鸣，其他无变化，仍依前方增加药力。

处方：川杜仲 10g，黑升麻 5g，生地炭 18g，川续断 10g，黑芥穗 5g，熟地炭 18g，二仙胶 15g（另烊化兑服），淡苁蓉 15g，山萸肉 12g，杭白芍 10g，当归身 10g，炙黄芪 18g，炒枳壳 6g，漂白术 6g，炙甘草 10g。10 剂。

三诊：药后诸恙均除，时届深秋，天气稍凉，只觉腹中时鸣，仍依前方增损药味为治，以期巩固疗效。

处方：故纸炭 10g，二仙胶 15g（另烊化兑服），甘枸杞 15g，川杜仲 10g，生地炭 18g，当归身 6g，炒续断 10g，熟地炭 18g，炒枳壳 6g，胡桃肉 30g，山萸肉 12g，炙黄芪 18g，炒建曲 10g，漂白术 6g，炙甘草 10g。10 剂。

四诊：药后已完全恢复正常，期内离京返闽，要求丸药常服，巩固疗效。

处方：按二诊处方将药量加五倍为蜜丸，每丸重 10g，早晚各一丸，白水送服。

[祝按] 历诊方药——青娥丸，治腰疼；二仙胶通督任；甘枸杞补冲督之精血；山萸肉，固阴补精。并化裁养血润肠丸以通便润燥，芪、术、炙草益气补中，此案本属消化性溃疡病，而施师立法用药着重于肾，诸症逐渐缓解。胃病治肾而愈，体现了中医辨证施治之特点。

[今按] 综观本案病机及前后诸方之治，诚如明·李中梓先生所论："精血之司在命门，水谷之事在脾胃，故命门得先天之气，脾得后天之气也，是以水谷之海，本赖先天之气。"故施师以杜仲丸、二仙胶、济川煎、青娥丸、六味地黄汤、枳术丸、芪归汤、三奇散诸方化裁主之，温补肾命脾胃，以补火生土为重点。体现了《内经》"肾者，胃之关也"之旨。

病案 3

何某，男，23 岁，病历号 1953.1.405。

胃痛已经年余，饥时较重，稍进饮食即可缓解，然食欲不振，有时欲吐，身倦，少力，月前曾见黑色便，近又复作胃痛，既往就诊于铁路医院，诊断为消化性溃疡。舌苔白垢，脉弦。

辨证：时届壮年而身倦少力，是为脾胃虚弱，不能运化饮食之精微营养身体之故。舌苔白垢，寒湿凝滞，脉弦主痛。

治法：化湿开郁，补中健脾。

处方：野党参 10g，野於术 10g，代赭石 15g（旋覆花同布包 6g），云苓块 10g，炙甘草 6g，杭白芍 12g，细丹参 18g（米炒），砂仁 3g，蔻仁 3g，北柴胡 5g，白檀香 5g。3 剂。

二诊：服药后，恶心已止，疼痛稍缓。

处方：仍用前法加川朴、乌药温中调气，内金开胃健脾，重用炙甘草，甘以缓之，止痛和中治之。6 剂。

三诊：药后痛已减，食欲仍不振，空腹尚隐痛，勉强多食即感泛酸，脘觉灼热，拟常服方。

处方：米党参 12g，野於术 10g，半夏曲 6g，米丹参 12g，焙内金 10g，沉香曲 6g，云苓块 12g，广皮炭 6g，川厚朴 5g，砂仁壳 5g，乌贼骨 6g，炙甘草 10g。

另：乌贼骨 6g，研极细，米纸包，分二次冲服。

[祝按]本案为脾胃虚弱，健运不力，以致营养不良。初诊以四君子汤为主方，后用参术健脾汤，以檀香、沉香取其降气、止痛、开胃，乌贼骨粉可以制酸，并促使溃疡面愈合。

[今按]本案溃疡病属脾胃虚弱，并伴血络瘀阻。故施师在取《局方》四君子汤合《证治准绳》参术健脾汤二方中加入《金鉴》丹参饮化裁治之。

病案 4

王某，男，40 岁，病历号 1954.1.22。

胃脘疼痛半年余，屡愈屡发，断续不止，痛甚时掣及腰部，进食后稍感舒适，二三小时后，痛又发作。食不甘味，大便燥结色黑，三四日一次，腹胀而有矢气。前曾在市立三院检查，诊断为消化性溃疡。舌苔黄垢，脉弦数。

辨证： 结郁中焦，腑气不行，逆而作痛。

治法： 润燥和胃，消导为治。

处方： 杭白芍 15g，火麻仁 15g，炒枳壳 6g，莱菔子 6g，香附米 10g，桃仁 10g，杏仁 10g，莱菔英 6g，细丹参 15g（米炒），川厚朴 5g，炙甘草 6g。6 剂。

二诊： 药后胃脘痛见轻，食欲渐增，大便仍结，一二日一行，带有黑色，舌苔仍垢。

处方： 杭白芍 12g，炙甘草 10g，炒白术 10g，炒枳壳 5g，云茯苓 10g，晚蚕沙 10g（炒皂角子 6g 同布包），川厚朴 5g，佩兰叶 10g，火麻仁 15g，米丹参 15g。8 剂。

三诊： 此间只痛一次，食欲转佳，大便已畅，日行一次，色黄，有时仍感脘腹胀闷不适，拟方常服。

处方： 野党参 10g，沉香曲 6g，砂仁 3g，野於术 10g，半夏曲 6g，蔻仁 3g，云茯苓 10g，广皮炭 6g，香附米 10g，川厚朴 5g，炒枳壳 5g，火麻仁 12g，炙甘草 6g。

[**祝按**] 本案属于胃气不降，腑气不行，中焦郁结，以致胃脘作痛。施师以甘酸和阴法治之，芍药甘草汤为主方，佐以化瘀润燥之桃仁、杏仁、丹参、火麻仁以通腑更新，并用莱菔子、厚朴、香附、枳壳行气止痛。常服以香砂六君子汤补养脾胃，以恢复消化功能。

[**今按**] 本案治溃疡病其病机当属本虚标实，既有阳明胃肠之积滞标实，又有脾胃气弱之本虚。故施师取《伤寒论》麻子仁丸化裁先治其标实，后则以香砂六君汤化裁治其本也。

○ **病案 5**

时某，男，52 岁，病历号 1953.2.461。

胃脘痛十余年之久时发时止，饮食失调或遇凉或饥饿则发作，得食稍缓。平素喜热饮，经市立三院检查，诊断为消化性溃疡病。

三日前，不慎于食，又复感寒，以致引发旧疾，脘痛不休，嗳气频频，泛酸，有时食后欲呕，嘈杂不适，热敷减轻，但不能止，影响睡眠，身倦少力，大便微溏。舌苔薄白，脉沉细。

辨证：胃阳久虚，寒滞阻于中宫，胃气不得和降。

治法：温中散寒，理气以治。

处方：干姜炭 5g，高良姜 5g，制附子 6g，砂仁 3g，蔻仁 3g，白檀香 5g，代赭石 12g（旋覆花 6g 同布包），姜厚朴 5g，刀豆子 12g，野於术 10g，米党参 10g，炙甘草 3g。5 剂。

二诊：药后一周未发疼痛，食量稍增，但有时仍觉胃脘不适，大便日一次，原方加力。

处方：制附片 10g，米党参 12g，云苓块 10g，干姜炭 5g，砂仁 3g，代赭石 12g（旋覆花 6g 同布包），高良姜 5g，蔻仁 3g，野於术 10g，广皮炭 6g，川厚朴 5g，炙甘草 5g。

另：丁香、檀香各 1.8g，研极细粉，分二次冲服。

[祝按] 本案由于饥饱不节，七情失偏，或劳役过度，致伤胃阳，其痛多在心下。中脘穴属胃，隐隐痛者，胃脘痛也。《灵枢·邪气脏腑病形》云："胃病者，腹䐜胀，胃脘当心而痛。"此一类型临床较为多见。施师常用虚者补之，寒者温之之义，疗效显著，方以附子理中汤、二姜丸加味温中散寒，旋覆代赭汤降逆止痛，并用砂仁、檀香、厚朴、丁香、刀豆等理气、开胃、止痛、散郁。

（七）胃下垂

○ **病案**

闫某，男，27 岁，病历号 1951.8.632。

数年以来，每于饭后即感脘腹痞满不适，有时微觉坠痛，嗳气，食欲不振，大便干结，睡眠欠佳，头晕，腰酸，身倦，四肢无力，精神萎顿，体重日渐下降，郑州某医院检查诊断为胃下垂。面色苍白，舌苔白，脉细缓。

辨证：胃主受纳，脾主运化，脾胃失其健运则胀满，嗳气，嘈杂，便结等症随之而起。元气因之不充，身倦，肢乏，消瘦等衰弱之象亦由之而现。

治法：补中益气为主。

处方：炙黄芪 15g，升麻 5g，建神曲 6g，炙甘草 3g，柴胡 5g，半夏曲 6g，米党参 10g，小於术 10g，油当归 12g，云苓块 10g，砂仁 5g，苦桔梗 5g，炒荷叶 6g，广陈皮 5g。5 剂。

二诊：服药后诸证均有减轻，食欲仍不振，自觉精神好转。

处方：前方内加焦内金10g。5剂。

三诊：药后食欲增进，诸症大减，即返河南，仍按原意改拟丸剂常服。

处方：每日早服香砂六君子丸9g，临卧服补中益气丸9g。连服30日，均用白开水送下。

[**祝按**] 胃下垂，综观脉证是属于虚，盖胃气虚则松弛，松弛则下垂。施师治疗此证，每用补中益气汤合香砂六君子汤加减取效。除药物治疗外，尚须饮食调摄，起居有节，生活规律，情绪乐观，并应适当活动，劳逸结合，俾能日趋康复。

[**今按**] 胃下垂，属于现代医学所说的胃动力不足，即胃平滑肌弛张收缩无力所致，临床每见腹胀、恶心、嗳气、胃痛、便秘或腹泻等症状，B超或胃肠钡餐检查，见胃位置呈下降，紧张力减退，胃呈马蹄形。中医认为，系脾胃病久，中气不足，气虚下陷所致。《素问·五常政大论》云："阴精所奉其人寿，阳精所降其人夭。"明·李中梓释之曰："此阴阳之至理，在人身中者亦然。血为阳，虽肝藏之，实肾精真水之属也。水者，先天之本也，水旺则阴精充而奉上，故可永年，则补肾宜亟也。气属阳，虽肺主之，实脾土饮食所化也。土者后天之本也，土衰则阳精精败而下陷，故当夭折。"是谓脾虚气陷，胃气无升举之力，故病胃下垂也。依据"治病必求于本"之则，施师取东垣先生补中益气汤为治，见效颇佳。

（八）泄泻（急性胃肠炎、肠功能紊乱、过敏性结肠炎）

○ **病案1**

沈某，男。

暑月赴筵，饮食过杂，返家后腹痛洞泻，一宿间十余次，小便极少，胸膈满闷，不思饮食，舌苔污腻，诊为急性肠炎症。

辨证：暑日饮食失节，肥甘厚味失节，以致脾胃受损，水湿混杂，清浊不分，而腹痛洞泻如注也。

治法：清暑利湿，化浊和胃。

处方：炒车前子10g（五谷虫10g同包），血余炭10g（益元散12g同包），姜厚朴5g，焦三仙18g，炒香附米6g，焦内金10g，晚蚕沙10g（左金丸

5g 同包），炒泽泻 10g，广陈皮炭 10g，焦薏仁 12g，大腹皮 10g，炒枳壳 5g，炙甘草梢 5g，白通草 5g。2 剂。

二诊：药后小便较多，大便已溏，每日二三次，腹痛止，胀闷未除，仍有积食故也。

处方：炒车前子 10g（五谷虫 10g 同包），血余炭 10g（左金丸 6g 同包），苍术炭 6g，焦薏仁 12g，姜炒厚朴 5g，香附米 6g，焦谷芽 10g，焦麦芽 10g，焦槟榔 10g，焦山楂炭 10g，焦六曲 6g，焦内金 10g，炒枳壳 5g，广陈皮炭 10g，云苓块 10g，白通草 5g。2 剂。

三诊：药后泻止，胀消，小便通畅，惟食欲不振，精神不佳，拟开胃口，强体力法。

处方：代代花 5g，厚朴花 5g，佩兰叶 10g，奎白芍 10g，焦远志 10g，花旗参 5g，香稻芽 15g，野於术 3g，云茯神 10g，生内金 10g，炒木瓜 6g，乌梅炭 5g，炙草梢 3g。

[**祝按**] 饮食不洁，多能引起肠炎及胃炎，如腐坏之食物、未熟之果品或化学之刺激性物之过敏以及传染性病菌，如伤寒菌、霍乱菌、大肠杆菌等，原因繁多，但症状一致，均有下痢，每日二三次，重者数十次，里急后重。排泄物如水样或粥样，混有多量黏液泡沫，腹部膨满，雷鸣，尿量减少。本病初起，切勿投以收敛剂，骤用敛剂，往往形成大患，后悔已迟。本病宜投轻下剂及防腐剂，使其已腐败者排出，未坏者防止再腐。本案先用车前子、益元散、焦薏仁、晚蚕沙、白通草、炒泽泻、炙草梢止痛消肿；调胃肠用姜厚朴、香附米、广皮炭、大腹皮、五谷虫；导滞消食用焦三仙、焦内金、炒枳壳；血余炭、左金丸以防腐。药后小便多则大便次数减少，非止泻也。继用车前子、苍术炭、焦薏仁、云苓块、白通草利湿利水；香附米、姜厚朴、炒谷芽、炒麦芽、焦槟榔、焦山楂、焦六曲、焦内金、炒枳壳、广皮炭除胀满，消食积；血余炭、左金丸防腐。药后泻止，胀消小便利则以代代花、厚朴花、佩兰叶、香稻芽开胃进食；奎白芍、野於术恢复胃之机能；花旗参、焦远志、云茯神益气养心助体力。

[**今按**] 暑月湿盛，饮食失节，肥甘厚味，湿困脾土。《内经》所谓："湿胜则濡泄。"本案即属之，暑月赴筵，而突然泄泻，现代医学而言为急性肠炎者也。中医辨证则为暑湿泄泻。故施师拟平胃散合六一散、左金丸化裁为治，意在清热解暑，健脾利湿，待药后病情好转，而以四君子汤加理气开胃之品以

巩固疗效。

○ **病案 2**

姚某，男，43 岁，病历号 1952.6.263。

时届仲夏，贪食冷物，昨晚露宿院中，夜间骤然腹痛如绞，遂即洞泻，由晨至午入厕七次之多，畏冷身热，全身乏力。舌苔白厚，脉象濡数。

辨证：仲夏湿盛，暑气熏蒸，过食生冷，复感夜寒，遂致洞泻。

治法：祛暑燥湿。

处方：苏梗 5g，苍术炭 6g，益元散 10g（炒车前子 10g 同布包），藿梗 5g，白术炭 6g，炒香豉 10g，桑叶 6g，紫厚朴 6g，陈皮炭 10g，炙甘草 3g，炒薏仁 15g，葱根 3 枚，嫩生姜 5 片。

[祝按] 夏日人多贪凉，昼则暑气蒸郁，夜则湿寒侵袭，以致暑气寒冷纠结，骤发腹痛洞泻，症势虽猛，治之尚易，解暑燥湿，内外兼治，藿香正气散化裁。患者只一诊 3 剂即愈。

[今按] 本案亦属急性肠炎者，系暑月贪凉饮冷，露宿受湿，而寒湿困脾，运化不及，清浊不分而致泄泻也。施师即以藿香正气散合葱豉汤、益元散化裁，清暑利湿，芳香醒脾，表里兼治也。是以 3 剂而愈。

○ **病案 3**

胡某，男。

患大便溏泻已二月，每日数次，未便之先，腹痛重坠。排便之后，则腹部立觉爽快。无何诸症又作，如厕频频，颇以为苦，食欲不振，精神倦怠。

辨证：饮食失节，脾胃受损，日久土虚湿聚，中阳不振，肝木乘之则肝脾失调，是以腹痛重坠，大便日数行也。

治法：温中健脾，柔肝止痛，调和胃肠。

处方：血余炭 10g（左金丸 5g 同包），奎白芍 12g（醋柴胡 5g 同炒），台乌药 5g，香附米 6g，苍术炭 6g，焦薏仁 12g，石莲肉 10g，建莲肉 10g，广皮炭 10g，车前子 10g（五谷虫 10g 同包），云苓块 10g，姜厚朴 5g，甘草梢 3g，白通草 3g。3 剂。

二诊：药后腹痛少止，泄泻未效，心跳气短，精神疲乏，前方药力不足之故也。

处方：制附片5g，干姜炭1.5g，野於术5g（土炒），野党参10g（米炒），石莲肉10g，建莲肉10g，炒吴萸3g，黄连3g，血余炭10g（布包），五味子3g（打），破故纸5g，肉豆蔻5g，炙甘草3g，奎白芍12g（醋柴胡5g同炒），台乌药5g，苍术炭6g，焦薏仁12g。3剂。

三诊：药后腹痛止，泻减少，精神亦振，再进前法，以得速效。

处方：血余炭10g（赤石脂10g同包），左金丸6g（禹余粮10g同包），制附片5g，淡干姜1.5g，野於术5g，野党参10g（米炒），五味子3g（打），破故纸5g，肉豆蔻5g，石莲肉10g，建莲肉10g，苍术炭6g，焦薏仁12g，台乌药5g，诃子肉6g（煨），炙甘草3g。

四诊：大便泻止，每日更衣一次，微溏，症状良好，改用丸药收功。

处方：每日早服香砂六君子丸10g，下午服四神丸6g，夜临卧服附子理中丸一丸，均用白开水送，共服十日。

[祝按] 此案慢性肠炎者，多由急性肠炎转来，或续发于胃病疾患。大便呈不规则状态，忽下痢忽秘结，下痢时日数次，便后犹觉未尽，排泄物与急性肠炎相类，腹痛胀满，时作雷鸣。本案腹泻日久，脾胃受损，胃肠不和，肝脾失调，脾阳不振矣。故施师先以奎白芍、柴胡、台乌药、香附米、五谷虫、广皮炭、姜厚朴温中止痛，调和胃肠；石莲肉、建莲肉、苍术炭、焦薏仁、车前子、苓块、白通草、甘草健脾利湿，涩肠止泻；血余炭、左金丸清热防腐且止泻。药力不足以温阳止泻，故二诊又化裁为附子理中汤合四神汤主之，是以药中病机，腹痛止，泻减少。继而又加赤石脂禹余粮汤及诃子肉，增强涩肠止泻之力也。从而病获显效，大便日一行，乃服丸药，肝脾并治而收功。

[今按] 中医学中之泄泻，是指大便次数增多，便质溏薄或完谷不化，甚至泻出如水样。古谓便溏薄为泄，大便若水为泻，今统言之泄泻。现代医学称之为腹泻，其以急性、慢性分之，且病因、病机颇为复杂，认为泄泻仅是一临床症状而已，兹不赘言。无论其急慢之分，病因多么复杂，但中医悉以虚、实、寒、热辨治。实证多由于湿热、寒湿、伤食所致，虚证则主要以脾胃虚弱、肝郁脾虚、肾阳虚为主。上述案1、案2暑湿为病，以实为主；案3而为脾胃虚弱，脾肾阳虚为主。

○ **病案 4**

唐某，男，44 岁，病历号 1952.7.76。

四月前曾患急性肠炎，日久不愈，又成慢性腹泻，多则日行十余次，少则四五次，屡治无效。目前，如厕频频，二便量少而不畅，左下腹隐痛，且有硬块，口渴而不思饮。舌苔垢腻，脉象濡滑。

辨证：急性肠炎，治之不及时，日久难愈，久泻脾弱，运化失职，消化力减，口渴而不思饮，湿重之故。

治法：健脾利湿，消积行气。

处方：苍术炭 6g，白术炭 6g，晚蚕沙 6g（血余炭 6g 同布包），海浮石 10g（醋煅瓦楞子 25g 同布包），焦薏仁 20g，香附米 6g，姜厚朴 5g，莱菔子 6g，云苓块 6g，车前草 10g，莱菔英 6g，滑石块 6g，旱莲草 10g，炒吴萸 5g，黄连 5g，广皮炭 6g，白通草 5g，炙草梢 3g，焦内金 10g。3 剂。

二诊：药后感觉非常舒适，遂又连服 6 剂。胀满减轻，大便每日三四次，腹痛已愈，食欲增进，但觉气短头晕。

处方：前方去内金、车前草、旱莲草、白通草，加党参 10g，苏梗 5g，桔梗 5g。

三诊：前方服 6 剂，大便稀软，有时可成条状，日一二次。晚间感觉腹胀，左下腹中硬块，触之较前柔软，亦不疼痛。

处方：苍术炭 6g，白术炭 6g，血余炭 6g（禹余粮 10g 同布包），海浮石 10g（醋煅瓦楞子 25g 同布包），米党参 10g，云苓块 12g，紫厚朴 5g，炒吴萸 5g，黄连 5g，诃子肉 6g，藿香梗 5g，苦桔梗 5g，炙草梢 3g。

[祝按] 本案为脾湿不运之慢性肠炎，先用平胃散加味，后用除湿汤，共服药二十余剂，慢性肠炎遂得痊愈。其左下腹硬块为炎性积滞，用鸡内金消导化积，瓦楞子、海浮石软坚去滞。

[今按] 此系由急性肠炎，转成慢性者，为脾虚湿困夹积为病。施师先投平胃散、三仁汤、左金丸加减主之，即以厚朴、苍术、白术、陈皮、薏仁、茯苓、滑石、通草、车前草等健脾除湿，既芳香化浊健脾除湿，又淡渗利尿除湿；用内金、莱菔子英、香附、炒黄连、煅瓦楞、晚蚕沙等消积化滞，和胃止痛；血余炭等诸药之炭用，既有止泻涩肠之效，并能保护肠黏膜之损伤；待湿邪减退，又加党参、桔梗、苏梗以扶正气。后则以王璆除湿汤合左金丸化裁（或称平胃散、

四君子汤合左金丸化裁）而收功。

○ 病案 5

刘某，男，41岁，病历号 1955.10.89。

便溏，近两年日行四五次，便前后腹部隐痛，当发病后四五个月，曾经协和医院检查为功能性肠蠕动过速，如厕频频，而大便不爽，颇以为苦。苔白薄，舌质淡，脉象濡弱，右关独甚。

辨证：《内经》云"湿胜则濡泻"，《难经》则云"泄凡有五"。但久泄则伤脾，右关濡弱，舌淡苔白即为脾虚湿寒之征。故《金匮要略》云："脾气衰则鹜溏。"

治法：温中健脾利湿，兼防滑脱为治。

处方：川附片10g，淡干姜5g，禹余粮10g（白石脂10g同布包），米党参10g，炙甘草6g，紫厚朴5g，云苓块12g，茅苍术10g，焦薏仁20g，怀山药30g（打碎炒）。8剂。

二诊：服药后腹痛见轻，而腹泻次数未减，便亦较前畅快，因服汤药不便，要求丸方常服。

处方：早服参苓白术丸10g，午服七宝妙灵丹半瓶，晚服附子理中丸1丸。

三诊：服丸药一月，溏泻次数减少，有时大便正常，腹痛消失，但时作胀。仍用丸药收功。

处方：早服香砂六君子丸10g，下午服七宝妙灵丹半瓶，晚服附子理中丸1丸、四神丸6g，交替服用。

[祝按]本案为久泄伤脾，偏于虚寒之症，故用参苓白术合附子理中治之。肾者胃之关，中阳不足，肾阳衰，加用四神丸以善其后。

○ 病案 6

于某，女，63岁，病历号 1954.2.130。

曾患急性胃肠炎，调理不当，病转慢性。现在大便泄泻，日行七八次，腰冷胃寒，腹痛里急，心悸气短，食后则停滞膜胀，两胁不舒，食欲不振，夜寐不安，时自汗出，小便短黄。舌淡苔白，六脉沉弱。

辨证：清阳不升，大便作泻，浊气在上，两胁膜胀，升降失常，脾胃不和，纳食虽少，犹停滞胃脘不消，胃不和则夜寐不安。腰为肾府，腰冷则属肾阳虚。阳虚卫气不固自汗出。湿郁小肠，腹痛里急，舌淡苔薄，六脉沉弱，均为虚寒之象。

治法：理中温阳为法。

处方：生龙骨 12g，苍术炭 6g，生牡蛎 12g，白术炭 6g，血余炭 6g（禹余粮 10g 同布包），白通草 5g，紫厚朴 5g，浮小麦 30g，川杜仲 10g，米党参 10g，五味子 5g，川续断 10g，炒远志 10g，干姜炭 5g，焦薏仁 20g，炙草梢 3g。2 剂。

二诊：药后大便转溏，次数已减，余症均轻，仍以前方加力。

处方：苍术炭 3g，云茯苓 10g，白术炭 3g，云茯神 10g，禹余粮 10g（血余炭 6g 同布包），生龙骨 12g，川续断 6g，淡干姜 5g，生牡蛎 12g，川杜仲 6g，紫厚朴 5g，五味子 3g，怀山药 25g，米党参 10g，川附片 6g，炙草梢 3g，荷梗 1 尺。4 剂。

三诊：药后见效，又因腹部受寒，便泻复作，仍遵前法加减。

处方：云茯苓 10g，车前子 10g，苍术炭 10g，云茯神 10g，车前草 10g，白术炭 10g，肉豆蔻 6g，米党参 10g，血余炭 6g（禹余粮 6g 同布包），破故纸 6g，炒远志 10g，五味子 3g，怀山药 25g，川附片 6g，干姜 5g，川厚朴 5g，吴萸 6g，草梢 3g。6 剂。

四诊：药后极效。每日溏便一二次，小便少色黄，余症均基本消失。

处方：车前草 12g，云茯苓 10g，血余炭 6g（晚蚕沙 6g 同布包），旱莲草 12g，云茯神 10g，厚朴花 6g，冬白术 6g，玫瑰花 6g，煨肉果 6g，吴萸 3g（黄连 3g 同炒），浮小麦 30g，炒薏仁 25g，五味子 3g，炒枳壳 5g，白通草 5g，破故纸 6g，炒远志 10g，炙草梢 3g。17 剂。

五诊：诸症悉除，拟改服丸药，常服巩固疗效。

处方：每日早服七宝妙灵丹 20 粒，晚服附子理中丸一丸。

[祝按] 年逾花甲，脾胃虚寒，心气不足，脾阳不振，形成慢性肠炎症。张三锡说："久泻无火，多因脾肾之虚寒也。"每诊均以健脾理中温肾阳，兼佐以渗利之品。"少火生气"，肾关乃固，脾胃温暖，热腐水谷，脾气以升，胃气得降，故诸证随药而解。

[今按] 本案为脾肾阳虚泄泻者，施师先以理中汤、杜仲丸、平胃散化裁，

加淡渗利湿之薏仁、通草，收敛止泻之生龙牡、血余炭、禹余粮和安神宁心之远志、浮小麦为用；后以附子理中丸、四神汤、平胃散、左金丸化裁施治；终以脾肾并治之丸药巩固疗效。《景岳全书·泄泻》云："治泻不利小便，非其治也。"综观本案前后各诊施治，皆未离此旨，通草、薏仁、茯苓、车前草等交替为用也。治本为主，兼顾其标，可谓得心应手。

○ **病案 7**

朱某，男，69 岁，病历号 1952.3.322。

病已年余，大便溏泻，每日少则一二次，多则五六次，近来食后觉胀，腹部喜热，别无其他症状。舌质淡，苔色白，六脉均沉软。

辨证：年届古稀，气血已衰，久患溏泻，脾胃均弱，腹部喜热，是属寒象。

治法：益气温中，和胃固肠。

处方：米党参 10g，干姜炭 5g，云苓块 10g，苍术炭 6g，白术炭 6g，血余炭 6g（禹余粮 10g 同布包），晚蚕沙 6g（左金丸 6g 同布包），紫厚朴 5g，怀山药 25g，御米壳 12g，焦远志 10g，炙甘草 3g。4 剂。

二诊：服药后大便一日一次，仍溏，胃部仍胀。

处方：前方去米壳，加壳砂仁 5g，陈皮炭 6g。4 剂。

三诊：药后试停药二日而大便次数并未增多，已不溏泻，成为软便，疗效甚显，要求配丸方以资巩固。

处方：怀山药 60g，御米壳 30g，焙内金 30g，云苓块 30g，淡干姜 15g，紫厚朴 15g，广皮炭 15g，淡吴萸 15g，米党参 30g，川黄连 15g，川附片 30g，建莲肉 30g，血余炭 30g，苍术炭 30g，野於术 30g，炙甘草 15g。

共研细末，荷叶两张煎水，六神曲 60g，打糊共合为丸如米粒大，每日早晚各服 6g，白开水送下。

四诊：丸药服四十日，效果甚好，大便迄未溏泻，有时饮食不甚注意，腹部即感不适，大便不成条状，消化力尚弱。

处方：前方去米壳、附片、干姜，加莲肉 60g 再服一个月。

[祝按]病情单纯，治之较易，一诊以四君、理中汤治之，二诊则加平胃散，丸药则以四君、理中、左金丸、平胃散、曲术丸诸方合剂，不只补气，又应和

胃健脾，《内经》云："清气在下，则生飧泄。"故用荷叶以升清阳。

○ 病案 8

吴某，男，29 岁，病历号 1952.4.826。

四年前曾患腹泻，未经医生治疗，服成药数日，腹泻次数减少。以后逐渐形成晨醒即急入厕便泻一次。初不介意，近两年则感体力日虚，消化无力，有时恶心，小便短少。舌苔白垢，六脉沉弱。

辨证：鸡鸣之泻是属肾虚，肾司二便，故有便泻溲少。六脉沉弱，虚寒之征；舌苔白垢，寒湿不化。

治法：温中暖肾，脾肾并治。拟理中汤合四神丸加味治之。

处方：破故纸 6g，五味子 3g，炒吴萸 5g，黄连 5g，肉豆蔻 6g，米党参 10g，川附片 5g，苍术炭 6g，赤茯苓 12g，白术炭 6g，赤小豆 12g，血余炭 6g（禹余粮 10g 同布包），干姜炭 5g，炙甘草 3g。2 剂。

二诊：药后病情无变化，症如前，乃药力未及。

处方：前方姜、附各加 5g。10 剂。

三诊：药后见效，大便时间已可延至中午如厕，仍属溏便。体力较好，食欲增进，已不恶心，小溲也多，改用丸剂。

处方：七宝妙灵丹早晚各服半瓶，服二十日。

四诊：服七宝妙灵丹不如服汤药时效果明显，大便一日一次，仍溏泻，肠鸣不适，拟甘草干姜茯苓白术汤合四神丸治之。

五诊：前方服 7 剂，大便每日一次已成软粪，肠鸣止，食欲强，拟用丸方收功。

处方：每日早服四神丸 10g，晚临卧服附子理中丸一丸。

[祝按] 天明初醒即须入厕，即所谓鸡鸣腹泻。中医文献均载为肾虚之候，缘以"肾者胃之关"。关门不固，则气随泻去，气去则阳衰，因而寒从中生，非自外受。治之以温肾阳。然泄泻无不与脾胃有关，不独温肾，亦应温补脾胃，则收效甚速。本案即本诸此法，四年夙疾，五诊治愈矣。

○ 病案 9

阴某，男，23 岁，病历号 1952.2.57。

患病已四年，经常大便下脓样物，腹痛重坠，屡治未效，食欲日渐不振，全身无力，时有脱肛现象，经中央人民医院检查诊断为慢性结肠炎。舌苔薄白，六脉濡弱。

辨证：病历四年，脾胃虚弱已甚，中气不足，形成脱肛。

治法：补中益气。

处方：炙黄芪 12g，米党参 10g，陈皮炭 5g，当归身 5g，炙升麻 3g，焦薏仁 20g，醋柴胡 5g，苍术炭 6g，杭白芍 10g，晚蚕沙 6g（血余炭 10g 同布包），白术炭 6g，云苓块 10g，炙甘草 3g。2 剂。

二诊：药后症与前同，未见效果，嘱以原方服 4 剂后再诊。

三诊：两次诊方共服 6 剂，已见效果，脱肛现象大为好转，体力较强，食欲亦增，大便仍有脓样物，腹仍时痛，下坠依然。

处方：前方加厚朴 5g，葛根 6g。4 剂。

四诊：药后诸症更见好转，脱肛未发，重坠之感亦消，精神旺健，食欲日增，大便间或有脓样物，腹痛也轻，要求常服方。

处方：炙黄芪 12g，米党参 10g，云苓块 10g，苍术炭 6g，醋柴胡 5g，白术炭 6g，血余炭 10g（赤石脂 10g 同布包），杭白芍 10g，紫厚朴 5g，川黄连 5g，白薏仁 12g，炙甘草 3g，陈皮炭 6g。

每星期二三剂至愈为度。

[**祝按**] 慢性结肠炎，颇难医治，日久患者体力衰弱，致有脱肛之象，补中益气汤治之甚效，但治肠炎仍须加血余炭、焦薏仁之类去湿消肿，最后常服方剂用五味异功散为主方补养脾胃。

（九）肠结核

○ **病案 1**

侯某，男，52 岁，出诊。

患肺结核，已有二十余年。病情时轻时重。新中国成立后，曾两度在疗养所疗养，症状迄未稳定。近一年来，又患肠结核，久治不效，患者面色苍白，体质瘦弱，短气少神，倦怠无力。咳嗽，痰多，大便日行四五次为脓样物，间有血色，有时溏泻，腹隐痛，小便少。舌光无苔，脉象沉细。

辨证：面色苍白，体质瘦弱，短气少神，视之疲倦无神，舌光无苔，脉象沉细，消耗殊甚。脾胃虚弱，气血双亏，病在发展，不宜峻补。肺与大肠相表里，二者兼顾。

治法：先拟清肺理肠，健脾和胃法，一俟病邪下退，再施培补之剂。

处方：云茯苓 10g，车前草 12g，云茯神 10g，血余炭 10g（禹余粮 10g 同布包），旱莲草 12g，白杏仁 6g，炒白前 5g，炒紫菀 5g，白薏仁 15g，炒百部 5g，炒化红 5g，怀山药 30g，漂白术 10g，苍术炭 10g，北沙参 12g，诃子肉 10g，甘草梢 3g。

二诊：患者久病，深感治愈甚难，已全无信心，前方屡经家人劝说始服 2 剂，旋又停止，再进数剂，即又不服，半个月共服 6 剂，咳嗽较好，大便脓血依然。

处方：前方去白前、百部、沙参。加赤石脂 10g，白石脂 10g，炒吴萸 5g，炒黄连 5g，炒地榆 10g，炒远志 10g。

三诊：前方于八日间共服 4 剂，脓血减少，溏泻增多，然食欲转佳，精神也好，患者服药后感觉腹内舒适，前时之无信心治疗，有所转变，但畏服汤药，拟用丸药治疗。

处方：每日早服天生磺 3g 冲服（煮粥），中午服附子理中丸一丸，晚临卧服参苓白术散 6g。

四诊：丸药服二十日，大便次数减少，但仍溏泻，腹痛已较前大为减轻，唯觉口干。

处方：每日早服天生磺 2g，中午服香砂六君子丸 5g，临卧服四神丸 5g。

五诊：前方共服一个月，效果甚好，食眠均较前为佳，大便日行二三次，有时溏，有时软便，已无脓血月余，治愈之信心更强，要求配丸药治之。

处方：白及 60g，天生磺 30g，橘络 30g，橘红 30g，金石斛 60g，紫菀 30g，苍术 60g，诃子肉 30g，白术 60g，人参 30g，禹余粮 60g，云苓 60g，砂仁 15g，小青皮 15g，甘草 60g，车前子 30g，朱茯神 60g，炒远志 30g，五味子 30g，紫厚朴 30g。

共研细末，怀山药 600g 打糊为丸，每日早晚各服 10g，白开水送。

六诊：丸药共服三个月，病情好转，时届暑日，返农村居住半年，未能服药。近来大便又行溏泻，食欲不佳，精神萎顿，气短心慌，返京求诊，再服丸药治疗。

处方：人参 30g，西洋参 30g，北沙参 30g，白於术 60g，莲肉 60g，天生磺 25g，白及 30g，远志 30g，云苓块 60g，紫河车 30g，龙涎香 6g，诃子肉 30g（煨），山药 60g，阿胶 60g，五味子 30g，广皮 15g，砂仁 15g，广木香 12g，清半夏 30g，甘草 20g。

共研细末，用雄猪肚一个，煮极烂，捣如泥合丸，每日早晚各服 10g，白开水送。

七诊：前药共服一百日，大便一日一次，食欲甚好，精神已渐恢复，唯睡眠梦多。

处方：前方加琥珀 15g，酸枣仁 30g，再服一百日。

八诊：丸药服完后，经去医院检查，肠结核已愈，肺结核为硬结期，停药四个月，偶食多脂肪物即行腹泻外，无其他症状。

拟用调糊作粥法以建胃肠。

处方：怀山药、真糯米、土炒於术、薏仁米、云苓块诸药各等分，研细末，每用 30g，打糊如粥加冰糖调味，每日当点心服二次。

[祝按] 患肺结核二十余年，合并肠结核。初诊时，患者因病已久，屡治未愈，已失去信心。二诊后病情见好，患者求治之意转为殷切，返乡半年，未能服药，症状有所复旧。再依原法，重用参类，共服药二百日，多年痼疾，竟已痊可。整理此案时，曾追访患者，据云：十年来肠结核病，从未再发，打糊为粥之方，仍时常服，并介绍久患腹泻者，亦多显效。

综观全案，初治肺肠，未补气血，继而着重补养脾胃，此即所谓"培土生金"之法；且以营生中焦，若使脾胃健旺，饮食精微以濡养脏腑，生血有源，正气日复，病邪遂退，终于痊愈，势所必然。患者虽然久病气血双亏，法宜补益，但因其脾胃虚弱，又有结核病变在肠，即使投以补益气血之品，也难以吸收。故从脾胃入手。倘若补益过早，邪无出路，闭门缉盗，反致他变。结核病患者，多现阴虚，而施师治疗本病，运用天生磺，不独未现阳燥，病情也日见好转，治病如用兵，既守法度，又不拘泥。

[今按] 此系肺结核合并肠结核者，其治一、二诊以肺脾为主，兼以涩肠止泻，"培土生金"也；后诸药皆从脾肾入手为治，不仅培土生金，而又补火生土，先后二天并治之。尤其硫黄用之，堪称一绝。由之悟出气与阳在人体的重要性，李中梓先生尝谓："气血俱要，而补气在补血之先……阴阳并需，而

养阳在滋阴之上。"虽结核病耗伤人体气血，阴精受损为甚，但日久阴耗及阳，令人脾肾之阳气虚衰也。施师抓住这一关钥，阳复则生，阳生阴长，是以正本清源，而春回大地。未用抗痨药，而肠结核愈，肺结核硬结钙化，诚中医辨证论治之佳案也。

○ **病案 2**

赵某，女，22 岁，病历号 1951.7.382。

病已经年，曾在天津中央医院治疗，诊断为肠结核症。肠鸣腹痛，大便溏泻，日行三五次，且有黏液。胸胁胀满，呕逆不思食，每日下午自觉发热，小溲短赤。苔白质淡，六脉沉细而数。

辨证：《内经》云："清气在下，则生飧泻；浊气在上，则生䐜胀。"脾气宜升，胃气宜降，升降失调，既胀且泻。病患经年，正气已虚，表里不和，寒热时作。

治法：升清降浊，调和表里。

处方：醋柴胡 5g，苍术炭 6g，赤茯苓 10g，赤芍 6g，白芍 6g，白术炭 6g，赤小豆 20g，炒吴萸 5g，扁豆花 10g，炒黄连 5g，血余炭 5g（禹余粮 10g 同布包）扁豆衣 10g，米党参 6g，车前子 10g，怀山药 25g，建莲肉 15g，姜厚朴 5g，御米壳 12g，炙草梢 3g，姜半夏 6g。2 剂。

二诊：服药后药效未显。

处方：前方去扁豆花、扁豆衣，改白扁豆 30g，去车前子、滑石块，加姜竹茹 6g，陈皮炭 6g。服 6 剂再诊。

三诊：服药 4 剂，尚有 2 剂未服，寒热已退，呕逆亦减，大便次数已少，但仍溏泻，肠鸣依然，因需赴津一行，故来求诊。前方未服之药，仍要服完，再拟一方，必进 10 剂。

处方：怀山药 25g，白扁豆 30g，五味子 3g，苍术炭 6g，黄连 5g（吴萸 5g 同炒），白术炭 6g，血余炭 6g（禹余粮 10g 布包），党参 10g，莲肉 12g，御米壳 12g，云苓块 12g，姜半夏 6g，厚朴 3g，干姜炭 3g，炒白芍 6g，炙草梢 3g。

四诊：去津半月，共服 12 剂，诸症大为好转，腹痛肠鸣已止，大便一日一次，已呈软便，食欲渐增，呕逆已止，精神旺健，拟常方巩固疗效。

处方：米党参 10g，云苓块 10 块，干姜炭 3g，白扁豆 30g，怀山药 25g，五味子 3g，苍术炭 6g，霞天曲 6g，白术炭 6g，黄连 5g（吴萸 5g 同炒），半夏曲 6g，焦薏仁 15g，建莲肉 5g，砂仁壳 3g，炙甘草 3g。

[祝按] 结核病多属虚证，但治法宜分清步骤。本案先以升清降浊，调和表里治之，继而健脾、固肠为主，最后则以参苓白术散加减收功。黄连对结核杆菌有抑制作用，始终用之。施师常嘱："凡属慢性病，绝非数剂即愈，患者求愈心切，每服二三剂，未及显效，即欲改方，而医者若无主见，屡易方剂，必致步骤紊乱。古人所谓：辨证难，守方更难。病有规律，医有治法，辨证精确，胸有成竹，常见初服无效，再服则效显。"

[今按] 本案之治，施师初诊取柴平汤合半夏泻心汤、左金丸化裁，又加米壳、血余炭、禹余粮等标本兼顾，后则以参苓白术散、左金丸等化裁主之。同上按一样，虽为肠结核，但以辨证施治，重在治脾为主。因证施治，因人施治非凿凿于结核之域。

（十）便血

○ **病案 1**

丛某，女，25 岁，病历号 1951.11.510。

产后调摄不当，四个月以来，大便溏泻，每日四五次，腹不痛不坠。最近一个月，大便时屡屡下血，色黑。曾赴医院检查，云非内痔，但直肠有破溃处。饮食尚好，睡眠正常。舌有薄苔，六脉濡数。

辨证：溏泻四月，脾虚之象，大便下血，肠络受损。

治法：健脾止血固肠法。

处方：苍术炭 6g，赤石脂 10g（禹余粮 10g 同布包），血余炭 6g（炒红曲 6g 同布包），白术炭 6g，木耳炭 10g，黑升麻 3g，柿饼炭 30g，黑芥穗炭 10g，吴萸 5g（黄连 5g 同炒），阿胶珠 12g，炒地榆 10g，炒槐米 10g，炙甘草 6g。3 剂。

二诊：服药后大便次数依然，血已减少。

处方：前方加怀山药 25g，米壳 12g。

三诊：前方服 6 剂，下血已止，大便次数减至每日一二次，微溏，时见软便，饭后胃脘觉胀，以四君子汤，赤石脂禹余粮丸及左金丸之合剂治之。

处方：米党参 10g，云茯苓 10g，诃子肉 10g，苍术炭 6g，赤石脂 10g（禹余粮 10g 同布包），血余炭 10g（左金丸 6g 同布包），白术炭 6g，怀山药 25g，紫厚朴 5g，炙甘草 6g。

[祝按] 施师治泻痢及大便下血，时常用炭类，以其既能促进水分吸收，又可保护肠壁，而中医对出血疾患又有"见黑则止"之说，此种用法，临床多效。清·张璐氏云："下血虽曰大肠积热，亦当分虚实，不可纯用寒凉，必加辛散为主，久之不愈，宜理胃气，兼升举药。"本方用黑升麻、芥穗炭者，即下病上取之意。木耳炭、柿饼炭治诸种肠出血症，如肠风下血、痔疮下血等有效，用阿胶可增加止血之能力。

○ 病案 2

安某，男，74 岁，病历号 1954.9.621。

便血半载，日夜十数次，大便燥结呈球状，有时纯血无粪，气短腹胀，胀即如厕，颇以为苦。舌质淡，脉沉细而弱。

辨证：年逾古稀，中气已衰，脾失统摄，血不循经，运化无权，以致便血频频；阴亏肠燥，粪结如球。

治法：补中益脾，理气润燥。

处方：米党参 6g，冬白术 6g，阿胶珠 10g，生地炭 10g，炒地榆 10g，熟地炭 10g，炒槐米 10g，晚蚕沙 10g（炒皂角子 10g 同布包），柿饼炭 30g，木耳炭 10g，火麻仁 15g，仙鹤草 25g，紫厚朴 5g。6 剂。

二诊：服药后下血次数减少，大便已成条状，余症悉除，仍以原方加减。

处方：黑芥穗 5g，黑升麻炭 5g，血余炭 10g（晚蚕沙 10g 同布包），赤石脂 10g（禹余粮 10g 同布包），生地炭 20g，苍术炭 6g，炒槐米 10g，熟地炭 20g，白术炭 6g，炒地榆 10g，米党参 10g，柿饼炭 30g，木耳炭 10g，阿胶珠 10g，仙鹤草 25g，炙甘草 6g，椿根皮炭 12g。6 剂。

三诊：药后便血极少，日行二三次，仍依前方增强药力收功。

处方：米党参 10g，炙黄芪 20g，怀山药 25g，生地炭 20g，黑升麻 3g，熟地炭 20g，芥穗炭 3g，赤石脂 10g（禹余粮 10g 同布包），椿根皮炭 12g，阿胶珠 10g，苍术炭 10g，炒地榆 10g，仙鹤草 25g，黑木耳炭 10g，柿饼炭 30g，石榴皮 15g，伏龙肝 90g（煮汤代水煎药）。

[祝按] 年高久患便血重症，清补并施，涩通兼顾，立法用药均有尺度。初诊以四君子汤，槐角地榆丸化裁为主。二诊以赤石脂禹余粮丸合黄宾江之实肠丸及苍术地榆汤治之。三诊以黄土汤化裁。蚕沙、皂角子，有软便润肠之效。末诊重用黄芪、山药、合黄土汤以收功。

○ 病案3

张某，男，50岁。

大便下血，时发时止，历五年。近期发作甚剧，血色鲜而量多，日五六次，肛门堕脱，头晕眼黑，气短心跳，食不甘味，面色苍白，身瘦神倦，脉微无力，经过二月余。

辨证：此症为直肠肛门出血，或因内痔发展所致。其素体尚虚，气血运行不周，胃肠郁热，大便时常燥结，粪毒无由排泄，迫血下行，瘀潴肠内，灌注既满，一泻而下，暂时出血，血止不久，复瘀又倾，如此循环不已，一若瘘管形成，是以数年间时发时止所由来也。若不标本兼顾，仍虑不觉再发。

治法：急以止血清热，补中益气兼施。

处方：别种参6g（煎浓汁分两次兑服），炙黄芪18g，漂白术9g，杭白芍9g（柴胡4.5g同炒），黑升麻3g，黑荆穗6g，炒地榆9g，炒槐米9g，广皮炭6g，当归身9g，黑山栀6g，炒枳壳6g，陈阿胶9g（另溶分二次兑服），炙甘草4.5g。3剂。

二诊：药后血止，大便已复正常，日一次，头晕心跳，气短目黑，面色苍白如雪。亟需调补，继续常服，以防复发。

处方：吉林参9g（另煎浓汁分二次兑服），野於术9g，云茯苓9g，茯神9g，山萸肉9g（炒），龙眼肉5g，当归身9g，大熟地9g，怀山药15g，炙绵芪24g，远志9g（炒），广木香3g，鹿角胶9g（另溶分二次兑服），五味子9g（打），炙甘草3g。

[今按] 便血，是指血从大便而下，病变主要在胃、肠。病位不同，其血色鲜浊不一，故又分远血、近血。远血色黑或暗红，病位在胃与小肠；近血在大肠与直肠。无论远近，究其原因，中医认为，不外乎七情郁结、饮食失节、劳倦内伤所致。忧思恼怒伤肝，气滞血瘀，日久络破血溢于经，从谷道而下，病便血；饮食失节，过食辛辣，肥甘蕴热，损伤胃肠脉络，而病便血；劳倦太过，

脾胃气虚，气不摄血，而溢于肠道，乃病便血。故便血当辨虚实，实为火热病机，虚为气虚所致。上述三案悉属脾虚证，但案1为脾虚有湿，案2为脾虚肠燥，案3为脾虚郁热，故施师施治略有所别也，尤其案3则先以补中益气汤合地榆槐角丸化裁，后以人参归脾汤合六味地黄汤化裁主之。

（十一）便秘

○ **病案 1**

左某，女，44 岁，病历号 1951.7.519。

胸闷不思食，胃部时痛，口干不欲饮，饮后即胀，心悸气短，呕逆吐酸，大便干燥，数日一行，小便不爽，病已经年，时愈时发，痛苦异常。舌质淡红，脉象滞涩。

辨证：综合脉证，系由气机不调，胃气不降，津液不行，肠失传导所致。即《金匮翼》所谓之"气内滞而物不行也"。

治法：理气行滞，兼利二便。

处方：半夏曲 6g，代赭石 12g（旋覆花 6g 同布包），建神曲 6g，晚蚕沙 10g（炒皂角子 10g 同布包），云茯苓 6g，干薤白 6g，佛手 6g，云茯神 6g，全瓜蒌 24g，玫瑰花 6g，姜川朴 5g，炒枳壳 5g，炒远志 10g，冬瓜子 12g，青皮炭 5g，莱菔子 6g，冬葵子 12g，陈皮炭 5g，莱菔英 6g，川郁金 10g，炙草梢 3g。2 剂。

二诊：服药后胃疼止，大便隔日一行，胸胁苦满，呕逆吐酸仍旧，拟用前方加减之。

处方：半夏曲 6g，云茯苓 6g，代赭石 12g（旋覆花 6g 同布包），建神曲 6g，云茯神 6g，冬瓜子 12g，莱菔子 6g，吴茱萸 0.6g（黄连 3g 同炒），冬葵子 12g，莱菔英 6g，姜川朴 5g，炒枳壳 5g，炒远志 5g，砂仁 3g，蔻仁 3g，川郁金 10g，苦桔梗 5g，陈柿蒂 6g，焦内金 10g，炙草梢 3g。3 剂。

三诊：药后收效极大，症状基本消失，有时尚觉胸闷胃胀，心悸气短，拟改丸药常服。

处方：以二诊汤药方三倍量，共研细面，炼蜜为丸，每丸重 6g，每日早晚各服 1 丸。

[祝按]本例据《金匮翼》所谓"气内滞而物不行也"治之。以旋覆代赭汤、

瓜蒌薤白汤加减，连服二剂，即生显效。再遵前法服药三剂，症状基本消失，遂以丸方治愈。

○ **病案2**

刘某，女，55岁，病历号1952.9.220。

便秘六七年，经常燥结，五六日一行，屡治未愈，由去冬病势加重，腹中冷，背痛，食少，食即胸满闷胀。舌淡苔薄，脉沉滞而细。

辨证：脾气不升，胸满闷胀。胃气不降，便结不润，虚人血少津亏，非属火郁结燥。脉证相合，当宜缓通油润。

治法：养阴润燥。

处方：薤白头10g，郁李仁10g，全瓜蒌20，晚蚕沙10g（炒皂角子6g同布包），火麻仁20g，桃仁6g，砂仁3g，玫瑰花6g，杏仁6g，蔻仁3g，厚朴花6g，北沙参12g，炒枳壳5g，野於术5g，细丹参12g，生谷芽10g，生麦芽10g。6剂。

二诊：服药后食欲渐增，大便好转，小溲多，背痛已轻，但饭后仍有胸腹胀之感，前方加减治之。

处方：薤白头10g，莱菔子6g，全瓜蒌20g，莱菔英6g，代赭石12g（旋覆花6g同布包），炒枳壳5g，砂仁3g，蔻仁3g，刀豆子12g，野於术5g，桃仁6g，郁李仁6g，苦桔梗5g，火麻仁15g，紫油朴5g，焦内金10g，北沙参12g，广皮炭6g。4剂。

三诊：药后甚效，大便已趋正常，仍遵前方增损收功。

处方：薤白头10g，莱菔子6g，全瓜蒌20g，莱菔英6g，炒皂角子10g（晚蚕沙10g同布包），炒枳壳5g，厚朴花6g，柏子仁10g，野於术5g，玫瑰花6g，火麻仁15g，酒丹参12g，焙内金10g，油当归10g。

[**祝按**] 本案为津亏血少之便秘症，数年未愈，以旋覆代赭汤、瓜蒌薤白半夏汤及枳术丸之意，理气降逆，并化裁麻仁丸，养阴润燥，兼用沙参、丹参、当归等味，和血生津，谷麦芽、砂蔻仁升发胃气，施治妥当，久病得愈。

○ **病案3**

王某，女，60岁，病历号1951.12.819。

近二三年来，大便秘结，每三五日始一行，少腹胀痛有坠感，曾服泻药，反觉不适，食不甘味，睡眠尚好。苔薄白质淡，脉沉缓，尺脉甚弱。

辨证：年事已高，体力衰弱，肠血少，蠕动缓，因此大便结，非火盛之象。肾司二便，肾虚则无力排出。

治法：补肾虚，润燥结。

处方：淡大云 30g，莱菔子 6g，胡桃肉 30g，炒皂角子 10g（晚蚕沙 10g 同布包），莱菔英 6g，火麻仁 15g，油当归 12g，紫油朴 5g，桃仁 6g，杏仁 6g，柴胡 5g，苏梗 5g，桔梗 5g，杭白芍 10g，炒枳壳 5g。7 剂。

二诊：服药后大便已通畅三次，少腹胀痛减，惟食欲欠佳，宜升清阳，降浊阴。

处方：北柴胡 5g，苦桔梗 5g，青皮炭 5g，杭白芍 10g，野於术 5g，广皮炭 5g，莱菔子 6g，大腹子 6g，紫厚朴 5g，莱菔英 6g，大腹皮 6g，炒枳壳 5g，云苓块 12g，佩兰叶 6g，焙内金 10g，杏仁泥 10g。6 剂。

三诊：药后大便一日一次，已属正常，腹不胀，食欲增，拟丸方巩固。

处方：按第一诊处方加五倍剂量，炼蜜为丸，每丸重 10g，早晚各 1 丸。

[祝按]年高之人，常见便结，不宜轻用泻药，愈泻愈虚，肠之蠕动更现迟缓，宜用油润滑肠之药。且肾虚腰脊无力，亦致排便困难，肉苁蓉含脂甚多，有蓝霄之功，胡桃肉油润养血、通命门、助相火。火麻仁、油当归润便，晚蚕沙伍皂角子，有软便之功。便通之后，清阳未升，故食欲不振。二诊又以升阳益胃之法，最后则用膏丹培补本元。

○ **病案 4**

曾某，女。

其每十余日始大便一次，且量数颇少，食欲减退，胸腹胀满，若用下剂，腹部剧痛，排便仍少。

辨证：劳逸失度，饮食失节，而致脾胃受损，运化升降失常。浊阴不降，清阳不升，气滞不畅，乃致大肠燥结，腹胀而不便也。

治法：润肠通便，调畅气机。

处方：肉苁蓉 30g，油当归 10g，火麻仁 12g，干薤白 10g，晚蚕沙 10g（炒焦皂角子 10g 同包），杏仁泥 6g，佩兰叶 10g，玫瑰花 5g，代代花

5g，川郁金 5g，生内金 10g，生谷芽 10g，生麦芽 10g，全瓜蒌 18g（打）。

[祝按] 本案施师以油脂颇富的苁蓉、当归促进肠管机能，对本病最为适合；麻仁、薤白、杏仁、瓜蒌、晚蚕沙、皂角子润便软粪；佩兰、郁金、代代花、玫瑰花芳香开胃，促进食欲；生谷芽、生麦芽、生内金生发胃气。师门曾治一老妇，伤寒后大便一月不下。经某医生以芒硝四两，煮莱菔二斤，使尽食之。勉强服下，恶心欲呕，无何腹痛大作，困苦不堪，呻吟竟日，而大便丝毫未见。后延师门治疗，只书肉苁蓉二两，煮汤服之。病家颇为怪异，姑予服下，亦未见若何苦痛，夜间竟下燥粪两次。病者大悦，自言腹内极为舒适，频呼"不愧名医"不止。此为渠少君亲身来谢时所述，言谈间犹眉飞色舞也。

[今按] 便秘，即大便秘结不通，指排便间隔时间延长，或排便困难者。现代医学所谓的习惯性便秘，肠神经官能症，以及肛肠疾病等所致便秘等皆属于本病证范畴。中医认为，其多因胃肠积热，如素体阳盛或嗜酒食辛辣，或热病之后，余热未尽等致肠胃热结，津液被耗，形成便秘；或气滞，如七情郁结，气机不畅，或久坐少动，或虫积肠道等致肠胃气滞，通降不利而成便秘；或寒凝，如恣嗜生冷，或寒凉药用太过而伐伤阳气，或年老体弱，元阳不足等致阴寒内结，积而成秘；或气血津液亏虚，如病后、产后及年老体弱之人，气血不足，津液亏损而致便秘。是以便秘一症，虚实兼杂，寒热皆有。上述 4 案即如此，案 1 属气滞便秘，案 2 属津亏血少便秘，案 3 为肾虚血虚便秘，案 4 属津亏气滞便秘。案 3 施师投以济川煎、四逆散、润肠丸、麻子仁丸、活人枳枳汤以及平胃散、枳术丸等方化裁先后施治，意在以大云、胡桃肉温补肾气，当归、白芍养血益阴，麻仁、桃杏仁、皂角油润通便，柴、桔、枳、朴、大腹子皮调畅升降气机，莱菔子英、内金、苓、术、佩兰健脾和胃消食，是以诸药相伍，标本兼治，共奏补气养血，润肠通便之效。

（十二）脱肛

○ **病案**

韩某，男，48 岁。

大便干结，时便中带血，每次如厕时辄脱肛，其余均如常。苔薄白，脉濡。

辨证： 饮食劳倦失宜，日久脾虚气弱，气血化源不充，以致气虚不运，血虚不润，而病便秘脱肛也。

治法：益气养血，润肠通便。

处方：炙黄芪 24g，杭白芍 12g（醋柴胡 5g 同炒），油当归 10g，五倍子 10g（打），五味子 3g，淡苁蓉 24g，麻仁 12g，白杏仁 6g，炒地榆 6g，黑升麻 1.5g，黑芥穗 5g，炒槐米 6g，花旗参 5g，晚蚕沙 10g（炒焦皂角子 10g 同包），焦远志 10g，生地 10g，熟地 10g（砂仁 5g 同捣），炙甘草 3g。

二诊：病情见轻，嘱服前方 7 剂后，改用丸药巩固。

处方：补中益气丸 10g，麻仁润肠丸 6g，槐角地榆丸 10g，每日各 1 次，分早、中、晚服，白开水送下。

［今按］脱肛为肛门内黏膜及直肠因排便用力而下脱，古又名截肠，今又谓之直肠脱垂，是指消化系统疾病中如长期腹泻或习惯性便秘等一症状表现。一般而言，好发于小儿、老人或久病虚弱者。中医认为一是脾虚，中气不足；二是肾气虚，固摄无力；三是湿热下注，气滞而脱，但总以虚为多。脾虚者以补中益气汤为主治之，肾虚者以四神丸为主治之，湿热者以二妙丸加减主之。本案施师即以补中益气汤为主治之，加杏仁、苁蓉、麻仁、白芍、地黄以养血育阴、润肠通便，用地榆、槐米、芥穗以凉血止血，五味、五倍收敛固涩而提肛。诸药和合，标本兼顾，俾脾虚得补，气血得充，大便得通，出血得止，脱肛得愈矣。

（十三）黄疸

○ 病案 1

庞某，男。

发热 38.1℃，头痛而晕，肤色呈黄，恶心呕吐，大便不通，胸膈满闷，食欲不振，舌苔黄白腻，脉弦数。诊为黄疸。

辨证：饮食失节，湿热内扰，脾胃运化失常，土壅木郁，胆汁外溢，而肌肤发黄，恶心呕吐，食欲不振，大便不通等诸症生焉。

治法：清热利湿，疏肝和胃。

处方：绿茵陈 10g，山栀衣 5g，川军炭 5g，豆黄卷 30g，炒吴萸 0.5g，炒黄连 2.5g，青竹茹 6g，清半夏 10g，条黄芩 6g，鲜苇根 1 尺，鲜茅根 15g，白通草 5g，鲜生地 10g，大生地 10g，赤芍 6g，白僵蚕 5g，蔓荆子 5g，广皮炭 10g。3 剂。

二诊：药后大便通，小便利，恶心止，头痛除，体温降至 37.4℃，皮肤黄色呈淡，食欲仍未开，胸膈时满闷，拟再进前法。

处方：豆黄卷 30g，赤芍 6g，白芍 6g（醋柴胡 5g 同炒），绿茵陈 10g，山栀衣 5g，川军炭 5g，白茅根 12g，鲜生地 10g，大生地 10g，清半夏 10g，条黄芩 6g，苦桔梗 5g，炒枳壳 5g，炒白杏仁 6g，干薤白 6g，厚朴花 5g，代代花 5g，广皮炭 10g，炙草梢 6g，益元散 10g（车前子 10g 同包）。3 剂。

三诊：药后二便均极通利，胸膈畅快，食欲渐开，体温正常，皮肤黄色退降。

处方：豆黄卷 30g，赤芍 6g，白芍 6g（醋柴胡 5g 同炒），绿茵陈 10g，山栀衣 5g，六神曲 6g，半夏曲 6g，条黄芩 6g，佩兰叶 10g，厚朴花 5g，代代花 5g，生谷芽 10g，生麦芽 10g，广皮炭 10g，苦桔梗 5g，炒枳壳 5g，白杏仁 6g，干薤白 6g，炙甘草 1.5g。2 剂。

四诊：药后诸症大减，拟用丸药全功。

处方：每日早服香砂六君丸 10g，夜临卧服加味保和丸、加味逍遥丸各 5g，均用白开水送，可服半月。

[祝按] 凡皮肤及眼球（巩膜）呈黄色者，普通称曰"黄（疸）病"。现代医学认为是胆红素产生过多，系肝细胞对胆红素摄取、结合和排泄障碍，肝内或肝外之阻塞，从而引起血清胆红素浓度增高，而出现黄疸。故而黄疸病之形成原因而有溶血性黄疸、肝细胞性黄疸、阻塞性黄疸之说。就本案而言是属于肝细胞性黄疸，其临床表现，一般多呈胃肠疾病之症状，恶心、呕吐、嗳气、口渴、食欲不振、大便秘结等，兼有发热、头痛、眩晕等症。一二日后或数日皮肤渐次发黄；一星期后则黄色殊为显著，口腔黏膜及眼球黏膜亦呈黄色。重者皮肤瘙痒，脉迟，触诊可见肝脏肿大，微肿而痛，亦可出现脾脏肿大。尿呈褐色而有黄沫；粪便呈黄白色或灰白色，气味极臭。本案之治施师先以茵陈汤加豆黄卷为主以利水除黄，炒萸连、竹茹、半夏、广皮炭和胃止呕，条芩、通草、苇根、茅根、生地、赤芍退热利水，白僵蚕、蔓荆子治头痛。见效后二诊为茵陈汤及小柴胡汤之合剂，功能利水除黄，兼消肝脾肿大。又加苦桔梗、炒枳壳、杏仁、薤白通调腑气；厚朴花、代代花、广皮炭增食欲，祛满闷，益

元散、车前子利水。三诊又加佩兰叶、谷麦芽、六神曲开胃进食，而病大减。终以健脾疏肝，开胃进食之丸药而收功。

○ **病案 2**

姜某，男，27 岁，病历号 1951.7.219。

半月前曾发热二日，旋即眼球皮肤发黄。在机关诊所治疗，发热虽退，黄疸未除，且现胸肋刺痛，呃逆不思食，小便深黄，大便干结。舌苔黄厚，脉弦数。

辨证：湿热蕴郁，胃肠结食不消，遂发黄疸。

治法：清热利湿，并助消化。

处方：赤茯苓 12g，厚朴花 6g，北柴胡 5g，赤小豆 20g，代代花 6g，杭白芍 10g，酒黄芩 10g，川郁金 10g，薤白头 10g，清半夏 10g，焦内金 10g，全瓜蒌 20g，绿豆芽 30g，炒枳壳 5g，甘草梢 5g。4 剂。

二诊：药后大便通利，呃逆已止，黄疸稍退，食欲渐增。

处方：黄豆卷 30g，赤小豆 30g，茵陈蒿 30g，酒黄芩 6g，柴胡 5g，广郁金 10g，酒黄连 3g，赤芍 6g，白芍 6g，焦内金 10g，建神曲 6g，厚朴花 6g，炒枳壳 5g，半夏曲 6g，玫瑰花 6g，野於术 5g，扁豆衣 12g。

三诊：前方连服 7 剂，黄疸全退，小便清长，大便通利，惟觉消化力弱，食欲尚未恢复正常。

处方：每日早晚各服曲麦枳术丸 10g，连服 10 日。

[祝按]急性黄疸，治之尚易，清热利湿为主要治法。前世医家对此类证候，积累经验颇多。施师常以茵陈三物汤、小柴胡汤加利湿健胃药治之，疗效甚显。急性肝炎可参考用之。绿豆芽解毒热、利三焦，与豆卷同为再生之品，治黄疸颇效。

[今按]黄疸，又名黄瘅，以目黄、身黄、小便黄为主要特征。中医认为多由时气疫毒、湿热、寒湿之邪侵袭，或饮食劳倦所伤而致肝、胆、脾、胃功能失调，造成胆汁外溢于肌肤。根据人之体质强弱，和病邪之湿从寒化、热化等之不同，中医辨证中又分阳黄、阴黄、急黄。湿热相合，其黄疸色泽鲜明，多属实证热证，谓之阳黄；寒湿相合，其黄疸色泽暗晦或黧黑，多属虚证寒证，谓之阴黄；热毒或瘟毒而内结营血，陷入心包，其发黄又谓之急黄。现代医学

中病毒性肝炎、肝硬化、溶血性黄疸、胆石症、胆囊炎、钩端螺旋体等病引起的黄疸均属于本病范畴。上述两案均为湿热黄疸证，为阳黄，故施师拟清热利湿法为主，兼以疏肝和胃，取仲景茵陈蒿汤合小柴胡汤化裁治之。正合仲景师所论"黄家所得，从湿得之……诸病黄家，但利其小便"也。

（十四）肝硬化

○ **病案**

李某，男，43 岁，病历号 1953.5.469。

患者曾于 1938 年发生右肋间刺痛，以后又患过肠伤寒、回归热、恶性疟疾等病。1943 年右肋间逐渐形成鸡蛋大小之肿块，西医诊断为良性肿瘤。当年行手术剥除，但长期感觉肝区疼痛。于 1950 年经某医院诊断为肝硬化，麝香草酚浊试验 20U。1953 年转回北京，由铁路医院诊断，亦为肝硬化兼慢性胆囊炎。经治疗未见好转，肝区疼痛日渐增剧，近来每日发寒热如疟疾状。舌苔薄白，脉象弦数。

辨证：病历复杂，诊断不一。肠伤寒、回归热、恶性疟疾等均可损及肝脏，肝功能异常是其一症，就主诉而论，右胁痛，逐日增剧，亦为肝之范围，寒热如疟，均在日晡，加之脉弦而数，实属肝郁日久，邪实正虚，寒热互结之故。

治法：养阴清肝，疏肝保肝，随证施治，以应变化。

处方：赤芍 6g，白芍 6g，酒黄芩 6g，米党参 10g，醋柴胡 6g，酒黄连 3g，川郁金 10g，冬瓜子 30g，炙黄芪 15g，白杏仁 6g，车前子 10g，晚蚕沙 10g（炒皂角子 10g 同布包），代赭石 15g（旋覆花 6g 同布包），车前草 10g，清半夏 6g，当归身 6g，苦桔梗 5g，炙草梢 3g。5 剂。

二诊：药后仍发寒热如疟疾，每日发作七八小时。舌苔边白，中黄而厚。

处方：川桂枝 5g，车前草 12g，白苇根 15g，醋柴胡 5g，旱莲草 12g，白茅根 15g，煨草果 5g，赤芍 10g，白芍 10g，黄常山 5g，野党参 10g，生石膏 12g，炒建曲 10g，肥知母 6g（米炒），炙草梢 6g，清半夏 10g，何首乌 10g，生鳖甲 15g，酒黄芩 6g，酒黄柏 6g。

三诊：服前药 1 剂即不发冷，体温下降至 37℃。连服 3 剂后，寒热全无，体温正常，颜面苍黄无神，有时鼻衄。

处方：鲜生地 15g，生龙齿 10g，草决明 10g，鲜茅根 15g，生牡蛎 10g，石决明 20g，苍耳子 6g，苦桔梗 5g，南白薇 6g，白蒺藜 12g，川郁金 10g，炒杏仁 6g，厚朴花 6g，陈橘红 5g，朱茯神 10g，玫瑰花 6g，陈橘络 5g，朱寸冬 10g，野於术 5g，炒枳壳 5g，酒黄连 3g，酒黄芩 10g。8 剂。

四诊：药后神气好转，鼻衄已愈，睡眠梦多。

处方：川桂枝 3g，生牡蛎 10g（生龙骨 10g 同布包，先煎），代赭石 10g（旋覆花 6g 同布包），杭白芍 10g，冬瓜子 30g（打），南白薇 6g，白蒺藜 12g，酸枣仁 12g（生、炒各半），炒远志 10g，米党参 10g，炙黄芪 15g，酒丹参 15g，酒当归 6g，广皮炭 6g，佩兰叶 10g。10 剂。

五诊：病情稳定，预防胆囊炎复发，改为常方。

处方：北柴胡 5g，酒黄芩 10g，炒皂角子 10g（晚蚕沙 10g 同布包），赤芍 6g，白芍 6g，酒黄连 5g，火麻仁 15g，广郁金 10g，炙草梢 3g，车前草 12g，冬瓜子 25g，旱莲草 12g，冬葵子 12g，滑石块 25g（瓦楞子 30g 同打，先煎），桃仁 6g，杏仁 6g，盐黄柏 6g，代赭石 15g（旋覆花 6g 同布包，先煎），炒枳壳 5g，盐知母 6g，建神曲 6g，紫厚朴 5g，半夏曲 6g。

六诊：前方每周服 3 剂，连服半年，全身症状消减，惟肝部压痛如旧。暂用利胆道、化坚结、通大便，兼以安眠。

处方：生牡蛎 15g（瓦楞子 30g 同打先煎），代赭石 15g（旋覆花 6g 同布包），晚蚕沙 6g（炒焦皂角子 10g 同布包），火麻仁 15g，酒黄连 5g，醋柴胡 5g，郁李仁 10g，酒黄芩 10g，杭白芍 10g，桃仁 6g，杏仁 6g，朱茯神 6g，生栀仁 6g，北秫米 12g（布包），朱寸冬 6g，生枣仁 12g，紫石英 12g，鲜生地 10g，炒枳壳 6g，紫贝齿 12g，鲜石斛 10g，川郁金 10g，磁朱丸 6g（布包）。

另加当归龙荟丸 10g，每晚服 1 次。

七诊：服药十余剂，大便正常，睡眠好，肝部压痛如旧，长期有轻度黄疸，兼腰痛。

处方：生牡蛎 15g（布包先煎），海浮石 10g，川杜仲 6g，瓦楞子 30g（布包先煎），滑石块 18g，川续断 6g，茵陈蒿 10g，北柴胡 5g，川郁金 10g，炒栀子 6g，赤芍、白芍各 6g，荆三棱 6g，酒川芎 5g，炒枳壳 5g，淡苁蓉 18g，龙胆草 6g，甘草梢 3g。

八诊：自 1953 年就诊以来，迄今已近五年，服药百余剂，病势趋向好转，此后每觉症状加重，患者自选二诊及七诊方交替服用，诸症即见减轻，惟肝区压痛逐渐增重，如大石重压之感，肝脏内部跳动如化脓状，在睡眠时不敢右侧卧压，右上肢发麻。

处方：川桂枝 3g，海浮石 10g（醋煅包煎），桃仁 10g，杏仁 10g，醋柴胡 3g，瓦楞子 25g，赤芍 6g，白芍 6g，云茯苓 10g，荆三棱 6g，牡丹皮 10g，法半夏 10g，蓬莪术 6g，龙胆草 6g，化橘红 6g，生鳖甲 15g，绵茵陈 25g，米党参 18g，制乳香 6g，水红花子 15g，炙甘草 6g，鲜生姜 3 片，大红枣 3 枚。

服上药十余剂后，右肋部压痛逐渐减轻，一日晨起大便时，便内混有长约寸余黄绿青三种颜色的条状物，又于十月八日中午大便时，便内混有手掌大之圆形灰色囊状物两个半块。此物排下以后，右肋部发空，原叩诊时之浊音界已恢复正常范围，疼痛区域亦大为缩小，相隔三四天后进行灌肠，又便下一部分灰色破碎之黏膜。此后肝区压痛完全消失，再经医院检查肝功能，麝香草酚试验为 4U，恢复正常。本案究属何病，迄未确诊，临床经过如此，仅录全案以供参考。

[施陆按] 本案诊断不明，拟肝硬化病列项，其临床表现，主要是肝区压痛，寒热如疟，脉弦数，舌苔白、黄而厚。证情复杂，邪实正虚，寒热互结，施师用小柴胡汤、白虎加人参汤、桂枝汤、何人饮、达原饮等合方化裁，加黄连、黄柏、茅根、芦根清热，是针对寒热如疟而设方（二诊方），和解少阳，清利肝胆，兼及太阳、阳明。缘肝区疼痛剧烈经久，时作时辍，施师选用茵陈蒿汤合四逆散为主，加海浮石、瓦楞子、滑石、生牡蛎、三棱、莪术、郁金、桃仁等软坚散结，活血消癥（七、八诊方），并用续断、杜仲、苁蓉扶正补虚，龙胆草、丹皮清肝解毒，乳香、水红花子、鳖甲消积攻瘀，故得痊愈之效。在其他诊次方药中，通便导浊有蚕沙、皂角子、火麻仁、郁李仁；利尿渗湿有车前子、冬瓜子、冬葵子、车前草、旱莲草；养阴清热有生地、石斛、白薇、麦冬；和胃理气有旋覆花、代赭、枳壳、厚朴花、陈皮、半夏、佩兰、玫瑰花；健脾益气，安神宁心有黄芪、党参、枣仁、远志、茯神、当归等。总以正复邪去为目的。

五、泌尿生殖系统疾病

施师曰：中医认为肾是先天之本，其功能之含意甚广，举凡泌尿、生殖以及生长发育皆属肾之所司。《内经·素问》诸篇记载"肾主水""司二阴""主五液"（即汗、涕、泪、涎、唾），"肾者作强之官，伎巧出焉""肾者主蛰，封藏之本，精之处也，其华在发，其充在骨""肾主骨生髓"。又在《素问·上古天真论》云："丈夫八岁，肾气实，发长齿更。二八，肾气盛，天癸至，精气溢泻，阴阳和，故能有子。三八，肾气平均，筋骨劲强，故真牙生而长极。四八，筋骨隆盛，肌肉满壮。五八肾气衰，发堕齿槁。六八，阳气衰竭于上，面焦，发鬓颁白。七八，肝气衰，筋不能动。八八，天癸竭，精少，肾脏衰，形体皆极，则齿发去。"由此可知生长发育，体力盛衰，亦无不与肾有关。在病理上，浮肿、多尿、癃闭、遗精、早泄、阳痿、疝气、骨痿、腰痛、足软、头痛、眩晕、耳鸣、不眠、喘息……甚至老人之大便秘结，壮年五更泻，以及小便失禁等，无不责之于肾。其他脏器之亏损，亦可从肾治。至于道家所云："守丹田，通督任，固命火。"也均归之于肾。然在现代医学言之，则是狭义的，肾脏只为泌尿器官而已。予将肾病之广义的与狭义的合为一谈。

肾炎（包括肾小球肾炎，肾盂肾炎），可分为急性、慢性两种。急性之来源有二：一为外来，多由外感引起；一为内发，即肾脏本身病变而致者。且须辨别寒热虚实。治寒证常用麻、桂、附子、细辛等，治热证则用知、柏、芩、连、石膏之类，补虚用参、芪、术、桂、草，泻实可用泽泻、猪苓、商陆、萹蓄之属。

慢性者其来源亦有二：一为急性之转变，一为身体亏损。其证候表现多属虚寒，习用金匮肾气丸、济生肾气丸等方，补阳药有破故纸、巴戟天、川椒、肉桂，补阴药有山萸、枸杞、菟丝、熟地、五味等。

古人论治浮肿，言水之来源在肺在肾，即肺为水之高源，肾为水之本源也。《素问·水热穴论》曰："肾者至阴也，至阴者盛水也。肺者太阴也，少阴者冬脉也，故其本在肾，其末在肺，皆积水也。"所以中医治浮肿亦不皆从肾治，宣通肺气亦是治水之法；而脾虚不能运化水湿，故健脾亦是一法；故古人治水按上、中、下三焦，即肺、脾、肾三脏为治。总之不论急性、慢性之肾炎，有浮肿者，皆从水治。《金匮要略》有风水、皮水、正水、石水等说。

肾炎有发热之症状时，仍须分辨虚实，予以苦寒或甘寒之药治之。肾盂肾炎之发热，余体会重用茅根甚效。消除尿中蛋白，可用小量云南白药，或有用花生米不去细皮，每早煮熟一两，不加盐连汤服，亦有重用附子，或重用茅根之治验。

膀胱炎可分急性与慢性二种，常并发尿道炎，尿中含血且见混浊。八正散，萆薢分清饮及《济生方》小蓟饮子，《类证治裁》之六味阿胶丸，均可选用。尿时疼痛淋沥不畅者，加琥珀、檀香等药颇效。

前列腺肥大，小便淋沥，甚则血尿，可用四苓散加瞿麦、石韦，或与猪苓汤、滋肾通关丸合用。且有用犀黄丸加银翘、萆薢亦效。

睾丸、附睾炎症，有结核性者，有内外伤而成者，旧社会常见淋毒性者。习用茴香橘核丸、八味丸，有淋毒者加土茯苓、杜牛膝等药。

遗精虽分有梦与无梦自泄者，然其精关不固则同。丹溪谓："相火所动，久则有虚而无寒。"其治法多主滋阴。《张氏医通》引陆丽京语："遗精之源有三，有斲丧太过肾气虚无梦而遗者，当益精以壮火。有劳心太过，心肾不交，酣卧而遗者，当实土以堤水。有思想无穷，所愿不遂，妄梦而遗者，当泻火以宁水。其源各异，治法亦殊。若当清利反补涩，滋患愈甚；当补涩而反清利，阳气愈微；当升补而反滋阴，元气愈陷，故不可不求其因而施治之。"

陆氏之言分析较明，治法亦稳，不可以精关不固，辄以收涩为事也。张石顽谓："《灵枢经·淫邪发梦》曰：厥气客于阴器，则梦接内。"又曰："病之初起，亦有不在肝肾而在心肺脾胃之不定者，然必传于肝肾而后精方走也。"是斯症之发生不能离于肝肾。应从陆氏之说认证施治而参以安脑之品，则精固神安，其患自除。但青年每有犯手淫而患此症者，亦即陆氏所说思想无穷之症状，必须善自修养，克服过去之不良习惯，再以药力施治，方能生效，否则仍无益也。

漏精者为精关不固，过于滑利，凡见与性有关之刺激，精即泻出，甚则大便时稍一努力，即滴出精液。此病多见于少年时有手淫恶习，结婚后纵欲过度，肾亏之极矣。但不宜单纯补肾，应以固涩为主，如：骨碎补、芡实米、花龙骨、沙苑子、石莲肉、金樱子、刺猬皮、桑螵蛸、五倍子、白莲须、韭菜子、黄鱼膘之类。

神经衰弱患者，常见有早泄、阳痿、性欲减退症状，此与督脉有关。李濒湖《奇经八脉考》曰："督脉别经上额与足厥阴会同于巅，入络于脑。"足厥阴经绕阴器且与肾之大络同起于会阴，由是可知脑神经衰弱，常见性机能障碍之理，皆与督脉有关也。然治阳痿、早泄，须壮髓益精，温阳补肾，且要节欲培元以冀痊可，不应以壮阳之药取快一时，揠苗助长，欲速不达也。补肾及兴奋药，有锁阳、仙茅、鹿茸、淡菜、海参、海马、雄蚕蛾、腽肭脐、蛇床子、肉苁蓉、破故纸、淫羊藿、阳起石、九香虫、巴戟天、胡芦巴、紫河车、紫白石英等，有用麝香、樟脑、乳香三味合丸，治阳痿颇效。尚有精液稀薄，缺乏精子者，菟丝子、枸杞子、覆盆子、五味子、雪蛤蚧、锁阳、鹿茸等药均有效。

遗尿、多尿及老人频尿，均是肾气不足，山萸肉、金狗脊、石菖蒲、益智仁、桑螵蛸、韭菜子、覆盆子均可用。然柿蒂、内金、香菇、木瓜亦可治频尿及小便失禁。

泌尿系统之结石病，须用消石法加利尿药治之，如朴硝、滑石、瓦楞子、鱼枕骨、海浮石、海金沙、萹蓄、瞿麦穗、土茯苓、杜牛膝等。众所周知之金钱草可治结石病，余体会四川及江西产者效果为好。治结石不但要消去之，且须预防其再生，余用血余炭、六一散及薏仁米，亦颇有效。

中医之论肾多与内分泌有关，其原理实应加以研究，可为创造新医药学派辟一途径也。

（一）急性肾炎

○ **病案1**

邓某，男，9岁。

脸面浮肿，腰痛不敢辗转，尿量极少，色赤，为急性肾炎症。

辨证：风热湿毒侵袭，而致三焦水道不利，脾肾受损，水湿泛溢为肿，小便少而色赤也。

治法：清热利湿，益肾健脾。

处方：血余炭10g（益元散12g同包），车前草10g，旱莲草10g，炒杜仲10g，赤茯苓10g，赤小豆18g，川草薢10g，海金沙10g，海浮石10g，炒泽泻 6g，瞿麦穗 6g，云苓块 10g，冬瓜子、冬葵子各 12g，川黄柏 5g，炙草梢 3g，白通草 5g，大熟地 10g（细辛 0.6g 同捣），奎白芍 12g。

二诊： 药后腰痛少止，小便通利而色赤，含有血球成分，面目浮肿亦渐消退，拟再进前法。

处方： 淡猪苓 6g，赤茯苓 10g，白茯苓 10g，川黄柏 5g，肥知母 6g，怀牛膝 6g，小生地 10g，奎白芍 10g，甘草梢 3g，小木通 3g，炒泽泻 10g，阿胶珠 10g，血余炭 10g（益元散 10g 同包），车前草 10g，旱莲草 10g，炒杜仲 6g。

三诊： 腰部有时微痛，小便通利，浮肿降消，拟用丸药收功。

处方： 每日早服青娥丸 6g，夜临卧服金匮肾气丸 10g，均用白开水送，共服二十日。

[祝按] 本案急性肾炎，施师先以血余炭、益元散、旱莲草、车前草、赤茯苓、赤小豆、川草薢、海浮石、海金沙、炒泽泻、瞿麦穗、云苓块、冬瓜子、冬葵子、川黄柏、白通草利水消炎；炒杜仲、奎白芍、大熟地、北细辛、炙草梢止腰痛。二诊见病情好转，而用滋阴降火汤及猪苓汤之合剂化裁，功能利水消炎，又加血余炭、车前草、炒杜仲止痛、止血，兼利水道。见效后，终以补肾丸药收功。

[今按] 急性肾炎，是急性肾小球肾炎之简称，是指多种病因引起急性发病，以血尿、蛋白尿、高血压、水肿及氮质血症为主要表现的肾小球疾病，又名急性肾炎综合征。大多数发生于链球菌感染之后，少数由其他细菌、病毒或寄生虫感染引起。中医对本病已早有认识，《灵枢·论疾诊尺》有"视人之目窠上微痛，如新卧起状，其颈脉动，时咳，按其手足上，窅而不起者，风水肤胀也"。《金匮要略》则有风水之治方药，如云"风水脉浮，身重汗出恶风者，防己黄芪汤主之，腹痛者加芍药"和"风水，恶风，一身悉肿，不渴，续自汗出，无大热，越婢汤主之"，故后世悉将本方列入水肿病范畴。一般认为急性肾炎多属中医水肿病"阳水"之风水泛滥，或水湿浸渍，或湿热壅盛三种情况所致。本案据病情即属风热湿毒所致，脾肾受损，水湿泛滥为病。施师先以益元散合二草丹、葵子茯苓散加草薢、冬瓜子、海金沙、瞿麦、通草、赤小豆以利水消肿，用白芍、杜仲、熟地配细辛、炙草以益肾护阴止痛。继用猪苓汤、二草丹、滋阴降火汤等化裁，以猪苓、赤苓、白苓、泽泻、二草丹、益元散、木通利水消肿，用黄柏、知母、生地、血余炭、阿胶清热养阴止血，杜仲、牛膝补肾止腰痛。

终以补肾之青娥丸、肾气丸而巩固疗效。

病案 2

王某，男，23 岁，病历号 1952.6.185。

发病二十余日，过午寒热，头面出汗，小便色赤，颜面四肢浮肿，口渴思饮，大便干，三四日一行。经医院查尿有红细胞、蛋白及上皮细胞等。苔薄白，舌质红，脉浮数。

辨证：外邪入侵，营卫痞塞。遂致水气不行，渗溢而为浮肿。正邪搏结，因发寒热，里热甚炽，口渴思饮，迫血妄行，热入膀胱。

治法：清热利尿，润燥止血。

处方：白苇根 20g，白茅根 20g，大生地 10g，鲜生地 10g，冬葵子 12g，云茯苓 10g，冬瓜子 12g，旱莲草 30g，车前草 10g，车前子 10g（布包），朱茯神 6g，朱寸冬 10g，仙鹤草 12g，凤尾草 10g，甘草梢 6g，阿胶珠 10g，瓜蒌子 10g，瓜蒌根 10g。

二诊：服 3 剂，尿中红细胞减少，小便量亦增多，大便仍燥，浮肿依然，寒热犹作。

处方：前方加火麻仁 12g，再服 3 剂。

三诊：药后经检尿仍有红细胞及蛋白，小便尚不通利，大便较干，下肢浮肿见轻。

处方：白苇根 30g，白茅根 30g，大生地 10g，鲜生地 10g，酒黄柏 6g，酒黄芩 6g，炒香豉 12g，山栀衣 6g，旱莲草 12g，车前草 12g，冬瓜子 12g，冬葵子 12g，赤茯苓 10g，赤芍药 10g，瓜蒌子 10g，瓜蒌根 10g，郁李仁 6g，炙草梢 5g，晚蚕沙 10g（炒皂角子 10g 同布包）。

四诊：服药 4 剂，寒热已退，医院检尿仍有少量红细胞及蛋白，上皮细胞。浮肿虽渐消，而晨起面肿，晚间腿肿较重，口干舌燥尚未减退，拟猪苓汤、葵子茯苓散加味治之。

处方：淡猪苓 10g，赤茯苓 12g，赤小豆 12g，车前草 12g，旱莲草 12g，冬瓜子 12g，冬葵子 12g，阿胶珠 10g，滑石块 10g（布包），炒泽泻 10g，仙鹤草 15g，炙草梢 3g。

五诊：药服 6 剂，症状减除，饮食睡眠二便均已如常，经医院检尿仍有少量蛋白，拟予丸方常服。

处方：每日早服六味地黄丸 1 丸，午服云南白药 0.3g。

[祝按] 古人所谓风水、皮水者，其症状多与现代医学诊断之肾炎相合，本案即是此类疾患。经治五次，症状基本消失，但蛋白尚未全除，故予常方六味丸治之。云南白药可治肾炎后尿中蛋白久久不消者，亦治肺结核阴虚潮热。

[今按] 本案急性肾炎，系湿热壅盛所致。故施师治以清热生津，凉血止血，利尿润便法。前后所施汤剂，其药味略有增损，大多为一致，即以苇、茅、生地、赤芍、花粉、麦冬清热凉血，养阴生津；黄柏、黄芩、栀子苦寒清热，燥湿解毒；茯苓、车前、旱莲草、冬葵子、泽泻、滑石清热利尿；仙鹤草、阿胶、旱莲草养阴止血；瓜蒌仁、火麻仁、郁李仁、皂角子配晚蚕沙润肠通便。是以诸方药之用，湿去肿消，热退毒解，血止便通，而正气得复矣。

（二）慢性肾炎

○ 病案 1

杨某，女，23 岁。

面上浮肿，四肢亦肿，腰酸微疼，小便少而色深赤，且有沉淀，偶感发热。尿中据验有血球、蛋白、脓球。

辨证：《内经》云"腰为肾之府""肾者主水"。病水肿有日，肾气虚矣。湿蕴化热，热灼血溢。故病见身浮肿，腰疼尿赤也。

治法：益肾填精，清热利尿。

处方：车前草 10g，旱莲草 10g，炒川杜仲 10g，续断 10g，鲜茅根 15g，鲜生地 15g，生地炭 10g，熟地炭 10g，黄柏炭 6g，血余炭 10g（韭菜子 6g 同包），白知母 6g（米炒），山萸肉 12g，阿胶珠 12g，赤芍 6g，白芍 6g（土炒透），丹皮炭 6g，藕节炭 10g，焦远志 10g，龟板胶 10g，赤茯苓 10g，赤小豆 18g，炙草梢 3g。3 剂。

二诊：热退，小便渐多，腰酸亦佳。惟尿中仍含蛋白、脓球，血球稍减。

处方：生龙齿 15g，生牡蛎 15g（同包），车前草 10g，旱莲草 10g，血余炭 10g（益元散 15g 同包），鲜茅根 15g，鲜生地 15g，炒川杜仲 15g，续断 15g，阿胶珠 12g，生地炭 10g，熟地炭 10g，黄芩炭 6g，黄柏炭 6g，肥知母 6g（米炒），藕节炭 10g，赤芍 6g，白芍 6g（土炒），海浮石 10g，海金沙 10g（同包），生龟甲 12g，生鳖甲 12g，怀山药 24g（打布包），丹皮炭 6g，炙草梢 3g。5 剂。

三诊： 水肿渐消，蛋白质减少，血球亦少，脓球已无，令其多服，以愈为度。

处方： 生地炭 6g，熟地炭 6g，怀山药 24g（打布包），车前草 10g，旱莲草 10g，阿胶珠 10g，生黄芪 24g，山萸肉 12g（炒），川杜仲 10g（炒），黄柏炭 6g，血余炭 10g（海金沙 10g 同包），藕节炭 10g，白茅根 12g（炒），焦远志 10g，龟板胶 10g，甘枸杞 15g。

[祝按] 本病原因与急性肾炎相类，亦为由多种病因引起的肾脏慢性疾病，有时亦颜面浮肿，血压增高，脉搏弦硬，心脏肥大，尿量不正常，多属酸性反应。尿中含有红血球及蛋白，或上皮脓球及各种管型等。本案之治施师先以车前草、旱莲草、茯苓、小豆、韭菜子利尿消肿；藕节、茅根、生地、阿胶、黄柏、知母、丹皮、龟板、血余消炎止血，退热防腐；杜仲、续断、生熟地、山萸、远志增强肾脏及抵抗力；芍药、草梢止痛。药后热退，小便渐多，病情好转，二诊又加生龙齿、生牡蛎收敛固涩，益元散、条芩、海浮石、海金沙消炎利尿，山药补脾肾除蛋白。三诊见肿消，尿蛋白、红细胞减少，乃稍示加减，黄芪重用之以治尿蛋白，加枸杞补肾益阴，嘱之多服至愈为度。

[今按] 慢性肾炎，为慢性肾小球肾炎之简称，是一组由多种病因引起原发于肾小球的免疫性疾病，好发于中青年，病程常超过一年或长达十年以上，一般有水肿、蛋白尿、血尿和管型尿，后期有贫血、高血压和肾功能衰竭，终至尿毒症，多数预后较差。中医一般亦归属于"水肿"病范畴。根据病人体质及病情发展程度之轻重，临床上有的仍为阳水表现，主要呈现为水湿浸渍，湿困脾土。病久者多属于阴水证，主要呈现为脾阳不振，或脾胃气虚，或肾阳不足，或脾肾两虚，或阴阳两虚等。本案则属肾虚湿阻者，故施师先投以杜仲丸、知柏地黄汤、二草丹等方化裁之，即以地黄、山萸、阿胶、龟胶、杜仲、川断、旱莲草、知母、白芍补益肾之阴阳，车前、茯苓、茅根、赤小豆利尿消肿，黄柏、知母、生地、茅根、丹皮、赤芍、藕节、血余炭清热凉血止血。后在此基础上略作调整，尤其山药、黄芪之重用之，脾肾并治之，健脾气而消除蛋白尿，至今已成为治肾炎病之常规用药。正所谓"阴精所奉其人寿，阳精所降其人夭"

施今墨医学全集

之理。

○ **病案 2**

周某，男，20 岁，病历号 1952.10.380。

患肾炎已有九个月，初在县医院治疗，浮肿一度消退，嗣后回家调养，又渐肿胀，在乡多次服药未效，故来京求诊。现症：全身浮肿，小便不利，腹胀不思食，困倦无力。舌苔薄白，脉沉涩。

辨证：原罹肾炎，调摄不当，遂成慢性疾患。肾气不充，脾运不健，水气泛溢，全身浮肿，经查亦有腹水现象。

治法：温通肾阳，健脾行水。

处方：川桂枝 10g，淡猪苓 10g，建泽泻 10g，赤茯苓 12g，赤小豆 12g，冬瓜子 30g，冬瓜皮 30g，杭白芍 10g，野於术 6g，川厚朴 10g，车前草 12g，旱莲草 12g，白通草 5g，川草薢 10g，川石韦 10g，炙草梢 3g。2 剂。

二诊：药服后，腹胀稍减，小便增加，浮肿未见消，药力未及，宜多服数剂观察。

处方：前方赤小豆增至 24g，加黄芪皮 12g，冬葵子 12g，炒韭菜子 6g，益元散 10g（布包）。

三诊：药服 6 剂，小便量未见增多，而大便溏泻数次，腹胀减。

处方：前方黄芪增至 30g，加党参 10g，防己 10g，苍术 10g，再服 6 剂。

四诊：服药 6 剂，情况良好，又再服 4 剂，小便增多，浮肿消减，腹部胀满大为好转，食欲增强。

处方：川桂枝 10g，杭白芍 10g，绵黄芪 30g，炒苍术 10g，炒白术 10g，淡猪苓 6g，川厚朴 10g，云苓块 15g，汉防己 10g，炒泽泻 10g，大腹皮 10g，大腹子 10g，冬瓜子 30g，冬瓜皮 30g，地萹蓄 10g，炙草梢 5g。

五诊：又服 10 剂，浮肿全消，惟晨起颜面尚觉肿胀，腹部胀消，颇感轻快，食欲甚好。

处方：前方加党参 10g，再服 10 剂后，原方加五倍量配制丸药，回乡常服，仍忌盐酱诸物。

[祝按] 本案为慢性肾炎，治之较难，施师始终以五苓散合防己黄芪汤为主方加味治之，黄芪用至 30g，前后数十剂，共用二斤余，按《冷庐医话》曾

记一医案：用生黄芪 120g，糯米酒一盅治浮肿，前后共服数斤黄芪而愈。盖浮肿之形成，在于水聚于皮里膜外，使腠理紧固，水被驱逐，肿胀遂消。查黄芪有利尿作用，已经现代科学证实，其治慢性肾炎，疗效甚显，按黄芪不仅有利尿作用，且有补气之功，气足湿退，水肿得消。

○ **病案 3**

马某，女，46 岁，病历号 1951.7.629。

去年八月间曾患肾炎，经县医院治疗，肿消出院。返家后，经常发现颜面及两足浮肿，腰酸胀，头晕心悸，胸闷不思饮，大小便均不畅，周身无力，睡眠不宁。在乡间虽服中药及偏方，迄未见好。舌苔白腻，脉沉弦。

辨证：前患肾炎，虽经治疗好转尚未彻底痊愈，以致病邪稽留遂成慢性疾患。肾阳不充，心阳亦损，浮肿、心悸、头晕、腰酸之症见，命门火衰，导致脾运不健，故有胸闷不食，四肢倦怠无力。

治法：温肾阳、强心、健脾、行水治之。

处方：嫩桂枝 6g，淡附片 5g，川续断 10g，川杜仲 10g，赤茯苓 12g，赤小豆 20g，野於术 5g，淡猪苓 10g，炒远志 10g，姜厚朴 5g，冬葵子 12g，冬瓜子 12g，旱莲草 10g，车前草 10g，炙草梢 3g，金匮肾气丸 20g（包煎）。

二诊：服药 4 剂，诸症均有所减轻，病程已久，非数剂即能显效，前方桂枝加至 10g，增黄芪 25g，再服 6 剂来诊。

三诊：服药 6 剂，浮肿消，小便增多，心悸腰酸，均见好转，睡眠尚好，食欲稍强，惟二便仍不通畅。

处方：川桂枝 10g，北柴胡 3g，杭白芍 10g，野於术 5g，淡猪苓 10g，赤小豆 12g，冬葵子 15g，炒枳实 5g，赤茯苓 12g，冬瓜子 15g，车前草 10g，旱莲草 10g，风化硝 6g，全瓜蒌 25g，怀牛膝 6g，炒皂角子 10g（晚蚕沙 6g 同布包），白通草 5g，炙草梢 3g，金匮肾气丸 20g（包煎）。

四诊：前方仍服 6 剂，大小便均通畅，食欲增强，精神健旺，未见浮肿，但觉腰酸，近日返乡希予常方。

处方：每日早服滋肾丸 10g，晚服金匮肾气丸 10g。

[**祝按**] 慢性肾炎，久久未愈，常致心脏亦受影响，按中医理论言之，君相相资，肾病及心必助命火，相火旺则脾运亦健，浮肿自当消除，故治慢性肾

炎往往以金匮肾气丸收功。

[今按] 本案脉沉属里，弦主水饮。此为脾肾阳虚之阴水证。故施师先投肾气丸及五苓散、杜仲丸、二草丹加味施治；二诊加重桂枝之量，并增重黄芪量施治，即益气通阳也，故病大为好转；因大便不畅之故，三诊汤剂去杜仲丸加四逆散、风化硝、全瓜蒌、皂角子，配晚蚕沙等以理气和营，通腑导浊，从而令水湿从二便除之，脾肾得补，气机升降自如矣。故药后病情大为好转，后以补肾之丸药收功。

（三）肾盂肾炎

○ **病案 1**

王某，女。

急性肾盂炎症，尿意频频，尿量不多，腰部紧张不适，小便时疼痛。尿内含有脓球，且呈酸性反应。

辨证：起居不慎，湿热内蕴，下注膀胱，故小便频数，时尿痛；"腰为肾之府"，肾司小便，湿热为患而腰部不适也。

治法：消炎利尿，防腐止痛。

处方：血余炭 10g（韭菜子 10g 同包），车前草 10g，旱莲草 10g，金银花 12g，益元散 12g（海金沙 10g 同包），苦桔梗 5g，白薏仁 12g，赤茯苓 10g，白茯苓 10g，川黄柏 5g，条黄芩 6g，淡竹叶 6g，炒泽泻 10g，炙草梢 3g，真琥珀末 3g（分二次冲）。

二诊：疼痛大减，尿量增多，脓球极多，知为药力所排下也，拟再进前法。

处方：川萆薢 10g，小木通 5g，台乌药 5g，绛通草 5g，甘草梢 3g，血余炭 10g（韭菜子 6g 同包），沙苑子 12g，海金沙 10g（益元散 12g 同包），川黄柏 5g，苦桔梗 5g，白薏仁 12g，金银花 12g，炒泽泻 10g，云苓块 10g，淡竹叶 6g，真琥珀末 3g（分二次冲）。

三诊：前方连服 3 剂，疼痛已止，小便通利，且不混浊，拟用丸方收功。

处方：每日早服萆薢分清丸 10g，夜临卧服金匮肾气丸 12g。均用白开水送，共用二十日。

[祝按] 本病皆属于细菌感染，肾脏部位感觉压迫不适，且同输尿管均有

放射性疼痛。急性者，尿意频频，尿量减少。慢性者尿量增加，颜色淡白而浑浊不清，含有脓汁黏液或红血球及细菌等，有时亦有血块等物，若多量之蛋白，则并发肾炎症。本案施师先以血余炭、韭菜子、血琥珀、甘草梢止痛消炎，金银花、白薏仁、苦桔梗排脓，旱莲草、车前草、益元散、海金沙、赤茯苓、白茯苓、竹叶、泽泻利水，行内洗法，黄柏、条芩消炎。二诊施师又以草薢分清饮为主，消炎止痛，又加沙苑子止痛，余药同前。药后病转愈，而以丸方巩固疗效收功。

[今按] 肾盂肾炎，为上尿路感染性疾病，多属细菌感染所致。临床据其发病情况而有急性、慢性之分。急者以发病急骤，数小时或 1～2 天发展成事，出现畏寒、发热、头痛、身痛、纳差，或腹痛腹泻、腰痛、肾区叩痛，或沿输尿管走行压痛，小便急、频数，或尿痛，尿液混浊，呈脓尿、血尿等。慢者多由急性转变而来，因急性未彻底治愈而致反复发作，以不规则低热、乏力、纳差、腰酸痛、轻度尿频、尿急，小便时混浊，或夜尿多，尿比重低等为特征。中医认为本病属于淋证中之热淋、血淋、劳淋、尿浊等范畴。急性者属诸淋中之实证，慢性者则为淋证中虚实兼夹者，或以虚为主者。本案即为实证，系膀胱湿热为病，故施师先以益元散、二草丹加茯苓、泽泻、竹叶、薏仁、金银花、黄柏、黄芩、草梢等清利湿热，通淋止痛；二诊又取草薢分清饮之意，增强分利清浊之力，从而俾热清湿除，终以丸药攻补兼施以巩固疗效。至于血余炭与韭菜子之配用，乃施师对药经验，意在止血缩尿。

◦ 病案 2

王某，女，34 岁，病历号 1952.11.23。

病已十日，初起症如感冒，旋即腰部感觉疼痛，排尿时尤觉不适，小便混浊，尿意频频，而尿量减少。经西医诊为急性肾盂肾炎，饮食尚可，因排尿频频，卧不安枕。苔薄白，舌质红，六脉浮数。

辨证：湿热蕴郁下焦，肾及膀胱均受其损，排尿不利，腰痛不适。小便混浊者湿热蒸熏之故也。

治法：清热利湿活瘀治之。

处方：车前草 10g，炒韭菜子 10g（血余炭 10g 同布包），海金沙 10g（益元散 12g 同布包），旱莲草 10g，金银花 12g，白薏仁 12g，川黄柏 5g，白茅根 30g，赤苓 10g，白苓 10g，炙草梢 3g，条黄芩 6g，炒泽泻 10g，淡竹叶 6g，血琥珀末 3g（分二次冲）。

二诊：服药 4 剂，尿量增多，疼痛减轻，排尿时仍感不适，小便混浊不清。

处方：台乌药 6g，川萆薢 10g，益智仁 5g，石菖蒲 5g，川黄柏 5g，炒莱菔子 10g（布包），滑石块 10g（布包），金银花 12g，血余炭 10g（海金沙 10g 同布包），炒泽泻 10g，白薏仁 12g，炙草梢 3g，淡竹叶 6g，小木通 5g，云苓块 10g，白茅根 30g。

三诊：前方又服 4 剂，腰际及排尿时之疼痛已见好。小便清长不混，拟予丸方收功。

处方：每日早服萆薢分清丸 10g，晚服知柏地黄丸 10g。连服十日，白开水送下。

[祝按]中医治肾盂肾炎，以利湿清热法治之，可谓内洗法。污浊排除，热不蕴郁，病痛即解。韭菜子入肾治小便频数尿血，伍血余炭可治尿道炎症，白茅根重用亦有消炎作用。

[今按]本案与案 1 均属于急性肾盂肾炎者，其治疗基本相同。诚若《医学正传》所云："夫便浊之证，因脾胃之湿热下流，渗入膀胱，故使便溲或白或赤而浑浊不清也。"故综观两案之治，清热利湿而治其本，凉血止血而治其标，兼以治肾固涩，扶正以驱邪也。正巢氏《病源》所谓："诸淋者，皆肾虚而膀胱热故也。"

（四）膀胱炎

○ **病案**

王某，女。

发热二日，尿意频频，便时疼痛，尿内含有血球，且极混浊，是急性膀胱炎。

辨证：起居不慎，湿热蕴结，下注膀胱，湿阻气机，热迫血溢，故致小便涩痛，尿中带血。

治法：清热利尿，消炎止痛。

处方：鲜苇根 15g，鲜茅根 15g，淡豆豉 5g，山栀衣 5g，车前草 10g，旱莲草 10g，血余炭 10g（益元散 12g 同包），银花炭 10g，苦桔梗 5g，福泽泻 10g，川萆薢 10g，台乌药 5g，赤茯苓 10g，白茯苓 10g，赤芍 10g，白芍 10g，干荷梗 2 尺，川楝子 6g，炙草梢 5g。2 剂。

二诊：药后热退，痛少止，尿量增多，但极混浊，且含血球。仍本前法，再加止血药。

处方：鲜生地 15g，鲜茅根 15g，血余炭 10g（益元散 12g 同包），小木通 5g，藕节炭 10g，黄柏炭 10g，车前草 6g，旱莲草 6g，阿胶珠 10g，淡竹叶 6g，苦桔梗 5g，赤茯苓 10g，赤芍 10g，台乌药 5g，川楝子 6g，小蓟炭 10g，川萆薢 10g，炙草梢 5g。3 剂。

三诊：药后痛止，尿多，已不若先之溷浊，含血球极少。

处方：鲜生地 6g，大生地 6g，血余炭 10g（炒车前子 10g 同包），滑石块 10g，阿胶珠 10g，条黄芩 6g，淡竹叶 6g，炒荷叶 10g，川黄柏 5g，炒泽泻 10g，川萆薢 10g，白薏仁 12g，白杏仁 6g，藕节炭 10g，瞿麦穗 10g，苦桔梗 5g，炙草梢 3g。3 剂。

四诊：药后诸症均愈，拟用丸方善后。

处方：每日早晚各服萆薢分清丸 10g，白开水送，共服 10 日。

[祝按] 本病原因为细菌之感染，或自尿道而来，或自血液播散以及邻接脏器而来，亦有由器械之刺激，或化学之刺激而致。急性膀胱炎有轻度发热，亦有时恶寒战栗而发病，尿意频数，便时疼痛，并有灼热感觉，尿呈酸性反应，且极混浊，含有血球及膀胱上皮细胞。消炎、止痛、利水为本病疗法。凡发酸性饮料及刺激性食品，均须禁止。本案施师先以苇根、茅根、豆豉、山栀、赤芍退热，旱莲草、车前草、干荷梗、血余炭、银花炭、苦桔梗、福泽泻、川萆薢、赤茯苓、白茯苓消炎利水，台乌药、杭白芍、川楝子、炙草梢止痛。二诊以导赤散为主，又加黄柏炭、藕节炭、阿胶珠清热止血，余药与前方同。三诊则以生地、黄柏、条芩清热，血余炭、车前子、滑石块、淡竹叶、泽泻、瞿麦、萆薢消炎利水，薏仁、桔梗、杏仁排脓球，阿胶养阴止血，荷叶升清，草梢止痛。终与萆薢分清丸善后巩固疗效。

[今按] 膀胱炎是细菌的直接侵袭膀胱而引起的非特异性感染，为下尿路感染。可单独存在，亦可与肾盂肾炎相伴，而且往往肾盂肾炎者多伴有膀胱炎。临床主要以尿频、尿急、尿痛和排尿伴有下腹部疼痛，以及发热等全身轻微不

适感，尿检多为白细胞尿，且伴镜下或肉眼血尿。中医属于热淋、血淋、尿浊范畴。本案即为湿热蕴结膀胱，灼热刺痛，小便不利之热淋证。施师先拟草薢分清饮、二草丹、益元散、栀子豉汤诸方化裁施治，后又加用导赤散、小蓟饮子、八正散化裁施治。意在以栀子、银花、黄柏、黄芩清热解毒；用车前、泽泻、茯苓、滑石、薏仁、茅根、苇根、草薢、瞿麦、竹叶、木通等清热利尿；取阿胶、生地、苇根、茅根、血余炭、小蓟、藕节等清热养阴，凉血止血；择台乌、杏仁、桔梗、川楝以调畅气机，令膀胱"气化则能出矣"。是以诸药和合，共奏清热利尿，扶正祛邪之目的。

（五）肾与膀胱结核

○ **病案 1**

徐某，女，30 岁，病历号 1953.12.150。

血尿已四个月，时发时止，腰酸胀，少腹右侧时痛，小便频，量不多，头晕气短，倦怠无力，饮食睡眠尚可。经第二医院检查，诊断为右肾结核，膀胱炎，拟动手术摘除肾脏。患者不愿手术，要求中医治疗。舌苔薄白，脉细数。

辨证：腰为肾府，腰酸则为肾虚，虚则不固，下渗而为血尿。头晕气短，倦怠无力，均属体力不足之征。

治法：滋肾阴，清虚热，利尿止血为治。

处方：鲜茅根 12g，鲜生地 12g，川续断 10g，川杜仲 10g，山萸炭 15g，仙鹤草 25g，川石韦 10g，川草薢 10g，白蒺藜 10g，沙蒺藜 10g，阿胶珠 10g，败龟板 12g，盐知母 6g，盐黄柏 6g，车前草 10g，旱莲草 10g，春砂仁 3g，大熟地 10g，炙草梢 5g。

二诊：服药甚效，遂连服 11 剂之多，头晕、气短已好，腰酸减轻，最近一星期小便色淡已无血，少腹疼痛尚未全止。

处方：北柴胡 5g，杭白芍 10g，黑升麻 3g，黑芥穗 5g，炙黄芪 12g，米党参 10g，全当归 6g，野於术 5g，川续断 10g，川杜仲 10g，春砂仁 5g，生地 10g，熟地 10g，川草薢 10g，川石韦 10g，益智仁 5g，台乌药 6g，阿胶珠 10g，山萸炭 12g，炙草梢 5g。

三诊：前方又服 10 剂，除腰微酸胀及少腹时有疼痛之外，其他均好，小便无血色已有半个多月，为近四个月以来未有之佳象。

处方： 前方加五倍量蜜小丸常服。

[祝按] 本案为肾结核兼膀胱炎症，先用滋阴清热，开拓道路，继用补中益气合草薢分清饮加味治之，前后服二十余剂，而诊只三次，效果良好，改丸方常服，是否未摘除右肾而愈，因离整理此案时过九载，未能追访。

[今按] 本病常伴有肺结核等，多通过血液播散而到肾脏发病。以腰酸痛、尿频、低热、盗汗、衰弱以及尿检呈血尿或脓尿为特征。中医多属于血淋、劳淋范畴。本案即为久病损伤肾精、肾虚阴伤，热灼血络为劳淋之病。故施师先以知柏地黄汤、杜仲丸、二草丹加阿胶、龟胶等滋阴清热，填精止血。继之又以脾肾并治，取补中益气汤与地黄汤、杜仲丸、草薢分清饮化裁，俾先后二天得复，令邪毒自小便而出，从而获得良好的疗效。

○ **病案 2**

常某，女，32 岁，病历号 1951.11.666。

病已半载，小便频数量少，时现血尿或小血块，溺时尿道不适，有时疼痛，经第三医院检查为膀胱结核症。舌苔薄黄，脉象滑数。

辨证： 肾与膀胱为表里，主水液。二者均病则行水不畅，热郁膀胱则生血尿。

治法： 升清阳，利小便，活血行气以止痛。

处方： 北柴胡 5g，杭白芍 10g，黑升麻 3g，黑芥穗 3g，车前草 12g，旱莲草 12g，大蓟炭 6g，小蓟炭 6g，赤茯苓 15g，赤小豆 15g，冬瓜子 12g，冬葵子 12g，制乳香 6g，没药 6g，台乌药 6g，春砂仁 3g，生地 6g，熟地 6g，海金沙 10g（血余炭 10g 同布包），炙草梢 3g。

二诊： 前方服 5 剂，小便量增多，次数减少，尿中仍现血色，溺时疼痛。

处方： 前方去大、小蓟炭，加仙鹤草 12g，阿胶珠 10g，石韦 10g。

三诊： 服 7 剂，尿中已无血块，色仍暗红，尿量多，次数减少，疼痛亦稍轻。

处方： 早晚各服加味滋肾丸 20 粒，午服断红丸 1 丸。服二十日。

四诊： 丸药服完，小便中血减少，尿频好转，有时尿道仍觉不适，拟丸方。

处方：血余炭 60g，旱莲草 30g，陈阿胶 60g，炙黄芪 30g，野党参 30g，野於术 30g，生地 30g，熟地 30g，赤茯苓 30g，白茯苓 30g，黑芥穗 30g，黑升麻 15g，仙鹤草 60g，当归身 30g，山萸肉 60g，炒杭芍 60g，车前子 30g，车前草 30g，五味子 15g，苦桔梗 15g，御米壳 30g，台乌药 30g，凤尾草 30g，炙草梢 30g。

共研细末，怀山药 300g 打糊为丸，如小梧桐子大，每日早晚各服 10g，白开水送。

五诊：丸药已服完，情况很好，小便已无血色，尿时偶感不适，病情好转，然体力较差，倦怠思卧，心跳头晕，腰酸楚，拟补气血，强腰肾，健脾胃，利小便法。

处方：紫河车 30g，陈阿胶 60g，鹿角胶 30g，米党参 30g，炙黄芪 30g，野於术 30g，生地 30g，熟地 30g，山萸肉 60g，川杜仲 30g，杭白芍 30g（酒炒），卧蛋草 30g，川萆薢 30g，炒泽泻 30g，醋柴胡 15g，炙升麻 15g，怀山药 60g，旱莲草 60g，血余炭 30g，炙草梢 30g，山卷柏 30g，云苓块 60g，川续断 30g，车前子 30g，炒远志 30g，焙内金 30g。

共研细末，蜜小丸，每日早晚各服 10g。

[祝按] 膀胱结核，以中医辨证则为虚中挟实之症，若不分清层次，治法紊乱，难于取效。本案初则利尿、活血、行气，以治病祛邪为主，次则扶正祛邪兼施，终则补虚为重。方中所用之升清阳、降浊阴法，用之得当，疗效颇著，患者服五诊丸方效果良好，体力日益恢复，曾因感冒来诊述及，并嘱丸药服完可再配一料服之。

[今按] 膀胱结核，亦是多由身体其他部位结核病通过血液播散而致。中医亦属于血淋、劳淋范畴，其既有本虚（肾虚、气虚）一面，又有标实（湿热）一面，只是在疾病发展不同阶段表现轻重不同而已。本案即属湿热血淋证。施师先以小蓟饮子、二草丹、葵子茯苓散化裁加柴胡、升麻、芥穗、台乌、乳没、海金沙、砂仁等清热利尿，理气止血，升举阳气；继之加重滋阴补肾，利尿止血之品，取阿胶、仙鹤草、石韦之用；后又增加味滋肾丸等。待病情好转，乃自拟丸剂，以脾肾并治，扶正为主，取补中益气汤合归芍地黄汤、二草丹加五味子、台乌药、御米壳、凤尾草、桔梗等为用。最后又以上述丸方加减，增血肉有情之品紫河车、阿胶、鹿胶合杜仲丸、补中益气汤、六味地黄汤化裁，

以补益气血，强健脾肾，解利湿毒，再为丸剂，终获良效。

（六）泌尿系统结石症

○ **病案 1**

葛某，男，病历号 1962.2.24。

八年前患肾结石曾动手术取出结石一块，如蚕豆大，近一年来又生结石，血尿，色鲜，X 光照片显示有两块结石，已下行入输尿管中，现症小便量少，腰疼，食睡正常，大便每日一次。舌苔薄白而腻，脉濡数。

辨证：湿热久郁，尿中浊物结化成石，热结膀胱，遂有血尿，然其炎热之源则由于肾阴虚也。

治法：清热利尿，滋肾消石。

处方：旱莲草 30g，金钱草 30g，车前子 10g，车前草 10g，云苓块 12g，海浮石 10g（布包），瓦楞子 20g，海金沙 10g（布包），滑石块 20g，陈阿胶 10g（另炖兑服），淡苁蓉 15g，炒地榆 12g，甘枸杞 15g，建泽泻 10g，甘草梢 6g，淡猪苓 10g。

二诊：服药 7 剂，小便较前为多，溺出如细砂物甚夥，腰仍痛。仍遵前法治之。

处方：风化硝 30g，瓦楞子 30g，旱莲草 60g，海浮石 30g，滑石块 60g，淡猪苓 30g，红苏木 60g，建泽泻 30g，淡苁蓉 60g，枸杞 60g，山萸肉 30g，菟丝子 60g，陈阿胶 60g，炒地榆 60g，云茯苓 30g，老紫草 30g，瞿麦穗 30g，海金沙 30g，川续断 30g，川杜仲 30g，车前子 30g，炙草梢 30g。

共研细末，金樱子膏 600g，合为小丸，每日早午晚各服 6g。每日以金钱草 120g，煮水代茶饮。

三诊：前方已服 80 日，现余少许。经 X 光检查结石更趋下行，体积亦小，每次小便均有细砂物，腰部时痛，有时少腹亦疼，体力活动多时或有血尿。

处方：上肉桂 30g，瓦楞子 30g，风化硝 60g，盔沉香 15g，肥知母 30g，青皮 15g，旱莲草 60g，淡苁蓉 60g，滑石块 60g，建泽泻 30g，荜澄茄 15g，白檀香 15g，海金沙 30g，没药 30g，陈阿胶 60g，云苓块 60g，海浮石 30g，鱼枕骨 30g，山萸肉 30g，台乌药 30g，菟丝子 60g，老紫草 30g，炙草梢 30g。

共研细末，蜜丸，每丸重10g，早晚各服一丸。

[祝按] 结石在中医文献中早有记载，名曰石淋。《诸病源候论》云："石淋者，淋而出石也。肾主水，水结则化为石，故肾客沙石。肾虚为热所乘，热则成淋。其病之状，小便则茎里痛，尿不能卒出，痛引少腹，膀胱里急，沙石从小便道出，甚则塞痛令闷绝。"治疗显效，则见于近代，选用古方并及民间疗法，全国治验之例已非鲜见。然中药能消去结石，化细砂从尿中排出，其原理尚待研究。

[今按] 泌尿系结石症，无论结石位置，或肾，或输尿管，或膀胱，在中医悉属石淋范畴，认为是湿热久蕴，煎熬水液，尿结成砂石而为石淋症。一般以实证、虚证而论治，亦有虚实兼夹者。本案即属虚实兼夹之石淋，施师先拟猪苓汤合二草丹加苁蓉、枸杞、金钱草、车前子、海浮石、瓦楞子、地榆等清利湿热，滋补肾阴为治，后在此基础上又加杜仲丸、滋肾丸以及咸软散结、利尿排石之品，如风化硝、海浮石、瓦楞子、海金沙等，从而获效。鱼枕骨，又名鱼首石，咸寒，清热解毒，下石淋，治小便不通。

○ 病案2

某，男。

根据原诊及病情，确诊为泌尿系结石。拟消碎结石并排出，确保肾脏及防腐，利上下水道，活血调气消炎之法。

处方： 地榆根60g，白薏苡60g，瓦楞子60g（打），滑石60g（打），旱莲草60g，车前草30g，荷梗30g，土茯苓30g，赤茯苓30g。上述诸药煮浓汤代水煎下药。

秋石6g（芒硝6g同打同包），海浮石6g（海金沙6g同包），滋肾丸12g，血余炭10g，枸杞子15g，炒杜仲10g，山萸肉12g（炒），楮实子10g，沙苑子12g，菟丝子12g，阿胶珠10g，牛膝10g，桃仁泥10g，瞿麦穗10g，粉丹皮10g，枳壳6g，血琥珀粉3g（另冲为引）。

[今按] 本案系介绍施师治一泌尿系结石之方药。虽病状脉舌未载，但仅从方药分析，乃治湿热石淋，虚实兼夹者。治虚在补肾精，以滋肾丸合菟丝子、枸杞子、沙苑子、楮实子、阿胶、杜仲、牛膝为用；治实在利湿，以二草丹加滑石、瞿麦、茯苓、薏仁，化石排石以咸软之品，如芒硝、秋石、瓦楞子、

海浮石、海金沙等；治兼症出血，以凉血止血之品，如血余炭、地榆根、赤芍、桃仁、血琥珀等。荷梗、枳壳之用在于调畅气机，升清降浊自如也。可谓组方主次分明，且面面俱到矣。

（七）副睾丸炎

○ **病案1**

温某，男，30岁，病历号1953.10.229。

九年前睾丸曾被碰伤，肿大疼痛，经治疗即消肿，数月后结婚，睾丸又肿，不久即遭日寇逮捕，居处阴暗潮湿，睾丸肿痛日渐加重。抗战胜利后屡经治疗，时肿时消，解放战争时期，转战各地无暇治疗，痛苦亦不严重，近年来又感病情进展，经协和医院诊断为慢性附睾炎。现症肾囊湿冷，每受寒湿，睾丸即肿而痛，并有下坠感，饮食二便无异常。舌苔正常，脉象沉迟。

辨证： 睾丸受伤，虽是主因，但寒湿入侵下焦，致成病延深久之理也。

治法： 除积冷，消肿痛。

处方： 盐橘核10g，盐荔核10g，盐小茴10g，酒炒山楂核30g，巴戟天10g，胡芦巴6g，川附子6g，桂枝5g，杭白芍10g，盐炒韭菜子6g（海浮石10g同布包），升麻6g，细辛6g，大熟地10g，瓦楞子30g，沙蒺藜10g，白蒺藜10g，炙草节6g，醋炒川楝子10g。

二诊： 服药7剂，平和无反应，病已深久，加强药力再服。

处方： 盐橘核10g，盐荔核10g，盐小茴6g，巴戟天10g，胡芦巴10g，川附片10g，柴胡3g，杭白芍10g，炙升麻3g，酒当归6g，川楝子6g，炙甘草3g，沙蒺藜10g，白蒺藜10g，上肉桂2g，沉香1g（研细末装胶囊，分二次随药送服）。

三诊： 服药7剂，下坠较好，肿痛依然，即将出差，携丸药服用较便。

处方： 每日早服茴香橘核丸10g，午服补中益气丸6g，晚服参茸卫生丸1丸。

四诊： 出差一个月，丸药未曾中断，肾囊湿冷，睾丸坠痛均见好转。

处方： 每日早服茴香橘核丸10g，午服桂附八味丸10g，晚服人参鹿茸丸1丸。

五诊： 又服丸药一个月，诸症均感好转，效不更方，前方再服一个月。

[祝按] 睾丸为外肾，其与肾气通。本案起源于外伤，加重于受寒湿，久病深沉，治之非易，故温补肾阳，即治睾丸肿痛，宜于缓图，难求速效，故服丸药，逐次见好。

[今按] 睾丸之病一主于肾，二主于肝，肾为之主，肝经之布。本案外伤加寒湿致睾丸肿痛，故施师从肝肾入手，温肾暖肝，散寒止痛也。方取济生橘核丸、当归四逆汤、暖肝煎化裁，加巴戟天、胡芦巴、附片、沙苑子等温补肾阳之品主之。是以多年病痛，终得解除。

○ 病案 2

秦某，男，40岁。

左睾丸肿大，剧痛，其余均佳，是为副睾丸炎症。

辨证：生活起居失慎，湿热毒邪侵袭下焦，蕴积外肾，而致睾丸肿痛。

治法：消肿止痛。

处方：盐橘核10g，盐荔核10g，赤芍6g，白芍6g（桂枝木3g同炒），醋炒金铃子10g，炒吴萸3g，黄连3g，桃仁6g，杏仁6g，制乳香10g，没药10g，醋柴胡5g，酒元胡6g，盐小茴5g，酒当归10g，酒川芎5g，生地10g，熟地10g（砂仁5g同炒），山楂核10g，炙甘草3g。2剂。

二诊：疼痛似愈，但睾丸仍肿，大便结。

处方：赤芍6g，白芍6g（桂枝木5g同炒），生地10g，熟地10g（细辛1.5g同捣），盐橘核10g，盐荔核10g，苦桔梗5g，炒枳壳5g，酒军炭5g，桃仁10g，杏仁10g，醋柴胡5g，川楝子10g（巴豆3粒打碎同炒，去净巴豆），炒吴萸3g，黄连3g，盐小茴3g，山楂核10g，炙甘草3g，炒川杜仲10g，川续断10g，土茯苓24g，赤茯苓10g。

[祝按] 副睾丸炎，大多由尿路感染所致。或左或右，渐次睾丸肿大，疼痛异常。本案施师先以橘核、荔核、小茴、桃仁、杏仁、桂枝、山楂核、川楝、全当归、川芎、砂仁、萸连、生地、熟地直达睾丸而消肿胀；元胡、柴胡、乳没、赤芍、白芍、炙草止痛。继之又加细辛辛通消炎，酒军、巴豆、枳壳软坚结兼利大便，苦桔梗止疼，土茯苓清淋毒，杜仲、续断强腰肾。

[今按] 本案附睾炎属细菌感染所致，中医认为湿热毒邪所致。其治既要清利湿热毒邪，又要消肿止痛，病位为肝肾所主。故施师以茴香橘核丸、左金丸、

金铃子散、四物汤、杜仲丸、柴胡桂枝、大柴胡汤等方化裁，加土茯苓、茯苓、乳没、桃杏仁等治之，意在利湿消肿，活血止痛，益肾强腰。

（八）前列腺肥大

○ **病案**

秦某，男，66岁，病历号1951.8.171。

尿意频频而排尿甚难，有时尿闭，须导尿始能排出，病已八年之久。经医院检查为前列腺肥大，需动手术，希望中医治疗。舌苔正常，脉象濡数。

辨证：心肾不交，水火无制，清阳不升，浊阴不降，致成小便淋沥涩痛，而尿意频频。

治法：升阳，利尿，调和水火为法。

处方：炙升麻3g，嫩桂枝5g，盐黄柏6g，炒吴萸2g，鱼枕骨25g，滑石块25g，盐知母6g，海金沙10g（海浮石10g同布包），台乌药6g，炙草梢3g，赤茯苓10g，赤小豆20g，车前草10g，旱莲草10g，蟋蟀7枚。

二诊：前方服2剂效果甚好，小便已非点滴淋沥，排尿顺利，但仍频数，要求常服方。

处方：炙升麻3g，嫩桂枝5g，盐知母6g，盐黄柏6g，海金沙6g，海浮石6g（布包），鱼枕骨25g，滑石块25g，赤茯苓10g，赤小豆20g，冬瓜子12g，冬葵子12g，车前草10g，旱莲草10g，炒吴萸5g，醋炒川楝子6g，台乌药6g，炙草梢3g，蝼蛄1枚，蟋蟀7枚。

每星期服3剂。

[祝按] 前列腺肥大之症状，合于中医所称癃闭及淋闭门之方剂。施师组织此方颇费筹思，升其阳可利浊阴，如升麻、桂枝之类。既要行水，又须化坚，如海浮石、海金沙、鱼枕骨、滑石块、赤茯苓、赤小豆之属。用知母、黄柏以抑相火，用吴萸之辛通温散以解郁止痛。蝼蛄、蟋蟀可治癃闭。

[今按] 前列腺肥大，亦称前列腺增生，是男性老年人常见病。排尿困难是其最主要的症状，即以尿频、尿等待、尿无力、夜尿次数增多，甚至以尿点滴不畅，少腹胀满为特点。中医认为，其属于癃闭范畴。癃闭，即指小便少，或点滴不出，甚则闭而不通为特征的病证。癃与闭有别，癃为尿少，点滴而出，为小便不利，病势较缓；闭为尿闭，点滴不出，病势较急。病在膀胱，多与三

焦气化相关，多由湿热、气结、气虚、血瘀、脾肾不足等所致。本案年过六旬，下源肾之不足是其本，但病久湿热蕴结下焦，气滞不畅，故小便不利，排尿困难为其标。施师据证一是以二草丹、葵子茯苓散加滑石、海金沙、海浮石、鱼枕骨、蟋蟀、蝼蛄等清利湿热，通淋软坚；一是以旱莲草、知母、黄柏滋肾阴泻相火；一是以台乌药、吴萸、川楝子、升麻、桂枝调畅气机、升阳化气也。是以本案之治乃标本相兼，但以治标为主。蟋蟀，辛咸温，入膀胱、大肠、小肠经，有利尿消肿之功，治小便不利，水肿，尿闭，臌胀。蝼蛄，咸寒，小毒，入胃、膀胱经，具利水退肿之能，治小便不利，水肿。

（九）遗尿

○ **病案**

李某，男，20 岁，病历号 1951.1.253。

自幼患遗尿症，昼间小便不多，夜间则尿量、尿次增加，虽于睡时常被唤醒小便以防遗尿，但再入睡依然遗出，屡经医治未得效果。舌苔正常，六脉缓。

辨证：乳儿遗尿，以其肾气不充，固摄无力，不为病态。男子八岁肾气实，发长齿更，若再遗尿即属病态。

治法：宜固涩法。

处方：生白果 14 枚（连皮打），白莲须 10g，桑寄生 20g，桑螵蛸 10g，五倍子 3g，五味子 3g，益智仁 5g，山萸肉 12g，春砂仁 5g，大熟地 10g，酸枣仁 12g，石莲肉 20g，炙甘草 3g。

二诊：服药 5 剂，有效，五日只遗尿二次，希予常服方。

处方：前方加紫河车 3g，先每日服一剂，渐渐隔日一剂，依次递减至不服药亦不遗尿为止。

[祝按] 遗尿病颇为人苦，常于熟睡之际失去控制能力，尿多自遗。中医以肾气不充，固摄无力为遗尿之因。白果正名银杏，《本草》载性平味涩，能缩小便。施师屡用于小便频数、遗尿、遗精等症，效果良好。

[今按] 遗尿，是指睡眠中小便自遗，醒后方知的疾病，俗称"尿床"。遗尿多由先天禀赋不足，肾虚所致，所谓"肾司二便"，当然亦有后天脑病或外伤等所致病。本案即属肾虚所致，故治以补肾固涩法。施师取六味地黄丸、

缩泉丸等方意化裁，加桑螵蛸、白果、五味子、五倍子、石莲肉、枣仁、桑寄生等以益肾固精，缩泉止遗，收效甚佳。

（十）遗精

○ **病案1**

谷某，男，22岁。

三五日即遗精一次，或有梦，或无梦，饮食尚佳，晨起觉周身疲倦乏力。

辨证： 青壮之年，思虑劳倦失宜，而致肾精不固，遗精频作也。

治法： 益肾固精，宁心止遗。

处方： 杭白芍18g（桂枝木2g同炒），生龙齿15g，生牡蛎15g（同包），生地10g，熟地10g（砂仁5g同捣），焦远志10g，云茯神10g，首乌藤12g，柏子仁10g，炒金樱子10g，炒山萸肉12g，菟丝饼12g，阿胶珠10g，炙甘草2g。

[祝按] 本方平稳，俾其可常时服用。以龙齿、牡蛎、菟丝饼、山萸、生地、熟地、砂仁益肾并收涩固精，用远志、茯神、首乌藤、柏子仁、阿胶、杭芍、桂枝、炙草养心安脑，强健身体。

[今按] 遗精，是指未行房事而精液自行泄出之病证。中医认为，有梦而遗者，谓之"梦遗"；无梦而遗，甚至清醒时精自出者，谓之"滑精"。本病多由肾虚不固、心肾不交，湿热下注等所致。现代医学中神经衰弱、前列腺炎、精囊炎等病多有此症状。本案即属思虑劳倦而致肾虚，精关不住者。施师治取六味地黄汤、安神定志丸之意加白芍、牡蛎、金樱子、首乌藤、阿胶、桂枝、砂仁等治肾心，以宁神固肾止遗也。

○ **病案2**

乔某，男，30岁。

精神疲懒，滑精甚时一日二次，阴茎寒凉，头晕，出汗。

辨证： 青壮之年，起居失慎，纵欲无度，肾虚失固，命门火衰，而致滑精阴冷。

治法： 温补肾阳，固精止遗。

处方： 生龙骨15g，生牡蛎15g（同包），五味子3g、五倍子10g（同打），生地 10g，熟地 10g（砂仁 5g 同捣），炒山萸肉 12g，益智仁 5g，炒金樱子 10g，白莲须 10g，生白果 10 枚（连皮打），旱莲草 10g，炒川杜仲 10g，川续断 10g，淡苁蓉 24g，炙草梢 5g，菟丝子 12g，制首乌 12g，焦远志 10g，云茯神 10g。

二诊：药后症状略佳，汗已止。

处方：前方去五味子、五倍子，加杭白芍 12g，桂枝木 1.5g。另用刺猬皮一个焙灰，每服 5～6g，用黄酒一小杯送下，汤药服二剂后即可停止。而服此单方一料，即可断根，永不再发。

[祝按] 本案为滑精不禁者。施师以龙骨、牡蛎、菟丝子、金樱子、益智仁、五倍子、五味子、生地、熟地、砂仁、山萸肉、首乌涩精止汗，远志、茯神、淡苁蓉、白果治头晕，安脑神经。后又稍作加减为治，并以刺猬皮单方为治，其能收摄固精，为此证之特效药。

[今按] 滑精之病，多是房劳过度，或频犯手淫，而致肾精亏耗，阴损及阳，而致下元虚惫，命火不足，而精关不固也。本案即如此，故治拟温补肾阳、益肾固精，施师取六味地黄丸、金锁固精丸、杜仲丸等方之意，加牡蛎、白果、益智仁、苁蓉、首乌、金樱子、旱莲草、菟丝子、远志、五倍子等为治。刺猬皮，苦平，入胃、大肠经，具行气止痛，固精缩尿，化瘀止血之功，治胃脘疼痛，遗精，遗尿以及痔疮下血。

○ 病案 3

王某，男，32 岁，病历号 1951.9.566。

早婚又少节制以致体力日弱，周身酸楚，记忆力减退，遗精早泄均现。舌苔薄白，六脉细弱。

辨证：早婚纵欲，肾精消耗过多，阴阳两亏，症现遗精早泄，体质日衰。肾生髓，脑为髓海，肾亏之极，脑力不足，故有记忆减退之象。

治法：补肾之阴阳。

处方：川续断 10g，川杜仲 10g，鹿角胶 10g（另炖兑服），紫河车 10g，砂仁 5g，大熟地 10g，益智仁 5g，破故纸 10g，山萸肉 10g，金狗脊 15g，甘枸杞 20g，怀山药 25g（炒），炙甘草 3g，五倍子 5g，五味子 5g。

二诊：服药甚平妥，遂连服 10 剂之多，服药期间，无遗精现象，周身酸软大为好转。

处方：前方加盐知母6g，盐黄柏6g，生龙骨10g，生牡蛎10g，再服10剂。

三诊：服药后情况甚好，二十日来无遗精，早泄现象亦有所好转，拟予丸方常服。

处方：紫河车30g，鹿角胶30g，山萸肉30g，覆盆子30g，破故纸30g，甘枸杞30g（炒），益智仁15g，春砂仁15g，金狗脊60g，川杜仲30g，五味子15g，五倍子15g，酒杭芍60g，老桂枝30g，功劳叶30g，桑螵蛸30g，蛇床子15g，大熟地30g，炒远志30g，节菖蒲15g，胡桃肉60g，桑椹子30g。

共研细末，金樱子膏180g，再加炼蜜300g，合为小丸，每日早晚各服10g，白开水送。

[**祝按**] 本案为早婚肾亏之病，应以填精固肾为法。阴阳两补，不可过燥，燥则遗精，不可苦寒，寒则伤肾，宜平补之剂。紫河车治一切虚损，安心养血，益气补精；鹿角胶强骨髓，补肾精；远志、菖蒲、胡桃、桑椹则益气健脑安神，可医健忘。

[**今按**] 本案遗精早泄并现，悉肾虚为病。施师制方以肾之阴阳两补，兼以媾通心肾。汤剂以六味地黄、杜仲丸、青娥丸、知柏地黄汤加血肉有情之品，如紫河车、鹿胶、狗脊、枸杞、五味子、五倍子等为用；丸剂又在此基础上稍事加减，又取五子衍宗丸、桂枝汤意，并加菖蒲、远志、胡桃等宁心安神之品。从而达到肾之阴阳两补，心脑并治之目的，诚高手妙治也。

○ **病案4**

费某，男，22岁，病历号1953.9.80。

六年前曾染手淫恶习，年幼无知，斲伤过甚，嗣后时感头晕目眩，记忆逐渐减退，体力日衰。去年毅然戒除恶习，又现遗精，经常每周一次，甚则二三日一次，时有梦，时无梦，饮食二便尚属正常。

辨证：斲伤肾精，亏损之至，固摄无力，遗泄频频，汤剂难补，丸药图治。

治法：补肾填精。

处方：紫贝齿 30g，生龙骨 30g，刺猬皮 60g，金樱子 30g，生地 30g，熟地 30g，莲须 30g，五味子 15g，五倍子 15g，白蒺藜 30g，益智仁 15g，春砂仁 15g，巴戟天 30g，石决明 30g，怀山药 60g，左牡蛎 30g，炒远志 30g，朱茯神 30g，炙甘草 30g，杭白芍 30g。

共研细末，蜜小丸，每日早晚各服 10g。

二诊：丸药共服六十日，头晕、目眩较好，遗精几乎每周必有一次，体力仍感虚弱。

处方：菟丝子 60g，覆盆子 30g，上肉桂 15g，盔沉香 15g，沙苑子 30g，鹿角胶 30g，生龙骨 60g，炙黄芪 60g，金樱子 60g，春砂仁 15g，巴戟天 30g，酒川芎 15g，於白术 30g，酒杭芍 30g，炒远志 30g，左牡蛎 60g，野台参 30g，甘枸杞 60g，白莲须 30g，刺猬皮 60g，益智仁 15g，紫河车 30g，广陈皮 15g，山萸肉 30g。

共研细末，怀山药 500g 打糊为小丸，每日早晚各服 10g。

三诊：前方已服二个多月，近日将即服完，精神体力均较前为好，遗精次数减少，一个月二三次，但不能受异性任何刺激，如与女友出游，即觉尿道流出液体，看画报、读小说均有上述感觉，大便干燥，时现尿频。

处方：淡苁蓉 60g，火麻仁 60g，生龙骨 60g，韭菜子 80g（炒），菟丝子 60g，刺猬皮 60g，胡桃肉 60g，盔沉香 15g，覆盆子 30g，春砂仁 15g，益智仁 15g，怀山药 15g，巴戟天 30g，白莲须 30g，山萸肉 30g，紫河车 60g，石莲肉 60g，左牡蛎 60g，炒远志 30g，大熟地 60g，朱茯神 60g，粉丹皮 30g，炙甘草 30g。

共研细末，金樱子膏 600g 合为丸，如小梧桐子大，每日早晚各服 10g。

四诊：丸药已服三个月，近将服完，服药期间，只遗精两次，精神体力更见旺健，唯欲念易动耳。

处方：刺猬皮 60g，石莲肉 60g，韭菜子 30g，白莲须 60g，旱莲草 60g，女贞子 30g，益智仁 15g，春砂仁 15g，车前子 60g，菟丝子 60g，山萸肉 30g，生龙骨 60g，金樱子 30g，粉丹皮 30g，川黄柏 30g，天门冬 30g，麦门冬 30g，大熟地 60g。

共研细末，蜜小丸，每日早晚各服 10g。

[**祝按**] 斲伤肾精，遗泄频频，填精益肾自属正法，分清阴阳，亦是关键。

肾气固摄无力，多偏补阳，见色欲念即动，则宜补阴，故于三诊改用六味丸为基础方。刺猬皮治遗精，临床用之，确有实效。沉香配肉桂有益精壮阳之功，施师屡屡用之。

[今按]《内经》云："肾者……受五脏六腑之精而藏之。"又云："肾者，主蛰，封藏之本，精之处也。"年少手淫，斲伤肾精，以致精虚阴亏，遗精无度，日久则精亏气弱，化源不足以供也。治当填精补肾，益气补脾，俾肾精得充，阳升阴长，故一诊、二诊为脾肾并治，固精止遗，择金锁固精丸、五子衍宗丸、黄芪建中汤、五味异功散诸方化裁，即以地黄、沙苑子、菟丝子、巴戟天、山萸肉、枸杞、鹿胶、紫河车益肾填精，五味子、金樱子、莲须、牡蛎、龙骨、覆盆子、益智仁、猬皮固肾涩精，黄芪、党参、山药、白术、砂仁、陈皮益气健脾，以资化源。三诊、四诊则以滋补肾阴，固精宁心为治，取六味地黄汤、五子衍宗丸、二至丸、金锁固精丸化裁施治，意在治本固本，并抑其相火妄动也。

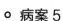 病案5

马某，男，20岁，病历号1951.9.891。

病将一年，初起时自感情欲易动，见异性阴茎即勃起，深以为苦，逐渐尿道经常流黏性物，努力排便时亦由尿道滴出黏液，腰酸无力势成漏精，切迫求治。舌苔正常，六脉细数。

辨证：相火妄动，欲念时起，见色即遗，无力固摄。

治法：抑相火，固肾精。

处方：桑寄生25g，砂仁5g，金狗脊15g，盐知母6g，白蒺藜10g，炒丹参10g，盐黄柏6g，沙蒺藜10g，炒丹皮10g，石莲肉20g，五味子10g，生地6g，熟地6g，芡实米15g，五倍子10g，金樱子10g。

二诊：服药4剂，腰酸见效，漏精也少，近来心情稳定，欲念减少，非如前时常觉心猿意马之状。

处方：前方加莲须10g，益智仁10g，再服数剂。

三诊：服药6剂，自觉心神安稳，杂念全消。漏精间或有之。拟用丸方巩固。

处方：二诊方加三倍量，共研细末，金樱子膏600g，合药为丸，如小梧桐子大，早晚各服 10g，白开水送。

[祝按] 情窦初开，欲念时起，实因相火妄动，肾气不固所致。抑相火固肾精是一治法。本案疗效颇显，患者初来时，深感苦恼，频云无能自制，常此漏精生命堪虑。施师嘱其少安勿躁，耐心服药，增强其信心。二诊时即笑逐颜开，认为治愈有望，三诊时，自云心情与前大不相同，遂与丸药常服。

[今按] 本案滑遗之症，系相火妄动所致。是以施师据证择知柏地黄汤、水陆二仙丹、金锁固精丸三方化裁，以知柏、生熟地滋阴泻相火，金樱子、芡实、石莲肉、五味子、五倍子收敛涩精，寄生、狗脊、沙苑子益肾治腰痛。后加莲须、益智仁以增涩精固肾之力也。方药吻合病机，故获效神速。

○ 病案6

邸某，男，24 岁，病历号 1953.4.561。

患神经衰弱已数年，头痛不能看书，睡眠不实，多梦。近半年来腰酸，易倦，经常遗泄。舌苔正常，六脉软大微数。

辨证：肾为精气都会关司之所，相火听命于心，神有所思，君火不降；智有所劳，肾阴不升，心失其命，肾失其守。故多梦而常遗泄。腰为肾府，肾亏则腰酸，脉象软大是属虚损之象。

治法：抑相火以敛阳，补心阴以滋肾，宜服丸药缓图。

处方：刺猬皮 30g（煅），白蒺藜 60g，珍珠母 30g，生牡蛎 30g，石莲肉 30g，炒远志 30g，柏子仁 30g，生龙骨 30g，制首乌 30g，龙眼肉 30g，桑螵蛸 30g，川杜仲 30g，紫贝齿 30g，五味子 15g，五倍子 15g，肥知母 30g，金樱子 120g，黄柏皮 30g，粉丹皮 30g，益智仁 15g，缩砂仁 15g，鹿角胶 30g（另烊兑入），酸枣仁 30g，朱茯神 30g，炙甘草 30g。

共研细末，蜜丸如小梧桐子大，早晚各服 10g，白开水送服。

二诊：服丸药三个月，诸症均见好转，但遗精尚未痊愈。再用丸方，以收全功。

处方：黄菊花 30g，刺猬皮 60g，生龙骨 60g，石决明 60g，白蒺藜 60g，石莲肉 30g，生牡蛎 30g，炒远志 30g，五味子 15g，五倍子 15g，制首乌 30g，枸杞子 60g，桑螵蛸 30g，酸枣仁 60g，紫贝齿 30g，缩砂仁 15g，益智仁 60g，朱茯神 30g，鹿角胶 30g（另烊兑入），川黄柏 30g，节菖蒲 30g，粉丹皮 30g，白莲须 30g，肥知母 30g，炙甘草 30g。

共研细末，金樱子膏 480g，炼蜜 420g 合为丸，如小梧桐子大，每日早晚各服 10g，白开水送下。

[祝按] 神经衰弱，常见肾阴、肾阳俱虚者。肾阴虚则现遗精，肾阳虚则现阳痿，治法相异而神经衰弱症状皆可消失。本案用丸剂治疗，以莲肉散合远志丸及瑞莲丸化裁。既滋肾阴又抑相火，心火降，肾水升，心肾相交，阴阳协调，其病可除。

[今按] 神经衰弱，属中医不寐病范畴。但其能致人遗精、滑精。本案则以遗泄就诊。辨证而言，是系情志所伤，思虑无穷，而致肾阴亏于下，心火旺于上，心肾失媾、水火不济为病失寐遗精也。施师据证，从整体出发，上治其心，下固其肾。以《济生》远志丸（远志、菖蒲、茯神、白茯苓、人参、龙齿）、《沈氏尊生书》远志丸（远志、菊花、石菖蒲、麦冬、枸杞、生熟地）、《证治准绳》瑞莲丸（石莲肉、白茯苓、生龙骨、天麦冬、紫石英、柏子仁、远志、酸枣仁、龙齿、乳香）、莲实丸（莲肉、巴戟、补骨脂、附子、山萸肉、覆盆子、龙骨）、金锁固精丸等方化裁，加知母、黄柏、丹皮、首乌、猬皮、鹿角、杜仲、紫贝齿、石决明等成丸方久服缓图之。其治心，以远志、菖蒲、枣仁、柏子、龙眼肉、首乌、茯神、茯苓、紫贝齿、龙齿、珍珠母等养心安神，和重镇安神并施；治肾则补涩并用，如杜仲、鹿角、枸杞、知母、五味子、五倍子、石莲肉、金樱子、益智仁、牡蛎、龙骨、莲须等之用。以知柏地黄清泻相火，菊花、石决明、白蒺藜清肝疏肝以安魂。方方面面，主次分明，故获良效。

（十一）阳痿早泄

○ **病案 1**

黄某，男，30 岁。

起居饮食如常，惟性感缺乏，不能持久。是以房帏之内殊觉痛苦。

辨证：劳倦、房事失宜，损伤肾元，肾虚精亏则不举也。

治法：益肾填精。

处方：炒川杜仲 10g，川续断 10g，生龙骨 10g，生牡蛎 10g（同包），生地 10g，熟地 10g（砂仁 5g 同捣），制首乌 12g，炒山萸肉 12g，菟丝子 10g，焦远志 6g，云茯神 10g，甘枸杞 12g，奎白芍 12g，巴戟天 5g，炒金樱子

10g，沙苑子 12g，女贞子 10g，五味子 3g，益智仁 5g。

二诊：服药六七剂，微佳。因此病不可用壮阳之剂，图快一时，乃嘱服丸方。

处方：每日早服五子衍宗丸 10g，夜临卧服三才封髓丹 10g，共服一月，白开水送。

[**祝按**]房事过度，或青年时迭犯手淫，迫至成年多患阳痿不举，情欲缺乏，神经虽易冲动，然可出现举而不坚。本案即属之，施师先以杜仲、续断、生地、熟地、山萸肉、菟丝子、甘枸杞、女贞子、五味子、沙苑子、金樱子益肾填精，龙骨、牡蛎、首乌、远志、茯神安神镇静，巴戟天、益智仁以温补肾阳，兴奋神经。后以丸剂补肾填精，脾肾并治之。

[**今按**]本案施师取六味地黄汤、五子衍宗丸、杜仲丸化裁治之，以熟地、山萸、菟丝子、五味子、枸杞子、沙苑子、女贞子、首乌、白芍、杜仲、川断、巴戟天，以补肾填精，茯神、远志、首乌以养心安神，龙骨、牡蛎、五味子、益智仁、金樱子以收涩固精。从心肾入手，以补肾填精，安神涩精为治，精充神安，阳事自举也。

○ **病案 2**

张某，男，36 岁，病历号 1954.10.454。

素患神经衰弱已十年之久，头晕神虚，自觉眼冒黑花，虽曾治疗，时轻时重。近一年来，又感腰酸楚，阴囊冷，早泄、阳痿屡治未效。面色青白，精神疲怠。舌苔薄白，脉沉细无力。

辨证：神经衰弱患之日久，常有阳痿、早泄症状产生，盖肾者生成之本，元气之根，精神所舍，肾气足则志有余，若肾阳虚，则现阳痿、早泄。腰为肾府，故现腰酸楚。肾寒则阴囊冷。

治法：温肾补阳，壮髓填精。

处方：海马 1 具，紫河车 60g，紫贝齿 30g，牡蛎 30g，石决明 60g，阳起石 30g，龙骨 60g，仙茅 60g，桑叶 60g，蛇床子 30g，刺猬皮 30g，巴戟天 60g，砂仁 15g，益智仁 15g，菟丝子 60g，海参 60g，阿胶 30g，鹿角胶 30g，淫羊藿 60g，附片 30g，於术 30g，吉林参 30g，金樱子 90g。

共研细末，怀山药 300g 打糊为丸，如小梧桐子大，每日早晚各服 10g，白开水送下。

二诊：服丸药一料，共服七十日。头晕、眼冒黑花，阳痿、早泄诸症均见好，面色红润，精神焕发，工作效率增强，要求再配丸药服用。

处方：鹿茸片30g，紫河车60g，龙骨60g，珍珠母60g，蛇床子30g，刺猬皮30g，海参60g，砂仁15g，益智仁15g，仙灵脾60g，鹿衔草60g，仙茅60g，菟丝子60g，五味子30g，覆盆子30g，大熟地60g，巴戟天30g，阳起石30g，阿胶60g，白蒺藜60g，甘枸杞60g，车前子30g，山萸肉60g，炙甘草30g。

共研细末，怀山药600g打糊为丸，如小梧桐子大，每日早晚各服6g。本方可服一百四十日，服药期间注意节欲，并应练习体操或练太极拳，以助气血活畅。

[祝按] 神经衰弱患者，病久症现肾亏阳痿，屡见不鲜。施师曾考虑到任督二脉，上下循环，一主阳，一主阴，周而复始，循环不间，督脉上达头脑，下通肾府，故神经衰弱易致阳痿。脑为髓海，肾主骨髓，补肾壮髓，斯症可痊，以参附汤、五子衍宗丸、蛇床子散治之。海参治阴囊冷，精子缺乏颇效。海马，甘温，入肾经，具温肾壮阳，化结消肿之功，主治阳痿、遗尿、虚喘、癥瘕等。

○ 病案3

陈某，男，37岁，病历号1952.12.4。

前两年由于工作繁重，日久体力不支，头晕，耳鸣，睡眠不实，乱梦纷纭，继发梦遗、早泄，虽经治疗，迄今少效。病情日重，头晕痛，腰酸楚，更现阳痿之症，记忆减退，思维难于集中，闭目即现乱梦，或彻夜不能入睡。曾住疗养院治疗，亦未见效。精神萎靡，面色无华。舌质淡，有薄苔，六脉弱，两尺尤甚。

辨证：思虑用脑，劳伤过度，以致髓海不足，而神经衰弱；日久肾精亦亏，阴损及阳，而性神经亦趋衰弱；脑肾两亏，失眠、阳痿症现矣。

治法：补肾填精，壮髓健脑。

处方：五味子3g，五倍子3g，沙蒺藜10g，白蒺藜10g，生牡蛎10g（生龙骨10g同布包），菟丝子10g，覆盆子10g，东白薇6g，破故纸6g，女贞子10g，制首乌10g，炙甘草3g，生白果12枚（连皮打）。

二诊：上药连服 9 剂，精神见好，能睡四五小时，乱梦也少，服汤药不便，要求配丸药服用。

处方：破故纸 60g，紫贝齿 30g，生龙骨 30g，生牡蛎 30g，蛇床子 30g，大熟地 30g，枸杞子 30g，菟丝子 30g，覆盆子 30g，车前子 30g，五味子 15g，五倍子 30g，巴戟天 30g，仙灵脾 30g，鹿衔草 30g，制首乌 30g，紫河车 30g，朱茯神 30g，炒远志 30g，节菖蒲 15g，蝉蜕衣 15g，炙甘草 30g，鹿角胶 30g。

共研细末，金樱子膏 420g，炼蜜为丸，如梧桐子大，每日早晚各服 10g，白开水送下。

三诊：前方配制一料半，共服四个半月，头晕、耳鸣均大减轻，尤以睡眠极效，除偶然工作过劳，看书过久影响外，平时已能熟睡八小时，梦也大为减少，体力逐渐恢复，遗精已止，阳痿尚未痊愈，希望再配丸方服用。

处方：真鹿鞭 1 条，淫羊藿 30g，破故纸 60g，生龙骨 30g，蛇床子 30g，巴戟天 30g，大熟地 30g，生牡蛎 30g，五味子 15g，五倍子 15g，胡芦巴 30g，春砂仁 15g，覆盆子 30g，菟丝子 30g，紫河车 60g，北细辛 15g，山萸肉 30g，炒远志 30g，紫贝齿 30g，枸杞子 60g，上肉桂 21g，真沉香 10g，淡大云 30g，炙甘草 30g，鹿角胶 30g。

共研细末，金樱子膏 360g，炼蜜为丸，如小梧桐子大，每日早晚各服 10g，白开水送下。

[今按] 本案阳痿亦由神经衰弱所致。故施师施治无论汤剂，还是丸剂，悉从心肾二脏论治，治肾从调补肾之阴阳为治，治心以养心重镇安神为治。方药取五子衍宗丸为主方，加用血肉有情之品，如紫河车、鹿角胶、鹿鞭、巴戟天、淫羊藿、补骨脂、胡芦巴、大云、蛇床子、熟地、山萸肉、肉桂等，补肾之阴阳；以远志丸为主方，加何首乌、紫贝齿、龙骨、牡蛎等养心，和重镇安神并施。鹿衔草，苦平，入肝肾经，具祛风湿，补肾止血之功，用于治风湿痹痛，肾虚腰痛，吐衄等出血症。

（十二）强中

○ **病案**

何某，男，40 余岁。

其性欲异常冲动，见色即举，虽白日之下亦不能自制。

辨证： 中年之人，欲火偏亢，责之肾阴虚而阳亢，相火妄动也。

治法： 滋阴泻火，重镇安神。

处方： 生龙骨15g，生牡蛎15g（同包），紫石英18g（煅灵磁石18g同包），怀牛膝10g，生地6g，熟地6g（砂仁5g同捣），盐黄柏6g，盐知母6g，山萸肉12g，制首乌12g，白蒺藜15g，生龟板15g，天冬6g，麦冬6g，酒龙胆3g，粉丹皮10g，盐元参12g。4剂

二诊： 服药后，颇能自制。然亦不免有一时兴奋。仍用前方减元参、胆草，加金樱子、益智仁收涩固精。

三诊： 药后症状已大佳，唯恐复发，乃改丸方以善其后。

处方： 每日早服知柏地黄丸10g，夜临卧服斑龙丸10g，均用白开水送。

[**祝按**] 强中，由房劳过度而得者多。本案施师即以龙骨、牡蛎、蒺藜、石英、灵磁石重镇安神，生地、熟地、山萸肉、天冬、麦冬、龟板滋补肾阴，黄柏、知母、牛膝、胆草、丹皮、元参清热泻火；后以滋阴泻火，补肾养心之丸药巩固疗效。

[**今按**] 性事亢奋者，中医谓之强中。《诸病源候论·强中候》早有记载，又名内消，指阴茎易勃起而坚硬，久久不痿而精液自泄，甚则见色即勃而欲交。旧时多由过食金石"丹药"，以致大毒内盛，或性事过度，导致肝肾阴亏阳亢所致。因此本病之治，多以滋阴泻火为法。本案施师即以知柏地黄汤化裁为治而获效。

（十三）外肾发育不良

○ **病案**

戴某，男，31岁，病历号1953.4.403。

由于生殖器先天性发育不良，已然离婚两次，性功能无异常。曾在某医院治疗未见效果，拟服中药治疗。舌苔正常，六脉沉缓。

辨证： 生殖器先天性发育不良。

治法： 温补肾元，强壮剂试图之。

处方： 腽肭脐1具，真鹿鞭1条，仙灵脾30g，五味子30g，五倍子30g，覆盆子30g，菟丝子30g，枸杞子60g，蛇床子30g，生地30g，熟地30g，白

僵蚕 15g，川乌头 15g，盔沉香 15g，春砂仁 15g，炙甘草 15g。

共为细末，炼蜜为丸，每丸重 10g，早晚各服 1 丸。

[祝按] 中医之壮阳药，常用动物之生殖器，如腽肭脐、鹿鞭、牛鞭之类。植物药类则性多辛燥，如蛇床子、淫羊藿、川乌头之属，此外，雄蚕蛾、淡菜、海龙等亦常应用，砂仁有温暖肝肾之功，沉香有调气补阳之效。本案未经追访，效果如何未详，但施师组方用药，颇具巧思，采用药品，多非常用。仅备一格，使后学多知药性。

[今按] 本案外肾发育不良，当属精子异常之病（或无精或精弱者）。施师投以五子衍宗丸加减为治。

六、糖尿病

施师曰：糖尿病之症状，见于中医论述之消渴病。《内经》及《古今医志》论消渴病甚多，均以饮多、食多、溲多而论之，故以消渴、消瘅等定病名。宋·许叔微《普济本事方》内载："唐祠部李郎中论消渴病者，肾虚所致，每发则小便甜。"明·王肯堂《证治准绳》内载："三消久而小便不臭，反作甜气，在溺桶中涌沸，其病为重，更有浮在溺面如猪脂，溅至桶边，如柏烛泪。"虽《新唐志》内消渴论一卷业佚失，但就《普济本事方》引用之语，即可证明我国在唐宋时对于消渴病之糖尿症状，已有明确记载。

宋以后以三多症状之轻重，多将消渴病分为上、中、下三消。上消为口干思饮，渴饮无度；中消为消谷善饥，食不知饱；下消为饮一溲二，尿频量多，夜间尤甚。余认为消渴病虽因症现不同，分为三消，病机则应有共同之处，标虽有三，其本为一也。

吾人所以患消渴病者，盖因火炎于上，阴亏于下，水火不相既济所至。真阴亏耗，水源不充，相火独亢，虚热妄炎——热伤肺阴，津液亏竭，渴饮无度；热伤胃阴，消谷善饥，肌肤瘦消；热伤肾阴，精气亏虚，尿频量多。

糖尿病从中医之辨证来看，临床中以虚证、热证为多，实证、寒证较少，尤以虚热之证最为常见。治虚热证，习用白芍、五味子、生地、麦冬、元参、乌梅等药，甘酸化阴生津补液，且能除热。如脉现洪数有力，则为实热，当以三黄石膏汤之类为主方，折其炎上之势。所谓实者，是指邪实；邪实其正气必虚，毋使邪退而正气随之俱去，致犯贼去城空之诫，故大量用石膏、知母时，余常佐以西洋参（若西洋参不易得以北沙参代之亦可），仿人参白虎汤之意，配伍西洋参（北沙参），其除养阴生津外，并能增强其他药力，治病且兼顾本元。黄柏不宜多用，防其泄肾气之弊。

糖尿病二阳结热蕴毒盛者，余喜用绿豆衣与苡仁米为伍。绿豆衣清凉止渴解毒益胃肠，《本草纲目》称其甘寒之性在皮。苡仁米甘微寒，健脾胃，性能燥湿，然陈藏器称其止消渴，且《本草纲目》内载："消渴饮水不止以苡仁煮粥疗之。"临床用之，确无燥阴之嫌。二者合用，既能除肠胃所蕴热毒，且健脾益胃，奏效颇速。

糖尿病之渴饮无度，为伤阴之象，习用增液汤合生脉饮加石斛等药。饮一溲二为肾阴亏损之症，宜用汁多腻补之品，如黄精、玉竹、山萸肉、枸杞子、肉苁蓉、菟丝子、续断、熟地之类。至于补肾阳之药，如巴戟天、破故纸、干姜、附片等药慎勿轻用，但属于阴寒证者，则用肉桂、附片、青娥丸等，方能奏效。然必须辨证准确，用之始当，且其属于阴寒之病例较少。

糖尿病确属虚寒性者，常见尿意频繁，小溲清长，朝夕不断，征似尿崩，有时尿作淡青色，有时上浮一层如猪膏状物，口不欲饮食，舌淡不红，苔薄白，或润，或不润，气短音低，大便时溏，四肢厥冷诸症。六脉常见沉迟，尺部尤甚，虚象毕现，行将虚脱，此即所谓糖尿病之属虚寒者。譬诸库存，彻底倾出；譬诸炉火，薪燃无继。若不得大量物资救济，峻补回阳则灯尽油干，险变立至，讵堪设想。每诊此等病症，急应疏进壮火、补虚、固脱、填髓之剂，冀先挽颓势，再议其余。

处方：肉桂24g（切碎蒸汁兑入，不可火煎），鹿茸粉3g（另装胶囊，分两次随药送服），黑附块18g，桑螵蛸9g，山萸肉12g，大山参12g，巴戟天9g，破故纸9g，覆盆子9g，金樱子9g，野於术15g，怀山药30g，芡实米30g，炙甘草9g。文火煎服。

方内重用桂、附，益火之源；巴戟天、破故纸，助命门以固肾本；参、茸、术、蔹以补中气之虚；金樱子、桑螵蛸、覆盆子等实为固脱要药；山萸、山药、芡实等可收填髓之功；加之参、附、术合用，则心脾肾交受其益。余如面瘁、肢冷、纳少、便溏、气短、声低诸症，均可附带解决。临床遇证候相符之患者，往往一剂即获疗效，重者二三剂，无须多服。其他遗留症状，可随证施治，以善其后。

糖尿病者，常以三消之证，为其主要表现，临床根据上消、中消、下消之分，用药遣方，有所区别，但历来都以滋阴、清热、生津为纲。余认为，三消之表现，仅为糖尿病的一个方面，不容忽视的是：糖尿病人，大多具有气短神疲，不耐劳累，虚胖无力或日渐消瘦等正气虚弱的征象。这就说明了，糖尿病人尽管多饮多食，但大量的饮食进入人体内后，没能为人体所用。《素问·经脉别论》曰："饮入于胃，游溢精气，上输于脾。脾气散精，上归于肺，通调水道，下输膀胱。水精四布，五经并行。合于四时五藏阴阳，揆度以为常也。"中医学认为，饮食的消化吸收利用，其功主要在脾。血糖者饮食所化之精微也；若脾运失健，血中之糖就不能输布脏腑营养四肢，积蓄过多则随小便漏泄至体外矣。糖尿病者，气虚之证的出现，系因脾失健运，精气不升，生化无源之故耳。脾者喜燥恶湿，一味应用甘寒、苦寒滋阴降火，常使脾功受损，中焦不运，造成病人气虚更趋严重，病情迁延不愈。因此，治疗糖尿病，除滋阴清热外，健脾补气实为关键一环。肾为先天之本，脾为后天之本，滋肾阴以降妄炎之火，补脾气以助运化之功——水升火降，中焦健旺，气复阴回，糖代谢即可随之恢复正常。

健脾余用黄芪伍山药，苍术配元参。黄芪甘温，入手足太阴气分，补气止消渴，前世医家用之綦多；山药甘平，入肺脾肾三经，补脾阴之力著，明代周慎斋有"脾阴不足，重用山药"之语。二药配合，气阴兼顾，补脾功用益彰。苍术辛苦温，入脾胃二经，燥湿健脾，杨士瀛称苍术有"敛脾精不禁，治小便漏浊不止"之功；玄参甘苦咸微寒，入肺肾二经，滋阴降火清热解毒。苍术性辛燥，但伍元参可以制其偏而展其才，二者相伍，既能健脾又可滋阴。有人谓苍术辛燥，虑其伤阴，不敢在消渴病中用之，东垣先生生津甘露饮子内有藿香、豆蔻、荜澄茄等辛燥之品，佐以取之，亦无辛燥之嫌，前世医家治消渴病，每于甘寒、苦寒药味之中，佐以辛润芳香之品。

据余多年实践，黄芪伍山药，苍术配玄参，一阴一阳，一脾一肾（黄芪补脾，山药益肾；苍术健脾，元参滋肾），应用于治疗糖尿病，可有降低血糖减除尿糖之功。余治疗糖尿病在辨证的基础上，多加用这两对药味（按：据现代药理研究证明，苍术、黄芪、玄参等药具有降低血糖的作用。）

治疗糖尿病，余常于方中加猪、鸡、鸭胰脏等物，是属脏器疗法。

治糖尿病，辨证应细。根据临床之证，有宜寒，有宜热，有宜健脾多于滋肾，有宜养阴多于益气，比例安排恰当，疗效方高。处方用药，宜为活用，切忌偏一，阳性药中少加阴性药，阴性药中少加阳性药，则协调阴阳，主次分明，其效益彰。

○ 病案 1

徐某，男，40 多岁。

平素喜食膏脂味厚之物品。去岁患消渴尿多，尤以夜间较甚。小溲有味，且有泡沫，经久不消失。尿便检查，含有糖质，是为糖尿病。

辨证：《素问·奇病论》云："此人必数食甘美而多肥也，肥者令人内热，甘者令人中满，故其上溢，转为消渴。"是案喜食肥甘厚味，而致积热内蕴，耗气伤阴，阴伤内热则口渴，气虚不固则尿频，精微下流而尿含糖也。

治法：清热生津，益气滋阴。

处方：天花粉 10g，炒绿豆 6g，条黄芩 6g，盐元参 12g，龙胆草 3g，白薏仁 12g，忍冬花 6g，忍冬藤 6g，川黄柏 5g，肥知母 6g，大生地 10g，粉丹皮 6g，钗石斛 12g。

引：鸡胰子、猪胰子、鸭胰子各 1 条，煮水代水煎药。5 剂。

二诊：服药后小便时只有少许泡沫，渴亦大减，尿量亦见少。因其工作极繁，无暇多服汤剂，遂改丸方收功。

处方：白薏仁 30g，天花粉 30g，条黄芩 30g，生地 30g，熟地 30g，肥知母 30g，粉丹皮 30g，盐元参 30g，川黄柏 30g，炒绿豆 30g，忍冬花 30g，忍冬藤 30g，炒赤芍 30g，龙胆草 30g，生黄芪 60g，花旗参 30g。

共研细末。另入猪胰子 4 条捣烂如泥，怀山药 500g 打糊共合为丸，如小梧桐子大。每日早晚各服 10g，白开水送。

[祝按] 糖尿病起于胰脏机能发生障碍，即其分泌胰岛素相对或绝对不足等，导致血糖过高，出现糖尿，进而引起脂肪和蛋白质代谢紊乱，临床上可出现多尿、烦渴、多饮、多食、消瘦等表现。中医将之列为消渴病范畴。本案施师先以花粉、绿豆、薏仁、石斛治其善渴，忍冬、丹皮清血，条芩、黄柏、知母、元参、生地、胆草清热滋阴，猪胰子、鸡胰子、鸭胰子中和糖质，恢复胰脏功能。

后丸剂又加赤芍凉血清热，黄芪、熟地、洋参、山药以气阴两补，增强体力。

[今按] 此案系早年施师治糖尿病之案例。其汤剂清热生津养阴，以知柏地黄汤意化裁，加鸡、猪、鸭之胰脏煮汤治之。丸剂亦取知柏地黄汤加黄芪、洋参等猪胰脏治之，脾肾并治，气阴两补治其本也。

○ 病案 2

王某，男，69 岁，病历号 1953.6.56。

体态素丰，精力充沛，近两月来，消瘦甚速，疲乏无力，烦渴多饮，半夜干渴致醒，饮后才能再睡，尿量极多，稍一行动即觉出汗，纳少无食欲。苔白而糙，脉象虚数。

辨证： 饮一溲二是属下消，脾阳虚则易汗，津伤则恣饮。胃主卫，卫气不固，胃弱不食，以致日渐消瘦，体倦无力，脉象虚数，证属气阴两伤。

治法： 补中生津，兼助消化。年近古稀，行动不便，本方可作常服。

处方： 生黄芪 30g，鸡内金 10g（焙），谷芽 10g，麦芽 10g，天花粉 12g，黑玄参 10g，野於术 6g，生石膏 18g，西党参 10g，佩兰叶 10g，绿豆衣 12g，金石斛 6g，鲜石斛 6g，生白果 12 枚（连皮打）。

[祝按] 本案为气阴两伤之糖尿病，卫气不固，易汗少食，胃主卫，脾主营，脾胃和则营卫调，气固津回，诸症均除。

[今按] 本案糖尿病患者，饮一溲二实属消渴病之下消，但以脾气虚肾气虚为主。故施师据证施以气阴两补法，仿人参白虎汤合玉屏风散之意化裁制方，用芪、参、术以补脾气之虚，以玄参、金、鲜石斛、花粉配石膏养阴清热，内金、谷麦芽、佩兰、绿豆衣清凉芳化，开胃进食，白果收敛固尿。从而标本兼治，消渴乃平矣。

○ 病案 3

满某，男，48 岁，病历号 1952.4.6。

病已多年，铁路医院检查空腹时血糖 265mg%，尿糖（+++），诊断为糖尿病。现症：烦渴引饮，小便频数，多食善饥，日渐消瘦，身倦乏力，头晕心跳，大便微结，夜寐不实，多梦纷纭。舌苔薄白，脉数，重按不满。

辨证： 心火不降，乱梦纷纭；热灼肺阴，烦渴多饮；脾胃蕴热，消谷善饥；肝阴不足，头晕目眩；肾阴亏耗，小便频多。综观脉证，气阴两亏，精血不足，三消俱备，五脏皆损，证候复杂。

治法：益气阴，滋肝肾，补心脾。

处方：生黄芪30g，野党参10g，麦冬10g，怀山药18g，五味子10g，玄参12g，乌梅肉4.5g，绿豆衣12g，花粉12g，山萸肉12g，桑螵蛸10g，远志10g，何首乌15g，云茯苓10g，生地12g。7剂。

二诊：服药后烦渴解，尿次减，饮食如常，夜寐转佳，精神舒畅。空腹时血糖已降至155mg%，尿糖（＋），效不更方，前方再服7～10剂。

[祝按] 本例为三消俱备气阴两亏之证，患者日渐消败，病情证候复杂。张景岳氏云："治消之法，最当先辨虚实，若察其脉证果为实火致耗津液者，但去其火则津液自生，而消渴自止。若由真水不足，则悉属阴虚，无论上、中、下急宜治肾为主，必使阴气渐充，精血渐复，则病必自愈。若但知清火，则阴无以生，而日见消败，益以困矣。"本例虽有三消之证，但阴虚乃为根本。《沈氏尊生》有"阴虚者，肾中真阴虚也"之说，故施师以滋肾阴为主，益气为辅图治，阴复津回，水升火降，五脏可安。

方以梅花取香汤（《德生堂方》）及麦门冬煎（《三因方》）加减为主，佐以玄参、首乌、桑螵蛸、远志、绿豆衣等味，并加用了施师常用的生芪、山药这个药对。全方组织周密，阴阳兼顾，所用之药，均考虑到对肺、脾、肾三经，上、中、下三焦的作用，以此达到滋肾水，涵肝木，泻心火，除燥热，济精血之目的。热去津生，燥除渴止，阴平阳秘，水火既济，诸证自解。

本例病已多年，只服药七剂，症状大减，血糖、尿糖也均下降，效果十分明显。

施今墨医学全集

○ **病案4**

钟某，男，24岁，病历号1956.11.68。

在304医院检查血糖尿糖均高，时已两年，经常注射胰岛素。现症为口渴，饮水甚多，全身乏力，头晕而痛，失眠，尿多，血压为150/90mmHg。舌苔薄白，脉象寸旺尺弱。

辨证：肾阴亏损，相火妄炎，阴损于下，火炎于上，火烁津伤，遂致口渴思饮。心肾不交，则常失眠头晕。消耗日久，正气渐衰，全身乏力之症现。

寸脉旺则阳亢，尺脉弱为肾亏。

治法：滋肝肾之阴，消妄炎之火，养心安神并重，多服数剂，冀获疗效。

处方：生黄芪 30g，朱茯神 10g，白蒺藜 12g，怀山药 24g，朱寸冬 10g，东白薇 6g，甘枸杞 15g，五味子 10g，怀牛膝 15g，润元参 15g，茅苍术 6g，瓜蒌根 6g，瓜蒌子 6g。

引：鸡、鸭胰各一条煮汤代水煎药。19剂。

二诊：服药后头晕痛及失眠均见好转，血压已降至 120/90mmHg，渴饮尿多，尚未大效，仍本前法，再加药力。

处方：生地、熟地各 10g，生黄芪 30g，黑玄参 15g，山萸肉 15g，怀山药 25g，茅苍术 6g，甘枸杞 15g，五味子 10g，沙蒺藜 12g，东白薇 6g，夏枯草 12g，粉丹皮 6g，瓜蒌子 10g，瓜蒌根 10g。

引：鸡、鸭胰子各一条煮汤代水煎药。20剂。

三诊：服药后，除尚觉乏力之外，诸症均减，血压恢复正常，拟用常方巩固。

处方：紫河车 10g，生地、熟地各 15g，生黄芪 30g，金狗脊 15g，野党参 12g，怀山药 30g，甘枸杞 18g，女贞子 10g，朱茯神 10g，润玄参 15g，五味子 10g，朱寸冬 10g，宣木瓜 10g，鹿角胶 10g（另烊兑服）。

[祝按] 本案糖尿病而兼高血压，由于肾阴亏损，致使相火妄炎，仿大补地黄丸方，另加白薇、夏枯草清肝，五味子、沙蒺藜滋肾，瓜蒌子、瓜蒌根清热止渴。前后共服汤药三十九剂，症状逐次消除，血压也恢复正常，最后以常方巩固疗效。加紫河车、鹿角胶等血肉有情之药，滋肾阴、补肾阳，以求根治。糖尿病兼有血压高者，多属阴阳失调，治疗时不须专治血压，只治其本，血压多能恢复正常。

[今按] 糖尿病属于中医消渴病范畴，其病机本质是气阴两虚，脾虚气陷，则脾不能将营养精微转运全身为用，即将其精微物质（葡萄糖）漏下于尿中；肾虚主要阴精亏虚，肾阴虚则水不涵木，肝阳上亢则头晕而痛，导致血压升高。是以本案为气阴两虚兼有肝阳上亢者，施师据证仿《证治准绳》大地黄丸、《医级》八仙长寿丸加黄芪与苍术降糖对药，又合夏枯草、白蒺藜清热平肝等施治。后之常方又加紫河车、鹿角胶之用以杜阴损及阳之患，俾阴平阳秘也。

○ **病案 5**

毕某，男，26 岁，病历号 1953.3.671。

患糖尿病二年，形体渐瘦，小便频多，口渴思饮，消谷善饥，牙龈时肿出血，甚至化脓，自觉手足心及周身烦热不适。舌瘦无苔舌质暗红，脉象沉微。

辨证： 上消则口渴恣饮，中消则消谷善饥，下消则小便频多，三消俱现，消耗过多，遂致形体渐瘦。阴虚血热，牙龈时肿出血。热甚渴亦甚，手足心及周身均感烦热，是为阴血虚之征象。热郁于内，不能发泄于外，故症状虽现阴虚而脉无阳亢之象。热郁则沉，血虚则微，未可以脉象沉微遂认为寒证也。

治法： 清热滋阴，活血化瘀法，舍脉从症治之。

处方： 粉丹皮 10g，生地 12g，熟地 12g（酒炒），金石斛 10g，紫丹参 10g，生石膏 18g（打，先煎），鲜石斛 10g，瓜蒌根 12g，白蒺藜 10g，生黄芪 30g，瓜蒌子 12g，沙蒺藜 10g，怀山药 60g，五味子 10g，绿豆衣 12g。4 剂。

二诊： 服药后诸证均有所减，但不能劳累。齿龈未再出血，烦热亦未现，惟大便稍燥，拟用前法，略改药味常服。

处方： 金石斛 6g，白蒺藜 6g，瓜蒌根 10g，鲜石斛 6g，沙蒺藜 6g，瓜蒌子 10g，生黄芪 30g，生地 10g，熟地 10g，怀山药 30g，晚蚕沙 10g（炒皂角子 10g 同布包），五味子 5g，野党参 12g，生石膏 18g（打，先煎）。

[**祝按**] 本案为阴虚血热瘀阻证之糖尿病。以丹参、丹皮、生地为主力，辅以滋阴清热之品，用生石膏者，既折其妄炎之势，又能保阴止渴。血热既除，当补中气，常服方中加参、芪，使其气血调和，疗效便可巩固。

[**今按**] 本案糖尿病患者，虽三消之症悉具，但中消阳明燥热较甚，且热沿经络上扰，则龈肿血溢为病。故施师仿东垣清胃散之意，取生地、丹皮、石膏之用以清热生津，凉血消肿，并以瓜蒌子、蚕沙与皂角子相配清润通便，令阳明燥热上下分消之，不取硝黄攻泻伤阴也。

○ **病案 6**

顾某，男，56 岁，病历号 1954.6.450。

病已经年，口干思饮，食不知饱，小溲如膏，精神不振，身倦体乏，唐山医院检查血糖尿糖均高，诊断为糖尿病。舌质红不润，脉豁大，三部皆然。

辨证： 燥热为害，三消全备，缘以平素恣欲，喜食膏腴，郁热上蒸，则口干欲饮，胃热则消谷善饥，病及下焦，则小溲如膏。脉豁大，元气已伤，本实先拔，气阴两亏，故寸关尺三部均现如是脉象。

治法： 益气为主，佐以养阴生津。

处方： 西党参15g，黄芪30g，绿豆衣12g，生地、熟地各10g，怀山药60g，五味子10g，金石斛10g，天门冬10g，南花粉18g，鲜石斛10g，麦门冬10g。7剂。

二诊： 服药后诸症均减，小便已清，食量渐趋正常，惟仍易疲倦，大便时干燥，仍遵前法。

处方： 西党参15g，生黄芪60g，五味子10g，怀山药60g，晚蚕沙10g（炒皂角子10g同布包），天门冬6g，瓜蒌子10g，火麻仁12g，麦门冬6g，瓜蒌根10g，油当归10g，生地、熟地各10g，肉苁蓉18g，绿豆衣12g。6剂。

三诊： 药后诸症均减，血糖、尿糖均已恢复正常，精神健旺，但多劳则疲乏无力。回乡在即，拟用丸方常服一二个月巩固。

处方： 金匮肾气丸，每日早晚各服10g；大补阴丸，每日中午服10g。

[祝按] 本案三消俱备之糖尿病以气虚表现为主，"有是证，用是药"，虽为汤剂，重用黄芪、山药补气健脾加强运化功能。治消渴病要注意补气和滋阴的比重，本例以益气为主，用麦门冬饮子为主方加减，两诊共服汤剂十三剂，血糖、尿糖均恢复正常，遂用丸药收功。

[今按] 本案糖尿病之治，其汤剂是以三才汤、生脉散合河间麦门冬饮子化裁而成。虽其三消症悉具，但病家以年过半百，七八之人，下元肾精亏虚为甚，故丸剂以补肾为重，而达阴平阳秘也。

○ **病案 7**

赵某，男，50岁，病历号1954.8.222。

病已数月，身体逐渐消瘦，口干渴饮水多，自觉胸中烧热，冷饮始感爽快。小便频，尿量多，精神不振，体倦无力，尿糖（+++）。舌苔薄白，脉豁大而空。

辨证： 五脏六腑皆禀气于脾胃，行其津液以濡养之。若阴衰则阳必盛，虚热伤津，遂觉胸中烧热，口干渴，喜冷饮。脾虚津液不足，五脏六腑四肢不得濡养，故有形瘦体倦，精神不振之象。脉豁大而空，为津不足气亦亏矣。

治法：滋阴清热，佐以益气。

处方：鲜生地 10g，酒黄芩 10g，原寸冬 10g，鲜石斛 10g，酒黄连 5g，润元参 12g，瓜蒌根 12g，生黄芪 30g，五味子 5g，绿豆衣 12g，怀山药 60g，野党参 10g。

引：鸡、鸭胰子各一条，煮汤代水煎药。

[祝按] 本案与前数案又属不同类型，以滋阴生津为主，佐以补气健脾。用石斛汤加减养胃阴，加芩、连以清其心肺之热，用党参、生芪、山药益气健脾恢复运化输布之机能，则五脏六腑胥得濡养。

[今按] 本案以消渴病论之，其主要属于上消、下消为病，阴虚而热，肺肾两虚为主，故其治既要金水相生，又要培土生金，方能令源泉不竭矣。于是施师以《证治准绳》石斛汤合生脉散、黄连黄芩汤化裁主之，取芩连直折上焦心肺之热，生地、元参、石斛、麦冬、花粉、五味清热滋阴，大补肾水，参、芪、山药、豆衣益气补脾，敦厚化源也。

○ **病案 8**

李某，女，40 岁，病历号 1956.3.66。

病已半年，口渴恣饮，小便频多，浮如膏脂，面部时觉发热而赤，头如冒火，大便干，有时阴痒，闭经已一年，据检尿糖（+++）。舌苔淡黄，脉数。

辨证：口渴恣饮，为燥热伤津。面赤而热，为血中伏火。津枯不润，大便干结。热伤肾阴，肾失封藏，溲如膏脂。血燥阴伤，冲任失调，年四十而经闭。脉数是属胃阴将竭，虚火独炽之象。

治法：养血滋阴，生津降火。

处方：白蒺藜 10g，生地 10g，熟地 10g（酒炒），生黄芪 30g，沙蒺藜 10g，金石斛 15g，怀山药 30g，朱寸冬 10g，野党参 10g，天花粉 15g，润元参 12g，五味子 10g，绿豆衣 12g。

引：猪胰子一条，煮汤代水煎药。12 剂。

二诊：服药后诸症均大减轻，拟添加调血药味常服。

处方：酒川芎 5g，茺蔚子 10g，生地、熟地各 10g（酒炒），全当归 10g，玫瑰花 6g，生黄芪 30g，台党参 12g，厚朴花 6g，怀山药 30g，泽兰叶 6g，东白薇 6g，五味子 10g，润玄参 12g，白蒺藜 10g，桑寄生 24g。

[祝按] 妇女患病，多与经血有关。本案患者不满四十岁即已闭经，显系血燥阴亏，气血双损，新患糖尿病半年，先以滋阴降火，消除症状，继以理血补虚收功，缓急有别，先后分明。

[今按] 本案患者为中年女性，其糖尿病亦以上消、下消为主，阴虚内热灼伤阴血，故其经闭也。是以其治，施师先以石斛汤合生脉散化裁，清热滋阴，益气补脾，后又加四物汤以养血调经，肝、脾、肾三脏并治，体现中医论治因人制宜的原则。闭经因于肾，因于脾，张景岳云："调经之要，贵在补脾胃以资血之源，养肾气以安血之室，知斯二者，则尽善矣。"施师之制方，一石二鸟，尽美尽善也。

○ 病案 9

陈某，男，66 岁，病历号 1952.12.236。

患糖尿病十五年，时轻时重。近五六年来兼患失眠，赖服安眠药始能入睡。最近服安眠药亦无济于事，症现心跳，气短，头晕，失眠，纳差。脉象来去少神，舌淡暗。

辨证：病历十五年之久，年龄又过六旬，气血两衰，心肾并损，阴阳失调，厥气上逆，以致夜不成寐，精力消耗，脉来去少神是属胃气已衰。

治法：强心肾，安神志，兼健脾胃。

处方：生龙骨 10g（打，先煎），生牡蛎 10g（打，先煎），野百合 12g，朱茯神 10g，大生地 10g，生黄芪 30g，朱寸冬 10g，鲜生地 10g，怀山药 18g，酸枣仁 12g，五味子 6g，野於术 10g，生栀仁 10g，炒远志 10g，白蒺藜 12g。

[祝按] 患者只诊一次未再来，追访始知服药后稍能安眠，患者以挂号不易，遂连服月余，睡眠竟能连续六小时，饮食亦佳，精神日趋健旺，再检尿糖亦转阴性，后以此方常服。本案糖尿病患者病史达十五年，三消之症不明显，而以失眠为重，患者深以此为苦，治之维艰，恢复匪易。施师重视病人年老体弱，气血两衰，心肾不足的特点，标本兼顾，服药月余，睡眠已能达六小时，尿糖也随之消退，取得满意疗效。

[今按] 此系糖尿病并发失眠之案，糖尿病病史颇长，气阴两虚已久，阴

精不足气血两虚，故神失所养而不寐也。施师则标本兼治之，取百合地黄汤合《证治准绳》酸枣仁汤（枣仁、生地、栀子、麦冬、当归、人参、甘草）、麦味地黄汤化裁，以心肾并治。用朱茯神、酸枣仁、百合、朱寸冬、生龙牡、白蒺藜、栀子、远志清心养心，镇心安神，以生地、山药、五味、芪、术滋阴补脾，气阴并治，是以诸药合和，心肾得安，糖降而神安矣。

○ **病案 10**

陈某，男，65 岁，病历号 1961.3.26。

由二十余岁即有口干、多饮、尿频、善饥诸症，四十年来求治各地，均诊断为糖尿病，时好时重，迄未根除。近年来血压增高，又患白内障，视物不清，大便秘结，空腹尿糖（＋＋＋）。脉象弦沉，舌质暗。

辨证：糖尿病久，多有血压增高，是属阴亏于下，阳亢于上，下元愈虚，血压愈增。肝肾阴亏，久则及目。脉现弦沉，本元虚损已显，病久年高，宜用丸方图治。

治法：益气养阴，滋水涵木。

处方：紫河车 60g，五味子 30g，台党参 60g，淡苁蓉 60g，何首乌 60g，生地黄 60g，火麻仁 60g，绵黄芪 30g，寸麦冬 30g，晚蚕沙 60g，白蒺藜 60g，天门冬 30g，郁李仁 30g，谷精草 30g，川牛膝 30g，磁朱丸 30g，炒枳壳 30g，杭菊花 60，干石斛 60g，东白薇 30g，杭白芍 60g，野於术 30g。

上药共研细末，蜜丸重 10g，早晚各服 1 丸，白开水送服。

二诊：前药连服三个月，屡检尿糖，均为阴性。血压已趋正常，惟视物常觉模糊。再用丸方治之。

处方：鹿胎膏 30g，甘枸杞 60g，干石斛 60g，谷精草 60g，紫河车 60g，大生地 60g，白蒺藜 60g，决明子 60g，杭菊花 30g，淡苁蓉 60g，磁朱丸 30g，杭白芍 30g，生黄芪 60g，寸麦冬 30g，葳蕤仁 60g，全当归 30g。

上药共研细末，蜜丸重 10g，早晚各服 1 丸，白开水送服。

[祝按] 糖尿病常兼有高血压症，病机多为阴亏于下，阳亢于上。本例糖尿病病史极长，下元虚损至极，故血压高、便秘、视力模糊诸症均现。施师以丸药滋肾养肝以潜浮阳，服药三个月，不但糖尿消失，大便通畅，血压亦平，再进丸药三个月，以竟全功。中医之特点在于辨证，本案最为典型。

[**今按**] 本案系一糖尿病并发高血压、白内障患者。施师鉴其病久气阴两虚，且肝肾不足，元气大伤，故拟丸方图治，缓以克艰也，择《本事方》黄芪汤、《原机启微》石斛夜光丸、磁朱丸、三才汤、枳术丸等方化裁，即用参、芪、术益气健脾；地黄、首乌、天冬、麦冬、白薇、石斛、枸杞、牛膝、苁蓉、河车、鹿胎膏等补益肾精，滋水涵木；归、芍、菊花、蒺藜、谷精草养血清肝，明目降压；麻仁、郁李等油润通便；磁朱丸摄纳浮阳，镇心明目。诸药相配，治脾肾为主，心肝兼治，主次分明，标本兼顾，乃获良效，诚不愧胆识具备之巨匠高手也。

七、风湿病与痛风

施师曰：现代医学所论之风湿热、风湿性关节炎、类风湿性关节炎和新陈代谢病之痛风，以症状辨之，在中医学则统于痹门、风门中论及。痹证极为复杂，其说既多，含义亦广，诸凡风寒湿所致之周身及关节疼痛，肌肤麻木不仁，均以痹证言之。《素问·痹论》云："风寒湿三气杂至，合而为痹也。"又云："其风气胜者为行痹，寒气胜者为痛痹，湿气胜者为着痹。"以痹证之证候而言，分为行痹（病处行而不定）、痛痹（掣痛苦楚）、着痹（定而不移）。以邪侵部位深浅分别之，则有骨痹、筋痹、脉痹、肌痹、皮痹等；以病因辨之则有风痹、湿痹、寒痹、热痹、血痹等；与脏腑之联系则有心痹、脾痹、肺痹、肾痹、肝痹、肠痹、胞痹等。又有列入风门中如痛风、白虎历节风，各类繁多，不胜枚举。

一般论及痹证皆以风寒湿辨之，痹而为热者论之甚少，虽《内经》亦曾言及，如《素问·痹论》云："其热者，阳气多，阴气少，病气胜阳遭阴，故为痹热。"后世颇鲜阐发。在文献中如宋之骆龙吉，明之秦景明，清之尤在泾、费伯雄、俞震等亦曾论及，余认为《医学统旨》所云比较恰当，文曰："热痹者脏腑移热复遇外邪，客搏经络，留而不行，阳遭其阴，故顽痹燔然而闷，肌肉热极，体上如鼠走上状，唇口反裂，皮肤色变，宜升麻汤。"热痹并非少见，惜在临床中凡言痹即是风寒湿三气杂至，故余不得不着重提出以引起注意也。曾记三十余年前，治一蒙古族妇女，患关节疼痛发热，曾屡进羌活胜湿汤、独活寄生汤之类，疼痛越来越甚，日夜叫号，痛苦万分，而发热迄不少退。邀余诊之，视其唇舌焦裂，脉象洪数，遂予紫雪丹3g顿服，服后疼痛少止，旋改一日二次，每次紫雪丹3g，号叫渐歇，发热亦见退降，不服紫雪丹改用他药，则痛再重，发热又起。于是逐次加重分量，数日间共服紫雪丹60g之多，发热头痛均愈，后予理气活血之药调理。细察此例在于不知热痹之理，循例屡进辛燥祛风之药，火势日燔，血气沸腾，大量紫雪丹竟能治疗，兹备一格，以供参考。

余对风湿性疾病之认识略述如下：

考起致病之因，不外风寒湿三邪，趁人体正气虚时而入侵，初在皮表，次及肌肉，再次及络脉，更次及于筋，最深至于骨，尤以病在关节羁留不去者治之最难。常见带疾延年，终身受累。故病浅者易治，病深者治之维艰。临床中大体可分为两类，即痛痹（疼痛之甚者且无定处）与着痹（自感沉重而痛麻有定所）。以辨证分之，余素主张阴阳为总纲，表、里、虚、实、寒、热、气、血为八纲。若以表里关系来论，大多风寒从表来，湿热自内生；初病多邪实，久病则正虚；初病在气分，日久入血分。故余将痹证分为四大证候：①风湿热证候（痛痹、着痹均有）；②风寒湿证候（痛痹、着痹均有）；③气血实证候（痛痹多，着痹少，实是指邪实而言）；④气血虚证候（着痹多，痛痹少，虚是指正气而言）。

治疗之法则，余颇以张石顽所论为然，其云："行痹者痛处行而不定，走注历节疼痛之类，当散风为主，御寒利气仍不可废，更须参以补血之剂，盖治风先治血，血行风自灭也。痛痹者，寒气凝结，阳气不行，故痛有定处，俗称痛风是也，当散寒为主，疏风燥湿仍不可缺，更须参以补火之剂，非大辛大温不能释其凝寒之害也。着痹者肢体重着不移，疼痛麻木是也。盖气虚则麻，血虚则木，治当利湿为主，祛风散寒亦不可缺，更须参以理脾补气之剂。"故治痹证不可统以风寒湿三气同等，其有偏多偏少，随其症而治之。余之立法为散风、逐寒、祛湿、清热、通络、活血、行气、补虚八法，临床视证候情况合用各法以治之。各法习用药物如下：

散风：羌活、独活、防风、秦艽、芥穗、麻黄、络石藤、豨莶草、海桐皮、海风藤、天仙藤、白花蛇。

驱寒：附子、肉桂、干姜、蜀椒、补骨脂、胡芦巴、续断、片姜黄、巴载天。

祛湿：苍术、白术、赤茯苓、白茯苓、薏仁、木瓜、牛膝、防己、桑寄生、五加皮。

清热：黄柏、黄连、黄芩、胆草、山栀、石膏、知母、葛根、柴胡、忍冬藤、地骨皮、功劳叶、丹皮、丹参。

通络：蜈蚣、地龙、细辛、川芎、橘络、丝瓜络、桂枝、桑枝、威灵仙、伸筋草、新绛。

活血：桃仁、红花、归尾、元胡、乳香、没药、赤芍、鸡血藤、茜草根、䗪虫、紫草、郁金、血竭。

行气：陈皮、半夏、木香、香附米、桔梗、厚朴、枳壳。

补虚：人参、黄芪、鹿茸、地黄、当归、肉苁蓉、狗脊、杜仲、菟丝子、何首乌、枸杞、山萸肉。

前人治痹方剂多有实效，不再赘述，但用方不宜拘泥，方药灵活，运用恰当即效。辨证准，立法确，再加针灸、按摩、气功以及西医之各种理疗配合施用，痹症也为可治之病也。

227

（一）风湿性关节炎

○ **病案 1**

李某，女，19 岁，病历号 1955.2.264。

病将两周，开始形似外感，发热、身痛，服成药无效，旋即肘、膝、踝各关节灼热样疼痛日甚，四肢并见散在性硬结之红斑。经北京同仁医院诊为风湿性关节炎。体温逐渐升至 38℃不退，行动不便，痛苦万分，大便燥，小溲赤，唇干口燥。舌质绛红，无苔，脉沉滑而数。

辨证：内热久郁，外感风寒，邪客经络留而不行。阴气少，阳独盛，气血沸腾，溢为红斑，是属热痹。

治法：清热，活血，祛风湿。

处方：鲜生地 12g，忍冬花 10g，左秦艽 6g，鲜茅根 12g，忍冬藤 10g，汉防己 10g，牡丹皮 10g，紫地丁 15g，甘草节 4.5g，紫丹参 10g，紫草根 6g，桑寄生 12g，嫩桑枝 12g，黑芥穗 6g，紫雪丹 10g（分二次随药送服）。2 剂。

二诊：药服后热少退，病稍减。

处方：拟前方加山栀6g，赤芍10g，赤茯苓10g。2剂。

三诊：药后大便通，体温降至37.2℃，疼痛大减，红斑颜色渐退。

处方：原方去紫雪丹、忍冬藤、紫地丁，加当归10g，松节10g，白薏仁12g。

[祝按]热痹之证，临床并非少见，清血热，祛风湿为其治法。施师对于此症，选用紫草及黑芥穗、紫草活血凉血治斑疹，利九窍，清血热之毒。芥穗炒黑入血分，能引血中之邪由表而去，并能通利血脉，止筋骨痛。尤其加用紫雪丹疗效更速，因紫雪丹中有麝香，无处不达，止痛颇效，现代医学诊断之结节性红斑及急性风湿热者可以参考使用。

[今按]风湿性疾病，是指累及骨、关节及周围软组织，如肌肉、肌腱、滑囊、筋膜等一组疾病。除关节病痛外，亦常见有其他多个器官受累表现，部分患者可出现关节功能丧失和脏器功能衰竭。仅就关节病变而言，现代医学则有类风湿性关节炎、强直性脊柱炎、骨性关节炎、风湿性关节炎、银屑病关节炎等。其肌肉疼痛则有多发性肌炎、风湿性多肌痛、结节性红斑等病变。中医学将之悉统称为痹证。本案属于急性风湿病，出现关节红热肿痛和四肢散在性红斑（即风湿结节），合乎中医之热痹。是以施师拟治风湿热证候法，清热除湿，活血凉血，用桑枝配桑寄生、荆芥穗配紫草、紫地丁配紫草、忍冬花配忍冬藤等对药，加防己、秦艽、紫雪丹施治而获良效。

○ 病案2

魏某。

恶寒战栗，发热38.4℃，各部关节疼痛肿胀，患处皮肤潮红，是为急性风湿性关节炎。

辨证：风湿热毒侵袭，正邪交争则发热恶寒，湿热流注关节，则关节肿胀疼痛。

治法：疏风清热，除湿通络。

处方：赤芍10g，白芍10g（桂枝木1.5g同炒），鲜苇根1尺，鲜茅根15g，淡豆豉12g，桑叶6g，桑枝24g，山栀衣5g，旋覆花5g（新绛5g同包），炒芥穗6g，薄荷5g，炙甘草3g，白僵蚕5g，盐地龙6g，松节12g，左秦艽5g。2剂。

二诊：药后汗出热退，关节疼痛稍止。再进通络止痛法。

处方：杭白芍12g（桂枝木2g同炒），金狗脊15g（去毛），桑寄生18g，旋覆花5g（新绛5g同包），片姜黄5g，炒白僵蚕6g，盐地龙6g，白附子5g，油松节15g，炙甘草3g，川独活3g，汉防己6g，白蒺藜10g。

[祝按] 此为急性风湿性关节炎。施师善以桂枝治风湿病，以油松节能达关节各处，僵蚕、地龙、桑枝、新绛、旋覆花、秦艽通络道，桑叶、薄荷、芥穗、豆豉、山栀、赤芍、鲜苇根、鲜茅根退热，杭白芍、甘草止痛。药后汗出热退，二诊则减去退热药，加入独活寄生汤意合白附子通调全身络道，以金狗脊、汉防己通下肢，片姜黄达上肢，白蒺藜达脊脑治之。

[今按] 急性风湿性关节炎，亦称风湿热。中医辨证认为，其病位在表，属实属热，关节周围红肿热痛以及肢体肌肤出现红斑结节红肿，悉为热入血分之候。故治宜疏风清热，凉血解毒，除湿止痛。本案与前案皆属风湿性关节炎，具有施师所谓"风湿热证候"，乃以桑叶、薄荷、苇根、忍冬藤、山栀、荆芥之品疏风清热，以赤芍、丹皮、丹参、紫草，甚至紫雪丹凉血解毒，用桑枝、秦艽、桑寄生、独活、桂枝、防己、狗脊等祛除风湿而止痛。据此今人总结曰："热痹以白虎汤加桂、桑枝、秦艽、豨莶草、络石藤、忍冬藤等。若关节红肿热痛，壮热烦渴，舌红少津，脉弦数者，可与黄连解毒汤合用，并酌加忍冬藤、秦艽、牛膝、桑寄生、赤芍、地龙；若湿热甚者，加滑石、防己、萆薢、薏苡仁、木瓜；若寒热夹杂，关节肿痛者，可用桂枝芍药知母汤加减。"（《简明实用中医学》）。

○ 病案3

徐某，男，62岁。

每届春秋二季，气候不顺时，下肢关节痛胀，行走无力，乃慢性下肢关节炎。

辨证：年过六旬，风湿痹痛久羁，逢气候变化而发作，肝肾筋骨已为不足，痹痛之风寒湿邪未退，是为正虚邪实。

治法：补肝肾，祛风湿，止痹痛。

处方：杭白芍12g（桂枝2g同炒），大熟地10g（细辛1g同捣），汉防己10g，宣木瓜6g，怀牛膝10g，桑寄生18g，威灵仙6g，油松节10g，炙甘草3g，金狗脊18g（去毛），功劳子10g，功劳叶10g，黑豆衣12g（熟黄酒淋3

次），海风藤 10g，海桐皮 10g。4 剂。

二诊：服药后关节疼痛减轻，但行走仍无力，拟本原方再加强壮剂。

处方：黑附片 6g，大熟地 10g（细辛 1.5g 同捣），金狗脊 18g（去毛），虎骨胶 6g，桑寄生 18g，汉防己 10g，杭白芍 18g（桂枝木 3g 同炒），油松节 12g，怀牛膝 10g，炙甘草 3g，宣木瓜 6g，功劳叶 15g。5 剂。

三诊：药后痛胀大减，行走有力，拟改丸方根除此疾。

处方：制附片 15g，大熟地 30g，细辛 15g，金毛狗脊 30g，虎骨胶 45g，广寄生 30g，桂枝 15g，功劳叶 30g，紫菀茸 30g，油松节 30g，牛膝 30g，杭白芍 45g，汉防己 30g，炙甘草 15g，木瓜 30g，酒炒地龙 30g，酒当归 30g，沙苑子 30g，山萸肉 30g（去心炒）。

共研细末，炼蜜丸如小梧桐子大，每日早晚各服 10g，桑枝 30g 煎汤送下。

[祝按] 本病多续发于急性。以不发热，关节疼痛，肿胀，运动障碍，症候一进一退，此平彼发，为其特征，好发于春秋二季，与气候变化关系密切。盖不通则痛，通则不痛。通络活血之药，即消肿之剂，故可一鼓而获。本案第一诊用药统为止痛通络剂，二诊稍示损益，加附片、虎骨胶之强壮剂，以增加药力。本病老年人多罹患之，虽与生命无大相关，但行走无力，运动不能，且气候不良则痛胀不适，其苦万分。该案徐君初诊时，两人扶持以行呻吟不绝，服药 9 剂后，竟能自己行走，痛楚毫无，徐君频频感谢。施门亦极欣悦，确知中药有立起沉疴之效也。

[今按] 是案属慢性风湿性关节炎。中医辨证虽有行痹、痛痹、着痹、热痹之分，但此年高病久，实为虚人病痹，肝肾不足，筋骨失养，而痹邪流注为病也。故施师仿《千金方》独活寄生汤之意化裁主之，即以牛膝、寄生、狗脊、山萸肉、虎骨胶、木瓜补益肝肾，强筋壮骨；熟地、白芍、当归、沙苑补血填精；细辛、桂枝、松节、附片、海风藤、海桐皮、木瓜、防己祛除风湿；当归、地龙等活血通络止痛。是以诸药和合，扶正祛邪，标本兼顾，仅数剂而病获显效也。

○ **病案 4**

刘某，女，21 岁，病历号 1951.8.647。

头晕心悸，关节游走疼痛，时已二月，屡经西医诊治，据云为风湿性关节炎。注射针药稍见好转迄未痊愈。近来腰腿酸痛更甚，月经少，色黑暗。舌苔薄白，六脉沉滞。

辨证：六脉沉滞，气血不活，缘于风湿之邪，入侵经络，不通则痛，关节不利，月经少，色不鲜亦是明证。腰腿酸痛，痛无定处，风邪重于寒湿。

治法：祛风湿，通经络，和气血。

处方：酒当归10g，春砂仁3g，赤芍10g，白芍10g，生地6g，熟地6g，北细辛3g，川桂枝3g，酒川芎4.5g，桑寄生15g，醋柴胡3g，嫩桑枝15g，左秦艽4.5g，油松节24g，金狗脊15g，豨莶草12g，功劳叶12g，片姜黄6g，乌蛇肉18g，炙草节10g。4剂。

二诊：药服后疼痛稍减，仍头晕心悸，前方加重散风药。

处方：川羌活3g，千年健10g，生地6g，熟地6g，川独活4.5g，油松节24g，春砂仁3g，追地风10g，金狗脊15g，北细辛3g，左秦艽6g，蔓荆子10g，杭白芍12g，嫩桑枝15g，酒川芎4.5g，桑寄生15g，酒当归10g，甘草节6g，川杜仲10g，川续断10g。3剂。

三诊：药后疼痛大为好转，只心悸仍作，睡眠不实，拟丸方图治。

处方：以二诊处方3付，共研细面，炼蜜为丸，每丸重10g，每日早晚各服1丸。

[祝按] 痹症虽为风寒湿三气杂至所见，然辨证应分主次，用药需有侧重。本案则为风多于寒湿。语云："治风先治血，血行风自灭。"故以"四物汤"加祛风诸药，服七剂效始大显，患者服丸药二十日诸症均痊，后于来治感冒时言及之。

[今按] 此为行痹案，"风气胜者为行痹"，是风行善动也，故关节游走疼痛。是以施师据症情择独活寄生汤加减主之，即用桂枝、羌独活、细辛、豨莶草、秦艽、松节、千年健、桑枝、追地风、蔓荆子等祛风除湿；桑寄生、狗脊、杜仲、川断补肝肾，强筋骨；当归、川芎、芍药、地黄、姜黄补血活血；乌蛇与诸活血药与除风湿药为伍，既能通络止痛，又能助除风湿痹阻。故本案之治实属攻补兼施。

○ 病案5

陈某，女，24岁，病历号1951.9.384。

平素久患胃病，食欲不振，大便燥结。又患甲状腺肿大，经常心悸。本年初睡卧时，两肩受风，疼痛不能举臂，经治疗未见效，逐渐发展，八个月以来由肩至臂，并延及两腿足踝，无处不痛，西医检查诊断为风湿性关节炎。舌苔薄黄，脉沉滑而数。

辨证：风湿为患，遍历关节，气血受阻，不通成痛。

治法：疏风通络，兼施软坚散结以除瘿瘤。

处方：杭白芍10g，片姜黄6g，油松节24g，川桂枝3g，桑寄生15g，金狗脊15g，生地6g，熟地6g，嫩桑枝15g，全瓜蒌24g，北细辛3g，酒地龙6g，风化硝6g，春砂仁3g，左秦艽3g，淡海藻10g，淡昆布10g，山慈菇10g。2剂。

二诊：药后肩臂疼痛大减，两腿足踝症状依然，心悸好转。

处方：前方去片姜黄，加炮甲珠10g，川杜仲6g，续断6g。4剂。

三诊：药后下肢疼痛亦见减轻，行动有力，拟予丸方服一个月。

处方：每日午服重庆大药丸子10粒，每日早晚各服活络丹1丸。

[祝按]本例患者除具风湿病的典型症状疼痛外，尚有大便燥结、苔薄黄、脉滑数等症，属于气血实证候，故以通络疏风法为治。方用桑枝、桂枝、酒地龙、炮甲珠通经络以止痛；片姜黄治风痹臂痛甚效，李时珍已论及；地龙治历节风痛，尤其治下肢疼痛为良；油松节祛风除湿，活络止痛，治脚痛利关节，常用于治疗关节炎。

[今按]本案风湿性关节炎，亦属中医行痹，且伴有甲状腺肿，中医谓之瘿瘤，故施师施治，痹症与瘿瘤并治。施师治痹证亦善用对药，如桑枝配桑寄生，杜仲配续断，狗脊配功劳叶，桂枝配芍药，羌活配独活，细辛配生地、熟地，海桐皮配秦艽，豨莶草配海桐皮等。本案治便秘以瓜蒌配风化硝对药应用，治瘿瘤以海藻配昆布对药应用。

○ **病案6**

张某，男，32岁，病历号1951.11.214。

去年一月间曾患腰痛，连及右腿酸楚，不能直立，夜间痛甚不能安眠。曾住协和医院四十余日，近月余，斯症再发，已服西药及注射药针，并经针灸治疗，未见好转。舌质淡，苔薄白，脉象沉迟。

辨证：风寒之邪，入侵络道，阳气不充，寒凝致痛。腰为肾府，需强腰肾，温命门，以逐寒邪。

治法：温经散寒，补肾强腰。

处方：杭白芍 12g，金狗脊 15g，宣木瓜 10g，川桂枝 6g，大熟地 10g，茯苓 10g，茯神 10g，川附片 10g，春砂仁 3g，乌蛇肉 24g，北细辛 3g，油松节 30g，杜仲 10g，沙蒺藜 10g，功劳叶 15g，川续断 10g，白蒺藜 10g，酒川芎 4.5g，炙甘草 10g，虎骨胶 6g（另烊兑服）。2 剂。

二诊：服药后病情无变化，药力未及也，拟前方加重药力。

处方：杭白芍 6g，川桂枝 6g，川附片 10g，破故纸 10g，巴戟天 10g，川杜仲 10g，川续断 10g，大熟地 10g，春砂仁 3g，北细辛 3g，左秦艽 6g，乌蛇肉 24g，茯苓 10g，茯神 10g，白薏仁 18g，炙草节 10g，虎骨胶 6g（另烊兑服）。3 剂。

三诊：服药后已生效力，疼痛减轻，腰脚有力。

处方：前方加黄芪 24g，追地风 10g，千年健 10g，威灵仙 10g，去茯苓、茯神、薏仁。3 剂。

四诊：药后更见好转，基本已不疼痛，行动便利，拟用丸方巩固。

处方：以三诊处方 3 剂共研细面，炼蜜为丸，每丸重 10g，分早、中、晚各服 1 丸。

[祝按] 本案为寒重于风湿之痛痹，寒气凝结，阳气不行，施师用温阳补肾为主，兼除风湿。初用未效，药力未及之故，仿安肾丸意以桂枝附子汤加巴戟天、破故纸之类强腰肾，益元阳，再服数剂疗效遂显，改用丸方巩固。

[今按]《内经》所云"寒气胜者为痛痹"，本案即属之。施师之治先后皆以仲景桂枝附子汤合杜仲丸为主化裁，二诊又仿《世医得效方》安肾丸（桃仁、肉桂、白蒺藜、巴戟天、肉苁蓉、破故纸、山药、茯苓、萆薢、白术、川乌）之意加重温补肾阳之力，后又加黄芪、千年健、追地风、威灵仙以增益气扶正，祛风散寒之力，从而痛痹得除矣。

○ 病案 7

侯某，男，45 岁，病历号 1951.11.95。

半年以来，两腿足踝寒冷疼痛，逐渐加重，近来阴囊亦感湿冷，少腹时痛，饮食二便尚无变化。舌质淡，苔薄白，脉沉迟而涩。

辨证：寒湿入侵，肾阳不充，病邪深入及骨，沉寒痼冷，积久难除。

处方：温暖下元以解积寒。

处方：川附片 10g，大熟地 10g，金狗脊 15g，杭白芍 10g，北细辛 3g，炙甘草 3g，川桂枝 6g，春砂仁 3g，盐小茴 6g，巴戟天 6g，盐荔核 10g，胡芦巴 6g，川楝子 6g（醋炒），盐橘核 10g，台乌药 6g。2 剂。

二诊：药后无大变化，沉寒痼冷非能速效。

处方：前方加仙灵脾 6g。再服 4 剂。

三诊：药后少腹未痛，两腿寒冷见效。

处方：前方加破故纸 6g，炙黄芪 18g，汉防己 10g，去川楝子、狗脊。4 剂。

四诊：药后两腿足跗之寒冷感较前减轻，阴囊湿冷亦有好转。

处方：每日早服桂附八味丸 1 丸，晚服参茸卫生丸 1 丸。服一个月，白水送服。

[祝按] 前案与本案均为寒重于风湿，但前案寒侵及络，本案则深及于骨，立法同属温肾逐寒，而用药极有分寸，前案着重温肾阳通经络，本案则力图解寒凝兴肾阳，故均能收效。

[今按] 本案亦属痛痹，但以寒湿并重为主，肾阳虚甚也。故施师在桂枝附子汤化裁施治中加重了温补肾阳之力，如茴香、胡芦巴、台乌药、参茸卫生丸等之用。

○ **病案 8**

艾某，男，28 岁，病历号 1954.6.201。

一年多来遍身痛楚，天气变化，症更加重。历经大连、哈尔滨、沈阳等医院诊疗，诊为风湿性关节炎。经常有疲劳感，体力日渐不支，饮食二便尚属正常。舌苔薄白，六脉沉软无力。

辨证：工作生活地处阴寒，汗出当风，病邪乘虚而入，积蓄日久，治未及时，风寒之邪由表及里，邪入日深，耗伤气血，六脉沉软无力，为正气不足之象，正虚邪实。

治法：搜风，逐寒，活血。

处方：川附片 15g，乌蛇肉 30g，杭白芍 10g，制全蝎 4.5g，川桂枝 10g，酒地龙 10g，酒川芎 4.5g，西红花 3g，酒当归 12g，酒玄胡 6g，生地 6g，熟地 6g，石楠藤 12g，北细辛 3g，炙草节 10g。

二诊： 初服 2 剂无效，继服 2 剂，周身如虫蚁蠕动，疼痛有所减轻，遂又连服 4 剂，自觉全身较前清爽舒畅，但仍易感疲劳。患者疼痛减轻，周身清爽，是风寒之邪，已被驱动；仍感疲劳，乃正气不足，拟加用益气之药，扶正驱邪，一鼓作气以收全功。

处方： 前方去红花、元胡，加党参 15g，黄芪 30g，姜黄 10g，附片加至 30g。6 剂。

三诊： 药后疼痛减轻甚多，精神转旺。

处方： 嘱再服 10 剂后，原方加两倍改为丸药再服。

[祝按] 本案痹证，颇为复杂，病程年余，就诊三次，服汤剂十余剂，丸药一料，竟能取得良好效果，实由于辨证准确，用药恰当。气血俱虚，阳气衰微，极宜重剂，以起沉痛，故药量甚重，芪、附、乌蛇用至 30g，党参 15g，桂枝 9g，均已超出施师常用剂量。方剂组织极具技巧，颇费心思，桂枝、白芍、二地、细辛用以协调气血，通营达卫，育阴养血，动而不凝；附片、黄芪起阳助气，上下兼顾；蛇、蝎、地龙、石楠藤搜风通络；归、芎、红花、元胡活血止痛。充分体现了扶正与祛邪的相互关系，及益气通卫、养血活血的动静结合，有理有法，方案精炼。

[今按] 本案痹症，中医辨证当属今之所谓虚痹，即气血两虚，而寒湿痹痛。故见体力不支，疲劳感，六脉沉软无力。施师据症情以桂枝附子汤合四物汤化裁为治，后又加参、芪、姜黄、附子加重剂量治之，以成黄芪桂枝五物汤合补阳还五汤意化裁，又成参附、芪附加四物汤化裁，则气阳两补，气血两补，通络散寒疗痹也。可见大师运筹帷幄，以桂枝附子汤为基，随证施治，加减自如，堪称神工矣。

○ **病案 9**

周某，25 岁，病历号 1951.12.706。

病起于 1947 年，自觉下肢无力酸楚，坐久即感麻木，后逐渐加重，起立行动均感困难，现只能勉强以足跟着地行走数米。屡经中西医治疗，未见好转，哈尔滨医大骨科诊断为急性进行性肌营养不良症，平素饮食尚可，二便正常。舌质淡苔白，脉沉滑。

辨证：气虚则麻，血虚则木，脾湿下注，寒凝不通。《内经》云"湿气胜者为着痹"。

治法：调补气血，健脾燥湿。

处方：炙黄芪24g，汉防己10g，於白术10g，炙甘草6g，薏苡仁12g，宣木瓜10g，杭白芍10g，云茯苓10g，豨莶草15g，川桂枝10g，酒当归6g，紫河车10g，桑寄生24g，功劳叶12g，虎骨胶6g（另烊兑服）。2剂。

二诊：服药后甚平和，有小效，病已深久非二剂可瘥。

处方：原方加党参10g，服3剂。

三诊：药后两腿自觉有力，痛麻减轻，初见功效，仍遵前法图治。

处方：杭白芍10g，炒白术10g，炒桑枝15g，川桂枝6g，酒当归10g，炙黄芪24g，黑豆衣12g（另用热黄酒淋三次），海桐皮12g，米党参10g，云茯苓10g，汉防己10g，桑寄生15g，豨莶草12g，紫河车10g，炙草节3g，虎骨胶6g（另烊兑服）。4剂。

四诊：药后已能连续行走四百余米，希予常方回家休养。

处方：杭白芍10g，川桂枝10g，炙黄芪24g，汉防己10g，云茯苓10g，炒白术6g，海桐皮12g，酒当归10g，川杜仲10g，川续断10g，桑寄生15g，炒桑枝15g，豨莶草12g，紫河车10g，炙草节10g，虎骨胶6g（另烊兑服）。

[祝按]脾主湿，运化失职，湿气下注，两腿遂即沉重麻木；脾主肌肉四肢，久必肌肉萎缩，行动困难。本案为湿重于寒者，故始终以《金匮》防己黄芪汤为主方。黑豆皮养血疏风，滋养强壮，以热黄酒淋之，可加强活血疏风之力，治足软无力亦甚效。

[今按]本案西医诊为急性进行性肌营养不良症。中医认为其系"湿气胜者为著（着）痹"，《素问·生气通天论》又云："湿热不攘，大筋软短，小筋弛长，软短为拘，弛长为痿。"故本案其痹证日久，肌肉萎缩，亦可渐而成痿证。故而施师治疗不仅以除湿疗痹为主，还要健脾益肾，强壮肌骨，所谓"治痿独取阳明"，以防病之发展也。故取防己黄芪汤为主，加杜仲丸、紫河车、虎骨胶、桑寄生之用也。

病案 10

景某，女，43 岁，病历号 1951.12.219。

左肩背疼痛，项强不适，运用不自如，时已三月之久，近感头晕心悸。舌苔薄白，脉象沉涩。

辨证：风湿入侵经络，稽留不去，逐渐血行瘀滞，阻抑气血流畅，因而致痛。

治法：通络活血。

处方：羌活 3g，独活 3g，杭白芍 10g，酒地龙 10g，生地 6g，熟地 6g，炒远志 10g，桑寄生 15g，北细辛 1.5g，旋覆花 6g（新绛 6g 同布包），嫩桑枝 15g，春砂仁 3g，片姜黄 10g，酒川芎 4.5g，炙草节 6g，川桂枝 4.5g，油当归 10g（酒炒）。3 剂。

二诊：药后头晕心悸好转，肩臂疼痛减轻。

处方：前方加指迷茯苓丸 6g，随药送服。

三诊：肩臂颈项疼痛均减，已能自己梳头，运动较前自如，前方不变，再服 4 剂。

[**祝按**] 风湿入络，必影响血行流畅，不通则痛，应用活血通络治之。旋覆新绛汤、独活寄生汤加减，为本案始终未变之治法。风湿化痰，入阻络道，而至臂痛不能抬举者，指迷茯苓丸甚效，二诊以后即加用之，前后十剂病情均除。现代医学中的肩关节周围炎病，可参考中医辨证，用指迷茯苓丸治之。

[**今按**] 肩关节周围炎，是指中年以上之男女，逐渐出现一侧性肩痛和运动障碍，以肩痛缓慢发生，或刀割状，或钝痛状，向前臂和肩胛放射，甚则影响睡眠，肩关节外旋、外展、上举抬高或后转等困难，甚至出现局部肌肉萎缩特征。中医认为其系风寒湿邪所致之痛痹，又称肩凝症，西医又称"五十肩"（以五十岁中年人好发为特征，故名），本案即属之。施师所用指迷茯苓丸当为喻氏《医门法律》方（半夏、茯苓、枳壳、风化硝、姜汁为糊丸），治中脘停痰，臂痛难举，或肩背酸痛，脉沉细者。

病案 11

赵某，女，27 岁，病历号 1951.6.277。

素患风湿性关节炎，屡经治疗，时愈时发，近因产后匝月，周身骨节又现疼痛，下午发热，尤以入夜为重，有时鼻衄，头晕，有痰，大便秘结，小溲短赤。舌质红，苔薄白，脉现浮紧而数。

辨证： 素患风湿，病邪滞留于筋骨，产后血虚，邪从热化，加之新感外寒，热为寒郁，气不得通，周身关节疼痛。邪热上炎，溢为鼻衄。大便秘，小便赤，均是热郁之象。

治法： 疏表邪，清血热，祛风湿，通脉络。

处方： 赤芍6g，白芍6g，粉丹皮6g，豨莶草12g，银柴胡4.5g，紫丹参10g，东白薇4.5g，嫩青蒿4.5g，左秦艽4.5g，瓜蒌子10g，瓜蒌根10g，黑芥穗6g，油当归12g，鲜生地15g，片姜黄4.5g，嫩桑枝12g，桑寄生12g，鲜茅根15g，油松节24g，炙草节6g。2剂。

二诊： 药服后鼻衄已止，午后发热渐退，周身筋骨疼痛减轻，大便干燥。

处方： 前方去白薇、瓜蒌根、瓜蒌子、丹皮、丹参，加鲜石斛10g，炒山栀6g，全瓜蒌24g，风化硝6g，晚蚕沙10g，炒皂角子10g。4剂。

三诊： 药后发热退，身痛减。

处方： 前方去银柴胡、青蒿、黑芥穗。再服4剂。

[祝按] 久患风湿病，常因外感而引起急性发作，本案即是一例。病邪稽留筋骨，外来风寒，热为寒郁，气不得通，血燥上逆，用药不可偏于散风，以免风动火势，又不能温热逐寒，引发血气燔腾。应以疏表邪，清血热，祛风湿，通脉络为法治之，服药10剂，症状全消。

[今按] 此案系一产后者，素有风湿，又感风寒，属虚人为病，阴血虚而又风寒引动痹痛。既有内热阴血虚，又有风寒外束而痹痛。施师煞费苦心，取青蒿鳖甲汤意，凉血清热育阴，透邪通络，除痹止痛治之，即以生地、丹皮、丹参、花粉、赤芍、白芍、当归凉血清热，养血育阴；青蒿、白薇、秦艽、芥穗、银柴胡透热解表；豨莶草、片姜黄、桑枝、寄生、松节除痹通络止痛。至于瓜蒌配风化硝、蚕沙配皂角子乃施师对药，润下通便之用也。

○ **病案12**

李某，男，38岁，病历号1950.10.138。

病起于去年夏末，两膝关节肿胀，经第三医院治疗，诊为风湿性关节炎。今年八月以来，再膝关节足跗肿胀疼痛，影响睡眠，口渴而又思饮，手心足心均感发热，饮食二便尚属正常。舌质红，苔淡黄而腻，脉象弦数。

辨证：病起夏末，感受风湿，脾湿不运，遂行下注，湿热蕴郁，致使关节足跗肿胀而痛，手足心热为阴分郁热。

治法：清热利湿。

处方：茅苍术6g，黑豆衣12g（另用热黄酒淋三次），怀牛膝6g，酒地龙10g，川黄柏10g，桑寄生15g，赤茯苓10g，嫩桑枝15g，赤小豆18g，豨莶草12g，汉防己10g，花槟榔6g，炙草梢3g，功劳叶10g。4剂。

二诊：服药后肿胀渐消，痛热未除，仍守原意，加清阴分之热。

处方：赤芍10g，白芍10g，地骨皮10g，炒山栀10g，北柴胡4.5g，炒丹参6g，鲜生地10g，嫩青蒿4.5g，炒丹皮6g，鲜石斛10g，东白薇6g，桑寄生15g，嫩桑枝15g，油松节24g，左秦艽4.5g，炙草节6g。4剂。

三诊：药后热痛均减，肿胀大消，拟予丸药巩固。

处方：每日早晚各服豨莶丸10g，晚间加服牛黄清心1丸。

[祝按]湿邪日久，化热下注，足跗关节肿胀疼痛，影响睡眠。初诊以三妙丸为主方，加利湿清热之剂，服药后，湿热稍退。二诊加用育阴之药，除其阴分之热，再服4剂效果显著。

（二）风湿性肌炎（肌痹）

○ 病案

谢某，男，30岁。

感冒后颈部肌肉变缩，头部因之偏斜（俗谓之落枕也），疼痛不适，头重微热，是为颈肌肉风湿症。

辨证：风寒湿邪侵袭，流注于颈项肌肉，俾太阳少阳之经脉阻滞，不通则痛矣。

治法：祛风除湿，通络止痛。

处方：赤芍6g，白芍6g（桂枝木1.5g同炒），炒芥穗6g，炒白僵蚕6g，羌活、独活各3g，薄荷5g，炒蔓荆子5g，酒地龙6g，桑叶6g，桑枝24g，淡豆豉12g，山栀衣5g，双钩藤6g，炙甘草1.5g。2剂。

[祝按]本病治以发汗通络及舒展诸药即愈。因用羌活、独活、薄荷、桑叶、芥穗、蔓荆子、桂枝木等；又加僵蚕、地龙增加通络之力；芍药、甘草既可止痛，

又能舒展神经；豆豉、山栀退感冒之微热。（谢君后携渠少君诊病时，曾言及之，并叹服师门医术之精湛，用药之确当也。）

[今按]本案由感冒而致风湿性肌炎，当属中医"肌痹"范畴。施师取桂枝汤合羌活胜湿汤、栀子豉汤治之，即取桂枝、羌活、独活、芥穗、蔓荆、桑枝、桑叶等祛风散寒胜湿，地龙、僵蚕、赤芍通络止痛，栀子、豆豉、薄荷等清透外感之余热，白芍、钩藤、甘草养血舒筋止痛也。病虽小疾，用药主次分明，照顾各方，故仅2剂即瘳矣。

（三）痛风

○ **病案**

田某，男，53岁。

数日前，忽然足大踇趾红肿剧痛，昨又觉手大拇指关节稍微高肿，亦甚疼痛。饮食佳，大便少，是为痛风。

辨证： 饮食失节，肥甘厚味，湿热内蕴，蒸熏肌肤，流注关节，则病为红肿结节作痛也。

治法： 清热利湿，通络止痛。

处方： 生地6g，熟地6g（细辛1.5g同捣），赤芍6g，白芍6g（桂枝木2g同炒），苍术炭6g，肥知母6g（米炒），盐黄柏6g，酒川芎5g，酒当归6g，旋覆花5g（新绛5g同包），威灵仙6g，左秦艽5g，桃仁6g，杏仁6g，槟榔片10g，汉防己10g，盐地龙10g，广寄生18g，炙草节3g，油松节10g，路路通5g。4剂。

二诊： 药后诸症痊愈。因防其日久再发，为拟一丸方俾令常服。

处方： 生黄芪60g，野党参30g，生地、熟地各30g，丹皮30g，沙蒺藜30g，制首乌30g，当归身30g，黄柏15g，酒川芎15g，奎白芍45g，制苍术15g，槟榔15g，汉防己30g，功劳叶30g，左秦艽15g，知母15g，油松节30g，怀牛膝30g，龟板胶30g，泽泻30g，西红花15g，威灵仙15g，怀山药30g，桂枝15g，广寄生30g，炒枳壳15g，忍冬藤30g，炙甘草15g。

共研细末，炼蜜为丸，如小梧桐子大。每日早晚各服10g，白开水送。

[祝按]此系一种新陈代谢紊乱之疾病，为尿酸固积所致。凡肥胖或嗜酒之人，多有此病。以突然踇趾之蹠趾关节部红肿剧痛，昼轻夜重，或延及手腕、

踝膝等处关节，肿痛为特征。更有一特征，在耳之软骨部位，有小白结节。检查尿酸偏高。本案即以足蹈趾红肿剧痛为主。施师以细辛、桂枝、灵仙、秦艽、寄生、草节、松节辛通散邪止痛；川芎、当归、新绛、防己、地龙、桃仁、杏仁、槟榔、赤芍、白芍活络止痛，利湿消肿；苍术、知母、黄柏苦泄清热，中和尿酸。是以仅 4 剂即获痊愈。

[**今按**] 痛风为嘌呤代谢紊乱所引起之病痛。嘌呤代谢产物尿酸由肾脏排出。当其产生过多，超过肾脏排泄能力时，尿酸即在血液及组织内聚积，并可沉着于关节、结缔组织及肾脏，引起该部位之炎症变化，亦可结晶析出，形成特征性之痛风结石。痛风以男性居多，男女比例为 20：1。急性者，起病急骤，多在半夜及清晨发作，多为单个关节发炎，半数多为第一蹠趾关节，其次为指、趾关节，受累关节红、肿、热、痛，併发热，白细胞高、血沉加快。数天后或数周后症状消减。以后数月或半年再发，而成慢性者。慢性者关节肿大，肥厚，畸形及僵硬，约半数病人有痛风结石、多发生于关节周围或外耳壳，痛风后期影响肾脏，引起肾萎缩，并出现肾结石，肾盂肾炎等。痛风，中医认为其多数属热痹范畴，尤其急性者与热痹相类，慢性多类著痹和痛痹。是以本案既以热痹论治，施师取二妙散、旋覆花汤、桃红四物汤、桂枝芍药知母汤化裁，加秦艽、灵仙、防己、松节、寄生、路路通、地龙等祛风除湿、通络止痛之品，而共奏清热除湿，通经止痛之效。

八、精神、神经病证

施师曰：神经衰弱是现代临床上常用的病名，但在中医辨证上可分多种不同类型。在医籍文献中则归属于神志门者居多。其病因大都由于脑力长期过度消耗，神经过分紧张而致疲劳，且又未能使之自行恢复，日久则体内脏腑气血调节失常，发生多种症状，如头痛，目眩，记忆力减退，精神不易集中，情绪不宁，忐忑不安，心悸，幻想，疑虑，失眠，或如癫痫，或现狂妄，善怒易悲，常致惊恐，也有出现遗精、早泄、阳痿、性欲减退等症。

此病属于慢性病，故以虚证较多，实证较少。神经衰弱者有证现面红耳赤，一时狂言高叫，甚至登高升屋，打人骂人，情绪急躁，动辄激怒，似是阳狂，但是综合四诊，细心体察，脉现沉弱无力，或豁大虚软，则知仍属本虚之证为多。但虚证则有阴虚、阳虚之分，亦有挟痰、挟郁之异，正虚邪实之别，不可一律纯补。至于脑炎、脑震荡、一氧化碳气中毒之后遗症呈现神经衰弱者，亦应详辨证候而予施治。总之神经衰弱症状繁多，真假俱有，或明显，或隐晦，俱须推敲分辨，兹将其主要症状分述如下：

1. 心悸

心悸即怔忡，悸者虽于静处，亦自觉心中惕然而动，不能自安，与闻声而惊，或遇事而惊者不同。《证治准绳》内载："怔忡者本无所惊，自心动而不宁。惊者因外有所触而卒动。"惊与悸二者一系由外而至，一系自内而生。但习俗每以惊悸并称，故应分别言之。

凡属心阳不振，肾水凌心者，宜补其阳；而肾阴不足，相火妄动上逆者，则宜养其阴；若因有所思念不遂，虚耗心血者，则宜补养心血。

2. 失眠、幻想

失眠之症，另有专述，兹不重赘。幻想与失眠关系甚切。凡患失眠者易生妄念，妄念迭起构成幻想。穷思积虑，无所不至，脑益疲劳，幻想更无休止。治法除使之安眠熟睡，俾脑力得以恢复外，亦应开导说服，解除妄易，或使多参加体力劳动，以减少脑力思维，幻想可自消失。

3. 记忆力减退、健忘

此类症状，病在心肾，心不交于肾，浊火乱其神明，肾不上交于心，精气伏而不灵，古人谓之水火不能既济。火居于上则生痰，水居于下则生躁，躁扰不宁则致健忘。治之以安神，宁心补肾，如兼痰饮瘀血者，亦应随症而兼治之，方可奏效。

4. 烦躁情绪不安，精神不能集中

烦者扰扰心乱，兀兀欲吐，怔忡不安。躁者热不因时，冷汗自出，少时则止。烦躁皆情绪不安，精神不能集中。《证治准绳》内载："大抵烦躁者，皆心火为病，心者君火也，火旺则金烁水亏，唯火独存。故肺肾合而为烦躁。"烦躁亦分虚实，仲景对于虚烦治之以栀豉汤，王肯堂谓为神药。张石顽："上焦不清，令人烦躁……甚则凉隔散下之。"此即为实。

5. 狂妄、易怒

肝在志为怒，胆为刚决果断之官，二者偏恶则为害。此类患者秉性多刚，

遇事拂逆，积累日久，肝胆之火妄动，不能自身控制。治疗则宜清其肝胆之火，安神健脑，若因大病之后，阴虚生热而现烦躁易怒者，当以生津养阴为主，血气复元，其症自愈。

6. 情志郁郁、善悲欲哭

《金匮要略·妇人杂病脉证并治》内载："妇人脏躁，喜悲伤，欲哭，象如神灵所作，数欠伸，甘麦大枣汤主之。"此虽指女子而言，但男子亦有此症，五脏皆可生躁，非独妇女也。张石顽曰："凡肺燥悲愁欲哭，宜润肺气降心火为主，以生脉散、二冬膏并加姜、枣治之，未尝不随手而效。"甘以缓之，情志得舒。

7. 精神失常，症似癫狂

抑郁不遂，积久不解，始则精神恍惚，言语时或颠三倒四，或自言自语，喃喃不休，继而歌哭无定，如醉如迷，甚则一时狂言乱语，秽洁不知。神经衰弱之甚者或如癫狂，应与阳狂之精神病者有别，治之以开郁为主，宁脑神，平肝胆，斯症可除。

8. 易惊恐

《内经》云："少阳所至为惊躁。"又云："少阳之胜……善惊。"盖少阳之火上炎，肝气鼓荡，稍遇外因，卒然而发。王肯堂论惊恐云："惊恐并称者，惊因触于外事，内动其心，心动则神摇；恐因惑于外事，内歉其志。志欠则精却，是故《内经》谓惊则心无所依，神无所归，虑无所定，故气乱矣。恐则精却，却则上焦闭，闭则无气还，无气还则下焦胀，故气不行矣。"故治惊恐，必须安其神，定其志，心、肝、肾三脏均应顾及，扶虚调养，心血和平，则惊恐即治矣。

9. 头痛

头为诸阳之会，脑之所居，患神经衰弱者，脑力亏损，清阳不及，其痛则时发时止，隐隐作痛，或如头戴重盔，沉烦压痛。《素问·奇病论》曾载："人有病头痛以数岁不已，此安得之，名为何病？岐伯曰：当有所犯大寒，内至骨髓，髓者以脑为主，脑逆故令头痛。"治以吴茱萸汤用之多效。又罗谦甫治柏参谋头痛医案内有："清阳亏损不能上荣，亦不能外固，所以病增甚，宜升阳补气，头痛自愈。"故治神经衰弱之头痛，宜健脑补阳虚，但要检查血压，以免升阳不当血压增高，对于高血压病而神经衰弱者，颇不利也。

10. 目眩头晕

《内经》云："诸风掉眩，皆属于肝。"《灵枢·大惑》云："五脏六腑之精气，皆上注于目而为之精……因逢其身之虚，其人深，则随眼系以入于脑，入于脑则脑转，脑转则引目系急，目系急则目眩以转矣。"故治此症，着重肝肾，兼及气血。

以上是神经衰弱十种常见症状的证治，遗精、早泄、阳痿等男子性机能障碍，中医学认为都与肾有关，故归于泌尿生殖系统讨论。

关于失眠，其是神经衰弱最常见之症状，病人也最为苦恼，且临床中导致失眠之病因，极为复杂，故作详述于下：

临床所见之失眠，多属于神经衰弱。精神衰弱引起神经系统机能障碍的各种疾病，如血压病、糖尿病、肝炎病、心脏病等，都可以有长期的睡眠失常，必须在治疗本病之外兼治睡眠，方可奏效。

余多年临床所见之失眠有四种情况：①入睡不能；②睡眠时间短，醒即不能再睡；③时睡时醒极易醒觉；④似睡非睡，乱梦纷纭。

以病因论，可分十余种不同因素皆能导致失眠，如下：①心肾不交者；②血不上荣者；③脑肾不足者；④心阳亢盛者；⑤阴虚不眠者；⑥阳虚不眠者；⑦胃热不眠者；⑧胃实不眠者；⑨胃虚不眠者；⑩胆热不眠者；⑪胆寒不眠者；⑫胆虚不眠者；⑬肝经受病，为五志七情所扰不眠者。虽病因不同，如以中医辨证分析亦不外乎阴阳、寒热、气血、虚实。且与脏腑关系颇为密切，尤以脑之关系更应重视，如《灵枢·海论》说："脑为髓之海。"又说："髓海有余，则轻劲多力，自过其度；髓海不足，则脑转耳鸣，胫酸眩冒，目无所见，懈怠安卧。"现代医学认为失眠多属大脑皮层功能障碍的结果，患失眠之症多为脑力劳动者，此其明证。

上述十三种病因皆可导致失眠，兹再分别叙述之。

（1）心肾不交失眠者，多属心火独炎于上而不下降，肾水亏乏于下而不能上升。心肾不协调，阴阳相睽隔，故不能成寐。

（2）血不上荣之失眠，心主血脉，心血不足，脑失营养，亦不能睡眠。

（3）脑肾不足失眠者，因脑为髓海，而肾生骨髓，脑与肾密切相关，"劳伤肾"，用脑过度，则伤肾气，肾亏则脑不足，遂不得安睡。

（4）心阳亢盛失眠，心主神明，心火偏亢，阴阳不调，气不得宁故不寐。

（5）阴虚不眠者，阴主津主血，津少血亏无以养心，心虚则神不守舍，难于入寐，或忽寐忽醒也。

（6）阳虚不眠者，《内经》云："阴平阳秘，精神乃治。"阳入于阴始能安眠。今阳虚，阳不入阴故不眠，张景岳说："阳有所归，神安而寐……阳为阴抑，则神索不安，是以不寐。"《证治要法》说"病后虚弱及年高人阳衰不寐"，阳虚、阴虚、阴阳不协，即引起失眠，合乎现代医学认为大脑皮层兴奋，抑制失去平衡而产生失眠之理。

（7）《素问·逆调论》说："阳明者，胃脉也。胃者六腑之海，其气亦下行，阳明逆不得从其道，故不得卧也。"又《内经》云："胃不和则卧不安。"所以胃热、胃实、胃虚皆令人不得安睡。

胃热多由于食积不消，积食生热，扰乱心神以致不眠。胃主卫，胃实则卫气盛，胃气独盛于阳，不入于阴故不眠。若胃虚亦不眠，以其虚，则胸中似饥，若无所主，得食则能卧，是其明证。

（8）胆受邪，精神不宁。肝胆相连，又为表里，胆热、胆虚、胆寒皆影响于肝。胆热则肝阳亢盛，上扰清窍故不寐；胆寒则致肝虚，血不归于肝则难成眠；胆虚则易惊，精神无所主，入睡不易。

（9）肝经受病，为五志七情所扰不眠者，以肝性条达宜舒展，若精神过度紧张，情志抑郁皆能引起肝郁不舒，以致调节失常，不能安卧，遂成失眠。余治失眠症中，此一类型最为多见，原因复杂，隐晦变幻，不易究诘。此外尚有思虑伤脾不眠者，气血双亏不眠者，皆可包括于上述各类型中，不多赘述。

至于治法，调阴阳、理气血、治脏腑、和营卫，方法众多，要在辨证施治，不用安眠类的药物，且可取得长期稳定的疗效，治病求本，体现了中医药学的特点。

兹将治疗方法概述如下：

凡心肾不交者，宜用酸枣仁汤，或枕中丹及《理虚元鉴》之养心固本汤，以交其心肾。

血不上荣者，宜用八珍汤加朱砂安神丸、磁朱丸以安其心神。若系虚寒，则宜用《证治准绳》之远志饮子或十四友丸以补之。

脑肾不足者，若为肾水亏，则用六味、杞菊、麦味地黄汤或丸以滋肾水。

参以枣仁、龙骨、牡蛎等以收敛之。若是梦遗及虚怯者，则十全大补汤或丸、三才封髓丹及还少丹之属，皆可用之。

心阳亢盛者，心烦不眠，宜以黄连阿胶鸡子黄汤为主，加龙骨、牡蛎以敛其阴。

阴虚不眠者，以生津养血为先，用二冬、二地、二至、元参、阿胶、花粉、石斛等味，以滋其源，参以安神之品，则津回神安，绮石老人："专补肾水，不如补肺滋其源。"此治本之旨也。

阳虚不眠者，以益气为先。气属阳，益气即所以补阳。宜用参、芪、术、怀山药、石莲肉以固其气，亦即绮石老人所云"阳虚之所当悉，统于脾也"之意。

胃热不眠者、胃实不眠者，多系痰火为患，宜用半夏、茯苓、川连、枳实、石菖蒲以导痰化滞。王肯堂之治失眠以理痰气为第一义，盖即指此。

胃虚不眠者，宜以秫米半夏汤合异功散或归脾汤。

胆热不眠者，宜用温胆汤去姜，仿陈修园之意以清胆中之火，甚则加胆草以折其势，火退则已。

胆寒不眠者、胆虚不眠者，用《千金》温胆汤（按：此方载在《千金方》内，以生姜分量最重）。《兰台轨范》说："大病后虚烦不得眠，此胆寒故也，宜服。"又云："方中一味生姜，已足散胆中之寒。"是以说明制温胆汤之意义。生姜散寒，兼振脾阳，胆寒散，脾阳振，自能入睡。但近人用此方，每多去姜，此系采取《时方歌括》所载之方。陈氏并云："二陈汤为安胃祛痰之剂，加竹茹以清膈上之虚热，枳实以除三焦之痰壅，热除痰清，而胆自宁。和即温也，温之者，实源之也。"亦有加茯苓者，此系采用《证治准绳》治惊门内之方。我个人体会，治病用药，贵在辨证精确，灵活运用。如系胆经虚冷，自以遵守《千金方》之法为是。如系胃有伏热，胆虽虚而非寒甚者，则不妨采取陈氏之意，是在医家临症时审度之。

肝为五志七情所扰不眠者，宜采用炙甘草汤、诸复脉汤、柴胡加龙骨牡蛎汤，或逍遥散、十味温胆汤之类。其有因肝虚所致，可用《本事方》真珠母丸。此外更有多梦卧不安者，以桂枝甘草龙骨牡蛎汤与栀豉汤合用，多有效，或栀豉汤、朱砂安神丸加琥珀末（按：栀豉汤本系治虚烦之法，但多梦不安者，加此二味，亦颇有效）。

又有教师、演员职业者讲演过多，伤津伤气而致失眠，以柏子养心丸、天王补心丹治之。又有胆胃俱病失眠者，治胃无效，治胆亦无效，胆胃合治方能奏效。更有一种久患失眠而阳痿者，则须用鹿茸、仙灵脾、故纸、巴戟天等药以助阳，睡眠即安。此即张景岳所谓"阳为阴抑，宜养阴中之阳"之意。

中医治病，重在辨证明确，能触类旁通，法多方活，则易收效。且失眠症多属于慢性虚弱者，如能兼习气功和适当体力活动，动静结合，使脑和各脏腑均得休养，辅助药力，更为有益。

神经衰弱症状繁多复杂，病情易受患者情绪影响，治疗过程中常现反复，医者必须针对患者不同情况，细心辨证，耐心治疗，善于开导，方能收效。

癔病者，即所谓脏躁病，妇女患此病者殊非鲜见，并有特殊病理，与脑及子宫关系密切。任脉主胞宫，督脉起于下极之俞，至风府入于脑内，任、督两脉上下周循。故治癔病，一面治脑，一面治子宫，并需以藁本、川芎、白芷、丁香诸药沟通之。甘麦大枣汤为治此病之主方，然尚须合以百合知母地黄汤、黄连阿胶鸡子黄汤、柴胡加龙骨牡蛎汤等，疗效始显。

癔病有奔豚逆上之象者，似有物堵于喉间，咳之不出，咽之不下，有谓之梅核气，昔日西医有谓之曰歇斯替里球者。结合辨证，选用苓桂术甘汤、吴茱萸汤、小柴胡加龙骨牡蛎等方均有疗效。若为气结不舒，七气汤易效。

（一）神经官能症

○ 病案 1

田某，男，37岁，病历号1952.4.274。

两月前，因受重大刺激，竟致神智迷蒙，健忘殊甚，目呆语迟，口唇颤抖，四肢动作失灵，经北大附属医院检查，诊断为神经官能症。苔白舌颤，脉弦有力。

辨证： 精神受重大刺激，致使肝气郁结，络脉阻滞，故有上述各种症状。

治法： 通瘀活络，疏肝镇静。

处方： 石决明18g，红新绛6g（旋覆花6g同布包），草决明10g，紫贝齿10g（紫石英10g同布包，先煎），节菖蒲6g，鹿角胶6g（另烊兑服），生蒲黄10g（布包），炒远志10g，白蒺藜10g，酒地龙10g，双钩藤12g，酒杭菊10g，炙甘草3g，桑寄生15g，嫩桑枝15g，制全蝎10g。

二诊：服药 5 剂，诸证均有所减轻，效果尚不显著，再宗前法，去石英、贝齿、草石二决明、酒杭菊，加豨莶草、生龙骨、生牡蛎各 10g，白薇 6g。

三诊：服前方 10 剂，口唇已不颤抖，语言恢复自然，自云尚有头晕，神志偶现迷蒙，情绪急躁，此为肝旺热郁，仍本前法，兼清肝胆之热。

处方：龙胆草 5g，白僵蚕 5g，酒川芎 5g，忍冬花 10g，黄菊花 10g，生龙骨 10g，忍冬藤 10g，生蒲黄 10g（布包），生牡蛎 10g，双钩藤 12g，制全蝎 10g，酒地龙 10g，节菖蒲 10g，明天麻 5g，炒远志 10g，炙甘草 3g。

四诊：服药 5 剂，效果甚好，神志已然清楚。感觉头痛时晕，仍现烦躁。

处方：珍珠母 30g（先煎），夏枯草 10g，陈胆星 6g（旋覆花 6g 同布包），生铁落 18g，黄菊花 10g，生蒲黄 10g（布包），节菖蒲 10g，制全蝎 10g，酒地龙 10g，双钩藤 6g，酒川芎 5g，明天麻 5g，炒山栀 10g。

[**祝按**] 患者初诊时，精神失常，病情均由同伴代叙。施氏采用活瘀通络之法，以旋覆花汤为主方，并仿许学士惊气丸意，用全蝎、僵蚕诸药，解除神经痉挛。三诊时，病人已能自述症状。医治将月，诸病消除。矿、植、动物药并用，亦为治神经衰弱之一法。

[**今按**] 本案系情志失遂，肝郁气滞，气血郁结，肝风内动，风痰蒙窍，故而神智迷蒙，目呆神迟，口唇颤抖，肢体动作失灵也。施师治以疏肝清肝，平肝通络，息风醒神。先后以旋覆花汤、许学士惊气丸、天麻钩藤饮等方化裁主之，即以川芎、蒺藜疏肝，菊花、草决明、胆草、银花及藤、夏枯草清肝，石决明、生牡蛎、生龙骨、紫贝齿、珍珠母、生铁落、天麻、钩藤平肝镇心，地龙、全蝎、僵蚕、豨莶草、桑寄生、川芎、新绛通络息风，菖蒲、远志、胆星、僵蚕、炙草祛痰宁心。是以本案从肝论治而宁神也。

○ **病案 2**

成某，女，42 岁，病历号 1951.4.11。

病已八年，头晕失眠，四肢麻痹，周身不宁。由于工作繁重，未能适当休息，亦未正规治疗，一直坚持工作，经常夜深始能休息，体力渐衰，烦躁易怒，精神不宁，健忘失眠，多疑多虑。近两个月来，上述症状加重，不得不停止工作，专心疗养。舌胖苔白，脉数，且现脉律不整，据检心脏无病变，故难作确诊，暂先舍脉从证治之。

辨证：《内经》云"脑为髓之海""肾主骨髓"，脑与肾关系密切，况"劳伤肾"，用脑过度则肾气亦伤，肾伤则心火易炽，又届更年之期，愈难潜敛，烦躁不安，精神不宁，健忘失眠，多疑多虑，诸症由是而起。

治法：拟百合知母汤合甘麦大枣汤养其肾阴敛其心火，安其精神，阴阳和谐，心静神安，入睡匪难。

处方：野百合12g，紫贝齿12g（青龙齿12g同布包），磁朱丸6g（北秫米12g同布包），肥知母6g（米炒），炙甘草10g，浮小麦30g，大红枣7枚，酒生地10g，朱茯神10g，朱寸冬10g，酸枣仁12g，紫河车6g。

二诊：前方服2剂，烦躁较好，余症如旧。病已数年，只服二剂，自难显效。前方加黄连阿胶鸡子黄汤，再服3剂。

三诊：服药后渐能入睡，但易惊醒，烦躁易怒已能控制，精神不宁，多疑多虑，则仍如旧。前方不变，再服3剂。

四诊：前方又服3剂，诸症均有所减，心神较前安定，已能安睡三小时左右，惟醒后不能再睡。

五诊：服药7剂后，精神已较安定，烦躁也已减少，仍睡不实而易醒，四肢有时发麻木。前方加桑枝15g，桑寄生15g，豨莶草12g。

六诊：服药2剂，又因急怒，精神似已失常，疑虑甚大，语言重复，唠叨不绝。自觉头胀，两腿乏力，睡眠仍不实，拟甘麦大枣汤，旋覆代赭汤合生铁落饮治之。

处方：生铁落30g（紫石英24g同布包），磁朱丸6g（北秫米12g同布包），代赭石15g（旋覆花6g同布包），朱寸冬10g，朱茯神10g，野百合12g，酸枣仁12g，夏枯草10g，紫河车10g，浮小麦30g，炙甘草6g，功劳叶12g，大红枣7枚。

七诊：前方连服5剂，精神又趋安定，但心烦殊甚，口苦口干，为胆热之象，仿陈修园意，《千金》温胆汤去生姜合秫米半夏汤治之。

处方：淡竹茹10g，霞天曲6g，淡竹叶10g，半夏曲6g，北秫米12g（磁朱丸6g同布包），化橘红4.5g，炒枳实4.5g，鲜生地10g，东白薇6g，鲜石斛6g，金石斛6g，白蒺藜12g，炙甘草3g。

八诊：服前方6剂，烦躁渐好，但有时仍难控制，初服前方时睡眠甚好，以后又不见佳。前方加生龙齿12g，生牡蛎12g。

九诊：服药 3 剂，忽受感冒，咳嗽痰多。暂用解表清宣肺方治之。

处方：从略。

十诊：服药 2 剂，感冒仍未痊愈，仍治感冒咳嗽。

处方：从略。

十一诊：自感冒后，原病又发，烦躁不宁，睡眠不安，食欲也大减退，胸闷而胀，大便不畅，四肢麻木。

处方：金石斛 10g，朱茯神 10g，鲜石斛 10g，朱寸冬 10g，北秫米 12g（半夏曲 10g 同布包），嫩桑枝 12g，桑寄生 12g，豨莶草 12g，野於术 4.5g，北沙参 10g，广皮炭 6g，绿萼梅 10g，炒远志 10g，酸枣仁 15g，厚朴花 6g，莱菔子 6g，玫瑰花 6g，莱菔英 6g。

十二诊：服药 3 剂，胸间闷胀较好，有时恶心，食欲不振，烦躁口苦，睡眠易醒，大便已通畅。

处方：前方去莱菔子、莱菔英、绿萼梅，加鲜菖蒲、鲜佩兰、鲜藿香、竹茹各 10g。

十三诊：服药 3 剂，食欲好转，消化力弱，仍烦躁，睡不实。

处方：枳实炭 4.5g，淡竹茹 10g，广皮炭 6g，白蒺藜 10g，北沙参 10g，野於术 4.5g，朱茯神 10g，朱寸冬 10g，半夏曲 10g（北秫米 12g 同布包），磁朱丸 6g（珍珠母 24g 同布包），炒远志 10g，川郁金 10g，炙甘草 10g。

十四诊：服前方 5 剂，诸症均减，睡眠较实，纳食亦佳，患者拟回原籍休养，要求改服丸方。

处方：每日早服神经衰弱丸 20 粒，下午服牛黄清心丸 1 丸。服一个月。

十五诊：返乡服丸药情况很好，烦躁减，睡亦安，来京途中，劳累受热咽痛，饮食无味，大便干。暂用清热和胃法治之。

处方：从略。

十六诊、十七诊：均为暂用方，故从略。

十八诊：咽痛已愈，食欲欠佳，自汗殊甚，又现烦躁，睡眠不安。拟玉屏风散加味治之。

处方：炙黄芪 24g，野於术 6g，炒防风 4.5g，炒远志 10g，宣木瓜 10g，浮小麦 30g，当归身 3g，夜合花 10g，酸枣仁 12g，酒黄芩 6g，朱茯神 10g，乌梅炭 4.5g，酒黄连 3g，朱寸冬 10g。

十九诊：服前方 6 剂，汗已少，睡眠也较前安定，但连日腹泻，小便少，体倦无力，食欲不佳，阳虚自汗，脾虚便溏，拟补中健脾法。

处方：台党参 10g，野於术 6g，紫油朴 3g，云茯苓 10g，车前草 10g，生牡蛎 12g，云茯神 10g，旱莲草 10g，生龙骨 12g，炒建曲 6g，焦内金 10g，诃子皮 10g（煨），炒远志 10g，酸枣仁 12g，浮小麦 30g，甘草梢 3g。

二十诊：服前方 4 剂，腹泻，自汗均颇见好，睡眠亦甚安稳，食欲增加，精神逐健，时届炎暑，停药两月。近日来燥热之感又复出现，咽痛，口干，睡后干渴致醒，小溲短少。脉象濡数，左寸独盛。心火甚炽之象，拟加祛暑清热之品治之。

处方：鲜生地 10g，忍冬花 10g，鲜佩兰 10g，鲜石斛 10g，忍冬藤 10g，鲜菖蒲 6g，酒元参 10g，山栀花 6g，浮小麦 30g，益元散 12g（车前子 10g 同布包），生牡蛎 12g（生龙骨 12g 同布包），磁朱丸 10g（北秫米 12g 同布包），酒黄芩 6g，酒黄连 6g，炒远志 10g，酸枣仁 12g。

二十一诊：前方服药 4 剂，咽痛口干均已见好，停药月余，睡眠基本好转，但不巩固，看书稍多或精神紧张时，睡眠即不安稳，睡不好即头晕全身无力，要求开常服方，巩固疗效，恢复体力。

处方：台党参 12g，野於术 6g，紫河车 6g，炒远志 10g，首乌藤 15g，白蒺藜 10g，陈广皮 6g，清半夏 10g，炙甘草 3g，紫石英 15g，朱寸冬 10g，鹿角胶 6g（另烊化兑服），紫贝齿 15g，朱茯神 10g。

[祝按] 本案前后共诊二十一次，历经半载，终于治愈。服药过程，屡有反复，新病旧疾，变幻繁多，时发脏躁，倏现阴虚，乍见胆热，旋又阳虚，忽而心火亢盛，忽而脾胃不和，随证变法，应对灵活。主方共用十二个之多，如百合知母汤、甘麦大枣汤、秫米半夏汤、生铁落饮、旋覆代赭汤、温胆汤、黄连阿胶鸡子黄汤、茯神散、玉屏风散、三黄汤，最后以六君子汤合麦门冬汤收功。辨证六种，主方十余，几乎集治失眠诸法之大成，可谓典型医案。处此综错复杂之症，而施师辨证灵活，布局井然，八年夙疾，始获痊愈。

[施陆按] 本案仔细分析，可分几个阶段。第一阶段从一诊至六诊，以失眠头晕，烦躁易怒，疑虑，精神不宁为主，治重心肾，用百合知母地黄汤、甘麦大枣汤、黄连阿胶鸡子黄汤、酸枣仁汤等为主，清心火，养肾阴而安脑神。第二阶段从七诊至十三诊，见心烦、口干之胆热表现，故用《千金》温胆汤

去生姜，合半夏秫米汤、二加龙牡汤等，间参入生地、麦冬、石斛清热养阴，是景岳服蛮煎法，在七、八、十一、十二诊方中多有反映。服蛮煎原方用生地、麦冬、石斛、丹皮、芍药、茯神、陈皮、菖蒲、知母、木通，治癫狂阴虚火旺者。景岳云"此方性味极轻、极清，善入心肝二脏，行滞气，开郁结，通神明，养正除邪，大有奇妙"（《景岳全书·新方八阵》）。第三阶段从十四诊至二十一诊，症情相对平稳，因自汗、纳差、体倦、便溏，用四君子、六君子汤以健脾益气为主，间参入麦门冬、生地、石斛清热养阴，黄连、黄芩、山栀泄热泻火，龙骨、牡蛎、石英、贝齿、磁朱丸重镇安神。

○ **病案 3**

金某，男，28 岁，病历号 1955.9.2。

三个月前，发现腹之左部跳动，逐渐上行至剑突，心脏及周身均感跳动，手足发颤，气短，神倦，胸闷，头晕，饮食，二便尚可。经医院检查，心脏、胃肠均正常，未能确诊。舌苔正常，脉沉紧。

辨证：肝郁不舒，阴阳失调，致以周身跳动，病无定所。心阴失养，气短神疲，躁扰不安之症现。

治法：调阴阳，安心神，平肝和胃。

处方：川桂枝 5g，杭白芍 12g，北柴胡 5g，生牡蛎 12g（生龙骨 12g 同布包），炙甘草 10g，酒当归 6g，代赭石 12g（旋覆花 6g 同布包），炒远志 6g，浮小麦 30g，沙蒺藜 10g，大红枣 5 枚，白蒺藜 10g，紫贝齿 12g（紫石英 12g 同布包）。

二诊：前方服 10 剂，中间曾停药数日，服药时头晕、气短、全身跳动、心下悸均好转，停药数日，诸症又现。

处方：川桂枝 5g，紫贝齿 12g（紫石英 12g 同布包），北柴胡 5g，生牡蛎 15g（铁落 15g 同布包），春砂仁 3g，生地 6g，熟地 6g，酒当归 10g，北细辛 3g，酒川芎 5g，炒远志 10g，野百合 12g，节菖蒲 6g，炙甘草 3g，鹿角胶 10g（另烊化兑服）。

[祝按] 本案在脏腑器质上无任何病变，而患者自觉心下悸，全身跳动，躁扰不宁，即现代医学所谓神经官能症。施师用桂枝、柴胡龙骨牡蛎汤和其阴阳，甘麦大枣汤安缓躁烦。二诊则合用百合地黄汤、四物汤，并化裁桂枝、

柴胡龙骨牡蛎汤，连服二十剂，诸症痊愈，而恢复工作。

○ 病案 4

谢某，女，26 岁，未婚。

患脏躁病，行动异常，哭笑无定，耳聋，目痴，感觉错误，语无伦次，手指颤动，大便干燥，极易出汗，睡眠不安。

辨证：情志失遂，神魂受扰，阴血不足以养敛神魂，故神明错乱，而语无伦次，睡眠不安；阴血不足则阳动生热，故手颤动、汗出、便干也。

治法：重镇安神，养阴清热。

处方：磁朱丸 12g（秫米 10g 同布包），生铁落 30g（布包煎），炙甘草 6g，浮小麦 30g，紫贝齿 24g、紫石英 15g（同布包），酒军炭 5g，全瓜蒌 18g（元明粉 3g 同捣），枳实炭 5g，青竹茹 6g，广皮炭 10g，清半夏 10g，明玳瑁 10g，朱茯神 10g，大红枣 10 枚。

二诊：前方连服 6 剂，诸症均现安静，思想错误时亦知改悔，大便日日通畅，现象甚佳，惟有时长叹悲泣而已，仍拟前法多服为妙。

处方：炙甘草 6g，浮小麦 30g，紫石英 15g、紫贝齿 24g（同布包），磁朱丸 12g（秫米 10g 同包），龙胆草 3g，野百合 12g，首乌藤 15g，白蒺藜 15g，节菖蒲 5g，明玳瑁 10g，清半夏 10g，条黄芩 6g，焦远志 10g，朱茯神 10g，大红枣 10 枚。

[祝按] 本案脏躁施师先用秫米半夏汤及温胆汤安眠，承气汤通大便，甘麦大枣汤安定神经，又加生铁落饮及石英、贝齿、磁朱丸镇脑安神，玳瑁清头部，茯神定心志。后仍以甘麦大枣汤及秫米半夏汤为主方，再加石英、贝齿、磁朱丸、玳瑁、菖蒲、首乌藤、蒺藜、百合、茯神、远志安脑神，定心志，胆草、条芩清热。

○ 病案 5

张某，女，60 岁。病历号 1956.1.325。

一个半月前，曾经煤气中毒，急救治疗后，生命无虞，但已精神失常，吃饭穿衣均由家人服侍。不说话，不睡觉，人似痴呆，经常以手抱头。二便不能控制。经北大医院诊断为一氧化碳中毒后遗神经官能症。六脉均弦，沉取则有涩象。

辨证：煤气中毒之后，心脑受损，控制无权，气血均现阻滞，神情呆痴也。

治法：通络脉，调气机。

处方：节菖蒲10g，茺蔚子10g（酒炒），白蒺藜12g，嫩桑枝18g，炒远志10g，苏地龙10g，桑寄生18g，怀牛膝10g，夏枯草10g，东白薇6g，双钩藤12g，首乌藤25g，酒川芎5g。

二诊：药服10剂，神识渐好转。虽仍不语不睡，但已非痴呆之状，不再以手抱头，动作尚迟钝，大便较干。

处方：朱茯神10g，嫩桑枝18g，朱寸冬10g，桑寄生18g，磁朱丸6g（北秫米12g同布包），茺蔚子10g，制全蝎3g，双钩藤12g，节菖蒲10g，东白薇6g，龙胆草5g（酒炒），酒川芎5g，炒远志10g，苏地龙10g，白蒺藜12g，酒当归10g，蒲黄粉10g（布包）。

三诊：前方服16剂，甚见功效，已能说话，声音甚低，神识较前更为清楚，睡眠较前好转，能自己大小便，自云心闷头晕，上肢能动，但不灵活，下肢弯腿困难。

处方：茺蔚子10g，生蒲黄10g（布包），节菖蒲10g，酒川芎5g，川独活5g，制蝎尾3g，双钩藤12g，嫩桑枝18g，朱茯神10g，白蒺藜12g，桑寄生18g，朱寸冬10g，酒当归10g，苏地龙6g，炒远志10g，祁蛇肉3g，甘草节6g，血琥珀粉3g（分二次冲）。

四诊：服前方12剂，见效甚速，讲话已如常，自云心闷而乱，头有时昏，烦躁时即睡眠不好，四肢动作仍不灵活。

处方：草决明10g，陈橘红5g，嫩桑枝18g，石决明18g，陈橘络5g，冬桑叶6g，茺蔚子5g（酒炒），蒲黄粉10g（布包），节菖蒲10g，朱茯神10g，炒远志10g，制全蝎3g，白蒺藜12g，朱寸冬10g，川黄连3g，酒川芎5g。

[祝按]患者形似痴呆，不语不睡，动作迟钝，脉弦涩不调，均属肝虚心气不足，经络脉道不通之象，主治心肝二经，并及气、血、痰三方面。每次来诊，均见好转。第四诊方又服半月后，经随访食、睡、二便、精神均如常人，但动作仍现迟缓而已。此类疾病临床上并非常见。施师经验丰富，辨证有方，一派通活之药，不峻不猛，恰如其分。前后共服五十余剂，逐渐痊愈。

蒲黄为治血止痛之药，熟用止血，生用活血，可作用于舌根，治不语症，屡试屡效，亦为经验之方也。

[今按] 本案系一煤气中毒（即一氧化碳中毒）后遗症，以神经官能症为主要临床表现。因脑缺氧后，脑神经受损害而出现的智力迟钝、记忆力减退、肢体麻痹等现象。中医辨证认为，系心肝系统疾病，属"不寐""健忘""眩晕"范畴。施师对本案论治即如此，择芎归散合《证治准绳》远志汤化裁主之。即以川芎、当归、茺蔚子、地龙等活血通络，俾心脉运血于脑；远志、茯神、菖蒲、麦冬、琥珀、磁朱散等以养心增智，安神定志；蒺藜、钩藤、寄生、牛膝、蛇肉、蝎尾、桑枝等以平肝息风，使肢体活动正常。

（二）失眠（神经衰弱）

o 病案 1

刘某，女，32 岁，病历号 1953.6.29。

1951～1952 年间流产两次，出血甚多，此后即感心跳，气短，头晕，烦躁，睡眠不宁，食不知味，大便溏，手足心热，时自汗，脑力劳动较强，近感记忆减退，健忘，乏力，现已停止工作休养。面色苍白，贫血，舌质淡，脉沉微。

辨证： 心主血，肝藏血，脾统血。失血过多，伤及三脏。心血不足，心跳气短；血不养肝，烦躁头晕，睡眠不安；血不归脾，手足心热，食不知味。气血双亏，体力衰弱。

治法： 调气养血，健脾强心，疏肝为法。

处方： 赤芍 6g，白芍 6g，醋柴胡 5g，生牡蛎、生龙骨各 12g（同布包先煎），紫贝齿、紫石英各 10g（同布包先煎），桑寄生 15g，云茯苓 10g，苍术炭 6g，桑枝 15g，云茯神 10g，白术炭 6g，鹿角胶 6g（另烊兑服），紫厚朴 5g，炒远志 10g，代代花 5g，玫瑰花 5g，炙甘草 3g。

二诊： 服药 6 剂，精神好转，大便次数减少，食欲渐增，但心跳气短，睡不安稳如旧，且现周身串痛。仍本前法增加药力。前方加米炒党参 10g，焦薏仁 25g，血余炭 10g，去代代花、玫瑰花、紫石英、紫贝齿。

三诊： 服前方 8 剂，睡眠较好，心跳、气短均见减轻，大便次数减少，已不甚溏，自汗止。患者拟回乡疗养，汤药不便，改为丸方常服，独取脾肾以补先后天之不足，兼理经血。

处方：别植参 30g，生地 30g，熟地 30g（酒炒），醋柴胡 15g，炒远志 30g，野於术 30g，酒当归 30g，生龙骨 30g，川厚朴 15g，朱茯苓 30g，紫河车 30g，生牡蛎 30g，陈广皮 15g，川附片 30g，鹿角胶 30g，五味子 15g，酒川芎 15g，淡干姜 15g，陈阿胶 30g，益智仁 15g，怀山药 60g，酒杭芍 30g，炙甘草 30g，砂仁壳 15g，焙内金 30g。

共研细末，溶化二胶，再加炼蜜 600g 合为丸，如小梧桐子大，每日早晚各服 10g。白开水送。

四诊：服丸药七十日，效果甚好，食睡都已正常，精神充沛，健忘也好转，阅读不能持久，大便间或溏泻，不能多食油腻。丸药既已显效，不需更改，再配一料半可服百日，以冀痊可。

[祝按] 神经衰弱由于贫血而产生者，在临床上屡见不鲜，补血为其要义。但中医之论血与心、肝、脾有关，而气血亦必须协调，因此，补血之法，不能同一。营出中焦，健脾则生血有源；肝为藏血之脏，和肝则血有所归；心主血，故须强心，使血脉流畅全身。气为血帅，养血亦须调气。本案治法，三脏俱顾，气血并施，健康迅速恢复，最后以五味异功散、四物汤、附子理中丸等方合用，调补气血，脾肾双治，以收全功。

○ 病案 2

刘某，男，43 岁，病历号 1955.5.98。

解放战争时期，曾受重伤，因出血过多，输血多次，复经长期疗养，体力稍强，而贫血现象仍然存在。在疗养院检查血液，红细胞 370 万 /mm³，白细胞 4000/mm³，血红蛋白 11.4g。患失眠三年余，不服安眠药即难入睡。近数月来，大便经常溏泻，食欲不佳，腹胀嗳气，头晕而痛，四肢酸麻，仍赖安眠药以入睡，白日头脑昏沉不清，极易烦急发怒。苔白质暗，脉沉弱。

辨证：患者面色苍白少华，语低力微，苔白质淡而胖，脉象沉弱，是为气血不足之象。脾胃虚弱，运化精微无权，心生血之源受损，贫血缠绵不愈。血不上荣，脑失滋养，失眠之症现。血不养肝，则烦急易怒。

治法：养血补中。拟圣愈汤合逍遥散、半夏秫米汤治之。

处方：米党参 10g，炙黄芪 12g，磁朱丸 6g（北秫米 12g 同布包），酒当归 10g，酒柴胡 3g，杭白芍 10g，云茯苓 10g，苍术炭 10g，生地炭 10g，云茯神 10g，白术炭 10g，熟地炭 10g，酒川芎 5g，清半夏 10g，白薏仁 18g，陈皮炭 6g，炙甘草 3g。

二诊：前方共服 12 剂，大便已好转，但仍不成形，食欲较前为佳，每晚能睡六小时。服至 10 剂时，不用安眠药亦能入睡，急躁见好，惟觉中气不足，四肢仍甚酸麻。前方既效，以补中益气汤合桂枝龙骨牡蛎汤治之。

处方：米党参 10g，炙黄芪 12g，血余炭 10g（禹余粮 10g 同布包），酒当归 10g，绿升麻 1.5g，怀山药 30g，川桂枝 5g，苍术炭 10g，云茯苓 10g，酒柴胡 5g，白术炭 10g，云茯神 10g，杭白芍 10g，白薏仁 18g，炙甘草 3g，生龙骨 12g，生牡蛎 12g。

三诊：服药 10 剂，诸证均有所减轻，胀满未除，原方加紫油朴 5g。

四诊：服药 12 剂，睡眠甚好，胀满减轻，食欲转佳，大便仍不成形。前方加赤石脂、白石脂各 10g。

五诊：又服药 12 剂，检查血液，红细胞 420 万 /mm³，白细胞 5200/mm³，血红蛋白 12g，食睡均较前见好，四肢仍酸麻，大便已趋正常。原方去赤石脂、白石脂，加桑枝 18g，桑寄生 18g。

六诊：前方服 7 剂，诸恙均已见好，全身感觉舒适。睡眠虽已大为好转，但不能多用脑力，过劳时仍现烦躁，尚须服药巩固。

处方：酒柴胡 5g，杭白芍 10g，磁朱丸 18g（北秫米 12g 同布包），生龙骨 12g，沙蒺藜 10g，云茯苓 10g，生牡蛎 12g，白蒺藜 10g，云茯神 10g，清半夏 6g，炒远志 5g，酒川芎 5g，节菖蒲 6g，紫油朴 5g，炙甘草 6g，草决明 10g，石决明 18g。

[祝按] 本病为气血双亏之证。施师先以调理气血之法，使之运行流畅，继而补中健脾。缘以血来源于饮食精微，若脾胃不健，虽增加营养之品，运化无能，亦难养血生津，濡润脏腑。自二诊至五诊，均本诸此法而见显效，最后以和肝安神作为善后，得收全功。

[今按]《内经》云："治病必求于本。"本案失眠者，病之本在于气血两虚，中焦脾胃化源不充之故，故施师先以滋化源，补气血为主，兼以安神治标，待本充，脾胃健，气血足后则和肝安神为治，所用方药以柴胡疏肝散、磁朱丸、半夏秫米汤、柴胡加龙牡汤诸方化裁主之。

○ **病案 3**

白某，女，50 岁。

平素思虑过度，失眠，心跳，头晕而痛，饮食无味，善惊，喜怒，均为神经衰弱之现象也。

辨证：年及半百，思虑太过，劳伤心脾。心之阴血被耗，则神不安藏，故失眠，心跳；脾不健运，化源不充，则饮食无味，头晕而痛；肝木失养，魂不安藏，则善惊，喜怒也。

治法：安脑神，强心脏，调胃肠，养血液。

处方：磁朱丸 10g（紫石英 15g 同包），北秫米 10g（布包），清半夏 10g，朱茯神 10g，焦远志 10g，花旗参 5g，广皮炭 10g，枳实炭 5g，首乌藤 15g，白蒺藜 15g，姜竹茹 6g，酒川芎 5g，明天麻 5g，生地 10g，熟地 10g（砂仁 1.5g 同捣），当归身 6g，奎白芍 10g，炙甘草 1.5g。2 剂。

二诊：药后稍能入睡，惊悸又醒，饮食略佳，头脑较前感觉清快，拟再进前法。

处方：磁朱丸 12g（秫米 10g 同包），首乌藤 15g，大熟地 10g，大生地 10g，白蒺藜 15g，清半夏 10g，花旗参 5g，当归身 6g，真川连 3g，陈阿胶 10g，奎白芍 10g，明天麻 5g，酒川芎 5g，明玳瑁 10g，焦远志 10g，朱茯神 10g，鸡子黄 2 枚（分二次兑服）。4 剂。

三诊：药后已能安眠五六小时，且亦无乱梦之扰，头部痛晕大减。仍拟前法，促其速效。

处方：磁朱丸 12g（秫米 10g 同包），酸枣仁 12g（生、炒各半），野百合 12g，明玳瑁 12g，夜合花 10g，白蒺藜 12g，清半夏 10g，真川连 5g，东白薇 5g，阿胶珠 10g，朱茯神 10g，焦远志 10g，花旗参 5g，代代花 5g，厚朴花 5g，香稻芽 15g，生鸡子黄 2 枚（分两次兑服）。4 剂。

四诊：药后睡眠甚佳，头部已不疼痛，心跳气促之症亦减，饮食有味但不敢多食，恐消化力尚不足也，拟用丸剂常服除根。

处方：每日早服天麻丸 3g，下午服加味保和丸 6g，夜临卧服天王补心丹 1 丸。均用白开水送，共服一月。

［祝按］ 本案失眠之治，半夏秫米汤加温胆汤均可安眠，磁朱丸普通皆用为治眼疾之药，其实可安脑神，又加紫石英、首乌藤、白蒺藜、明天麻，治头

部晕痛，四物汤能养血；茯神、远志、洋参既能强心又可安眠。二诊后，仍以四物汤、半夏秫米汤、黄连阿胶鸡子黄汤合用，均为养血安神法。首乌藤、蒺藜、玳瑁、天麻治头晕痛，茯神、远志、洋参强心安眠。三诊后又增入百合、夜合花之安神，厚朴花、代代花、香稻芽之开胃。四诊以丸剂巩固疗效，用天麻丸治头脑，保和丸助消化，补心丹安眠强心脏。

[**今按**]本案失眠，因患者（女性）年过七七，下源肝肾精血已虚，故思虑过度，更劳伤阴血，而且伤脾，乃呈现阴血不足为主，兼有脾虚之证，阴血不足则心火偏亢，而又伴心肾不交之证。是以施师以四物汤为主方，治阴血不足之本，配黄连阿胶汤以媾通心肾，合半夏秫米汤、温胆汤等令脾胃和则神安也。

○ **病案4**

沙某，男，47岁，病历号1955.12.182。

十七年前，由于工作紧张，不休不眠，连续数日，以致头晕而胀，体力不支。但未曾正规调治，经常睡眠不好，不能多劳。工作繁多时更难入睡。建国后一度全休疗养，症状逐渐减轻，恢复工作后诸证又复加重。最近八个月来，由于工作繁重，用脑过多，失眠严重，每夜最多能睡三小时左右，恶梦纷纭，时时惊醒，精神也觉不振，心情郁郁，焦急不安，食欲亦日渐减退，二便如常。舌苔黄，六脉虚数。

辨证：病久体虚，内虚生热，引动心火上炎，扰乱神志；气结则肝郁不舒，精神不振。

治法：养心潜阳，清热舒肝。拟酸枣仁汤合秫米半夏汤主治。

处方：炒枣仁10g，云茯苓10g，白蒺藜10g，生枣仁10g，云茯神10g，炒远志10g，肥知母6g，酒川芎5g，清半夏10g，北秫米10g（磁朱丸6g同布包），生牡蛎、生龙骨各12g（同布包），紫贝齿、紫石英各10g（同布包），东白薇6g，炙甘草3g，鹿角胶10g（另烊化兑服），血琥珀末3g（分二次冲）。

二诊：前方服20剂，睡眠时间较长，虽有梦，但非恶梦，惊怕之感大减，头晕痛和耳鸣减轻，情绪稍好。但觉郁闷不快，食不甘味，再宗前法治之。

处方：酒黄芩6g，朱茯神10g，厚朴花5g，酒黄连3g，朱寸冬10g，玫瑰花5g，夏枯草6g，酒川芎5g，东白薇6g，白蒺藜12g，川郁金10g，节菖蒲 6g，炒远志 10g，柏子仁 10g，蝉蜕衣 5g，佩兰叶 10g，鸡内金 10g，陈阿胶 10g（另烊化兑服）。

三诊： 服药 20 剂，已能安睡如常，梦已极少，精神甚好，头脑清爽，但不能多用脑，时感头晕痛，思想不易集中，消化力仍欠佳。

处方： 生牡蛎、生龙骨各 12g（同布包），紫贝齿、紫石英各 10g（同布包），节菖蒲 6g，云茯苓 10g，厚朴花 5g，谷芽 10g，麦芽 10g，云茯神 10g，玫瑰花 5g，炒远志 10g，东白薇 6g，白蒺藜 10g，酒川芎 5g，漂白术 6g，川郁金 10g，佩兰叶 10g，炒枳实 5g。

四诊： 前方又服 20 剂，一切均好，精神旺健，已不郁闷，近来晚间看文件感觉视力差，不能过劳，拟用丸方巩固疗效。

处方： 每日早服柏子养心丸 10g，午服人参归脾丸 6g，晚服石斛夜光丸 6g，服用一个月。

[祝按] 本病为心肝俱病之失眠症，清心热，解肝郁，安神志，和脾胃法治之。共服汤剂两月，丸药一个月，多年痼疾，三月解除。恶梦纷纭以琥珀治之，二诊时即见功效。查琥珀入心、肝、膀胱三经，《别录》载有"安五脏，定魂魄"之力。治惊悸失眠，施师每于安神方中加入琥珀一味，治惊悸恶梦殊效。

[今按]《难经》云："忧愁思虑则伤心。"心伤则神不宁，故不寐；思虑耗血，亦伤及肝，肝失条达，则郁郁不舒，故本案心肝俱病。施师所用汤剂以酸枣仁汤、半夏秫米汤，远志汤、二加龙牡汤等方化裁，尤其善用几组安神对药，如茯神与茯苓，生炒枣仁，远志与菖蒲，秫米与磁朱丸，黄连与阿胶，白薇与白蒺藜，龙骨与牡蛎，紫贝齿与紫石英等，颇有特色。

○ 病案 5

刘某，女，34 岁，病历号 1953.6.573。

十年前精神曾受巨大刺激，此后即经常感觉头晕，心跳、睡眠也逐渐不正常。屡经中西医治疗，时轻时重，迄未解决。去年参加"三反"运动工作极为紧张，日以继夜，很少休息，竟然大病，卧床七个月，头晕、心跳日益加重，甚至彻夜不寐，西医检查为极度神经衰弱。

1952 年 5 月入同仁医院作睡眠疗法，亦未见效，每日非服安眠药不可，以后又现面部浮肿，食欲不振。复经中西医治疗，头晕、心跳有所好转，失眠之症仍未见效。极倦思睡，稍一闭目即惊跳而醒，多疑多虑，心神不安，痛苦万分。希望首先解决睡眠问题。颜面浮肿，神色萎靡，舌苔薄黄，脉虚大微数。

辨证：病起于精神受巨大刺激，而又工作繁重，劳逸失调，脑力困顿，久则心气亏损。心主血，血不足，脑失濡养，心脑不足，终难入寐。

治法：养心安神。

处方：生龙骨、生牡蛎各15g，代赭石10g（旋覆花6g同布包），北秫米12g（磁朱丸10g同布包），酸枣仁12g（生、炒各半），炒远志10g，白蒺藜12g，朱茯神10g，紫石英15g，东白薇6g，朱寸冬10g，紫贝齿15g，酒当归6g，野百合12g，夜交藤15g，鹿角胶6g（另烊化兑服）。

二诊：服药6剂，不服安眠药也能入睡，但睡甚少，乱梦繁多，且极易醒，动作时感觉心跳气短，浮肿已稍见好，自觉口干，大便燥。此为虚火之象，前法已生效力，再加清热之品以平心火。

处方：前方去旋覆花、代赭石、鹿角胶，加鲜生地10g，清半夏6g，柏子仁10g，鲜石斛10g，生栀仁6g。

三诊：前方共服8剂，颜面浮肿渐消，睡眠每夜能达四小时，唯仍乱梦纷纭，醒来慵倦，心跳头晕，烦躁不安。

处方：前方去紫石英、紫贝齿，加酒川连3g，淡竹茹10g，夜合花10g。

四诊：服药10剂，每晚能睡五六个小时，梦多惊悸，心跳头晕。

处方：秫米10g，半夏10g，浮小麦30g，大枣10枚，甘草10g，生龙骨30g，牡蛎30g，黄连3g，黄芩10g，酸枣仁15g，白芍10g，寸冬10g，朱茯神10g，远志10g，鸡子黄2枚（冲）。

五诊：服前方甚效，浮肿已消，睡眠渐趋正常，乱梦已除。头晕见轻，心跳惊悸均减。因工作关系，四个月未来就诊，前方已进数十剂，久服汤药不便，希改丸方。

处方：按四诊处方，去鸡子黄，将剂量加两倍，共为细末，炼蜜为丸，每丸重10g，早晚各1丸，白水送服。

[祝按] 此为重笃神经衰弱兼以顽固失眠医案，十载凤疾，五越月解除，治法以养心安脑贯彻终始。三诊后症状渐趋稳定，遂于四诊时以半夏秫米汤加味，连服数十剂，疗效巩固，再用丸药收功。

施师认为，失眠与脑之关系，尤为密切。劳逸失调，用脑过度，久则心气亏损；心气亏损，心血不足，则脑失濡养，因以失眠，用养心安神法收效。

[今按] 本案失眠症属极度神经衰弱者，中医认为系情志紧张，极度劳心用脑所致。"脑为髓之海""肾主骨生髓"，故其心肾精血不足为本，心火妄动、心神不安为标，急当标本兼治。施师择白薇汤、酸枣仁汤化裁加百合、交藤、鹿角胶、寸冬、远志等养心肾之精血，以养阴安神治其本；加龙牡、赭石、磁朱丸、紫石英、紫贝齿等重镇安神治其标。后又随证加减，二诊加生地、石斛、柏子仁、山栀养阴清心，加半夏而成半夏秫米汤，和胃安神；三诊加川连、竹茹、夜合花以泻心火，养心安神；四诊为半夏秫米汤、甘麦大枣汤、黄连阿胶汤、酸枣仁汤诸方化裁养心肾之阴血，媾通心肾，和调脾胃而收功，丸药以养心清心安神为主，巩固疗效。

○ **病案6**

王某，女，39岁，病历号1954.2.245。

病已二月余，午后头面及周身均感发热，有时夜晚亦觉烧热，不出汗，头晕而疼。心跳气短，夜不安寐，必服安眠药始能入睡。经同仁医院检查血压150/85mmHg，诊为神经衰弱。舌质红，薄白苔，脉细数。

辨证： 舌质红、脉细数，午后发热，均属阴虚之象，津少血亏，神不守舍，故现失眠。

治法： 滋阴养血安神。

处方： 生龙骨12g，生鳖甲10g，生牡蛎12g，生龟甲10g，旋覆花6g（代赭石10g同布包），草决明10g，沙蒺藜10g，朱寸冬10g，石决明20g，白蒺藜10g，朱茯神10g，冬白薇6g，炒远志10g，地骨皮10g，酒生地10g，鹿角胶6g（另烊兑服）。

二诊： 前方连服15剂，效果显著，发热亦轻，不服安眠药也可入睡，精神好转，头晕、心跳均减轻，但觉心中有时冒凉气，消化力不强。虚热已解，阳气不足，拟用桂枝龙骨牡蛎汤合四君子汤主治。

处方： 川桂枝3g，杭白芍10g，台党参6g，生龙骨12g，草决明10g，云茯苓10g，生牡蛎12g，石决明20g，云茯神10g，冬白术6g，炒远志10g，酒当归10g，柏子仁10g，东白薇6g，卧蛋草10g，炙甘草3g，鹿角胶

6g（另烊兑服），鲜生姜2片，大红枣2枚。

三诊：前方共服10剂，睡眠饮食均已正常，多动尚觉心跳气短。诸恙均已恢复正常，拟改服丸剂以资巩固。

处方：按二诊处方将剂量加两倍，配作蜜丸，每丸重10g，早晚各1丸，白水送服。

[祝按]此案为阴虚不眠者，首先以滋阴清热治之，虚热解，但阳气又现不足，以四君子汤合桂枝龙骨牡蛎汤治之，既补其阳又敛其阴，共服汤药二十五剂，失眠症愈，改服丸剂以收全功。

[今按]本案失眠午后或夜晚发热，乃素阴虚内热所致。施师据证先以三甲复脉汤加平肝养心宁神之品，如草决明、白蒺藜、石决明、朱茯神、远志、代赭石、旋覆花等。见效后，由于阴复，而阳气未复，又以桂枝加龙牡汤合四君子汤、白薇汤化裁而收功。从中可见中医强调整体论治，阴阳互根的重要性。

○ **病案7**

郜某，女，39岁，病历号1951.6.96。

素患月经不调，经期提前，血块甚多，腰酸腹胀。近两月来，由于家庭问题，郁闷不舒，烦躁易怒，以致失眠，有时入睡易醒，有时彻夜不眠，有时虽能安卧而乱梦极多，醒来仍甚疲倦，饮食无味，二便尚属正常。六脉弦，左关独盛。

辨证：冲任不调，经期提前，血块甚多，乃血瘀不活，流行不畅。肝为藏血之脏，血不养肝，又为五志七情所扰，气结不舒，烦躁易怒。左关独盛，脉证相合。

治法：理血舒肝，调节冲任。拟用逍遥散、胶艾四物汤加味治之。

处方：醋柴胡5g，杭白芍10g，全当归10g，生地10g，熟地10g，春砂仁5g，炒白术5g，朱茯神10g，川杜仲10g，酒川芎5g，朱寸冬10g，川续断10g，祁艾叶5g，阿胶珠10g，炒远志10g，磁朱丸6g（北秫米10g同布包），炙甘草3g。

二诊：前方服7剂，腹胀腰疼均减轻，睡眠大为好转，连日均能睡七八小时，梦也不多，感觉全身舒畅，月经届期未至，近日离京返乡，要求调经常方。

处方：醋柴胡 5g，壳砂仁 5g，杭白芍 10g，酒川芎 5g，朱茯神 10g，沙蒺藜 10g，祁艾叶 5g，朱寸冬 10g，白蒺藜 10g，生地 10g，熟地 10g，酒当归 10g，阿胶珠 10g，酒元胡 5g，鸡血藤 10g，炒远志 5g，益母草 10g，月季花 6g，代代花 6g，炙甘草 3g。每届经前一周服 6 剂。

　　二月后，患者来信云，两次经前均服此方，血块甚少，经行亦畅，别无它症，询问是否仍再服用，函复停汤药，以玉液金丹巩固疗效。

　　[祝按] 妇女月经最为重要，若经血不调，易生病变，而肝与血之关系密切，因肝藏血，卧则血入于肝，今血不养肝，则不得安卧，故本案着重调经理血舒肝。并未多用安神镇静之药，用逍遥散以治肝，胶艾四物汤以调经血，血气荣，肝得养，则睡眠自安。治病求其本，辨证宜精确，若本末倒置，治法不当，则无此显效。

　　○ 病案8

　　张某，男，62 岁，病历号 1952.3.444。

　　十日前饮食过饱，旋即睡卧，醒来即感胸胁胀痛不适，未作医治。胀满不减，头晕而痛，二便均不通畅。近一周来，晚间辗转反侧，难于入寐，目合即梦，因之精神困倦，体乏无力，毫无食欲，恶心欲吐。舌苔垢腻，脉象沉滞，两关均盛。

　　辨证：年逾耳顺，生理机能自较壮年为弱。今又暴饮暴食，积滞难消，肠胃壅阻，遂生胀满。《内经》云："胃不和则卧不安。"然已年达六旬，病已十日，不宜施以克伐涤荡之剂。

　　治法：调气机，利二便。

　　处方：炒枳壳 5g，旋覆花 6g（代赭石 12g 同布包），晚蚕沙 10g（炒皂角子 10g 同布包），紫油朴 5g，佩兰叶 10g，薤白头 10g，莱菔子 6g，车前草 10g，莱菔英 6g，旱莲草 10g，半夏曲 10g（北秫米 12g 同布包），全瓜蒌 18g，炙草梢 3g，青皮炭 5g，广皮炭 5g。

　　二诊：服药 3 剂，大小便较前通畅，胸胁胀满大减，睡眠已如常时，但梦稍多而已，头晕时痛尚未见效，视物模糊，仍遵前法，另加清头目之品。

　　处方：前方加紫石英 10g，石决明 18g，紫贝齿 10g，草决明 10g。

　　[祝按] 本案由于食积不化，肠胃不和，因而胀满不舒，影响睡眠。宗《内

经》"胃不和则卧不安"之旨，以调气机、和胃肠为法。盖年事已高，不能滥用承气之类涤荡积滞，防其邪去正衰。只用消导缓通之剂，使其二便通利，宿食得下，气机顺调，胃和睡安。若因年老气衰，补其中气，则必气滞更增胀满。本案照顾周到，用药得当，既除其邪，又不伤正。晚蚕沙配皂子有软便之效，尤对年老体弱而大便不畅者用之最宜。

[今按]《内经》云："饮食自倍，脾胃乃伤。"饮食失节，加其年过花甲，脾胃运化渐弱，故脘腹胸胁胀满，睡眠困难，《内经》所谓"胃不和则卧不安"矣。施师据证而取平胃散、旋覆代赭汤，瓜蒌薤白半夏汤、半夏秫米汤化裁加莱菔子与莱菔英，晚蚕沙配皂角子等消导润便之品施治而获效，后又加重镇安神平肝之紫石英、石决明、紫贝齿、草决明而收功，巩固疗效。

○ **病案 9**

温某，男，34 岁，病历号 1953.3.302。

素来身健少病，两个月来经常出差外地，旅途繁劳，生活甚不规律，自觉"上火"，咽痛、喉干，纳食不佳，胸胁均胀，极易烦躁，睡眠不安，时时惊醒，二便尚属正常。舌苔黄垢，六脉弦，左关独盛。

辨证：平素体健，年壮多火，加之旅行繁劳，致成肝热，阳亢上炎，遂有咽痛，喉干，胀满，纳差，烦躁以及睡眠不安诸症。六脉均弦，左关独盛，更为明证。

治法：清肝胆之热，以安神为法。

处方：干石斛 10g，大生地 6g，生龙骨 10g，鲜石斛 10g，鲜生地 6g，生牡蛎 10g，云茯苓 10g，酒黄芩 6g，云茯神 10g，酒黄连 3g，磁朱丸 6g（北秫米 12g，同布包），炒山栀 6g，炒远志 10g，白蒺藜 10g，青竹茹 6g，佩兰叶 10g，陈皮炭 6g，半夏曲 6g，建神曲 6g。2 剂。

二诊：药后咽痛已愈，食欲稍好，睡眠少效，口干未除，药力未及之故，原方不变，再服 3 剂。

三诊：药后自觉火气已退，口干见好，睡眠如常，只是梦多，有时头昏心跳，此为病邪乍退之象，仍拟清热安神法治之。

处方：生龙骨 12g，紫石英 10g，生牡蛎 12g，紫贝齿 10g，旋覆花 6g（代赭石 10g 同布包），朱茯神 10g，朱寸冬 10g，鲜生地 10g，鲜石斛 10g，磁朱丸6g（北秫米12g同布包），生栀仁6g，白蒺藜10g，炒远志10g，生枣仁6g，东白薇6g，省头草10g，清半夏6g，生甘草3g。

[祝按] 肝胆均热，睡眠不安，且易惊醒，证候单纯，治之甚易。一诊、二诊均用芩、连、山栀、生地、石斛、竹茹等清热除燥之药，燥热消除，睡眠自安。三诊中以生枣仁、生栀仁合用，治疗多梦甚效。

[今按] 其年壮为之旅途烦劳，阳盛动火而伤阴，故心肝热盛而心神受扰，阴液被耗为病，出现咽痛、咽干、心烦、寐差，胸胁胀满，纳食不佳也。施师据证即择朱砂安神丸、黄连温胆汤、磁朱丸、半夏秫米汤等化裁，加山栀、黄芩、石斛、枣仁、远志等清热养阴、养心安神之品，治之获效。正所谓"诸冲逆上，皆属于火"也。

（三）头痛

○ **病案1**

邢某，男，19岁，病历号1952.12.85。

性情粗暴，极易发怒，在高小读书时用脑过度，入中学后，功课愈繁，急躁易怒更甚，与同学多不能合，时感头昏后头痛，一年前曾在北大医院治疗月余，已见好。最近两月以来，后头痛又作。曾去协和医院精神科检查未确诊。现症为晚间睡前后头痛最甚，急躁忧虑，情绪不佳，容易发怒，头发脱落，不能读书，稍一用脑即头痛不适，睡眠多梦，饮食二便尚好。舌苔黄，脉象弦疾。

辨证：《内经》论肝云："其志为怒，怒伤肝。"又云："肝气虚则恐，实则怒。"平素急躁善怒，肝气实之象，实则阳亢，致有头痛。肝藏血，发为血之余，肝血不足，故有脱发之症。

治法：苦寒泻肝，养血潜阳。

处方：龙胆草5g，黄菊花10g，苦丁茶5g，酒川芎5g（酒炒），东白薇5g，白蒺藜12g，生龙骨10g，草决明10g，生地6g，熟地6g，生牡蛎10g，石决明20g，北细辛3g，白僵蚕5g，鹿角胶6g，黑芝麻20g，霜桑叶10g，三角胡麻12g。

二诊：服药3剂，效果未显，只是头痛部位有下移至颈部之势，再宗前法加羌活3g，独活1.5g，蔓荆子5g，茺蔚子6g，去三角胡麻、苦丁茶。

三诊：前方先服 4 剂，已然见效，头颈疼痛有所减轻，曾电询可否再服。嘱其效不更方，再服 4 剂。前后共服 8 剂，深感数月以来，未有如是之舒畅，后头痛已大减，但未全止，小便黄，大便干，腰觉酸楚。脉稍弦已不疾，尺脉沉而无力。

处方：龙胆草 5g（酒炒），黄菊花 10g，蔓荆子 3g（炒），酒黄芩 6g，酒黄柏 6g，酒川芎 5g，白蒺藜 15g，川杜仲 10g，沙蒺藜 10g，川续断 10g，晚蚕沙 10g（炒皂角子 10g 同布包），北细辛 3g，生龙骨 10g（先煎），生地 10g，熟地 10g，生牡蛎 10g。

四诊：前方仍服 8 剂，头痛已愈，但有时头昏，睡眠仍多梦，已能看书，自觉精神畅快，偶然尚发急躁，于三诊方中，加天麻 5g，再服 8 剂。

五诊：服药后诸症逐渐消减，目前只觉全身乏力，拟服丸药收功。

处方：四诊原方，将剂量加两倍，共为细末，炼蜜为丸，每丸重 10g，早晚各服 1 丸，白开水送服。

[**祝按**] 本案为实中有虚之神经衰弱症，一旦肝实之象消除，肾虚之兆即显，腰酸楚即是明证。故服丸剂以收功。初诊方中用黑芝麻、桑叶，为桑麻丸，可治脱发，盖有清神健脑之作用。

[**今按**] 年方弱冠，性暴善怒，头痛于枕部，乃肝木亢盛，肾水失涵所致。肝经上达巅顶，肾与膀胱相表里，头枕部为足太阳经所循部位。故其治一是清肝平肝，泄热潜阳，二是滋肾水，益肾元。施师取川芎茶调散方意合桑麻丸加减主之。先后用菊花、龙胆、草决明、苦丁茶、黄芩、黄柏、桑叶清泄肝热，石决明、龙骨、牡蛎、白蒺藜、白僵蚕平肝镇肝，川芎、细辛、羌活、独活、蔓荆子疏风通络止痛，鹿角胶、生地、熟地、川断、杜仲、沙蒺藜益肾填精。上下同治，标本兼顾。

○ **病案 2**

祝某，男，42 岁，病历号 1952.12.328。

新中国成立前经商，生活无保障，思虑焦急，日久则生胃病，最怕寒凉。继而头痛，自觉如戴重盔之沉闷，屡经检查均为神经衰弱。服镇静剂，初则有效，后即失去作用。新中国成立后，生活无虑，夙疾未除，又添加左鼻孔阻塞不适之症。舌质淡，苔薄白，脉象沉缓。

辨证：思伤脾，脾胃相表里，胃为阳腑，最畏寒凉，遇冷则发病，胃寒可知。寒气冲逆则头痛沉重，鼻塞亦为不通之象。

治法：温散辛通，开郁法主治。

处方：吴茱萸 6g，蔓荆子 6g，苦桔梗 5g，清半夏 6g（黄连水炒），白僵蚕 5g（炒），白蒺藜 12g，生姜渣 10g，辛夷花 5g，北细辛 3g，酒当归 6g，酒川芎 5g，生地 10g，熟地 10g。

二诊：服药 4 剂，头痛变为隔日发作一次，鼻塞时通时阻，服药感觉舒服，睡眠好，食量增，前方加白杏仁 6g 以通肺气，米党参 10g 以振脾阳。

三诊：连服 5 剂，诸症均减，已无沉闷之感，头又抽痛，前方加全蝎 5g。

四诊：前方连服 4 剂，头痛未作，鼻塞已通，前方加白附子 6g。仿牵正散意以治抽痛，巩固疗效，嘱每周服 2 剂。

[祝按] 本案西医诊断为神经衰弱，久服镇静剂已减其作用。施师则从胃寒入手治之，数年痼疾竟得治愈。由是可知，现代医学诊断之神经衰弱症，中医辨证有虚实寒热之不同，治疗有温凉补泻之区分，病情虽似相同而治各有异，确为中医特点之一。施师用生姜渣治胃寒之头痛甚效。

[今按] 本案西医诊为神经衰弱之头痛，故今又每称为神经性头痛。中医认为，头痛从病因来分，大致可分为外感和内伤两类。外感头痛，无非是六淫之邪外袭所致，而有风寒头痛、风热头痛、风湿头痛等之分；内伤头痛，多有肝阳头痛、痰浊头痛、气虚头痛、血虚头痛、肾虚头痛、瘀血头痛等之别。如上案即属肝阳头痛。本案据症情而论属胃寒头痛，其病久脾胃虚寒，中阳不振，肝木乘之，故寒气上扰而头痛。施师择吴茱萸汤、小半夏汤、芎归散化裁加细辛、蔓荆、辛夷、白蒺藜、白僵蚕、桔梗等温胃散寒、疏风通络而止头痛。因其寒痛拘引，乃加全蝎、白附子与僵蚕相伍，而成牵正散以息风止痉止痛也。

○ 病案 3

傅某，女，22 岁，病历号 1952.2.568。

病已年余，始于用脑过度，头痛而胀，尤以头后为甚。心跳气短，急躁易怒，大便数日一解，全身乏力，月经不调，量少色淡。面色贫血，舌苔薄白，脉象沉软。

辨证：月经不调，量少色淡，是属血亏。真血虚耗，心失主辅，故有心跳气短；血不养肝，则急躁易怒，头痛而胀；大便数日一解，非属热结，乃属肠枯不润，气虚不达之象。

治法：养血助心，舒肝活络。

处方：柏子仁10g，炒远志10g，油当归10g，壳砂仁5g，生地6g，熟地6g，紫贝齿10g（紫石英10g同布包先煎），北细辛1.5g，何首乌12g，炙黄芪10g，鹿角胶6g（另烊兑服），白蒺藜15g，火麻仁15g，酒川芎5g，蔓荆子5g，黄菊花10g，杭白芍10g，醋柴胡5g，炙甘草3g。

二诊：服药3剂，头胀痛减轻，精神稍好，用脑多时即烦急易怒，心跳气短，大便已解但不畅，前方去黄芪，加白薇6g。

三诊：去年连诊二次，服药有效，但因出差，年余始返北京。现仍头痛发胀，性情急，厌烦，善喜独处，恶音声，大便不畅，食欲不振。

处方：生龙骨10g，朱茯神10g，紫贝齿10g（紫石英10g同布包先煎），生牡蛎10g，朱寸冬6g，厚朴花5g，月季花6g，旋覆花5g（代赭石10g用布包），玫瑰花5g，代代花6g，火麻仁10g，炙甘草3g。

四诊：前方服5剂，除食欲增加之外，效不甚显，余症如旧，又增睡眠不佳，每夜只能睡四五个小时。

处方：醋柴胡5g，生赭石10g（旋覆花6g同布包），生牡蛎10g（生龙骨10g同布包先煎），杭白芍10g，油当归10g，酒川芎5g，火麻仁12g，炙甘草3g，春砂仁5g，北细辛1.5g，生地、熟地各6g，青皮炭5g，陈广皮5g，全瓜蒌18g，薤白头10g，磁朱丸6g（秫米12g同布包）。

五诊：服药6剂，睡眠好转，心神安宁，不甚烦急，大便通畅，食欲增加，惟头痛未减。

处方：白蒺藜12g，黄菊花10g，香白芷3g，云茯苓10g，陈橘红5g，生牡蛎10g（生龙骨10g同布包先煎），云茯神10g，陈橘络5g，酒川芎5g，冬桑叶6g，炒远志6g。

六诊：前方服药8剂，头痛见好，又因出差一个多月，未能继续治疗，头痛又复如前，大便也不通畅，四肢酸麻。

处方：冬桑叶6g，生牡蛎12g（生龙骨12g同布包先煎），紫贝齿10g（紫石英10g同布包先煎），桑寄生18g，沙蒺藜10g，朱茯神10g，炒远志6g，白蒺藜10g，朱寸冬10g，酒川芎5g，油当归10g，火麻仁15g，酒军炭3g。

七诊：连服 10 剂，症状都已减轻，除过劳时头痛心跳之外，一切接近正常。

处方：六诊处方之剂量加两倍，再加柏子仁、酸枣仁各 30g，共为细末，炼蜜为丸，每丸重 10g，早晚各服 1 丸，白开水送服。

[祝按] 此类神经衰弱，最为习见，用脑耗血，血不上荣，脑无所养，头痛健忘均可发生，从而累及心肝，故有心跳烦躁之表现。养血助心，疏肝活络，理应效果显著。就诊两次服药不满十剂，即停药出差一年之久，由于治疗不能持续，又复旅途劳乏，病势只有加重，岂有自愈之理。回京就诊，又服十九剂再度出差，如许波折仍能取得良好效果，皆因辨证明确，守方有法。贫血而大便干燥者，多属肠失滋润，蠕动无力，并非热象实证，血充气达，便即润畅，无须通泻之剂。

施今墨医学全集

[今按] 综合四诊而言，本案头痛属血虚气弱，兼肝郁不舒者。施师先投圣愈汤、逍遥散化裁，即以地、芍、归、芎、黄芪、首乌、鹿胶养血益气，俾气精充盈；柴胡、蒺藜、蔓荆、菊花、细辛疏肝清透，活络止痛；柏子仁、远志、紫贝、石英养心重镇，并施以安神；火麻仁与当归、柏仁、首乌相伍，能润下以通便也。见效后，去芪，加白薇以清血虚之虚热也。年余后复发，其治法总以养血安神，重镇安神，疏肝理气，润肠通便为法。以逍遥散、四物汤、旋覆代赭汤、磁朱丸、川芎茶调散、瓜蒌薤白汤、芎归散等诸方化裁为用。

○ **病案 4**

杨某，女，54 岁，病历号 1955.3.1。

生育九胎，曾患肺结核，身体瘦弱，易受外感，平时多汗，心慌，四肢冷感。一周前来京途中又受感冒，经服中药发汗过多，身如水洗，自觉口鼻发凉，四肢寒冷。近日又朝冷暮热，时时汗出，头痛如裂，大便溏稀。舌苔白，六脉紧。

辨证：平素体弱多汗，肢冷，已见阳虚之象，近期感寒，服发汗药后，大汗淋漓，阳虚更甚，遂致头痛如裂。

治法：急以理中抚阳。

处方：川附片 15g，淡干姜 6g，米党参 20g，云茯苓 10g，云茯神 10g，野於术 10g，当归身 6g，桑螵蛸 10g，炙甘草 10g，大红枣 5 枚，煨生姜二片。

二诊：连服 5 剂，除大便仍溏外，诸症悉退。

处方：每日早服附子理中丸 1 丸，晚服参茸卫生丸 1 丸，连服十日。

[祝按] 体质素弱，汗出肢冷易受外感，显示阳虚之证，虽感风寒，不宜发汗，今已误治，急应理中回阳，以免虚脱。施师以参苓四逆汤加当归、桑螵蛸治之，此方加当归用意颇深，查当归性温散，《本经》载治"温疟寒热"。患者发汗过多，阳气已虚，阴液也伤，而病邪未除，有朝寒暮热之象，若只固其阳不及阴，不但阳气难复，势将更伤其阴也，参苓四逆加当归则有画龙点睛之妙。

[今按] 本案头痛属脾肾阳虚所致。为仲景所谓之"坏病"。虚人病表，先建其中。但误治而令大汗出，既伤阳又损阴。施师据证择附子理中汤、附子汤化裁，以当归易芍药加桑螵蛸为治。桑螵蛸，甘咸平，入肝肾，取其益肾助阳，配党参、茯苓（神）、当归以安心肾也（实暗含桑螵蛸散之意，以安神魂，定心志，补心气，止便数）。足见大师制方以脾肾阳虚为本，兼顾心肾之媾通，一身之阳悉振也。

○ **病案 5**

郭某，女，25 岁。

素患头痛症，位于左太阳穴处，痛时颜面苍白，多汗，数小时后痛渐消失，而眩晕、耳鸣，眼花闪发，精神倦怠。

辨证：患者头痛有年，位于左侧且痛剧。丹溪先生云："头痛……痛甚者火多。"叶桂先生云："久痛必入络。"是系肝胆热盛上扰，经络不畅。"不通则痛"，并伴眩晕、耳鸣、眼花也。

治法：清热安神，活血通络。

处方：紫贝齿 24g、紫石英 15g（同包），酒川芎 5g，炒白僵蚕 5g，苦丁茶 3g，蔓荆子 5g，茺蔚子 6g，黄菊花 6g，明天麻 5g，双钩藤 6g，首乌藤 15g，白蒺藜 15g，霜桑叶 6g，酒当归 10g，大生地 10g（细辛 1g 同捣），奎白芍 15g。2 剂

二诊：药后疼痛时间已较先短少，而眼花闪发，眩晕耳鸣尚未见效。拟再进前法，增加药力。

处方：紫贝齿 24g、紫石英 15g（同包），草决明 10，石决明 30g，大生地 10g（细辛 1.5g 同捣），首乌藤 15g，白蒺藜 15g，茺蔚子 10g（酒炒），炒

白僵蚕 6g，酒地龙 6g，蝉蜕衣 5g，明玳瑁 10g，明天麻 5g，苦丁茶 3g，双钩藤 6g，酒川芎 5g，霜桑叶 6g。2 剂。

外用活蝎一枚，皂角子同等分，合捣如泥贴患处。

三诊：药后疼痛大减，故又连服 2 剂，先后共服 4 剂矣，每日只有时微痛，眩晕亦减，精神转佳，拟用膏方收功。

处方：紫石英 60g，灵磁石 60g，石决明 90g，首乌藤 60g，白蒺藜 60g，明天麻 30g，明玳瑁 30g，酒地龙 30g，北细辛 15g，大生地 30g，酒川芎 30g，茺蔚子 60g，白僵蚕 30g，双钩藤 30g，苦丁茶 10g，当归身 30g，奎白芍 60g，青连翘 30g，蔓荆子 30g，甘菊花 30g。

共入大铜锅内，煮极透烂，取汁去渣，收为膏。每日早晚各服一茶匙，白开水冲。

[祝按]本案偏头痛施师先以石英、贝齿、首乌、蒺藜安神止痛，细辛、川芎、白僵蚕、明天麻通络止疼，酒当归、茺蔚子活血止痛，苦丁茶、双钩藤、黄菊花、霜桑叶清脑止痛，奎白芍舒展神经，生地解细辛之燥烈。二诊又增加药力，所谓"通则不痛，痛则不通"，于上方中又重用细辛，且加地龙，耳鸣用蝉衣，眩晕加玳瑁、决明，眼花闪发用草决明。药后疼痛大减，他症亦轻，乃用膏方收功。安神止痛用石英、磁石、决明、首乌、蒺藜，通络止痛用地龙、细辛、僵蚕、天麻、川芎，清脑止痛用玳瑁、钩藤、连翘、菊花、蔓荆子、苦丁茶，茺蔚子活血止痛，四物汤养血。

[今按]本案偏头痛，现代医学往往诊断为神经衰弱之神经性头痛，中医辨证认为是肝胆热盛，阴血不足，脉络不畅所致。故施师据证仿俞氏羚羊钩藤汤和川芎茶调散之意加四物汤化裁主之，即以石英、贝齿、钩藤、天麻、僵蚕、菊花、桑叶、苦丁茶、蒺藜等镇肝、平肝、清肝，泄肝胆之热；用生地、白芍、当归、川芎、茺蔚子、首乌藤养血活血，益阴通络；细辛、蔓荆配川芎、僵蚕疏风通络止痛，并有"火郁发之"之意。二诊又加大清肝镇肝，泄热通络之力，有石决明、草决明、玳瑁、地龙之用，从而获效显著。丹溪先生有"头痛多生于痰"，其外治以活蝎配皂角子敷贴患处，即通经络之痰以止痛也。

（四）眩晕

○ **病案 1**

姒某，女，45 岁。

头痛而晕，面色苍白，精神倦怠，眼花闪发，嗜睡，耳鸣，脉小而缓，是脑贫血症。

辨证：《内经》云："诸风掉眩，皆属于肝。"肝藏血，肝血虚而"精明之府"失养，则头痛而晕，面色苍白，眼花闪发诸症生焉。

治法：养血补肝，息风止眩。

处方：紫石英 15g、紫贝齿 24g（同包），鹿角胶 6g，首乌藤 15g，白蒺藜 12g，东白薇 6g，明玳瑁 10g，石决明 24g，草决明 10g，黄菊花 10g，明天麻 5g，酒川芎 5g，当归身 6g，奎白芍 12g，青连翘 10g，大生地 10g，大熟地 10g，焦远志 10g。2 剂。

二诊：药后头部痛晕均减，精神亦佳。惟耳仍时鸣，拟再进前法。

处方：紫贝齿 24g、紫石英 15g（同包），草决明 10g，石决明 24g，蝉蜕衣 5g，生地 10g，熟地 10g（细辛 1g 同捣），夜交藤 15g，白蒺藜 12g，白僵蚕 5g，龙井茶 3g，青连翘 10g，黄菊花 10g，明玳瑁 10g，鹿角胶 6g，酒川芎 5g，奎白芍 10g，酒当归 10g。4 剂。

三诊：药后诸症大减，拟用膏滋方根除。

处方：紫石英 60g，紫贝齿 60g，灵磁石 60g，明玳瑁 30g，明天麻 15g，首乌藤 30g，白蒺藜 30g，桑椹子 30g，女贞子 30g，花旗参 30g，焦远志 30g，陈阿胶 30g，鹿角胶 30g，东白薇 15g，生地 30g，熟地 30g，当归身 30g，奎白芍 30g，黄菊花 30g，青连翘 30g，炙甘草 15g。

上药先煮金石品于大铜锅内，约三四小时后，再入草木品，煮极透烂，布拧取汁去渣，兑入二胶共收为膏，每日早晚各服一匙，白开水冲服。

[祝按] 本案属脑贫血者。施师之治，先以四物汤以养血，鹿角胶既养血又可直达头部，石英、贝齿、首乌藤、白蒺藜安脑神，治头痛；石决明、草决明、菊花、连翘清头脑，又治眼花闪发；天麻、白薇、玳瑁治头晕，远志强心。见效后，二诊又加蝉衣、细辛，以达耳窍，治耳鸣，僵蚕、茶叶治头痛。药后诸症大减改服膏方巩固疗效。其以石英、贝齿、磁石、首乌、蒺藜安脑神，治头痛；

玳瑁、天麻、桑椹、女贞、白薇、连翘、黄菊花养脑，治头晕；鹿角胶、陈阿胶、奎白芍、当归身、生熟地养血，花旗参、焦远志强心，甘草和诸药。

[**今按**]《素问·脉要精微论》云："头者，精明之府，头倾视深，精神将夺矣。"头部有督任二脉、手足三阳、足之三阴经脉交会之，是以人之精、气、神皆现显于头，而全赖脏腑经络气血以奉养之。本案脉小而缓，面色苍白，头痛而晕，精神倦怠，眼花，耳鸣，嗜卧悉属血虚气弱之象。心主血脉，其华在面；肝主藏血，开窍于目。头痛而晕为肝虚而动风象，诚如唐宗海所言："肝血不足，则生风，风主动，故掉眩。"故而治必养血补肝为主，兼以息风止眩顾其标。施师总以四物汤加鹿角胶、夜交藤、女贞子、桑椹子、阿胶等治其精血不足之本，以石英、贝齿、石决明、天麻、僵蚕、磁石、白蒺藜、玳瑁、菊花、草决明平肝镇肝以治标。远志、洋参益气强心，以协调气血阴阳，阴平阳秘也。

病案 2

韩某，女。

患子宫出血症后，贫血殊甚，面色苍白，呼吸促迫，精神倦怠，极易疲劳，头晕，心跳，腰酸腿软。

辨证：血为饮食水谷精微所化生，出血过多，气阴两伤，故五脏皆受其损，是以诸症生焉。

治法：填精补肾，益气养血。

处方：当归身6g，陈阿胶10g，奎白芍10g（土炒），制首乌10g，生地10g，熟地10g（砂仁3g同捣），沙苑子12g，花旗参5g，焦远志10g，紫丹参15g（米炒），鹿角胶6g，炒川杜仲10g，金狗脊15g，炒山萸肉12g。7剂。

二诊：服药一周后，诸症均减，精神颇佳，拟用膏方，俾可常服。

处方：龟板胶30g，鹿角胶30g，陈阿胶30g，大生地30g，熟地30g，当归身30g，奎白芍30g，生黄芪30g，黑芝麻60g，生首乌30g，白蒺藜30g，沙蒺藜30g，花旗参30g，焦远志30g，云茯神30g，川杜仲30g，怀山药60g，野於术30g，酒川芎15g，炙甘草15g，山萸肉30g，金狗脊60g，稽豆衣30g。

上药共入大铜锅内，煮极透烂，去渣取汁，兑入三胶。再加砂仁15g，研极细末兑入调匀，共收为膏。每日早晚各服一匙，白开水冲服。

[祝按] 本案系因子宫出血而致贫血者。施师据证先以归身、奎芍、生地、熟地养血，阿胶、鹿角胶补血，首乌养血治头晕，杜仲、山萸、沙苑子治腰酸，洋参、远志、丹参强心脏，狗脊治腿软，砂仁调和熟地之腻。药后显效，又以膏方巩固疗效。用龟鹿二仙胶、八珍汤之合剂为主，以成养血补虚强壮之剂，且加阿胶、芝麻、豆衣补血，首乌、蒺藜治头晕，远志、茯神强心，山药、杜仲、山萸治腰酸，狗脊治腿软，甘草和诸药。

[今按] 此系因子宫大出血而致眩晕案。《灵枢·决气》云："中焦受气取汁，变化而赤，是谓血。"乃言血之源于中焦脾胃之津微所化生。《张氏医通》又云："气不耗，归精于肾而为精；精不泄，归精于肝而化清血；血不泻，归精于心，得离火之化而为真血。"是谓精可以化为血。因而血虚者，一当健补后天之脾胃，二宜填补先天之肾元。本案施师即遵此意而施治，先后两方，补后天之气血用四君子、四物汤（即八珍汤）加黄芪、山药、丹参，补先天之精气取地黄汤、龟鹿二仙胶，及阿胶、杜仲、首乌、沙苑子、狗脊、芝麻等，是以获效良多也。

○ 病案3

孔某，男，35岁。

头晕目眩，数日一发，甚或一日数发，以致不能批阅书报，便秘，微呃，眼胀耳鸣。

辨证： 叶天士尝谓："所患眩晕者，非外来之邪，乃肝胆之风阳上冒耳，甚则有昏厥跌仆之虞。"是即肝阳上扰，肝胆热盛于内所致，故头目眩晕不时发作，且伴便秘、眼胀、耳鸣也。

治法： 清肝泻火，平肝止眩。

处方： 紫贝齿24g、紫石英15g（同包），冬青子10g，桑椹子10g，焦远志10g，云茯神10g，旋覆花5g（代赭石12g同包），半夏曲10g（磁朱丸10g同包），夏枯草5g，晚蚕沙10g（炒焦皂角子10g同包），东白薇6g，白蒺藜15g，炒白僵蚕5g，炒枳壳5g，苦桔梗5g，紫丹参15g（米炒），明天麻5g，黄菊花6g。

二诊： 服药后稍佳，惟此非数剂可愈之症，劝令照方多服，又拟一丸方，俾其常服。

处方： 每日早服杞菊地黄丸10g，夜临卧服天王补心丹10g。均用白开水送。

[今按] 本案壮年，肝木偏亢，肾水有亏，是以肝胆内热蕴结，而木土失和，浊阴不降而大便燥结，微呃；肝阳风动，火性炎上，则头晕目眩，眼胀耳鸣也。其治施师上以清肝平肝，内以通腑泻热，并滋肾水。即以半夏白术天麻汤、磁朱丸、旋覆代赭汤等化裁主之，遂取石英、贝齿、覆花、代赭平肝镇心；夏枯草、菊花、白蒺藜、冬青、天麻清肝平肝；桑椹、白薇滋补肾阴；桔梗、枳壳、夏曲、蚕沙配皂角调达气机，通便和胃；茯神、远志、丹参养心安神。后所投丸方以杞菊地黄丸滋水涵木，天王补心丹以媾通心肾，俾肾水不亏，肝阳不亢，心神得宁矣。

病案 4

朱某，男，42 岁，病历号 1955.5.352。

久患失眠，极不耐劳，头晕头痛，记忆力减退。患胃病亦有年余，食欲不振，消化不良，恶心口干，在铁路医院检查诊断为神经官能症。血压 80/60mmHg。脉象指下不满，按时且见滞涩。

辨证：患者就诊时，体弱神疲，面白少华，营养不良之象。营出中焦，纳食既少，消化又复不良，饮食精微，无从转化，营血无源，消耗日甚。心主血，血既不足，心气亏耗，血不上荣，血压低于正常，致头晕而痛，脑失营养，遂有失眠而记忆力则必减退。阴分已亏，自生虚热，口干者职是之故。先应治胃，待消化力强，营养得能输布，血气旺盛，诸症可瘥。

治法：和胃强心安神法。

处方：厚朴花 4.5g，玫瑰花 4.5g，半夏曲 6g，建神曲 6g，砂仁壳 4.5g，豆蔻壳 4.5g，朱茯神 10g，朱寸冬 10g，炒枳壳 4.5g，炒远志 6g，生枣仁 10g，熟枣仁 10g，白蒺藜 10g，东白薇 6g，金石斛 10g，鲜石斛 10g，漂白术 4.5g。

二诊：服药 10 剂，纳食消化均见好转，已不恶心，睡眠比前好转。但仍体倦神疲，头时晕痛。拟调气血，和脾胃，补肾强心法。

处方：野党参 10g，酒川芎 4.5g，生牡蛎 12g（龙骨 12g 同布包先煎），炙黄芪 15g，焙内金 10g，漂白术 6g，厚朴花 4.5g，玫瑰花 4.5g，白蒺藜 10g，酒当归 6g，炒枳壳 4.5g，鹿角胶 10g（另烊兑服）。

三诊：前方连服 20 剂，诸症均有好转，睡眠较前安稳，精神日益旺健。因公出差四个月未能服药，前症又有复现之势。头晕痛，腰酸楚，自觉思想不易集中，睡眠亦较前差，纳食不佳，消化力弱，仍遵原法加重补肾药力治之。

处方：川桂枝 6g，杭白芍 12g，生牡蛎 12g（龙骨 12g 同布包先煎），酒川芎 4.5g，朱茯神 10g，朱寸冬 10g，川续断 10g，川杜仲 10g，白蒺藜 10g，淡苁蓉 18g，山萸肉 12g，香白芷 4.5g，焙内金 10g，炒枳实 6g，炙草节 6g，沙蒺藜 10g，漂白术 10g。

四诊：服药 10 剂，纳食渐佳，消化也好转，大便每日一次，头仍晕痛，腰背酸楚，血压 88/60mmHg，守原法治之。

处方：野党参 10g，炙黄芪 18g，云茯神 10g，云茯苓 10g，川桂枝 4.5g，漂白术 10g，酒当归 12g，肉苁蓉 18g，杭白芍 10g，金狗脊 15g，炙草节 6g，川杜仲 10g，酒川芎 4.5g，川续断 10g。

五诊：服前方 10 剂，诸症减轻，但读书时间稍久，仍觉头晕，睡眠可达六七小时，亦较前安稳，饮食二便均甚正常。血压 100/70mmHg，血压有恢复正常之势，症状亦见减轻。拟将上方剂量加一倍，配为蜜丸，每丸重 10g，早晚各 1 丸，白开水送服。

［祝按］ 本病治疗，着重在于脾胃，同时调补气血心肾。健脾胃则生血有源，补心肾则上下交通，气血协调，心脑安泰，诸症消除，精神旺健，患者前后服丸药八十日，已照常工作。

［今按］ 此神经衰弱者，系血压低所致。中医认为是气血两虚，心肾阳气不振之证。《景岳全书》云："无虚不能作眩，当以治虚为主。"故施师据症情，分步施治，先以酸枣仁汤、香砂枳术丸之意化裁，和胃强心安神，即以夏神二曲、砂蔻二壳、枳壳、白术、厚朴花、玫瑰花开胃进食，枣仁、茯神、远志强心安神，麦冬、石斛、白薇养胃阴，白蒺藜配玫瑰花、厚朴花又能疏肝以和胃也。继之二诊又以参芪枳术汤合芎归散加鹿角胶、龙骨、牡蛎、白蒺藜、厚朴花、玫瑰花、内金等补益气血，调和脾胃，兼以益肾强心。三诊、四诊则以桂枝加龙牡汤、杜仲丸、枳术丸、归芪建中汤、四君子汤等诸方化裁施治，即补益先后二天，俾中焦脾胃气血化源得充，心肾之阳气得振，心神得安矣。

（五）癫痫

○ 病案

孟某，男，26 岁。

患癫痫症已四五年之久，病来时突然跌倒，不省人事，四肢抽搐，颜面苍白，口角流涎，小便失禁，数分钟后自能醒转，平素头时晕痛，或觉沉郁，意志悲观，睡眠不安。

辨证：俗谓"无痰不作痫"，是即痰火上扰，迷阻心窍，肝风内动为病。故突然发作不省人事，四肢抽搐，平素头晕，睡眠不安也。

治法：平肝息风，豁痰开窍，养血宁心。

处方：节菖蒲 5g，酒地龙 6g，白僵蚕 5g（炒），茺蔚子 6g，川郁金 5g，明天麻 5g，明玳瑁 10g，紫贝齿 24g、紫石英 15g（同包），磁朱丸 12g（秫米 10g 同包），清半夏 10g，首乌藤 15g，白蒺藜 15g，酒川芎 5g，酒当归 10g，朱茯神 10g，奎白芍 12g。

二诊：前方连服 4 剂，癫痫竟未再发，殊令人快意，拟用常服方，或可不再重犯也。

处方：紫贝齿 24g、紫石英 15g（同包），磁朱丸 12g（秫米 10g 同包），酒川芎 5g，酒当归 10g，酒生地 10g，奎白芍 12g，清半夏 10g，炒蕤仁 12g，首乌藤 15g，白蒺藜 15g，双钩藤 6g，节菖蒲 15g，川郁金 5g，酒地龙 6g，白僵蚕 5g（炒），茺蔚子 6g。

[祝按] 癫痫，即俗所谓羊痫风，是脑部神经性疾病。以未发育幼童发病为多，及其身体发育完全后，或可渐渐恢复正常，亦有不能恢复正常者。其将发作时，全身情绪不快，头部感闷，继而猝然昏倒，多尖叫一声，颜色苍白，手足抽搐，遗尿。本案之治，施师据症以菖蒲、郁金芳香通窍，地龙、僵蚕、奎芍舒展神经，茺蔚子、酒川芎、酒当归养血，石英、贝齿、磁朱丸、朱茯神及半夏秫米汤安眠镇脑，天麻、玳瑁、首乌藤、蒺藜治头晕头痛。二诊又加钩藤、蕤仁清脑，生地养血，以坚持治疗，冀不再病也。

[今按] 癫痫，是以突然仆倒，昏不知人，口吐涎沫，二目上视，肢体抽搐，或作声如羊、猪等为特征的病症，又称"痫证""癫疾""羊痫风"。中医认为本病之病因病机，总与痰、火、惊恐有关。痰与该病关系尤为密切，初病多

为痰热迷窍而成，久病多为痰湿内扰神明所致。郁火亦为发病之机，五志过极，郁火引动肝火；房室不节，肾阴亏损，而引动心火，火炼液成痰，痰火上扰迷阻心窍而发痫。惊恐所伤，则"气乱"，心神失守，气机紊乱，痰涎乘之而迷心窍发病。此外，尚有因先天禀赋不足至痫者，《慎斋遗书》曾谓："羊癫风，系先天之元阴不足，以致肝邪克土伤心故也。"即肾阴虚而肝阳亢，肝木伐土则湿聚成痰，心肝火动致痰热迷窍而发痫病。本案即属痰火上扰，迷阻心窍，而风动发痫者。施师据症拟《医学心悟》定痫丸、磁朱丸、四物汤等方化裁主之，即以贝齿、石英、玳瑁、天麻、钩藤、磁朱丸、蒺藜、地龙、僵蚕平肝镇心，息风止痉；半夏、茯神、郁金、菖蒲祛痰清心，开窍醒神；当归、川芎、芍药、生地、茺蔚子、首乌藤养血益阴，活血息风。诸药和合，共奏息风祛痰、镇心开窍之效。

（六）面神经麻痹

○ 病案1

王某，男，35岁，病历号1951.6.561。

十余日前，晚出观剧，深夜步行归家，凉风拂面，颇感舒适，但次日晨起，竟然口不能开，强之则两腮痛甚，视物模糊，大便秘结。舌吐不出，质甚红，六脉弦数。

辨证： 平素积热甚久，外感风邪，风从上受，热聚腮颊，遂致肌肉拘紧，口不能开。

治法： 通便清热，散风缓急。

处方： 龙胆草4.5g，蒲公英15g，草决明10g，石决明18g，青连翘10g，大力子6g，川独活4.5g，山慈菇10g，薄荷梗4.5g，蝉蜕衣4.5g，片姜黄10g，石菖蒲4.5g，全瓜蒌24g，酒川军6g，风化硝6g。3剂。

二诊： 药后大便通畅，已能张口，但觉两腮肌肉紧张，仍不自如。

处方： 前方去龙胆草、山慈菇、蝉衣、酒川军，加酒川芎4.5g，制全蝎6g，黄菊花10g。3剂。

[祝按]《内经》云："风者，善行而数变。"又云："风者，百病之长也。"若无内热郁聚，虽有风邪亦难致病。内热郁闭正气，风邪中伤经络，则现肌肉紧急。治之宜表里双解，所组方剂系仿防风通圣散之意化裁，不用原药，只取

其法。

[今按] 本案乃真中风也，中医谓之"口僻"，俗称"吊线风"。临床主要以口眼㖞斜，面颊肌肉不遂为特征，现代医学所说的面神经麻痹即属本病范畴。其病因病机，多是正气不足，经脉空虚，卫外不固，风邪乘虚入中经络，气血痹阻而发病；或是内有积热，风痰瘀血阻滞脉络而发病。该患者即属内有痰食积热，外受风邪而发病。施师拟表里双解法，外取桑菊饮内用调胃承气之意制方，即以薄荷、桑叶、菊花、独活、大力子、桔梗、连翘、龙胆草、草决明、蒲公英、蝉衣清热疏风，以除头部风热之邪；风化硝、酒军、瓜蒌、慈菇通腑泻热，以除内之痰食之积热；蝉衣、全蝎、姜黄、川芎活络通经，以息风止痉。表里双解，标本兼顾也。

○ 病案2

王某，男，20岁，病历号 1952.3.466。

春节外出，寒风劲冽，返家后即感周身酸楚，当夜即恶寒发热，次晨盥洗时，水经口角自流，始见口眼均向左侧㖞斜。病已二日，求医服药未见大效。现症口眼仍斜外，时作寒热，畏风，大便二日未行，小便短赤，食欲欠佳。舌苔薄白，六脉浮紧。

辨证：《金匮要略》云："寸口脉浮而紧，紧则为寒，浮则为虚，寒虚相搏，邪在皮肤。浮者血虚，络脉空虚，贼邪不泻，或左或右，邪气反缓，正气即急，正气引邪，㖞僻不遂。邪在于络，肌肤不仁；邪在于经，即重不胜。"此中风之证，前曾服小续命汤治之，风寒稍解，而肌肉拘紧之症，尚未消除。

治法：祛风活络。

处方：川羌活 4.5g，白僵蚕 4.5g，双钩藤 12g，川独活 4.5g，制全蝎 6g，酒地龙 10g，炒蒲黄 10g，明天麻 4.5g，冬桑叶 10g，北防风 4.5g，节菖蒲 6g，白蒺藜 15g，苦桔梗 4.5g。4 剂。

二诊：药后口眼㖞斜已见好转，左腮微肿。

处方：制全蝎 6g，明天麻 4.5g，白僵蚕 4.5g，双钩藤 12g，白蒺藜 10g，生鹿角 15g，酒地龙 10g，蒲公英（酒炒）15g，山慈菇 10g，节菖蒲 6g，酒川芎 4.5g。

[祝按] 冬日寒风劲烈，外出感冒，常致口眼㖞斜，麻、桂、附子、防风等用之不为不当，而肌肉拘紧则难收效。施师喜用地龙、僵蚕、全蝎等动物药治疗口眼㖞斜，每得预期效果。

[今按] 口僻者，乃由风寒之邪乘虚侵袭，中其颜面脉络致㖞斜不遂。施师据症情以祛邪、通络、息风为法。仿羌活胜湿汤和钩藤饮子之意，即以羌活、独活、防风、桑叶、桔梗祛除风寒之邪，川芎、地龙、全蝎、僵蚕、蒲黄活血通络，与天麻、钩藤、蒺藜相伍又平肝息风，治口眼㖞斜，菖蒲、慈菇能芳香化浊，散结消肿也。

○ 病案3

范某，男，39岁。

平素血压高，经常觉头脑发胀昏晕，看书更觉不适，视物模糊。就诊前三个星期，突觉说话、咀嚼时口唇活动不便，逐渐加重，右侧口眼㖞斜，饮水顺嘴角漏出，后头皮有时疼痛。经针灸及理疗，稍见好转，效果不甚显著，拟加用中药治疗。舌苔薄白，质略红，脉象弦细而数。

辨证：平素肝阳亢盛，故有血压增高，头脑晕胀，视物模糊诸症；阳亢风动，风痰窜扰经络，气血阻滞不通，遂致口眼㖞斜。

治法：平肝息风，活血通络。

处方：双钩藤12g，白僵蚕5g，制全蝎5g，地龙肉6g，白蒺藜12g，生蒲黄10g，北防风5g，酒川芎5g，杭白芍10g，节菖蒲6g，干石斛15g，全当归6g，炙甘草3g。4剂。

二诊：药后自觉口角发麻，右眼看书时发胀模糊，后头处仍时疼痛，病属慢性，宜服丸药。

处方：白蒺藜60g，石决明30g，制全蝎15g，白僵蚕30g，草决明30g，地龙肉30g，双钩藤60g，密蒙花60g，酒川芎15g，节菖蒲30g，谷精草60g，杭白芍60g，干石斛60g，寻骨风30g，明玳瑁30g，细生地60g，木贼草15g，明天麻15g，鹿角霜30g，生蒲黄30g，全当归30g，炙甘草30g。

共研细末，蜜为丸，每丸重10g，每日早晚各服1丸。

[祝按] 口眼㖞斜，有因外风、内风引起之分，外风宜散，内风宜息，而活血通络则相同。本案口眼㖞斜即由内风引起，施师以钩藤、全虫、地龙、僵

蚕平肝息风；以蒲黄、川芎、白芍、当归活血通络；加防风以防外邪乘虚而入；用白蒺藜疏肝解郁；用节菖蒲化浊开窍；用石斛养阴清热。整个方剂配伍，主次分明，照顾周到。服药后患者觉口角发麻，药力已及患处。二诊更从平素肝阳亢盛着眼，加用石草决明、玳瑁、天麻、密蒙花、谷精草、木贼草等药，加强平肝清热的作用，以从根本解除引起肝风内动之因。患者服丸药一百日，口眼㖞斜已完全纠正，而血压也恢复正常，头胀头痛，视物模糊亦随之而愈，已恢复工作。

[今按] 本案口眼㖞斜，与其平素高血压有密切关系，当属高血压引起的脑动脉轻度梗塞所致。中医认为是肝阳上亢，风阳内动之候，为类中风，非外风所致。其病因病机可见前高血压病中论述。是例施师本内风宜息，和"治风先治血，血行风自灭"之意，无论汤药、丸药，皆取四物汤化裁以治血，所谓"柔润息风，为治风之秘法也"（《医学从众录》）。用牵正散、天麻钩藤饮之意化裁以平肝息风，通络止痉。清热育阴乃息风之本，又用密蒙、决明、谷精以清肝热，生地、白芍、当归以滋阴血。正所谓"肝阳之病，肝为标而肾为本"（《中风斠诠》）。由之可见大师医治之道，防治结合，以人为本思想。

（七）三叉神经痛

○ **病案**

邝某，女，50多岁。

下眼窝处时时疼痛，用手揉之痛可稍止。

辨证：风邪上扰，侵袭脉络而致脉经不畅，不通则痛也。

治法：祛风通络止痛。

处方：酒川芎5g，白僵蚕5g（炒），酒地龙6g，白芷5g，北防风5g，炒芥穗5g，条黄芩6g，独活1.5g，羌活1.5g，杭白芍12g（醋柴胡3g同炒），炙甘草2g，大生地10g（细辛1g同捣），杏仁6g，桃仁6g，酒当归10g，薄荷梗5g。

[祝按] 三叉神经痛有轻型、重型两种，病者多为四十岁以上者，然无明显确切病原，多种原因致病。但与外来之刺激非常有关，例如被冷风吹袭、言语过劳等皆可诱发。本案即与风邪有关，施师以清空膏之加味，活血止痛，通调气道，舒展神经。

[今按]三叉神经痛，属于中医"头痛"病范畴。以经络分布而言，其主要为头部阳明经和少阳经分布区为病。其病因病机，有外感、内伤之分。外感无非六淫所致；内伤多与七情、饮食劳伤、脏腑失和有关。本案则属外感所致，故施师以《兰室秘藏》清空膏（川芎、柴胡、黄连、防风、羌活、黄芩、炙草）合四物汤加减化裁主之。即以柴胡、荆芥、防风、白芷、羌活、独活、薄荷祛头部三阳经之风邪；以四物汤（地、芍、归、芎）加桃仁、地龙、僵蚕活血养血，通络止痛；黄芩、生地、薄荷合之清热生津利窍也。五十之人病此，祛邪止痛而不伤阴血，诚可谓善治者也。

（八）坐骨神经痛

○ 病案

孙某，男，59岁。

左股剧痛，不能弯侧，因之膝腘皆疼，步履艰难，其余如常，是乃坐骨神经痛。

辨证：年近花甲，肝肾渐衰，筋骨失健，风寒湿乘虚，留注成痹，是左腿为痛，步履艰难也。

治法：补益肝肾，舒筋止痛。

处方：南天烛10g，黑豆衣15g（热黄酒淋三次），杭白芍15g（桂枝木2g同炒），生地6g，熟地6g（细辛1g同捣），功劳子10g，汉防己10g，宣木瓜6g，左秦艽5g，金狗脊15g（去毛），广寄生18g，炒川杜仲10g，酒当归10g，生黄芪24g，酒川芎5g，甘草节3g。3剂。

二诊：药后痛稍已，未见大效，仍用前法，但殊嫌黄芪增助抵抗之力尚小，乃加制附片5g以资补充，试观如何。

三诊：又服3剂，病去大半，因去细辛，嘱再服三四剂。

[祝按]坐骨神经痛，病于臀部沿大腿后面至膝腘处，发生疼痛，起初微觉倦息，甚则牵连全腿皆疼，不能伸屈，夜间增剧。多因感冒、过劳而发者颇多，亦可愈后经数日或数年而再发者，本案即属之。施师善以天烛、功劳子专治坐骨神经痛，木瓜、豆衣、狗脊、杭芍、桂枝、细辛、防己、秦艽、寄生、当归、川芎、草节疏通下肢筋络而止疼，生地、熟地、生芪增助抵抗力，后又加附片助药力而痛势减轻。

[今按] 坐骨神经痛，临床上根据其发病部位不同，分为根性坐骨神经痛和干性坐骨神经痛两种。干性者特点主要为沿坐骨神经分布区疼痛，痛性呈持续性钝痛而有发作性加剧，发作时呈烧灼样或针刺样痛，且常伴夜间加重，病者可有一系列减痛姿势，且有臀部、腘部、腓肠肌部、踝部等处出现压痛点。根性者主要是腰$_{4\sim5}$、骶$_{1\sim3}$的神经根损害，以腰椎棘突和横突部压痛为显著，多在咳嗽、喷嚏和用力时疼痛加剧，仰卧时屈颈或向前弯腰，腿自动屈起则腰腿痛加剧为特点。中医认为这种腰腿痛常与天气变化有密切关系，属风寒湿邪侵袭人体，为痹证的表现。故亦从痹证论治，窜痛（干性者）以风寒为主论治，即行痹；腰骶痛为主（根性者）以寒湿为主论治，即着痹。本案当属干性坐骨神经痛者，施师乃择黄芪桂枝五物汤、桂枝附子汤、四物汤化裁，加寄生、狗脊、杜仲、木瓜、防己、秦艽等祛风除湿，强壮筋骨之品施治。南天烛，又名南天竹、天竹，其根茎苦寒，具清热除湿，通经活络作用。

（九）急性炎症性髓鞘性多发性神经炎

○ **病案**

赵某，男，24岁。

感冒后发热39.2℃，四肢及臀部发牵引性疼痛，皮肤知觉过敏，是乃特发性多发性神经炎。

辨证：风热湿之邪侵袭，束于肌肤经络，正邪交争则发热；脉络不畅，气血阻滞，故不通则痛，出现四肢及臀部疼痛，皮肤感觉异常。

治法：疏风清热，除湿通络。

处方：赤芍10g，白芍10g（桂枝木2g同炒不去），鲜茅根15g，鲜苇根30g，淡豆豉12g，桑枝30g，桑叶6g，山栀衣5g，北防风5g，左秦艽5g，独活5g，金狗脊15g（去毛），炙甘草3g，汉防己10g，木瓜6g，炒白僵蚕5g，片姜黄5g，酒地龙6g，紫雪丹6g（分二次冲服）。2剂。

二诊：热退至37.6℃，疼痛减少，已能入睡，再服药二剂后，痛止热退即可不必服药，多加调摄为要。

处方：赤芍10g，白芍10g（桂枝木2g同炒不去），大生地10g（细辛1g同捣不去），白僵蚕5g（炒），桑枝30g，桑叶6g，酒地龙6g，炒芥穗6g，淡豆豉10g，姜黄5g，山栀衣5g，宣木瓜6g，金狗脊15g（去毛），炙甘草1.5g，左秦艽 5g，紫雪丹 3g（分二次冲服）。

[祝按]本病多发于受感冒之后，间有因过劳或无端自起者，然其真正原因尚不甚明了。大凡此病皆突然发作，周身弛缓，四肢疼痛，甚或全身肌力丧失，关节肿胀。以上各症象与急性关节风湿疼痛多相似处，故常为医生所误认。惟本病周身肌肉麻痹，知觉过敏，而急性关节炎则无之，且病人有厌食头痛并显恶寒战栗之状，其最剧烈者，在七至十日之内，因呼吸肌受累或心脏瘫痪而致命。其治多以退热祛风为主。本案施师即以独活寄生汤加减，功在止痛，并用苇根、茅根、赤芍、豆豉、山栀退热，地龙、僵蚕通络道，姜黄、木瓜、狗脊达四肢，紫雪丹既可止痛，又可退热。二诊稍示损益，只加生地退热，细辛止痛，防风改用芥穗而已。

[今按]急性炎症性脱髓鞘性多发性神经炎，又称特发性多发性神经炎、急性感染性多发性神经根神经炎、格林－巴利综合征。是多数周围神经（常伴有脑神经）同时受损而致，大多可恢复的运动神经病。其临床特征为急性起病，迅速出现四肢对称性疼痛，随之伴四肢无力、麻木，感觉减退或消失，瘫痪，脑脊液检查出现蛋白、细胞分离现象。任何年龄均可发生，但以 30 岁以下男性较多，四季均有，但夏秋季为多发。本病严重者其对称性的四肢瘫痪，可迅速上升，侵及肋间肌和膈肌，出现呼吸麻痹而呼吸困难，发绀，咳嗽无力，痰液阻塞。半数以上病例可伴脑神经损害，常见双侧面瘫，其次为舌咽和迷走神经受累，出现声音障碍、吞咽困难等延髓性麻痹症状。自主神经损害较为常见，出现皮肤潮红、多汗、手足水肿，少数病例可出现心动过速、血压不稳、心电图改变，若心脏受损，还可引起突然死亡。

中医辨证，其系六淫之邪外袭，侵及肌肤而致经络痹阻，气血不畅，不通则痛；正气受损，气虚则麻，血虚则木。故本病多属中医"痹证""真中风"等病范畴。本案即属痹证之"肌痹"者，施师据症情投以独活寄生汤、栀子豉汤、紫雪丹诸方化裁治之，即以防风、独活、桑枝、桑叶、桂枝、秦艽、防己、细辛、芥穗以祛风、散寒、除湿、止痛；木瓜、狗脊祛风湿强筋骨，治腰腿痛；赤芍、白芍、姜黄、地龙、僵蚕、生地活血和营，通络止痛；紫雪、山栀、豆豉、苇根、茅根清热凉血，利湿退热。

九、其他疾病

（一）耳痛

○ **病案**

江某，男，34 岁，病历号 1953.4.108。

病已四个月，右耳道肿胀，灼热流黄水，听觉不敏，曾注射青霉素未见功效。舌苔薄白，脉浮数。

辨证： 耳者，手足少阳经俱会其中，三焦及胆经有热，外感风邪，风热相搏，遂致耳道肿痛。舌苔薄白是属表证，脉浮数者，风热也。

治法： 疏风清热。

处方： 酒炒龙胆草 5g，蝉蜕衣 5g，冬桑叶 10g，青连翘 10g，黄菊花 10g，苍耳子 6g，节菖蒲 6g，苦桔梗 5g，东白薇 6g，白蒺藜 10g，酒军炭 6g，怀牛膝 10g。3 剂。

二诊： 药后耳内黄水减少，肿胀轻松，听觉稍清。近日周身遍发红疹作痒。此为内热外透之象，仍遵前法。

处方： 蒲公英 15g，漏芦 6g，黑芥穗 6g，赤芍 6g，紫地丁 6g，忍冬花 10g，赤茯苓 6g，紫草茸 6g，忍冬藤 10g，炒苍耳子 6g，蝉蜕衣 5g，节菖蒲 6g，炒防风 5g，苦桔梗 5g，炒山栀 5g，鲜生地 12g，鲜茅根 12g，甘草节 6g。4 剂。

三诊： 药后黄水消失，听力恢复，肿痛大减。现症只余皮疹尚未痊愈，改用丸药收功。

处方： 每日早晚各服防风通圣丸 6g，连服六日。

[祝按] 风热聚于上焦，并及手足少阳经则发病于耳窍。施师治此类病，悉用表里双治法，即疏表邪，又清里热，且用牛膝、酒军引热下行，病势顿减。俟表邪已解，着重清热解毒，数剂即愈。

[今按] 本例右耳肿痛，乃为外耳道炎症。因风热之邪上扰清窍，搏结于手足少阳经处。故施师取桑菊饮合五味消毒饮化裁主之，即用桑叶、苍耳子、白蒺藜、蝉衣、防风、芥穗、桔梗疏散上部风热之邪；以菊花、连翘、忍冬、紫草、漏芦、龙胆、地丁、蒲公英清热解毒，消肿痛；菖蒲、赤苓利湿通窍；茅根、生地清热生津；牛膝、酒军导热下行。从而上下分消，内外并治，数剂

而病痉也。

（二）牙龈脓肿

○ **病案**

宋某，女，43岁。

昨日牙龈肿起一小疱，口内灼热，因之唾涎液甚多，大便干，小便黄。

辨证：饮食失节，胃肠食滞蕴热，沿其阳明经上扰，"热胜则肿"，故牙龈肿痛，大便燥结也。

治法：清胃泻火，消肿止痛。

处方：生地10g（细辛1.5g同捣），生石膏12g，酒川芎5g，黑山栀5g，杭菊花10g，青连翘10g，金银花10g，酒黄芩6g，炒白僵蚕6g，全瓜蒌15g（风化硝5g同捣），炒枳壳15g，焦内金10g，佩兰叶10g，炒谷芽10g，炒麦芽10g，大力子10g，怀牛膝12g，苦桔梗5g。

[祝按]本案旧名骨槽风，多因龋齿而发。除齿质破坏外，时常发生炎肿，自豌豆大以致胡桃大小不等，具囊肿性状。口内灼热，唾涎分泌过多，患者疼痛之轻重，须视寒热之刺激若何。施师据症情以细辛、川芎、僵蚕消肿止痛；石膏、山栀、银花、条芩、菊花、连翘、苦梗清热抑火；瓜蒌、风化硝、枳壳、大力子、牛膝降润大便；佩兰、谷麦芽、内金助消化。

[今按]骨槽风，又名穿腮毒、牙叉发、穿腮发、牙咬痛，多因手少阳三焦、足阳明胃二经风火邪毒上灼而成，或脾阳虚衰，无力托毒外出，与龋齿、慢性牙龈肿痛有密切关系。现代医学所谓牙周围炎、牙龈脓肿者。本案施师以芎菊上清丸方合银翘散、玉女煎之方意化裁治之，取芎、辛、牛子、僵蚕以"火郁发之"；菊、芩、栀、银花、石膏清热泻火，解毒消肿；瓜蒌配风化硝通润大便，以釜底抽薪；桔梗、枳壳调畅升降气机，升清降浊；生地配石膏、牛膝又清热滋阴，引火下行；佩兰、谷麦芽、内金化浊开胃，使苦寒之品无伐胃之弊。诸药配伍上散火、中清热、下泻火，分消祛邪。可谓用心良苦。

（三）结核性脑膜炎

○ **病案1**

林某，女，28岁，病历号1955.12.141。

低热 36.6～37.4℃已两个多月，上月十三日突然昏厥一次。全身抽搐，四肢冰冷，经急救后缓解。神志清楚，全身乏力，不能起床。头痛连及颈椎，行动需人扶持，时欲跌倒。月经两三个月一次。食欲不振，睡眠欠实，二便尚属正常。经开封市人民医院及河南医学院会诊，诊断为结核性脑膜炎症，并有局灶性肺结核。舌苔薄白，舌质淡，六脉细数微弦。

辨证：阴虚之火，上扰神明，头晕而痛。肝主筋，血不养肝则令全身乏力，抽搐。

治法：滋补心肾，敛阴潜阳。

处方：生龙骨 12g，生牡蛎 12g，草决明、石决明各 10g，沙蒺藜 10g，北柴胡 5g，冬桑叶 10g，朱茯神 10g，赤芍 6g，白芍 6g，桑寄生 15g，朱寸冬 10g，川杜仲 10g，砂仁 3g，生地 10g，熟地 10g，川续断 10g，细辛 3g，东白薇 10g，酒川芎 5g，双钩藤 12g，鹿角胶 6g（另烊兑服）。

二诊：连服 22 剂，低热全退，精神旺健，四肢自觉有力，行动不需扶持，头痛大减，时感头晕，间或头顶跳动，食睡均好。

处方：草决明 10g，石决明 20g，东白薇 6g，紫贝齿 12g（紫石英 12g 同布包），香白芷 5g，制蝎尾 3g，酒川芎 5g，北藁本 5g，川杜仲 10g，川续断 10g，沙蒺藜 10g，北细辛 3g，白蒺藜 10g，春砂仁 3g，生地 10g，熟地 10g，鹿角胶 10g（另烊兑服），滁菊花 10g，密蒙花 10g，明天麻 5g，炙甘草 3g。

三诊：前方服 16 剂，除头有时稍晕外，已无其他症状，拟用丸方收功。

处方：每日早服神经衰弱丸 30 粒，晚服河车大造丸 1 丸，连服一个月。

[祝按] 发病缓慢，虚象毕现，阴亏燥扰，神明受制，重剂滋阴扶正，以助祛邪之力。中医之辨虚实，治标本，衡量缓急，丰富了医疗理论，本案即是一例。

[今按] 结核性脑膜炎，是结核杆菌通过血液播散到脑膜引发的病变。其起病缓慢，早期可见结核病的一般中毒症状，如发热、盗汗、食欲不振、寐差、消瘦、烦躁等。一二周后，可逐渐出现头痛、呕吐、意识障碍、惊厥、颈项强直等症状，一般多有肺部、泌尿系统、骨骼等结核病灶。本案即如此，中医一般据其不同的主症表现，列入"头痛""眩晕""惊厥"等病范畴，其病机主要关乎肝、肾、心三脏。结核感染病久，耗伤阴精，肝肾精血亏虚，则阴不敛阳；水不涵木，则肝风内动；心神受扰，从而诸症生焉。施师据证标本兼治，

取俞氏羚角钩藤汤、天麻钩藤饮、杜仲丸诸方意化裁，以生地、熟地、鹿胶、沙苑子、芍药、白薇、麦冬等益阴精，滋补肝肾，合寄生、续断、杜仲强筋骨，益肾元，为之治本；生龙牡、石决明、紫石英、紫贝齿、白蒺藜、蝎尾、桑叶、菊花、决明子、钩藤、天麻等清热平肝，镇肝息风，合川芎、藁本、白芷、细辛辛通止痛为之治标；朱茯神、朱寸冬、生龙牡、贝齿等又养心重镇安神。从肝、肾、心三脏论治而获效矣。

○ 病案 2

余某，女，20 岁，初诊。

病已两月，初起为头晕，身倦无力，嗣后转为头痛，多在枕部，连及右太阳穴、右眼，逐渐加剧，入院检查，诊断为结核性脑膜炎。最近一周，寒热交作，神志不清，时作谵语，手抖战，恶心，呕吐，不思食，咳嗽有绿色痰，大便干结。舌苔黄腻，脉细数。

辨证：头为诸阳之会，后脑连及目痛者，病在太阳，偏头痛则病在少阳。风从上受，伤及两经由表入里，遂有寒热；引动肝胆火炽，风助火势，病情日益加重，竟致神志不清，谵语时作。

治法：清泻肝胆。

处方：龙胆草 5g，姜竹茹 6g，白蒺藜 12g，生龙骨、生牡蛎各 12g，化橘红 5g，广橘络 5g，代赭石 10g（旋覆花 6g 同布包），酒当归 3g，黄菊花 10g，白茅根、白苇根各 12g，怀牛膝 10g。4 剂。

二诊：药后寒热减，神志较前清楚，已能自己翻身转动，大便仍未下，头痛如故，腹胀不适。

处方：龙胆草 5g，鲜生地 6g，酒川芎 5g，代赭石 10g（旋覆花 6g 同布包），鲜石斛 6g，白蒺藜 12g，酒当归 6g，东白薇 6g，节菖蒲 5g，生龙骨 12g（生牡蛎 12g 同布包），火麻仁 15g，炒焦皂角子 10g（晚蚕沙 10g 同布包），莱菔子 5g，莱菔英 5g。3 剂。

三诊：药后寒热已退，神志更现清楚，不作谵语，头痛、目疼减轻，唯大便仍未解，腹胀痛，嘱服中药外，可予灌肠。

处方：前方再服 3 剂。

四诊：服药及灌肠后，大便已下，神志清楚，手抖战已止，头痛目疼大为减轻，食欲渐增。

处方：草决明 10g，石决明 20g，生牡蛎 12g（生龙骨 12g 同布包），代赭石 10g（旋覆花 6g 同布包），龙胆草 5g，夏枯草 10g，白蒺藜 12g，化橘红 5g，桃仁 6g，杏仁 6g，晚蚕沙 10g（炒焦皂角子 10g 同布包），广橘络 5g，炒枳壳 5g，枳实 5g，鲜生地 10g，酒川芎 5g，怀牛膝 10g，鲜茅根 10g，清半夏 6g。

五诊：前方服 10 剂，病情日见转好，头痛、目疼已不显著，有时只觉如窜走样轻痛，大便每日一次，渐能下地行走。

处方：前方去鲜生地、鲜茅根，再服 10 剂。

[祝按] 前世医家论头痛不外内伤外感。辨证则有寒热虚实，治法或从火、或从痰、或从风。本案与前案诊断同属结核性脑膜炎，前则滋阴扶正，本案则始终以泻肝胆之火为主，兼用活血通络，同病异治，因症而施，既辨病亦辨证，方能取得良好效果。患者后以他病求诊，据云第四诊方共服二十余剂，诸症悉除。

[今按] 本案结核性脑膜炎者，苔黄腻，脉细数，以阴虚肝胆热盛，胃肠积滞为特征，与上案虽同为结核性脑膜炎，但其以阴虚肝风内动，心神被扰为特征。故中医施治则同病异治之。本案方药施师取意于龙胆泻肝汤、旋覆代赭汤、温胆汤等化裁治之。

（四）腹膜炎

○ 病案 1

都某，男，58 岁，病历号 1952.8.285。

病程八逾月，腹痛而胀大，小便短赤，腿足均现浮肿，且有麻木及冷感，心跳气短，食睡尚如常。最近一个月兼患疝气，曾经协和医院诊断为结核性腹膜炎。舌苔薄白，六脉沉迟。

辨证：肾阳不充，寒湿凝聚不化，腹痛胀大，水道不利，下肢浮肿，近发疝气亦属寒凝之象。

治法：温肾阳，利水道，调气机。

处方：川桂枝 5g，杭白芍 6g，车前草 10g，北柴胡 5g，台乌药 6g，旱莲草 10g，大腹皮 10g，冬瓜子 12g，赤小豆 12g，大腹子 10g，冬葵子 12g，赤茯苓 12g，川附子 6g，紫厚朴 5g，川楝子 6g，炙草梢 5g。3 剂。

二诊：药后小溲增多，浮肿渐消，余证仍无变化，病属慢性，丸方图治。

处方：川附片 30g，川桂枝 30g，巴戟天 30g，北柴胡 30g，金铃子 30g，台乌药 30g，花槟榔 60g，车前子 30g，云茯苓 60g，云茯神 60g，橘核 30g，荔核 30g，淡猪苓 30g，豨莶草 30g，建泽泻 30g，大腹皮 30g，紫厚朴 15g，盔沉香 15g，陈广皮 15g，酒杭芍 60g，冬葵子 30g。川萆薢 30g，炒远志 30g，莱菔子 30g，炙草梢 15g。

共研细末，炼蜜为小丸，每日早晚各服 10g，白开水送。

[祝按] 寒邪久聚，水气凝结而肿胀，水道不利，导致气机不调，遂有腹痛而胀之症。寒水凝聚，多由命火不充，故施师治此症从温肾阳着眼，兼施通利法，釜底火盛寒水得从气化，三焦通利，肿胀得消，诸症遂除。

[今按] 结核性腹膜炎，多是继发于其他结核病灶，如肠结核、肠系膜淋巴结核、盆腔结核等，或由其他结核病灶由血行播散而致腹膜的病变。其发病可急可缓，以缓慢为多，以消瘦、乏力、低热、盗汗，渐而腹胀腹痛，大便或溏或秘，以及腹水、下肢浮肿等为特征。中医据病情不同，多属"臌胀""水肿"等病范畴，病机主要关乎脾肾二脏，或脾肾阳虚，或脾虚气滞，或脾阳不振，脉络阻滞，多以温阳利水，健脾暖肾，理气化湿，通络化瘀诸法施治。本案即属脾肾阳虚，水湿泛溢为病。施师以真武汤、五苓散、平胃散、柴苓汤、金铃子散、金匮肾气丸、二草丹等方先后化裁施治，即以附子、桂枝、肉桂、巴戟等温壮肾脾之阳，茯苓、泽泻、猪苓、白术、车前草、冬葵子、冬瓜子、赤小豆、车前子、萆薢等利水消肿，乌药、厚朴、青陈皮、柴胡、沉香、槟榔、腹皮、川楝子等行气以利水，芍药、地黄、萸肉养血益阴以防温阳利水，伤及阴精也。可谓相辅相成，祛邪而不伤正，阴平阳秘，故获效颇佳。

○ **病案 2**

侯某，男。

患慢性渗出性腹膜炎，经他医治疗月余未效，腹部腹大而痛，发热 38.2℃。

辨证：病邪内侵，湿热蕴结，气机不畅，肝脾失调，水湿内聚为病而腹胀痛，发热也。

治法：清热除湿，理气止痛。

处方：赤芍 15g，白芍 15g（醋柴胡 10g 同炒），冬瓜子 30g，大腹皮 10g，丹皮 6g，丹参 6g，云苓块 10g，车前草、旱莲草各 10g，广木香 2g，条芩 6g，鲜生地 15g，鲜茅根 15g，清半夏 10g，福泽泻 10g，炙甘草 3g，台乌药 5g，香附米 6g，广皮炭 10g。

二诊：药后痛减，肿胀渐消，体温 37.8℃。

处方：赤芍 15g，白芍 15g（醋柴胡 10g 同炒），血余炭 10g（益元散 15g 同包），车前草 10g，旱莲草 10g，白通草 5g，云苓块 10g，鲜茅根 15g，鲜生地 15g，炒丹参 6g，炒丹皮 6g，大腹皮 10g，冬瓜子 60g，条黄芩 6g，清半夏 10g，台乌药 5g，香附米 6g，广皮炭 10g，炙甘草 5g。3 剂。

三诊：药后痛大减，胀已消，肚腹柔软，不若以先之膨大矣，体温 37.3℃。

处方：赤芍 15g，白芍 15g（醋柴胡 10g 同炒），鲜生地 10g，大生地 10g，白茅根 12g，条黄芩 6g，清半夏 10g，冬瓜子 15g，冬葵子 15g，大腹皮 10g，血余炭 10g（车前子 10g 同包），淡猪苓 10g，云苓块 10g，广皮炭 10g，炒丹皮 6g，炒丹参 6g，炙甘草 3g，花旗参 5g。

[祝按] 腹膜炎有急性与慢性之别，急性者多不适于内服药物，因病状急而药力缓也。慢性者可分三种，为渗出性、愈着性及结核性，病因之由来多为急性转成，或由于细菌毒素之侵犯，或腹膜受打仆而引发之为病。本案之治施师以小柴胡汤为主化裁主之，加冬瓜子、大腹皮行利腹膜液体，生地、茅根、丹皮退热，云苓、泽泻、旱莲草、车前草利水，丹参、木香、乌药、香附米、广皮炭止痛消胀。见效后二诊乃去木香、泽泻，改加血余炭、益元散、白通草行利水道。三诊仍以小柴胡汤为主，略减用量，又加淡猪苓、冬葵子利水而收功。

[今按] 本案腹膜炎似应属原发性腹膜炎，即由血行感染引起的腹膜炎症。故施师据症情从肝脾论治，取小柴胡汤为主方合二草丹、益元散、正气天香散等方化裁，加车前子与血余炭、益元散与血余炭、冬瓜子与冬葵子等利水消肿对药施治而获效。

（五）腹胀

○ 病案

金某，男，32 岁，病案号 1953.9.449。

病已月余，腹胀而痛，右少腹时现突起一块，按之则上移，或左窜，并不固定。肠鸣漉漉但不腹泻，且间见大便干结。饮食睡眠正常，经单位诊疗所诊断为消化不良致肠胀气症。舌苔厚腻微黄，脉弦涩间见。

辨证：平时饥饱不匀，加之情志郁结，日久胶痰固积，留滞于六腑，郁气邪火充塞于上焦，气血失其常候，脏腑不能传导，清阳不升，浊阴不降，升降失调，遂发胀痛。

治法：理气消积。

处方：川厚朴 5g，香附炭 10g，台乌药 6g，青皮炭 5g，莱菔子 6g，莱菔英 6g，苏梗 5g，桔梗 5g，陈皮炭 6g，炒枳壳 5g，云茯苓 10g，法半夏 6g。7 剂。

二诊：药后腹胀减轻，胸间堵闷并有一硬块，按之则痛，大便干。仍遵前方，增加药力。

处方：青皮炭 5g，瓦楞子 30g（生牡蛎 15g 同布包，先煎），代赭石 10g（旋覆花 6g 同布包），陈皮炭 5g，紫油朴 5g，法半夏 6g，香附炭 10g，苏梗 5g，桔梗 5g，薤白头 10g，全瓜蒌 25g，乌药 6g，炒枳壳 5g，炙甘草 3g，晚蚕沙 10g（炒皂角子 10g 同布包）。6 剂。

三诊：药后胀痛全消，大便通畅，希配常方，以防再发。嘱其将二诊方留用，稍觉胀痛即服二三剂。

[祝按] 本案为胃肠型神经官能症，系以四七汤、大乌附汤、旋覆代赭汤、瓜蒌薤白汤等方综合化裁。用瓦楞子、牡蛎等以为软坚化积之用。据患者云：服第一方后矢气较多，腹胀顿消，极为畅快。然胀满并未根除。服第二诊方，腹胀消后，亦不再起，遂告痊可。

（六）一氧化碳中毒

○ 病案

桂某，男，30 岁，病案号 1955.12.12。

患者于 1955 年 11 月 14 日因煤气中毒入院，当时昏迷不醒，脉搏几不能触及，情势危急，进行抢救。又经大量输血，生命虽已挽回，但神识迄未清醒。二目呆直，呼唤不应，牙关紧闭，两手拳握，全身僵直。汗出甚多，有时四肢震颤痉挛，然手足尚温，饮食全赖鼻饲，体温忽升忽降，高至39.5℃，低至37℃，二便失禁。

会诊时入院已二十八日，是时医院除静脉注射葡萄糖、生理盐水外，未用其他西药治疗。舌苔因口紧闭未能见，脉搏来去迟数不匀，乍大乍小。

辨证：卒受煤气，毒入心包，蒙蔽清窍，肝失疏泄，神明不彰，是以目呆、口紧、僵直而昏迷。所幸壮年体健，气血正盛，抢救及时，生命赖以挽回。

治法：开窍醒神，活血强心。

处方：茺蔚子 6g，石菖蒲 6g，西洋参 6g（另炖兑入）。

将上药煎得后另加西牛黄粉 0.3g，元寸香粉 0.3g，安宫牛黄丸 1 丸，调匀，鼻饲。

二诊：上药连服二日后两目呆直稍见活动，呼吸时已有反应，出汗减少，体温降至37.5℃，且趋稳定。六脉缓而无力。

处方：炙黄芪 30g，当归 30g，节菖蒲 6g，酒川芎 5g，茺蔚子 10g，西洋参 5g（研末冲）。煎浓汁化安宫牛黄丸 1 丸，鼻饲。6 剂。

三诊：药后体温正常而稳定，神志转清醒，不用鼻饲，已能口服饮食，听觉、视觉均见好转，有时表现憋气状，心跳又显快速，四肢仍不能活动，大便干。舌苔垢腻淡黄，六脉数软。治拟活血通络润便为治。

处方：酒当归 6g，酒川芎 5g，茺蔚子 6g，节菖蒲 6g，炒远志 10g，炒枳实 6g，左秦艽 6g，朝鲜参 5g（另炖兑服）。

煎浓汁送十香返魂丹 1 丸。4 剂。

四诊：药后神识更见清醒，询问症状虽不能答对，但有反应。肢体渐能活动，予以软食，咽下正常，大便干燥，有时尚现痉挛现象。舌苔垢腻而黄，脉数微滑。

处方：生蒲黄 10g，茺蔚子 6g，酒川芎 5g，西红花 5g，当归尾 6g，制蝎尾 3g，桃仁 6g，杏仁 6g，川桂枝 3g，赤芍 6g，白芍 6g，北柴胡 3g，嫩桑枝 20g，桑寄生 20g，双钩藤 3g，盐地龙 10g，左秦艽 6g，怀牛膝 12g，炒远志 10g，节菖蒲 10g，当归芦荟丸 10g（包煎）。10 剂。

五诊：药后大便已通，神识清楚，但语言尚不能随意，仍时有痉挛现象。舌苔黄厚，脉软无力。

处方：龙胆草6g，芫蔚子10g，鳖甲15g，节菖蒲10g，山楂炭10g，蝎尾3g，炙黄芪25g，酒川芎5g，党参10g，酒当归12g，炒建曲10g，麻仁15g，桃仁6g，杏仁6g，炒枳壳5g，蒲黄10g，炒枳实5g。6剂。

六诊：药后情况大见好转，不仅语言自如，且能歌唱"东方红"。神情举止容易激动，有时剧烈抽搐一阵，汗出仍多。舌苔薄黄，六脉虚数。

处方：云茯苓6g，生牡蛎15g（生龙骨15g同打布包先煎），紫贝齿10g（紫石英10g同打布包，先煎），云茯神6g，双钩藤15g，节菖蒲10g，酒地龙10g，制蝎尾5g，川桂枝3g，杭白芍10g，酒川芎5g，北柴胡3g，炒远志10g，东白薇6g，首乌藤25g，炙甘草10g，鹿角胶10g（另烊兑服）。3剂。

七诊：药后痉挛仍未停止，病情平稳。舌苔正常，六脉软微数。

处方：节菖蒲10g，生牡蛎15g（生龙骨15g同打布包，先煎），紫贝齿10g（紫石英10g同打布包，先煎），杭白芍10g，双钩藤15g，制蝎尾3g，酒川芎5g，炒远志10g，酒当归10g，炙甘草10g，鹿角胶10g（另烊兑服），朝鲜参6g（另炖兑服），大蜈蚣3条。6剂。

八诊：药后情况良好，神识清楚，痉挛未作，唯觉体软无力，心跳，睡眠不安，食不甘味。舌苔正常，六脉微数而软。再拟强心安神和胃法治之。

处方：节菖蒲6g，炙黄芪45g，朱寸冬10g，龙眼肉12g，五味子10g，冬白术10g，云茯苓10g，云茯神10g，生枣仁10g，熟枣仁10g，炒远志10g，鸡内金10g，朝鲜参6g（另炖兑服），生牡蛎12g（生龙骨12g同打布包，先煎），半夏曲10g（北秫米12g同布包）。4剂。

九诊：药后于1956年元月21日出院，已能扶杖行走，举止神情如常人，现症全身乏软无力，尤以两腿为甚。舌苔正常，六脉沉细无力。拟用丸药培补。

处方：青毛茸30g，朝鲜参30g，绵黄芪90g，野於术60g，淡苁蓉60g，金狗脊60g，酒杭芍60g，川附片60g，川桂枝30g，川当归30g，宣木瓜30g，破故纸30g，山萸肉60g，酒熟地60g，枸杞子60g，酒川芎30g，功劳叶60g，五味子30g，川杜仲30g，怀牛膝30g，巴戟天30g，云茯苓30g，炙甘草30g。

共研细末，虎骨60g（制酥另研兑入），猪脊髓900g捣如泥，加炼蜜适量和药为丸，每丸重10g，早晚各服1丸。

[祝按] 煤气中毒（一氧化碳中毒）古方无特殊疗效，中医治此亦本辨证施治。施师初次会诊时，患者昏迷状态持续二十八日之久，体温升降不定，脉搏迟数不匀，脉律参伍不齐，两目直视，牙关紧闭，汗出痉挛，神志不清，证候复杂，病情危重。施师沉思良久，唯以辛香通窍恢复神志为最关紧要，遂用菖蒲、牛黄、麝香及安宫牛黄丸为主药；芜蔚子起活血化瘀之功，按现代医学观点，可起改善微循环作用；西洋参强心之力甚著，心主神明，维护心脏，以助药力。连用二日神识即见好转，听觉、视觉均见反应，脉搏已趋规律，体温渐降，并趋平稳，此后偏重活血通络以冀血行气复，阴阳协调。蝎尾、地龙、蜈蚣等动物药均有缓解痉挛之能力，加用钩藤、宜菖蒲，益增其力。神识清醒后，改用扶正安神，以资体功能恢复，最后以培补气血、脾肾而收功。综观九诊处方，层次井然，步骤分明，除据中医学理论外，运用多年临床经验，使昏迷兼旬之患者，九诊即出院调养，行动如常。

吾侪未见之病甚夥，古人未治之症亦多，遇此类病需细心审证，用方不泥古而有法度，选药能创新而有条理，构思俱巧，证准药精，虽疑难危重之证，亦可转危为安。本案先寒凉辛通，后培补本元，初时治标多于扶正，最后扶正多于治标，主次分明，均有尺度。临床中多加体会，方能运用自如也。

[今按] 煤气中毒，在冬季北方取暖，往往发生此病。其一氧化碳经呼吸道吸入后，与血红蛋白结合成碳氧血红蛋白，造成缺氧血症，甚若浓度过高，可与细胞色素氧化酶的铁结合，而抑制组织的呼吸过程。中枢神经系统，即大脑对缺氧最敏感，故首先发生症状，主要引起血管壁细胞变性与血管运动神经麻痹，而致血管开始痉挛，后又扩张，渗透性增加。严重者引起脑水肿，形成血栓，甚至脑坏死等。临床据其症状表现分轻度、中度、重度中毒三种。轻度者以头晕、眼花、剧烈头痛、心悸、四肢无力、恶心、呕吐为特点，但无昏迷。中度除具有轻度症状外，出现了神志不清，经抢救后很快苏醒，无明显并发症及后遗症。重度者除具有中度症状外，且昏迷时间较长，虽经抢救，意识仍未很快恢复，并伴有肺炎、肺水肿、心脏损害，体温升高等，以及严重后遗症，如震颤麻痹、肢体瘫痪、癫痫、周围神经炎、智力迟钝等。本案即属重度中毒者，施师精心诊治，先以安宫牛黄丸配益气活血强心之剂，辛香通窍，清热解毒，

豁痰醒神，使其热退，神志转清，是为挽狂澜，救之急，重在治标；继则标本兼治，如四诊取血府逐瘀汤与当归芦荟丸化裁，既活血化瘀又釜底抽薪，以除阳明燥结；五诊用参芪芎归汤化裁，益气活血，则病情大为好转，能唱"东方红"；六诊、七诊乃以二加龙牡汤合芎归散、安神定志丸化裁，从心、肾、肝三脏论治，扶正益气，强心通络，平肝息风；八诊、九诊扶正为主，八诊，补益气血，宁心安神，以归脾汤化裁施治，九诊丸方益气血，补肝肾、强筋骨，用十全大补丸、济生肾气丸、地黄饮子等方化裁主之。凭其多年临证之胆识，将一垂危笃候，从亡路挽回，堪称千古佳案！岂不发人深省！

（七）阿狄森氏病

○ **病案**

林某，男，40岁，病历号1954.5.121。

病已经年，初起四肢乏力，头晕耳痛，逐渐皮肤颜色变黑，尔后口腔、舌尖、齿龈亦均发黑，腰酸腿软，心慌气短，睡眠多梦，食欲欠佳，饭后恶心，大解日行二三次，便溏，经沈阳医大检查，诊断为阿狄森氏病。舌尖色黑，薄白苔，六脉沉弱无力。

辨证：肾者，至阴也，其色为黑。《素问·五运行大论》曰："肺生皮毛，皮毛生肾。"故肤色如墨，其病在肾。《普济方》载："肾病其色黑，其气虚弱，呼吸少气，两耳若聋，腰痛，时时失精，饮食减少，膝以下清冷。"

治法：强腰肾，调气血。

处方：川杜仲10g，生地炭15g，沙蒺藜10g，川续断10g，熟地炭15g，白蒺藜10g，破故纸10g，五味子5g，山萸肉12g，怀山药30g，酒川芎5g，酒当归10g，苍术炭6g，云茯苓10g，炙黄芪20g，白术炭6g，云茯神10g，炙甘草3g。

二诊：服前方6剂后，自觉身体较前有气力，大便亦好转，每日一次软便，食欲增强，仍遵原法丸药图治。

处方：紫河车60g，山萸肉60g，上肉桂15g，大熟地60g，鹿角胶60g，金石斛60g，川附片30g，破故纸30g，酒川芎15g，酒当归30g，酒杭芍60g，川杜仲30g，沙苑子60g，炙黄芪60g，冬白术60g，川续断30g，云茯苓30g，云茯神30g，旱莲草30g，车前子30g，血余炭30g，春砂仁15g，山楂炭 30g，焙内金 30g，粉丹皮 30g，陈广皮 15g，建泽泻 30g，炙草梢 30g。

共研细末，怀山药 600g 打糊为小丸，每日早晚各服 10g，白开水送。

三诊：丸药 1 料，三个月始服完，皮肤黑色减退，口腔、舌苔、齿龈均已不黑，精神体力，大为好转，小便亦不深黄，腰酸腿软，心跳气短等症大减，再用丸剂，以冀愈可。

处方：肉桂 15g，制附片 30g，大熟地 60g，山萸肉 60g，丹皮 30g，建泽泻 30g，云茯苓 30g，茯神 30g，黄芪 60g，怀山药 120g，酒当归 30g，酒川芎 15g，白术 60g，酒杭芍 60g，鹿角胶 60g，金狗脊 60g，远志 30g，紫河车 60g，五味子 30g，旱莲草 30g，生龙骨 60g，沙蒺藜 30g，白蒺藜 30g，干姜 30g，姜黄 30g，炙草梢 30g。

共研细末，炼蜜为小丸，每日早晚各服 10g，白开水送。

[祝按] 现代医学诊断阿狄森氏病，为肾上腺皮质疾患。中医亦据脉证断为肾之病也，以桂附地黄丸和四物汤为主方，加紫河车、破故纸、鹿角胶、五味子、沙苑子、杜仲、续断等强腰肾药，使其阴阳两补，气血和调。疑难重症，得此殊效，应用现代医学进一步研究其原理。

[今按] 阿狄森氏病，即慢性肾上腺皮质机能减退症。临床以严重乏力、皮肤黏膜色素沉着、低血压、头晕、食欲减退、恶心、呕吐等为主要特征。本案施师据症情，从肾论治，兼理气血。治肾以桂附地黄丸、杜仲丸加紫河车、鹿角胶、补骨脂、沙苑子、金狗脊等，治血用四物汤，补气用四君子汤加黄芪。总之是以肾命为主，温养阳气是关键，正所谓"天有一轮红日，人有一息真阳"，阳复则阴霾自散矣。

（八）疟疾

○ **病案**

郭某，男，59 岁，病历号 1952.8.91。

发疟疾先冷后热已六次，隔日一作，热后汗出头痛，全身乏力，口干渴，大便二三日一解，小溲黄赤，纳食减少。舌苔白中间黄，六脉弦数。

辨证：疟邪侵袭，邪伏半表半里，出入营卫之间而致营卫失调，表里不和，内热甚炽，乃症现寒热往复，隔日一次，汗出头痛，口干渴等诸症。

治法：和解少阳，清解表里。拟桂枝白虎加小柴胡汤治之。

处方：川桂枝 1.5g，白茅根 15g，冬桑叶 3g，北柴胡 5g，白苇根 15g，嫩桑枝 20g，赤芍 6g，白芍 6g，生石膏 15g（打先煎），肥知母 6g（米炒），酒黄芩 10g，法半夏 6g，米党参 10g，煨草果 5g，炒常山 5g，炙草梢 6g。4 剂。

二诊：药后寒热未作，大便已通，仍干燥，口渴减轻，全身酸软乏力。

处方：前方去常山、草果，加晚蚕沙、炒皂角子各 10g（同包），桑寄生 15g。4 剂。

三诊：药后已经八日寒热未再发作，唯觉酸软无力，纳食未复而已。

[祝按] 中医治间日疟，疗效颇著，现代医学研究表明，常山、草果、柴胡均有退热、杀疟原虫作用。然无疟原虫而往来寒热者，中医亦用调营卫和表里法治之甚效，即所谓异病同治也。

（九）痿证

○ **病案**

马某，男，58 岁。

于上月忽感两腿无力，近更软弱，不能着力任地，腰酸，余均佳。

辨证：年近花甲，起居失慎，劳伤肝肾，则精血不足。《内经》云"肾生骨髓""肝生筋"。肝肾精血不足，则筋骨失养，是以两腿乏力，不能任地，腰酸也。

治法：补益肝肾，强筋壮骨。

处方：杭白芍 18g（桂枝木 3g 同布包），生地 10g，熟地 10g（细辛 1.5g 同捣），宣木瓜 6g，制附片 5g，金狗脊 15g（去毛），虎骨胶 10g，鹿角胶 6g，汉防己 10g，甘枸杞 15g，沙蒺藜 15g，淡苁蓉 24g，炙黄芪 30g，酒当归 10g，炒杜仲 10g，川续断 10g，炙草节 6g。3 剂。

二诊：药后毫无反应，症状如旧。

处方：杭白芍 24g（桂枝木 5g 同布包），生地 10g，熟地 10g（细辛 1.5g 同捣），制附片 5g，巴戟天 6g，破故纸 6g，仙灵脾 6g，虎骨胶 10g，鹿角胶 10g，淡苁蓉 24g，甘枸杞 15g，炒杜仲 10g，川续断 10g，功劳子 10g，天烛子 10g，金狗脊 15g，炙草节 6g。

[祝按] 此证名痿躄，乃血液及分泌不足营养下肢，是以运动神经弛缓，致足痿弱不能行动也。本案施师治以桂枝、细辛、防己、木瓜、杭芍、草节舒

通筋络，虎骨胶、附片、沙蒺藜、狗脊、枸杞、杜仲、续断、鹿角胶、苁蓉、黄芪、生地、熟地补益肝肾，填精养血，强壮筋骨。因前药力不足，故二诊后重加巴戟天、破故纸、羊藿、天烛子、功劳子等，增强补益肾元之力，以兴奋神经也。

[今按] 痿躄，即痿证，指肢体筋脉弛缓，手足痿软无力的一种病证。以下肢为多，故又名"痿躄"。《内经》有"脉痿""筋痿""肉痿""痿躄""骨痿"五痿之说，主要是由津亏液损，精血亏虚，不能濡养筋肉，或湿热浸淫，脉络不通等所致。现代医学中多发性神经炎、急性脊髓炎、重症肌无力、进行性肌萎缩、肌肉营养不良症等多属本病范畴。本案即属年老体虚，劳伤肝肾，精血被耗，致筋脉失养而病痿。故而施师取景岳右归丸、当归补血汤、杜仲丸等方化裁主之，意在以生地、熟地、当归、芍药、枸杞、虎骨胶、鹿角胶、沙蒺藜、黄芪等补益气血，填精补髓；附片、狗脊、桂枝、木瓜、苁蓉、杜仲、川断、仙灵脾、天烛子、功劳子、巴戟天、破故纸、防己等温壮肾阳，强筋壮骨。诸药和合，共奏补益肝肾，气血充盈，强筋壮骨之效。

（十）绦虫病

○ **病案**

侯某，男，29岁，病案号1953.8.417。

经常头晕沉重，心跳，气短，脘腹时痛，大便日行二三次。周身酸软无力，食欲尚好，但食后恶心。曾按神经官能症治疗无甚效果，日前经北大附属医院检查，大便有绦虫卵。舌苔薄黄，六脉细弦。

辨证：绦虫为患，吸夺人体营养，日久则脾胃羸弱，化血少源，气血逐渐亏损，遂现头晕、气短诸症。

治法：先杀虫通腑，后复体功。

处方：花槟榔30g，南瓜子60g（打），乌梅肉5g，炒吴萸3g，黄连3g，炒芜荑6g，苦桔梗5g，紫厚朴5g，大腹皮10g，风化硝10g，炒於术10g，炙甘草5g。

另：雷丸面10g，分二次随药送服。

二诊：药服1剂，今晨腹痛漉漉，大便稀，并下一团虫体，用水洗涤，泡入玻璃瓶送来检查。据查为绦虫，头尾计长1.9米。嘱将前方留作备用，下月再检大便，如有虫卵仍取原方，今日另开丸方，恢复体功。

处方：每日早晚各服人参健脾丸 1 丸，连服二十日。

[祝按] 治绦虫以槟榔合南瓜子为最有效，实践已得证明。然中医并不单纯治虫，尚予调理胃肠药物为辅。虫被驱下，需服健脾之类方剂，以资恢复体功。

[今按] 雷丸、南瓜子、槟榔三药都具有驱杀绦虫之功能，施师据病情以三药为主，并配平胃散合左金丸意调理胃肠，主次分明，驱虫而保胃不伤正也。

（十一）出血急救

○ **病案**

赵某，男，40 余岁。

因与人口角，愤急大怒，竟致狂呕鲜血，且肛门亦下血不止。

辨证：《内经》云："暴怒伤阴。"肝失疏泄，怒而伤肝，肝藏血，则气迫阴血妄行而溢于经，故上呕下便血也。

治法：益气摄血。

处方：老山参 30g，煮汤随时服之。

[祝按] 赵君此疾，殊费心思。因普通治呕血用下剂，便血用升剂，如今上呕血下便血，升降之剂不能用，实为棘手。师门本已辞谢，但赵君家属环跪不起，师门无奈，沉思半日，自度升降之剂均不可用，惟有取其中之一法。细审诸药，只人参为补中好药，且古人亦有独参汤之应用，遂付此方。是日晚间，赵君家属来人叩谢。据云：参汤煎成，频频饮服，未尽全器，呕血、便血均止，且病者安然入睡，家人欢悦无似。

[今按]《难经·五十二难》云："脾主裹血，温五脏。"大怒伤肝，而迫血妄行致上呕血下便血。血脱而气亦脱，故李中梓先生尝云："气血具要，而补气在补血之先。"程钟龄则进而明言："有形之血不能速生，无形之气所当急固也。"虽病属险候，施师凭其胆识，择取独参汤救治，立竿见影，效若桴鼓也。

（十二）强心急救

○ **病案**

叶某，男，62 岁。

久病未愈，势将重危。心脏极弱，神识不清，四肢冷厥，呼吸促迫，病势危殆，已无法挽救矣。叶君家属恳请延长生命时间，以便办理未来诸事。故拟一方，试观如何。

辨证：患病日久，气血大虚，心肾阳衰至极，少阴证甚，病情危殆矣。

治法：回阳救逆，气阴两补。

处方：大山参10g，淡干姜3g，淡吴萸3g，黑附块10g，花旗参10g，焦远志10g，五味子3g，寸麦冬10g，炙甘草3g。

[**祝按**] 叶君此症，势已垂危，无力回天，师门亦婉辞处方。但叶君家属恳请再三，施师勉拟一方。即以四逆汤及生脉饮之合剂，又加远志、洋参，增加强心之力。药后竟延长叶君之生命两日。始志于此，以备一格。

妇科医案。

施师曰：妇科病是指妇女特有之疾病，其主要者，如月经不调，崩漏，带下，胎前产后诸病，即所谓经、带、胎、产病也。实则即子宫病与月经病两大类，有器质性病变与非器质性病变之别，其中以器质性病治之较难。

对妇女影响较大之经脉即为奇经八脉，其中尤以冲、任、督、带更为重要。考《素问·上古天真论》云："女子……二七而天癸至，任脉通，太冲脉盛，月事以时下，故有子。"冲为血海，任主胞胎，二脉流通，经血渐盈，应时而下。而任督二脉，一在体前，一在体后，上下周循关系至切。带脉者，环腰一周与诸经脉均有联系，各经之伤皆能影响带脉，故古人云，带分五色，五脏皆令人有带下者，职是之故耳。

妇女月月周期性之子宫出血，中医谓之月经，或云为天癸。以经脉属阴，月经周期相应太阴之盈仄，故谓之月经；云为天癸者，因其为天真之气，壬癸之水也。月经以时下为其常，若不及期而至或过期而至，均非正常。丹溪云"先期而至血热也，后期而至血虚也"。王子亨曰："阳太过则先期而至，阴不及则后期而来。"若未届更年期而月经闭止，除怀孕之外，谓之经闭。《经》云："月事不来者，胞脉闭也。"任脉主胞胎，冲脉为血海，若血气不充，经水不至，即语谚"无水不能行船"之意。不可用攻破峻剂，而宜用大量养血培补本元药物，如鹿胎膏、紫河车及诸胶之属，血盈则经自至。但确为血瘀经闭者，其脉沉涩，可用元胡、丹皮、茺蔚子、泽兰叶，效甚显著；或用桃仁、红花、益母草、山甲、鳖甲、五灵脂、丹参、生蒲黄、刘寄奴、苏木、牛膝及归芎之类，均属习用；其甚者可用抵当汤、大黄䗪虫丸，然必须详审脉证，方免失治。攻破峻剂，尤应谨慎使用也。月经诸病虽是血证，然不能单纯治血，气为血帅，血随气行，气血相关极切。早年曾治二龙坑一女子师范老师，闭经日久，已用过通、破、攻、补诸法，全为血药，迄无少效。余诊之则一反前法，摈诸血药不用，一派行气，降气之药，如柴胡、苏梗、桔梗、木香、乌药、枳壳、陈皮、香附、厚朴之类，当日即通。此后遂常用气血两通法屡效。

经来腹痛，多为不通之象，以胶艾四物汤加元胡治之最为有效。茴香、橘核、苏梗、肉桂、五灵脂、香附、川楝亦所常用。

若经水过多，或崩或漏，必须详辨气血、寒热、虚实。《内经》云"心主血""肝藏血""脾统血"，前世医家治血证皆本诸于此。然崩漏之病虽是血症亦必须治气；虽多属虚证，亦不宜补止太过；虽多为热证，亦不可用药过寒。故气血、寒热、虚实，辨证不能拘于一偏，用药尤须有技巧。

治子宫出血，或用四君、六君、八珍、十全，或用归脾、归芪建中、补中益气等类，此外余时加用赤鸡冠花、生地、熟地、杜仲、续断、贯众、棕榈、侧柏、莲房、禹余粮、血余炭等；更常用炭类药；若出血不止，则用伏龙肝煎汤代水煮药，或以米醋合水煎汤，其效颇显。

若出血百治不验，形气均衰，垂危将绝，急用大量独参汤，可挽狂澜。昔在津沽曾治一蔡姓妇，患子宫肌瘤，忽大出血不止，倒悬床位，棉纱堵塞，止血药用之殆遍，毫无少效，患者唇色如蜡，气息奄奄。予以大山参60g浓煎随时服，一昼夜间，血止气复，后加调补，此人至今仍在津市街道做居民工作。若此类病例在余临床六十年中已非少见，且在古人文献中亦屡见不鲜，足见补中要药——人参之功效。而中医谓营出中焦，脾主统血，颇具实际意义也。

子宫出血疾病，若为血小板减少，血凝能力降低，则用阿胶、鹿胶、龟胶、老紫草、鸡血藤及石榴皮炭等，治之甚效。

子宫肿瘤良性者，如子宫肌瘤，余习用元胡、没药、紫草、茜草、黄精、益母草、三棱、莪术、鹿角、琥珀、苏木、木蝴蝶、脐带（坎炁）诸药，亦有消去肿瘤之例。至于恶性者，如子宫颈癌以往治之不多，故从略。

现代医学诊断之盆腔炎，子宫附属器官之炎症，以中医论之，多属寒证，其痛则为寒结之痛，用四物汤选加香附，艾叶、吴萸、茴香、橘核、元胡、滴乳香、肉桂（桂枝）、九香虫、蛇床子、公丁香、菟丝子、肉苁蓉、血竭等药，此外，丹参、川楝子性虽寒但去瘀止痛之力强，用于群温性药中，亦不显其寒也。盆腔炎急性期有发热者，多属湿热内蕴，应予清热利湿解毒诸药。

子宫下垂或脱出者，以补中益气汤为主方，另有枳实、枳壳、白蔹、卷柏、香附、胡芦巴等，亦可选用。

妇女微有带下，为正常生理现象，不以病论。若带下绵绵量多，且有粉、黄、褐、黑等色均属病态，如腰酸痛即下白带者，其督脉亦受病矣。前世医家论带下多属虚证，亦有因湿盛者，气郁者，痰注者，阳隔者。习用二陈、二妙、完带汤、柴胡加龙骨牡蛎汤、逍遥散、补中益气汤、景岳之克应丸等方，常用药物如龙骨、牡蛎、桑螵蛸、海螵蛸、禹余粮、赤石脂、醋香附、苍术、薏仁等。

妇女有性欲不感症者，前世医家曾予女贞子合续断，主治妇人隐疾。余则用麝香、樟脑、乳香、巴戟天、破故纸、淫羊藿、蛇床子、胡芦巴、楮实子、覆盆子、肉桂、仙茅等兴奋性药。此病妇女多讳言，然在临诊常常遇及。亦有妇女患梦交者，与前症相反，余用黄柏、丹皮、百合、知母、金樱子、刺猬皮、五倍子、桑螵蛸、赤白石脂、龙骨、牡蛎、龟甲、莲须等，与治男子梦遗抑其相火，固其精元同法，即抑制法也。

癔病者，即所谓脏躁病，于神经衰弱篇中已论之，然妇女患此病者，殊非鲜见，并有其特殊病理。妇女患本病与脑及子宫之关系密切。任脉主胞宫，督脉起于下极之俞，至风府入于脑内，任督两脉上下周循，故治癔病，一面治脑，一面治子宫，并需以藁本、川芎、白芷、丁香，诸药沟通之。甘麦大枣汤为治此病之主方，然尚须合以百合知母地黄汤、黄连阿胶鸡子黄汤，或柴胡加龙骨牡蛎汤等疗效始显。癔病有奔豚逆上之象者，似有物堵于喉间，咳之不出，咽之不下，有谓之曰梅核气，昔日西医有谓之曰歇斯替里球者。结合辨证，选用苓桂术甘汤、吴茱萸汤、小柴胡龙骨牡蛎等方均有疗效；若为气结不舒，七气汤易效。

妇女每届经期即患偏头痛者，是神经受其影响，曾用石楠叶、川芎、白芷、天麻、吴萸、当归、山栀、女贞子等药治之，疗效良好。若于经期即见腿脚酸软肿者，地黄饮子治之最宜。阴跷为病，阳缓而阴急；阳跷为病，阴缓而阳急。地黄饮子阴阳均补，缓急协调，故有是效也。

妇女生育，本为生理机能。若婚后久久不孕，如非男子有病，则需检查妇女子宫、卵巢是否发育不全，抑为经血不调，或则子宫位置有异，甚则患有它病，审其因，寻其源，治之匪难。除辨证服汤药之外，再以成药协助，多有疗效，如晋产之定坤丸，以及京市熟知之八宝坤顺丸，安坤赞育丸，益仙救苦金丹，胜金丹，妇宝金丹，若宫寒不孕者，可用艾附暖宫丸，往往服药一二个月即见怀孕。

至于中药避孕，余经验不多，不若使用避孕工具较为妥帖，或口服避孕药亦佳，尤其妊娠坠胎，常致出血过多，不如早期刮宫，优于服药坠胎也。

妇女妊娠之后，最易产生呕吐，即谓之恶阻。重用白扁豆最良，再加刀豆子、砂仁壳、豆蔻壳、黄连、橘皮、竹茹、黄芩、白术等药。前世医家用白术汤、竹茹汤、半夏茯苓汤，均甚安妥，但要避免香燥下气之类。若孕期已久仍然呕吐者，前方重加熟地（有热者用生地），伴以少许苏叶，其效颇佳。

妊娠期间最好少服药物，注意饮食调剂，适当活动，对于母子均有利也。切忌大热，破血动胎，及收缩子宫之药。古人已有禁忌之说，不作赘述。但平时用药常易于忽视者，如白蒺藜有破恶血、去癥积、通经作用；血竭可逐瘀破积；麦芽、远志有收缩子宫之力；冬葵子、沙苑子可催生下胞衣。尤其对于有习惯流产者，用药更要慎重，如误用上列药物，胎虽下而医生尚不知其故，特此提出以引起注意。

安胎、保胎，余有验方，另列入验方篇中不赘述。

子宫外孕者，如早期发现以中药治疗，不动手术亦多有效。用归尾、红花、泽兰、丹参、川芎、赤芍、苏木之类，常达预期效果。

正产之后，世俗拘于"产后多瘀，产后无补"之说，而频饮生化汤，余有异议。张石顽曾云："大凡血之为患，欲出未出之际，停在腹中即成瘀色，未必尽为瘀热，又曷知瘀之不为虚冷乎？若必待瘀血净后止之，恐并其人而不存矣。"尤其腹痛则必云"积而腹痛"，孰不知产后子宫收缩，其痛并非因有积瘀。

昔年余曾诊北京排子胡同天门会馆某妇，产后连服生化汤旋即发热。医为瘀血作祟也，更进大量破瘀之药，非但发热不退，而血流不止，饮食不进，气息奄奄。余诊其脉三五不调，形如雀啄。病妇语低声微，频言："流血即将流死矣！"立即以独参汤，继进大剂十全大补汤加姜、附频频饮之，始得挽回。产后妄用破血活瘀之剂，应深以为戒。产后发热，即产褥热病，余另有验方，屡用辄效，已列验方篇中，但不得不突出一点而论者。时医常云"产后当大补气血，既有杂病亦末治之，一切病多是血虚，皆不可发表"等语，医者墨守此法常致贻误。产后气血均虚，虽不可否认，然虚中有实，亦不可一笔抹杀，况乎产妇素质亦有健弱之别，绝不可一律言虚而忌表。

余治产褥热用炒黑芥穗为主药者，以其既入血分，又可引邪外出，而不致表散太过，引起汗出亡阳。产后血分本虚，外邪极易入血，若按习用解表办法，是必表益虚，津益伤，而热仍不退。但如只治其里，或因产后之虚而补之，是必邪出无路。炒黑芥穗之妙用，即在于引邪由里外出，表里均无伤也。《素问·六元正纪大论》曰："有故无殒，亦无殒也。"此语应深思之。

产后血晕，一曰恶露乘虚上攻，一曰气脱而晕。临床所见，实以后者多于前者。凡属气脱，独参汤饮之即回，不可拘于"新产不用参"之说。但形、脉、证确属血逆之晕者，芎归汤、失笑散亦宜。

产后乳汁不下，用猪蹄汤、涌泉散等，医者已熟知，若用花生米（连薄皮）数两，煮极烂，连汤服之，下乳甚速。

一、月经病

（一）痛经

○ **病案 1**

黄某，女，20 岁。

每次月经来时，少腹胀痛，经量少色稍暗，别无他症，舌正常，脉沉细。

辨证：寒凝气滞，血脉涩滞，不通则痛也。

治法：散寒温经，行气止痛。

处方：醋蕲艾 5g，陈阿胶 10g，淡吴萸 3g（川连水炒），川楝子 6g（巴豆三粒打碎同炒，去净巴豆），玫瑰花 5g，月季花 5g，酒元胡 6g，酒川芎 5g，酒生地 10g，熟地 10g（砂仁 5g 同捣），酒奎芍 12g，广皮炭 6g，青皮炭 6g，酒当归 10g，炙甘草 3g，山楂核 10g，台乌药 5g，酒炒香附米 6g。3 剂。

嘱每次经前服上方二剂，数月后即可不再疼痛。

[**今按**] 本案痛经，施师据证取胶艾四物汤、金铃子散、天台乌药散、左金丸等化裁施治。即以蕲艾、吴萸等以温经散寒，温暖子宫；以乌药、香附、青陈皮、川楝子辛温行气，活血止痛；地、芍、归、芎配阿胶、月季花、玫瑰花、元胡、楂核以养血调经，理气止痛；炙草甘缓，以调和诸药。从而共奏温经散寒，行气活血，调经止痛之效。川楝子与巴豆同炒以消川楝之寒性，而扬其行气之长；胶艾与青、陈皮炭为伍，胶艾既补血又止血，青皮、陈皮、香附、乌药、川楝相伍既行气而助芍、归、月季、玫瑰之行血，然其炭用而涩又助胶艾以止血，故是方补涩温通并用，俾行血而不伤正，补涩而不留瘀。诚用心良苦也。

病案 2

郝某，女，16 岁，病历号 1951.8.482。

去岁天癸初行量甚少，经来腹痛，食欲减退，两胁窜痛，情志不舒，时生烦躁，形态瘦弱，面色少华。舌苔腻，脉细缓。

辨证：情志不舒，两胁窜痛，均属肝郁，肝为藏血之脏，脾为生血之源，肝病传脾，血亏不得荣养经脉，冲脉为血海，血不充则经水少而腹痛。

治法：调冲任，理肝脾。

处方：醋柴胡 5g，春砂仁 5g，酒川芎 5g，杭白芍 10g，生地 6g，熟地 6g，酒当归 10g，醋蕲艾 5g，阿胶珠 10g，炒枳壳 5g，香附米 6g，酒元胡 6g，炙甘草 3g，厚朴花 5g，月季花 5g，紫苏梗 5g，玫瑰花 5g，代代花 5g，苦桔梗 5g。3 剂。

二诊：服药后，食欲增，精神好，两胁已不窜痛，月经尚未及期，未知经来腹痛是否有效，嘱于经前三日再服前方，以资观察。

三诊：每届经前均服前方三剂，已用过四个月，均获效，精神好，食欲强，面色转为红润，拟用丸方巩固。

每届经前一周，早晚各服艾附暖宫丸 1 丸。

[祝按] 经来腹痛，多见于初行经时不重视月经卫生，饮冷遇寒；或肝郁气滞，或血瘀，或为血虚均可致痛经。本案则因肝郁不舒，遂有饮食少进，致血少来源，气滞血瘀，而引起痛经。初诊以缪仲淳之加减正元丹为主方，加元胡、柴胡、香附、苏梗疏肝理气，养血调经，服药后不但经来腹痛治愈，而且气血渐充，食欲增，面色亦转红润矣。

病案 3

武某，女，16 岁，病历号 1953.5.484。

十三周岁月经初潮，三年间只来五次，每次腹痛甚剧，量少色黑，别无他症。舌苔正常，脉象沉迟。

辨证：《诸病源候论》云："妇人月水来腹疼痛者由劳伤血气，以致体虚，受风冷之气，客于胞络，损冲任之脉。"故脉象沉迟，经来腹痛。

治法：调冲任，散寒湿。

处方：盐橘核 10g，砂仁 5g，桂枝 3g，盐荔核 10g，生地 6g，熟地 6g，柴胡 3g，祁艾叶 6g，醋香附 10g，杭白芍 10g，酒当归 10g，阿胶珠 10g，酒川芎 5g，益母草 12g，台乌药 6g，酒元胡 10g，炙甘草 3g，川楝子 6g。6 剂。

二诊：服药后，适届经期，竟然未痛，遂嘱每于经前一周即服此方数剂。

[祝按]痛经之为病，因寒者多，因热者少，辨证正确，治之匪难。本方系化裁艾附暖宫丸、胶艾四物汤、乌附汤诸方，用桂枝、柴胡则有通调营卫之作用，其效更显。

[施陆按]施师治痛经，每用胶艾四物汤为主方，调经止痛而取效。痛经以寒者为多，热者为少，故四物、艾叶、延胡索均用酒炒，以助温通药力。川楝子、延胡索相配，是金铃子散，行气活血止痛。香附、乌药、苏梗、砂仁、青皮、陈皮酌选之，以与温通血脉药物配合，气行则血行。若有肝气不疏者，配加柴胡、枳壳，即为四逆散疏肝理气之义。施师在调经方中每以月季花、玫瑰花和血，厚朴花、代代花理气，可作佐使之用。又痛经病在少腹，故常参入荔核、橘核、山楂核，此是引经药，出于丹溪治疝气方（见《医方集解》）。川楝子、巴豆同炒，出自天台乌药散，吴萸、黄连水炒又来自左金丸之法。

类此治法不仅可用治痛经，还可用子宫附件炎症，如曾治子宫附件炎症，少腹胀满，两侧疼痛，时下白带，经期不准。用橘核、荔核、柴胡、川楝子、延胡索理气止痛，胶艾四物汤调经和血，苍术、黄柏（二妙散）清热利湿，治白带，又加香附、乌药、青皮、陈皮，加强理气药力，即是其例。

（二）月经过多、崩漏

○ **病案 1**

靳某，女，29 岁，病历号 1953.7.14。

三年前由于过劳，适届经期，遂致淋沥不断。时少时多，日无间断，色黑紫有血块。腰腿酸楚，少腹坠痛，头晕气短，倦怠无力，经协和医院检查诊断为子宫黏膜下肌瘤，本人不愿手术，故求诊中医设法。舌质淡并有齿痕，六脉沉迟而弱。

辨证：月经淋沥不断，业已三年，气血双损，虚寒为祟，血色黑紫有块，非热结之瘀，实系出血缓慢，稽留时久，凝结所致。察其脉沉迟而弱，舌质淡红，均非热证可知。

治法：拟升阳补中固涩为治。

处方：米党参 10g，干姜炭 3g，祁艾炭 10g，苍术炭 10g，川续断 10g，黑升麻 5g，白术炭 6g，川杜仲 10g，黑芥穗 5g，生地炭 15g，五味子 5g，熟地炭 15g，赤石脂 10g（血余炭 10g 同布包），紫厚朴 5g，炙甘草 3g。10 剂。

二诊：服药后曾血止两日，为三年来未有之现象，而后血又再来，量甚少，色亦转淡红，头晕渐好，仍觉倦怠。

前方照服，另用仙鹤草 60g，荷叶 30g，红鸡冠花炭 60g，伏龙肝 90g，煮汤澄清代水煎药。

三诊：又服 10 剂，出血大为减少，有时如红带，气短心跳，头晕均效，精神亦转佳，腰腿酸楚减轻，拟用丸方巩固。

处方：每日早服定坤丹 1 丸，晚服玉液金丹 1 丸。

[祝按] 月经淋沥不断之症，以八纲辨之，治法各异。然医者多以出血为热，尤以血色黑紫辨为热结，投以凉血止血之药，温阳之药，似为忌用，张石顽曾为文辩驳。本案之有显效，在于辨证准确，用干姜、艾叶以温子宫，反见血量减少，血色转鲜。施师用炭药以止血，效果殊佳；用升清药者，下病上取之也。

[今按] 本案月经淋沥不断，西医诊为"子宫黏膜下肌瘤"，中医而言，实为"月经过多""漏下"范畴，即月经周期基本正常，而经量明显增多，或经期迁延时日，淋漓不断；亦可与周期异常同时发生，或先期而量多，或后期而量多，以及经期迁延时日而血下不止。一般而论其病因病机不外三方面：一为气虚，可由素体虚弱，或饮食劳倦失宜，或忧思失节，或久病所伤而致中气不足，脾虚气弱，统摄无权，冲任不固，血随气陷，而月经过多。二为血热，热有虚实，素体阳盛，或嗜食辛辣，或外感热邪，或肝郁化热等致热扰血海，迫血妄行，而月经量多，此属实热；若素体瘦弱，阴分素亏，或热病后伤阴，或情志抑郁，久耗阴精，或房劳伤肾精等，而致阴虚内热，虚火扰动冲任，迫血妄行而经量多，此为虚热。三为血瘀，若情志抑郁，则气滞血瘀，或经期、产后感受外邪，致血脉瘀阻，新血不得循经而妄行，乃致经量增多，所谓"旧血不去，新血误行"（《褚氏遗书》）。是案据症分析则为"劳则气耗"，伤脾伤肾，而脾肾两虚，气虚则不能统血，肾虚则冲任不固，故月事淋沥不断也。施师取理中汤、举元煎、平胃散、保阴煎等方化裁主之，即以参、术、炙草、干姜，温补脾土，而资化源，配升麻、芥穗则升阳益气，俾脾以统血；生地、熟地、五味、杜仲、川断、艾叶以补肾固经并暖宫止血；诸药合之则脾肾得温补，

施今墨医学全集

为治本也。赤石、血余及术、地、艾、姜等之炭用又能收敛止血，乃治其标也。厚朴之用温中理气，燥湿健脾，以诸补涩之药配一动药，反佐以防其瘀滞，补中寓通，相反而相成也。后加仙鹤草、荷叶、鸡冠花、伏龙肝之品，意在增强补虚止血之力。丸药亦脾肾并治而收功。鸡冠花，又名鸡冠头，甘凉，入肝、大肠经，具清热利湿，止血通淋之功，善治吐、衄、咳、溺、便血，及崩漏、带下、热淋等症。

○ **病案 2**

吴某，女，30 岁。

经来半月未止，心跳，气短，头晕，腰痛，精神萎靡。

辨证：脾为气血生化之源，腰为肾之府。生活起居，劳倦失宜，劳伤脾肾，脾虚则不能摄血，肾虚则冲任失固，故月经迁延不止，气短，头晕，腰痛，神疲也。

治法：补脾升阳，益肾固经，养血安神。

处方：当归身18g，黑升麻3g，黑芥穗5g，杭白芍10g（醋柴胡5g同炒），大熟地10g（砂仁5g同捣），制首乌12g，沙蒺藜15g，炒川杜仲10g，川续断10g，焦远志10g，花旗参5g，酸枣仁12g（生、炒各半），炒山萸肉12g，陈阿胶10g，龟板胶10g，柏子仁10g。

[祝按]本方即用东垣升阳补气汤为主化裁，佐以二胶，既养血，又能补血；杜仲、续断、山萸、蒺藜补肾治腰酸；首乌补精血治头晕；花旗参、焦远志、酸枣仁、柏子仁益气强心。此方服一剂，血下渐少；二剂血即停止再出。考本方绝非收涩止血药，何以功效如此之速？盖本方乃引血上行之法也。凡月经不止，大多为子宫内充血，若用全部收涩药，或可停止，但瘀血即成，日后必有腹痛诸症，或下月突然崩漏，来势益涌，则更不可制止矣。

[今按]东垣升阳补气汤，即升麻、白芍、炙甘草、生地黄、柴胡、羌活、独活、防风、厚朴（姜制）。本案施师据证情，取东垣先生升阳补气汤之意合四物汤、杜仲丸、酸枣仁丸等化裁主之，即以参、升麻、芥穗、柴胡升阳益气，归、芍、地黄、首乌、龟胶、阿胶、山萸肉补血填精，杜仲、续断、蒺藜补肾固经，枣仁、远志、柏仁养血安神。诸药和合，而奏升阳举陷，益肾填精，养血止血之效。诚可谓"治病必求于本"之佳案。

○ 病案 3

董某，女，22岁，病历号 1951.6.421。

平素月经尚属正常，十日前因事急怒，又届经期，竟然暴下如注，十日未净，少腹时痛，别无其他症状。脉象大而软。

辨证： 急怒伤肝，肝为藏血之脏，适届经期，遂致暴下如注。

治法： 疏肝理血法治之。

处方： 鹿角胶 10g（另烊化兑服），阿胶珠 10g，生地 6g，熟地 6g，砂仁 3g，醋柴胡 5g，杭白芍 10g，酒川芎 5g，当归身 6g，醋祁艾 6g，白蒺藜 12g，炒远志 10g，炙甘草 3g。6 剂。

二诊： 服药第三剂时血量大为减少，现症只余带下粉色，嘱再服 2 剂，即可停药。

[祝按] 急怒伤肝，月经暴下，舒肝理血即可，胶艾四物加柴胡治之最宜。用鹿角胶者，即补血又止血，白蒺藜及炒远志均有收缩子宫之力，故加用之。

[今按] 本案因怒而致崩漏，月经量多如注，实为中医之"崩中"。一般而论，其有虚实之别，实者多血热，血瘀，虚者多为脾气虚，肾气虚所致。《内经》云："暴怒伤阴。"因经至大怒而伤肝，肝藏血，故肝气横逆，迫血妄行，以致经血如注而下也。治当疏肝理气，养血止血，施师拟胶艾四物汤合四逆散化裁为治，即以柴胡、川芎、白蒺藜疏肝理气，地、芍、归、芎合阿胶、鹿胶、艾叶养血止血，诸药为之主辅，佐以砂仁、远志安神益心，理气开胃，使以炙草。主次分明，重在治本，是以数剂而病瘳矣。

○ 病案 4

何某，女，22岁。

患月经淋沥不断，少腹隐痛，已经四月，日渐消瘦，面色苍白，精神萎顿，心悸气短，月经颜色极淡。

辨证： 月经漏下日久者，脾肾两虚，脾不统血，肾不固摄，冲任失固为病也。

治法： 升阳补脾，益肾填精，固摄冲任，收涩止血。

处方： 生龙齿 15g，生牡蛎 15g，五味子 3g（五倍子 10g 同打），黄鱼鳔 6g（炒珠），制首乌 12g，川杜仲 10g，川续断 10g，山萸肉 12g（炒），藕节炭 10g，棕榈炭 6g，焦远志 10g，西洋参 5g，海螵蛸 10g，黑升麻 3g，黑芥穗 3g，松子仁 10g，柏子仁 10g，阿胶珠 12g，鹿角胶 6g（烊化兑服）。2 剂。

二诊：服药后，血不再下，唯身体衰弱，精神不振。拟用强壮膏方恢复之。

处方：野党参 30g，黄芪 60g，野於术 30g，云茯苓 30g，当归身 30g，奎白芍 30g，大熟地 30g，酒川芎 15g，陈阿胶 30g，龟板胶 30g，鹿角胶 30g，川续断 30g，炒杜仲 30g，山萸肉 60g，制首乌 30g，沙蒺藜 30g，砂仁壳 12g，炙升麻 15g，醋柴胡 15g，西洋参 30g，焦远志 30g，柏子仁 30g，酸枣仁 60g（生、炒各半），胡核肉 30g，炙甘草 15g。

共入大铜锅内煮极透烂，布拧取汁去渣，另溶三胶兑入，再加炼蜜共收成膏。每日早晚各服 1 匙，白开水冲。

[今按] 本案月经淋沥，漏下日久，而致脾肾两虚至甚，故其治则标本兼顾。施师治本以升阳举陷，补肾填精为主，治标以收敛固涩，介壳炭类为主。取洋参、升麻、芥穗以升阳益气，以杜仲丸合首乌、鹿胶、阿胶、山萸肉等补肾填精养血，诸药为之治本；生龙牡、海蛸、鱼鳔、藕炭、棕炭、五味、五倍收敛固涩止血，为之治标。又佐以远志、柏仁、松仁以养心宁神。后以补中益气汤合四物汤、左归丸化裁制药膏善后，巩固疗效也。鱼鳔，甘平无毒，疗阴疮、瘘疮、折伤出血。

○ **病案 5**

臧某，女，20 岁，病历号 1951.8.635。

十六岁初潮，经期尚准，半年以来经行虽按期，但时间逐渐延长。每来一周多始完，最近两个月竟淋沥不止，头晕目眩，心悸气短，胸闷胀，食不香，腰酸神疲，二便睡眠正常。舌苔薄白，脉象沉细有力。

辨证：素日体弱，又复早婚，气血未充，是以经行时间延长，脾胃不健，食欲减退，后天补给不足，肝气郁结，头晕目眩，胸闷胀满。气不摄血，冲任失固，渐趋淋沥。

治法：助气摄血，扶脾健中，舒肝解郁。

处方：黑升麻 3g，生牡蛎 10g（生龙骨 10g 同打，同布包），五倍子 3g（五味子 3g 同捣），黑芥穗 6g，白蒺藜 10g，生地 6g，熟地 6g（砂仁 3g 同捣），杭白芍10g（柴胡5g同炒），鹿角胶6g（另溶兑服），阿胶珠10g，山萸炭15g，茅根炭15g，米党参6g，厚朴花6g，玫瑰花6g，柏叶炭10g，莲房炭10g，炒建曲10g。2剂。

二诊：药后月经显著减少，但仍未断，心跳气短，头晕依旧，食不香，胸胀闷，脉象如前，仍按上方加减。

处方：黑升麻3g，川杜仲10g（炒炭），黑芥穗6g，川续断10g，生牡蛎10g（生龙齿10g同打，同布包），阿胶珠10g，生地6g，熟地6g（砂仁5g同捣），杭白芍10g（醋柴胡5g同炒），山萸炭15g，厚朴花6g，莱菔子6g（炒），仙鹤草12g（炒），玫瑰花6g，莱菔英6g（炒），茅根炭15g，谷芽10g，麦芽10g，酒黄连3g，沙蒺藜10g，炒远志6g，酒黄芩6g，白蒺藜10g。3剂。

三诊：服药后月经已止，食欲转佳，胸腹闷胀已愈，惟仍头晕目眩，心悸气短，下午感觉烦热，脉象不似从前之沉细。气血已亏，来复需时，改服丸剂以善后。

处方：每日早午各服人参归脾丸1丸，夜晚服玉液金丹1丸。共服三十日。

[**祝按**] 经期延长，淋沥不断者属虚证，多以补气健脾益肾，调固冲任为法。本案除益气健脾，固冲任外，因有脉沉细有力，头晕目眩，胸闷胀等症，知其因肝血不足，引起肝气郁结，故施师用柴胡、厚朴花、玫瑰花、莱菔子、莱菔英等药，舒理郁结之气，使整个方剂，固中有散，静中有动，补用不滞。更在二诊方中加用黄芩、黄连，防其肝郁化火，转为肝热月经不调，芩、连用酒炒，以减苦寒之性过亢。用柴胡者，既可舒肝，又有升举之功。下者上升之，升麻、芥穗炒黑，更增止血之效。

○ **病案6**

龙某，女，53岁，病历号1953.9.394。

年逾五旬，经水未断，反而淋沥不绝，量不多，有白带，全身酸软，头晕腰疼，患者不能服汤药，要求以丸药治之。舌苔薄白，六脉细弱。

辨证：更年之期，月经断绝是属正常，反而淋沥不绝者，本体素虚，气血不足，统摄不力也。

治法：调理冲任，补其本元。

处方： 每日早服用人参归脾丸 10g，午服紫河车粉 3g，晚服强心丹 12 粒。

二诊： 服药十日后，诸证均减，血已少，白带不多，头晕心跳好转，精神亦佳期，仍以丸药治之。

处方： 每日早服参茸卫生丸 1 丸，午服强心丹 12 粒，晚服玉液金丹 1 丸。

三诊： 服丸药二十日经水已止，白带微量，腰痛头晕均大见好，精神较佳，两胁有时窜痛，心跳气短较前好转。

处方： 每日早服逍遥丸 6g，午服强心丹 8 粒，晚服参苓白术丸 10g。

四诊： 前诊三次，共服药二个月，诸证皆失，要求巩固疗效，防止再发。

处方： 每日早服紫河车粉 3g，晚服参茸卫生丸 1 丸。

[祝按] 本案为更年期而经水淋沥不断之病，全以丸药治疗，效果良好，补其本元，调其血脉，服药六十日而痊愈。

○ **病案 7**

高某，女，47 岁，病历号 1951.12.926。

近一年来，经期不准，忽前忽后，忽多忽少。本月来潮二十余日未净，量多且有血块，背痛腰酸，头晕耳鸣，心跳气短，食欲不振，四肢无力。舌苔薄白，脉象虚弱。

辨证： 时届更年之期，忽呈崩下之症，血气大伤，统摄无力，血不达于四肢则酸软倦怠；上不荣于头脑则头晕耳鸣；心血不足则气短心跳。肝不藏血，脾不统血，经期延绵二十余日。心肝脾皆为掌管阴血之脏，治此三脏，当可恢复。

处方： 野党参 10g，野於术 6g，炙甘草 5g，炒远志 10g，土杭芍 10g，柏子仁 10g，山萸炭 15g，莲房炭 12g，鹿角胶 10g，川续断 6g，沙蒺藜 10g，春砂仁 5g，川杜仲 6g，白蒺藜 10g，生地 10g，熟地 10g，五味子 6g，五倍子 6g。4 剂。

二诊： 药后血已渐少，精神好转，食欲望增，酸楚减，睡眠甚安，心跳头昏显著减轻，仍有少量血块。

处方： 原方去莲房炭，加玫瑰花、月季花各 5g，再服 4 剂。

三诊： 血已止，症状除，但昨日突然眩晕、恶心，检血压为 80/60mmHg。遂又觉心跳，仍是血不上荣之症，拟以补虚养血法。

处方：党参 10g，当归身 6g，明天麻 5g，白薇 6g，鹿角胶 6g，阿胶珠 10g，远志 6g，沙蒺藜 10g，生龙骨 10g，狗脊 15g，白蒺藜 10g，生牡蛎 10g，菖蒲 5g，野於术 5g。

[祝按]更年之期，月经多不正常，无足为虑，但下血过多则成病态。心主血，肝藏血，脾统血，主治三脏则血可止，体力日复。本案患者在诸症消失之后突然血压降低，更可说明是虚证矣。补虚养血，当为正治。

[今按]本案与前案月经淋沥不断，虽属漏下者，但其年龄悉为七七之年前后，实已步入更年期，出现月经紊乱，忽多忽少，忽前忽后，并伴腰膝酸软，头晕耳鸣，心慌气短，四肢乏力等，中医又谓之"经断前后诸证"，现代医学即所称"更年期综合征"。本病主要是肾气虚衰，冲任虚损所致，即《内经》"女子……七七，任脉虚，太冲脉衰少，天癸竭，地道不通，故形坏而无子"之论。由于体质之差异和受损轻重有别，故而其除肾虚（包括偏阴、偏阳之殊）之外，并亦多伴心、肝、脾等脏腑之虚实病候等。如本案即兼脾虚肝虚，因此施师以四君、四物、六味地黄之主药与杜仲丸加鹿胶、阿胶等药为伍，脾、肾、肝三脏同治而获良效也。

（三）闭经

○ 病案 1

谢某，女，22 岁，病历号 1951.6.37。

月经一年未至，日形消瘦，精神疲怠，读书过目即忘。下腹坠痛、腰酸、微有白带，形体瘦弱，面色滞晦。舌质暗红，六脉沉涩。

辨证：六脉沉涩，舌质暗红，闭经将近一年，是有瘀血之象。但形体瘦弱，不宜峻攻。

治法：先活血通经，后再调养，使气血充盈，月事即可以时而下。

处方：两头尖 10g，凌霄花 6g，茜草根 6g，茺蔚子 6g（酒炒），酒元胡 6g，酒当归 6g，酒川芎 5g，酒丹参 15g，祁艾叶 5g，炙甘草 3g。4 剂。

二诊：服药在第二剂时即稍见红，以后则下黑紫色血，且有块，下腹坠痛及腰酸均见好。

处方：每日早晚各服八宝坤顺丸 1 丸。连服一个月。

[祝按]患者虽然形体瘦弱，气血均亏，然以脉象沉涩、舌质暗红，若不

先去其瘀，纵然大补气血亦不能使之经通。但又因形体瘦弱，不宜用峻攻之法，故先用行血活瘀之剂，使瘀血得活，再予八宝坤顺丸，则冲任和调，气血渐充，月经可及时而至。方用两头尖为入厥阴之血分药，行血活瘀，且能治痈肿。凌霄花去瘀血，除癥积，可通月经。

[今按] 闭经，是指女子年逾18岁而月经尚未初潮，或已经至而又中断3月以上者。前者为原发性闭经，后者为继发性闭经。少女初潮后会发生停经，更年期者会停经，妊娠期和哺乳期发生停经，此为生理现象，不作闭经论。闭经无论原发与继发者，无非虚实两端。虚者多由先天不足或后天损伤以致肝肾不足、气血虚弱；实者多因于气滞血瘀或痰湿阻滞。本案为虚实兼杂者，虚为"瘀血不去，新血不生"，即因瘀而闭经致虚；实为气滞血瘀。故治必先祛瘀血，然后补益气血。施师先以佛手散加凌霄花、茜草根、茺蔚子、丹参、元胡、艾叶温经活血，行气止痛；待经血下，以《集验良方》八宝坤顺丸（即由八珍汤、正气天香散加阿胶、砂仁、琥珀、木香、沉香等成方）气血双补，理气开胃而收功。

○ 病案 2

张某，女，23岁，病历号1951.7.638。

平素行经错后，本年初因家事不顺，心情郁郁，由二月至今五个月经水未来。腰背疼痛，食少，头晕，日渐消瘦，睡眠及二便尚属正常。舌苔薄质暗，六脉沉涩而细。

辨证：情志不舒，气滞血瘀，月经五月未至。

治法：舒肝活血。

处方：柴胡5g，砂仁5g，玫瑰花5g，赤芍6g，白芍6g，生地6g，熟地6g，厚朴花5g，益母草12g（酒洗），酒川芎5g，酒当归10g，佛手花6g，佩兰叶10g，炒丹皮6g，月季花6g，泽兰叶10g，炒丹参6g，白蒺藜10g，沙蒺藜10g，炙甘草3g。4剂。

二诊：服药后腰背疼痛减轻，食欲好转，惟月经仍未来。

处方：前方加桂枝3g，细辛1.5g。再服4剂。

三诊：药后月经已见，量少色暗，少腹坠痛，拟用丸方调理。

处方：每日早服八宝坤顺丸1丸，晚服玉液金丹1丸。

[祝按] 经闭之因甚多，不可妄用破血活瘀之剂。本案则为情志郁郁，以致气结血瘀者，故舒肝活血为宜。以柴胡四物为主方，玫瑰、月季、泽兰、益母诸味既活血又养血，服药八剂月经即现，遂以丸药巩固。

○ 病案 3

徐某，女。

经闭 4 个月，小腹时痛，经检查证明非怀孕，脉象滞涩。

辨证： 气滞血瘀，故脉涩腹痛，月经不以时下也。

治法： 理气活血，祛瘀通经。

处方： 桃仁 6g，杏仁 6g，西红花 1.5g，当归尾 6g，酒川芎 5g，酒元胡 6g，鸡血藤 12g，益母草 12g，制香附 6g，酒熟地 10g，酒白芍 10g，怀牛膝 10g，泽兰叶 6g，玫瑰花 5g，月季花 5g，台乌药 5g，青皮炭 6g。2 剂。

二诊： 药后，仅下血块少许，此乃药力弱之故，易服逐瘀通经之丸剂再进。

处方： 大黄䗪虫丸，每夜服 1 丸，白水送下，经通即止。

[今按] 此案闭经属继发者，由气滞血瘀所致，故施师拟桃红四物汤合青囊丸化裁主之，即以桃红四物加益母草、鸡血藤、元胡、牛膝、泽兰、月季，活血化瘀，通经止痛；用玫瑰、台乌、香附、青皮疏肝理气，气行血行。服大黄䗪虫丸者，尤助活血通经之力也。青皮炭用，有涩敛反佐之意，杜行瘀活血之勿过，杏仁之用在行调畅气机，肝行气于左，肺行气于右也。

○ 病案 4

钱某，女，18 岁。

已届成年，月经尚未见，经检查证明无病，惟贫血。舌淡红，脉虚细。

辨证： 脉虚细者，气血不足也。年达二九，冲任当盛，月事应以时下。然因肾精不足，血海亏虚，故而闭经也。

治法： 益肾填精，养血调经。

处方： 陈阿胶 30g，龟板胶 30g，鳖甲胶 30g，大生地 30g，熟地 30g，酒川芎 15g，酒当归 30g，酒杭芍 30g，益母草 60g，台乌药 15g，香附米 30g，酒元胡 30g，月季花 100 朵，泽兰叶 15g，桃仁 30g，杏仁 30g，炙甘草 15g，春砂仁 10g。

上药除三胶、砂仁外，共入大铜锅内，煮极透烂，取汁去渣，兑入三胶，再加砂仁研极细末兑入调匀，共收为膏。每日早晚各服 1 匙，白开水冲服。服药月余，初潮已至。

[今按]《内经》有"女子……二七天癸至，任脉通，太冲脉盛，月事以时下"之论。今患女年已十八而经未至。检查非先天生理之异，而因贫血所致，当属原发性闭经者。中医论治，乃系肾虚精亏，血海不足为病。施师取胶艾四物、桃红四物汤合青囊丸去艾叶、红花，加龟胶、鳖胶、益母、泽兰、月季、元胡、砂仁等益肾填精、养血活血、理气温经之品施治而经至。

○ **病案 5**

褚某，女，30 岁，病历号 1951.7.651。

既往月经基本正常，无任何特殊症状，去夏以来，发现月经延期，量少，且开始周身不适，食欲减退，腰腿酸楚，去年九月最后一次经行之后，至今十个月迄未再来，但无发热、咳嗽、消瘦等现象。近来则感头晕，腰酸，不思饮食，经仍不至而求诊。舌苔白而微腻，脉象弦涩。

辨证：《内经》云："月事不来者，胞脉闭也。"冲为血海，隶于阳明，阳明属胃，饮食入胃，游溢精气而化为血；营出中焦，中焦失其变化功能，所生之血日少，上既不能奉生于心脾，下又无以泽冲任，是以经血无从而来，故《内经》谓："二阳之病发心脾。"

治法：和胃健脾，养血通经。

处方：川杜仲 10g，生地 6g，熟地 6g（砂仁 5g 同捣），杭白芍 10g（柴胡 5g 同炒），川续断 10g，沙蒺藜 10g，白蒺藜 10g，酒川芎 5g，苦丁茶 5g，鹿角胶 6g（另溶兑服），野於术 6g，酒当归 10g，金狗脊 12g，酒丹参 10g，绿萼梅 6g，谷芽、麦芽各 10g，炙甘草 3g。3 剂。

二诊：服药后，诸症如前，原意书方继服。

处方：全当归 10g，左金丸 6g（布包），生地 6g，熟地 6g（砂仁 5g 同捣），旋覆花 3g（真新绛 5g 同布包），酒丹参 10g，酒川芎 5g，鹿角胶 6g（另溶兑服），阿胶珠 10g，野於术 6g，谷芽 10g，麦芽 10g，赤芍 10g，白芍 10g（柴胡 5g 同炒），茺蔚子 6g，绿萼梅 6g，广陈皮 6g，怀牛膝 10g，炙甘草 3g。6 剂。

服上药，并嘱于每晚临睡时服玉液金丹1丸，共服十五天。

三诊：患者照嘱服完汤药6剂，丸药十五天，四日前，月经来潮，量不多，色黑，脉象转趋流利尚带弦意，再本原方加减。

处方：沙蒺藜10g，桑枝12g，白蒺藜10g，桑寄生12g，细辛1.5g（砂仁5g同打），生地6g，熟地6g，赤芍6g，酒当归10g，柴胡3g（桂枝3g，同炒），白芍6g，油松节10g，酒川芎5g，蕲艾叶5g，阿胶珠5g，山楂炭10g，炙草节6g，旋覆花6g（新绛6g同布包），鸡血藤15g。

四诊：上次经行五天而止，三诊处方共服4剂，月事再延两月又来一次，血量仍少，四天而止，食欲已好，困倦酸楚之感大减，脉象沉而有力，恙延已久，拟服丸药，益气生血，以使阳生阴长。

处方：酒丹参30g，粉丹皮30g，泽兰叶30g，茜草根30g，益母草120g（酒洗），茺蔚子30g（酒炒），南红花30g，沙苑子30g，金毛脊30g，功劳叶30g，酒当归30g，生地30g，熟地30g（酒炒），白蒺藜30g，酒川芎30g，酒川军30g，鹿角霜30g，炒枳实30g，野於术30g，海沉香15g，春砂仁30g，炙甘草30g。

上药共为细末，加炼蜜，为小丸，每日早晚各服10g，白开水送服。

[今按]本案闭经者，从脉证到施治始终，其病机在脾肾不足，肝脾失调。脾为后天之本，气血生化之源，脾虚则化源不充，气血不足，冲任何以盈；肾为先天之本，藏精之处，冲任系之，肾精不足，冲任又何以盈，故月经不以时下，且头晕，腰酸不思饮食也。施师先以杜仲丸合四物汤加白术、鹿胶、丹参、狗脊、沙苑子等，脾肾并治之。脾虚、肾藏不足，则肝木偏亢而乘之，故治当疏理肝气，使气畅而血行也，是以方中又配白蒺藜、绿萼梅、苦丁茶等。二诊稍作调整，去杜仲丸易怀牛膝、阿胶、左金丸、旋覆花汤等，并加服玉液金丹，增强扶正养血，理气行血之力。三诊亦稍作调整，用胶艾四物汤、旋覆花汤合柴胡桂枝汤意加寄生、桑枝、油松节等既治本，又治标，疏通经脉也。四诊以香砂枳术合四物汤加狗脊、功劳叶、沙苑子、丹参、丹皮、益母、茺蔚、鹿霜、泽兰等，配丸药脾肾并治，养血活血而收功。

（四）更年期综合征

○ **病案**

邢某，女，49 岁，病历号 1953.5.470。

月经于本年初断绝。此后即觉周身酸楚，倦怠不适，头痛，乳房痛，且有硬核，大便燥，食睡尚佳。舌苔正常，脉象弦涩。

辨证：更年之期，月经闭止，时见营血不调之症，故周身酸楚疼痛。

治法：活血通络。

处方：酒川芎 5g，酒当归 10g，制乳香 6g，没药 6g，桂枝 1.5g，薤白 10g，豨莶草 10g，柴胡 5g，全瓜蒌 20g，炮甲珠 10g，杭白芍 10g，炙甘草 3g，山慈菇 10g，2 剂。

二诊：药后除周身酸楚见效外，余症依旧，拟前方加一力，并施软坚散结，以治乳房硬核。

处方：桂枝 1.5g，薤白 10g，酒川芎 5g，柴胡 5g，全瓜蒌 20g，酒当归 10g，杭白芍 6g，生鹿角 12g，炮甲珠 10g，片姜黄 6g，白蒺藜 12g，白僵蚕 5g，山慈菇 10g，制乳香 6g，没药 6g，炙甘草 3g，蔓荆子 6g。

三诊：服药颇效，遂连服 8 剂，头已不痛，全身感觉舒畅，乳房痛减，硬核尚未见消，大便一日一次已不结燥。

用前方加五倍量配制丸剂，早晚各服 10g，冀其痊可。

[**祝按**]《产宝·方序论》曰："大率治病，先论其所主，男子调其气，女子调其血，气血者，人之神也。然妇人以血为基本，苟能谨于调护，则血气宜行，其神自清。"此语虽非金科玉律，然妇女之病多偏于血，亦有其实际意义。尤以更年期后，月经闭止，所生各种症状，详辨其证，多从理血着手则效，本方以瓜蒌散加柴、桂、姜黄、川芎通调血脉、活血散结，生鹿角、炮甲珠、山慈菇治硬核甚效，血气宣行，诸症均除也。

[**今按**]更年期是表达妇女从生育年龄过渡到老年阶段卵巢功能减退给机体所带来的一系列改变，而绝经仅是此期间所出现的一系列变化的征象之一，为主要者。因此更年期是一过渡阶段，从一个长期生育期的内分泌环境过渡到另一个新的内分泌环境。由之产生植物神经功能紊乱，临床出现多种多样的表现，则统而称曰更年期综合征。一般而言分为心血管症状（如潮热、血管痉挛

性疼痛、高血压、眩晕、耳鸣、眼花等），精神神经症状（如失眠、忧郁、焦虑、易激动、记忆下降、易啼哭等），新陈代谢障碍（如肥胖、关节痛、肌肉痛、血管硬化、心肌梗死、阴道炎、子宫阴道脱垂、骨质疏松等）。中医称为"经断前后诸证"或"经断前后证候"，其病因病机主要在肾，即《素问·上古天真论》所云"女子……七七，任脉虚，太冲脉衰少，天癸竭，地道不通，故形坏而无子"之理，但与肝、脾、心等诸脏腑亦有密切关系，临床上一般又分肝肾阴虚、心肾不交、脾肾阳虚、肝郁血瘀等不同证型进行施治。本案即属肝郁血瘀者，脉弦主肝，涩主血行不畅，不通则痛，肝失条达，气滞则痰瘀互结，则乳房生结也。是以施师据证以瓜蒌薤白桂枝汤合柴胡四物汤加乳没、山甲、姜黄之活血化瘀，加慈菇、鹿角等散结治之，共奏疏肝理气，活血通络，化瘀散结之效。

二、带下病

○ **病案 1**

师某，女，27 岁，病历号 1952.5.205。

两年来，月经量少，色淡，白带甚多，腿疼足肿，食欲不振，气短自汗。舌苔白，脉细弱。

辨证：六脉细弱，气血不足，月经量少，职是之故。气虚提摄无力，白带绵绵不绝，易汗气短，因之而生。肾阳不振，水不化气，而致跗肿，血不荣筋，经脉不充而现腿疼。

治法：调理气血，补中通阳。

处方：桂枝 5g，砂仁 5g，嫩桑枝 15g，杭白芍 10g，细辛 1.5g，桑寄生 15g，米党参 10g，大熟地 10g，野於术 5g，当归身 10g，炙黄芪 12g，益智仁 5g，五味子 5g，宣木瓜 15g，白薏仁 12g，炙甘草 3g，炒远志 10g。4 剂。

二诊：服药后诸症均有所减轻，但非显效，病已两年，气血双亏，绝非数剂可愈。

处方：前方去桑枝、桑寄生，加功劳叶 10g，金狗脊 15g。再服 10 剂。

三诊：前方服 12 剂，精神渐旺，白带大减，月经尚未及期，然腿痛足肿均效，气短自汗亦好，仍遵前方加力。

处方：桂枝 5g，米党参 10g，砂仁 5g，杭白芍 10g，当归身 10g，大熟地 10g，炙黄芪 12g，川附片 5g，野於术 5g，益智仁 5g，汉防己 10g，功劳叶 12g，宣木瓜 6g，炙甘草 3g。

四诊：服药 8 剂，期间月经已来，量较多，色亦鲜，白带甚少，食欲增强，腿已不痛，足肿亦消，前方可以常服。

[祝按] 白带极多，系属气虚提摄无力，月经量少，则为荣血不足之征，补中则固气，养血则和荣，益命门之火则化气布精于周身，本方着重调理气血，补中通阳，收效之速在于施治得体。

[今按] 带下病，泛指妇人带下之量、色、质、气味等异常变化之疾病，古称"白沃""赤沃""下白物""赤白漏下"等，有五色之变说。现代医学中"女子生殖系统炎症"多包括在本病中。其病机主要是脾肾二脏受损，或邪直犯胞宫、阴器等致冲任失固，带脉失约所致，故临床上带下病有虚、实、寒、热之分，虚则责之脾虚、肾虚；实则责之湿热、湿毒所伤；寒则责之寒湿侵袭，脾肾阳虚；热则责之湿热下注，或阴虚挟湿毒为患。是以傅山于其《女科·带下》概之曰："脾气之虚，肝气之郁，湿气之侵，热气之遏，安得不成带下之病哉？"本案即属脾肾两虚所致，施师乃择归芪建中汤、当归四逆汤之意，加参、术、益智仁、寄生、熟地、木瓜、五味子等脾肾并治，健脾益气，温肾固涩。后又易当归四逆为桂枝附子汤加功劳叶等增强益气健脾，温肾补火，除湿止带之力而收功。

○ **病案 2**

曲某，女，69 岁，病历号 1953.5.171。

天癸已断二十年，近岁带下日甚，时红时白，经年不绝，颇以为苦。腰酸楚，全身乏力，大便结，小便失禁，食少，睡不安。舌苔滑白，六脉濡弱。

辨证：年将七旬，脉现濡弱，气血虚损之象；任脉主胞胎，其为病，带下瘕聚。更年期后时患带下者，任脉不充之故耳。腰为肾府，肾司二便，肾气虚则腰酸楚而二便失常。

治法：补肾固气，养血为治。

处方：砂仁 5g，川杜仲 10g，五味子 5g，大熟地 10g，川续断 10g，五倍子5g，覆盆子10g，益智仁5g，山萸肉12g，炒远志10g，鹿角胶6g，米党参10g，桑螵蛸10g，生白果12枚，炙甘草3g，阿胶珠10g。

二诊：服药10剂，带下大为减少，全身亦感有力，小便失禁好转，大便则尚干燥，年事已高，气血非一时可恢复。服药既效，可作常用方，并加服参茸卫生丸，每日1丸服之。

[**祝按**] 前世医家论带下云：赤者热入小肠，白者热入大肠，由是带下赤白皆为热证。实际亦不尽然，施师治此高年老妇，审脉察证是全属虚象，故从补肾固气养血着手，收效甚速。若属肿瘤引起带下者，则须另作考虑。

[**今按**] 本案带下者，责之肾虚为主。施师择杜仲丸，配地黄丸、五子衍宗丸等方之主药制方，加鹿胶、阿胶、益智、桑蛸、砂仁、党参、白果、远志等补肾固涩，益气健脾之品施治，而获显效。

○ **病案3**

王某，女，43岁，病案号1951.11.872。

近半个月以来，时发心慌心跳，尤以睡前为重，甚至竟不能入睡，头晕，起立时两眼发黑，势将晕倒。平素白带多，余无他症，舌苔正常，脉濡数。

辨证：平素白带过多，脾阳不升之象，心跳脉濡数，为血少，心气亏损之征。

治法：补益气血，圣愈汤加味治之。

处方：台党参10g，当归身6g，杭白芍10g，炙黄芪15g，生地10g，熟地10g，炒远志10g，酒川芎5g，醋柴胡5g，酸枣仁（生、熟各半）12g，柏子仁10g，桑螵蛸10g，益智仁5g，阿胶珠10g，炙甘草3g。8剂。

二诊：药后心跳迄今未发作，睡眠甚好，白带减少，头仍晕。

处方：白人参6g（另兑服），柴胡5g，砂仁5g，炙黄芪15g，杭白芍10g，大熟地10g，炒白术5g，炒陈皮5g，酸枣仁12g（生、炒各半），当归身6g，五倍子5g，龙眼肉3g，绿升麻1.5g，五味子5g，炒远志10g，阿胶珠10g，益智仁5g，炙甘草3g。8剂。

三诊：药后精神旺健，心跳平稳正常，白带减少，要求常服方。

处方：前方去陈皮、升麻，每周服二三剂。

[**祝按**] 妇女之有白带，如系微量亦属正常，但来之过多，绵绵不绝，则

为脾阳不振，中气不足之象。气虚血亦受损，血亏则心跳头晕。初拟圣愈汤为主以调气血，二诊以补中益气汤为主，以补中气、养心血，常服方则以逍遥散、归脾汤加减，治肝脾以养血，调中气，益心神，层次清楚，疗效亦著。

○ 病案 4

冯某，女。

少腹胀满，两旁疼痛，时下白带，月经经期不准。

辨证：情志失遂，劳倦失宜，而致肝脾失调。湿蕴化热，下注成带；气滞血涩，冲任受损，则月经不调，少腹胀痛也。

治法：理气止痛，养血调经，燥湿止带。

处方：盐橘核 6g，盐荔核 6g，杭白芍 15g（醋柴胡 5g 同炒），川楝子 6g（巴豆 3 粒打碎同炒，去净巴豆），台乌药 5g，醋炒香附米 6g，醋青皮 6g，醋广皮 6g，炒川杜仲 10g，川续断 10g，醋蕲艾 5g，陈阿胶 10g，酒川芎 5g，当归身 6g，大熟地 10g（砂仁 5g 同捣），酒元胡 6g，苍术炭 5g，盐黄柏 5g，炙甘草 3g。

二诊：前方连服 4 剂，小腹疼痛已止，白带亦渐少。拟用丸药调经。

处方：每晚临卧服八宝坤顺丸 1 丸，白开水送。

[**祝按**] 本案属妇科盆腔炎症，消炎即可止痛。故用柴胡、川楝、橘荔核、元胡，又加胶艾四物汤及二妙散，既可止痛调经，又能治白带。青皮、广皮、香附、乌药止痛；杜仲、续断治白带，强腰肾。

[**今按**] 妇科盆腔炎，是指女性盆腔生殖器官炎症，包括子宫炎、输卵管卵巢炎、盆腔结缔组织炎及盆腔腹膜炎。其系由外来感染原和自体感染原等多种因素引起的女性生殖器官炎症，现代医学分为急性、慢性两大类盆腔炎。中医一般将本病列入带下病中，其急性病或慢性急性发作者，多为实热证（或湿热证）；慢性者多为湿热挟瘀证，或气滞血瘀证、寒湿挟瘀证、脾肾两虚证等。本案则属气滞血瘀证为主，兼有寒湿者。故施师拟胶艾四物汤合柴胡疏肝散、天台乌药散、二妙散、金铃子散、杜仲丸等诸方化裁治之，后又以八宝坤顺丸调经以巩固疗效。

三、妊娠病

（一）妊娠恶阻

○ **病案 1**

李某，女。

怀孕两月，呕吐不止，食不能下。

辨证：孕后冲脉气盛，冲脉隶属阳明，其气上逆，则胃失和降，故呕而食不下。

治法：和胃止呕。

处方：白扁豆60g，紫苏叶2g，姜竹茹6g，广皮炭6g，半夏曲6g（左金丸6g同布包），壳砂仁3g，玫瑰花5g，代代花5g，佩兰叶10g，香稻芽12g，奎白芍10g（土炒透），花旗参3g。2剂。

二诊：药后呕吐渐止，略能进食。遂又照原方服两剂，呕吐虽止，胃部仍感觉不适，心跳气短，四肢无力，精神倦怠。拟和胃、养血、强心法。

处方：野於术5g（土炒），白扁豆60g，紫苏叶2g，炒吴萸1g，炒黄连2.5g，清半夏10g，青竹茹6g，广皮炭10g，佛手花5g，玫瑰花5g，花旗参5g，大熟地10g（砂仁5g同捣），佩兰叶10g，奎白芍10g（土炒透），香稻芽12g，焦远志10g，当归身6g。

[祝按] 孕妇呕吐不可用重坠剂，只可用和胃养血药，如本方者，即此意也。二诊又以於术、扁豆、苏叶、萸连、竹茹、广皮、稻芽、佩兰、砂仁、玫瑰花、佛手花和胃止呕，熟地、奎芍、当归养血，花旗参、焦远志强心。

妊娠恶阻，亦需视其人身体如何，强健者，自无多大痛苦。治宜调和胃气，并应注意体质。故施师二诊中投用熟地、洋参，而呕吐竟豁然告愈，此其明验也。

[今按] 妊娠恶阻，又称"阻病""子病"，现代医学谓之"妊娠呕吐"或"妊娠反应"。是部分孕妇于孕妊早期，6～12周，出现头晕厌食，恶心呕吐，恶闻食气，或食入即吐，体倦怠惰，嗜酸食咸等症状。轻者一般无需治疗，但重者则需治之，以免吐甚伤胎气。中医临证因人体阴阳盛衰之差异常可分为胃虚、肝热、痰滞等证型。本案据症及施师方药而言，乃属胃虚肝热者。拟用苏叶黄连汤合左金丸、二陈汤，加洋参、扁豆、竹茹、佩兰、白芍、稻芽、玫瑰花、

代代花，以清疏肝热，养胃化浊，降逆止呕，4 剂而呕吐止。孕妇贵在以血养胎，故二诊在治胃之中加熟地、当归则有四物汤意，其效颇佳，足资参考。

○ **病案 2**

梁某，女，25 岁，病历号 1952.5.580。

妊娠三月，有饥饿感而不欲食，饭后胸间堵闷欲吐，口干不喜多饮。舌苔薄微黄，脉滑数。

辨证： 妊娠恶阻，多见于怀孕初期，若已三月，仍不欲食，则为郁热结滞，脉滑数亦足证明。

治法： 和胃清热。

处方： 白扁豆 30g，北沙参 12g，酒条芩 6g，金石斛 10g，香稻芽 10g，炒枳壳 5g，砂仁壳 5g，厚朴花 5g，豆蔻壳 5g，玫瑰花 5g，旋覆花 6g（炒半夏曲 6g 同布包）。

[祝按] 妊娠之际，经血即闭，血脉不通，经络痞涩，故易生热，气滞膹郁，饥不欲食，口干亦不喜饮。治之不宜过用香燥药物。白扁豆为缓和滋养之品，治妊娠不食或呕吐最宜，沙参、酒芩、石斛既能清热又益胃阴，砂仁、豆蔻开胃止呕，芳香可以化浊，此类方治恶阻或不食，性平和而效果甚良。

[今按] 本案恶阻者，据症情当属胃阴虚而郁热者。故施师取吴氏沙参麦门冬汤意化裁，以黄芩、沙参、石斛清热养阴，重用扁豆配稻芽，补益脾胃之气，与芩、参、斛相伍，既清热，又气阴两补，而固胎元，诸药乃为方中君臣也。佐以枳、朴、砂、蔻、玫瑰花、旋覆花、夏曲降气和胃，醒脾化浊而止呕也。

○ **病案 3**

陶某，女，36 岁，病历号 1952.6.97。

妊娠已四月，仍是食后即吐，甚则呕出血液，困怠不堪，急来求治。舌红少津，六脉滑数。

辨证： 恶阻本属妊娠常见之症，但已四月仍行呕吐，且有血液，六脉滑数，舌红少津，一派阴虚胃热之象。

治法： 养阴清热和胃。

处方： 金石斛 6g，砂仁壳 3g，旋覆花 6g（半夏曲 6g 同布包），鲜石斛

6g，豆蔻壳 3g，白扁豆 25g，姜竹茹 10g，酒条芩 6g，炒吴萸 1g，炒黄连 2.5g，紫苏叶 1.5g，炒陈皮 5g，生甘草 3g。4 剂。

二诊：服药后呕血已止，且能略进饮食，去金、鲜石斛，加北沙参 10g，再服数剂。

[祝按] 妊娠之候，气血多滞，因以化热是属常见，素体阴亏，遂呈阴虚胃热、呕吐不止之象。施师化裁丹溪之咽醋丸方去苍术加扁豆、沙参、竹茹、紫苏等药，方中砂仁壳、豆蔻壳虽是性燥，然以用壳，则力弱，而和胃止呕仍起作用。二诊加北沙参者，以养胃阴也。

[今按] 本案恶阻者，亦属胃阴虚而郁热证。但与前案较之，此病久而阴虚内热甚于前者，前者气滞而甚此也。故施师取丹溪先生之咽醋丸（即芩、连、吴萸、陈皮、苍术制方）去苍术，加清热养胃阴之佳品——金、鲜石斛为用，清热养阴并重以治其本也。二诊去石斛易沙参者，石斛过寒有碍胃之嫌，病势退则求平和也。

（二）子淋

○ 病案

刘某，女，28 岁。

第二胎妊娠五个月，半月前感觉排尿不畅，初不介意，继则加重，小便频数，艰涩不爽而酸痛，色黄，大便干燥，食欲欠佳，夜眠不安，易发烦躁。舌苔白，根部发黄；脉滑数。

辨证：妊娠小便难，乃热郁膀胱，津液亏少，气化不行所致。

治法：清热通淋，调气润燥。

处方：川萆薢 6g，天冬 6g，麦冬 6g，生地 10g，酒条芩 6g，南花粉 10g，草梢 3g，炒枳壳 6g，火麻仁 12g，山栀 5g，台乌药 6g，益智仁 5g，茯苓 10g，川石韦 6g。2 剂。

二诊：服药后尿频大减，尿时仍有涩痛之感，大便已通，眠食转佳，原方去火麻仁，加淡竹叶 5g。

[今按] 子淋，又称"妊娠小便淋痛"，与现代医学所谓"妊娠泌尿系感染症"相似。本病发生，其病机主要在肾与膀胱。若素体阴虚，肾精不足，则虚热内生，热迫膀胱，而致子淋；若素体阳虚，或过食辛辣，蕴热于内，心火亢盛，

移热小肠，传入膀胱而成淋；或摄养不慎，湿热内袭，下注膀胱，气化不利而为淋。本案据症情而论，其属阴虚燥热，气化不利。故施治择《局方》五淋散、石韦散和钱乙导赤散、陈氏缩泉丸化裁施治，即以生地、花粉、天冬、麦冬、芩、栀养阴清热，草薢、茯苓、石韦、草梢利尿通淋，枳壳、乌药、益智益肾理气，火麻仁润燥通便，诸药标本兼治而获良效，后大便通易麻仁为竹叶，更利养阴清热通淋也。

（三）子晕

○ **病案**

程某，女，34 岁。

怀孕五个月，只是头晕，别无他症。舌苔正常，脉象滑但不满指。

辨证：妊娠五月，气血多养胎儿，不能上荣于脑，故生头晕，脉不满指，实是血虚也。

治法：气血双补。

处方：炙黄芪 10g，当归身 5g，酒生地 10g，黑芝麻 18g，鹿角胶 6g，阿胶珠 6g，白薇 5g，炒远志 5g，桑叶 6g，桑寄生 15g，黄菊花 10g。

[祝按] 妊娠之际，血多下行以养胎儿，故不上荣，遂致头晕血虚易生热，方中用白薇、生地、菊花者，即清虚热也，用桑叶者引药上行兼清头目之意。患者服药四剂，头晕大为转好，曾来电话询问是否再服，嘱留此方，若再头晕可服数剂。

[今按] 子晕，又名"子眩""妊娠眩晕"，是指妊娠中晚期，头目眩晕，甚或昏不知人之病证，与现代医学所称的"先兆子痫"类似。《素问·至真要大论》云："诸病掉眩，皆属于肝。"子晕之病机一是肝阳偏亢，风阳内动所致；二是平素脾虚，运化无权，气血不充。孕后阴血养胎，精血益虚，脾虚而肝旺，遂致肝阳上亢，并挟痰湿上扰，而病眩晕。本案即属阴血虚而肝阳偏亢，气血化源不足所致。故施师取当归补血汤、桑麻丸、白薇汤等方加减主之，即以鹿胶、阿胶、生地、当归、白薇、寄生补益精血，桑叶、菊花清肝平肝，黄芪配当归为当归补血汤，气血双补，阳升阴长也。是以本方脾肾并治，平肝止眩矣。

（四）胎动不安

○ **病案**

关某，女。

妊娠四月，胎动不安，肚腹微痛。

辨证：气血虚弱，胎失所养，胎元不固，故胎动不安，腹痛也。

治法：补益气血，益肾安胎。

处方：当归身 6g，条黄芩 6g，杭白芍 10g，小白术 5g，壳砂仁 5g，大熟地 10g，花旗参 5g，云茯苓 10g，香附米 5g，炙甘草 2g，陈阿胶 10g，醋蕲艾 5g，苏梗叶 5g。2 剂。

二诊：药后，胎安。拟用丸药调理。

处方：胎产金丹，每一星期服一丸，白开水送。

[**祝按**] 本方为当归散、缩砂散、胶艾汤之合剂，功能安胎气，止腹痛。此妊妇身体虚弱，血不足养，以致胎气妄动。但斯时处方甚难，既不能大补，亦不可泻之，设非大匠，实难于运斤也。

[**今按**] 胎动不安，是指妊娠期仅腰酸腹痛，或下腹坠胀，或伴少量阴道出血者，西医谓之先兆流产。此病主要机理在于母体气血不调，胎元失固，但导致气血不调，胎元失固原因颇多。一般而言，一为肾虚，无论先天禀赋不足，还是后天造成肾虚者，均能冲任不固，血不养胎而动也；二为气血虚弱，无论气虚为主，还是血虚为甚，均可令胎失所养，胎元不固而动也；三为血热，饮食失宜，情志失度，或外感温邪，均可致内热生，传入血分，俾血热妄行，而动胎元也；四为癥瘕碍胎，胞宫内有癥疾，瘀血内阻，而血不归经，胎失所养则胎元不固而动。此外还可有因外伤、药食中毒等致胎动不安者。本案属气血虚弱，而致胎动不安，故施师以《金匮》当归散、芎归胶艾汤合《证治准绳》缩砂散去川芎加香附米、苏叶、洋参，以补血益气，和胃安胎也。

（五）滑胎

○ **病案**

施某，女，22 岁，病历号 1951.9.610。

十八岁月经初至，二十岁结婚，流产两次。每届天癸之期，经水特多，白带绵绵，全身酸软无力，精神萎靡。舌苔正常，脉象细弱。

辨证：经、带均多，日久体力亏损，虽在壮年，脉细弱，身酸软，仍属虚证，结婚两年，流产两次者，子宫无力也。

治法：拟以丸药补肾健脾调经。

处方：每日早服定坤丹半丸，午服参茸卫生丸1丸，晚服玉液金丹1丸。

二诊：药服三十日，月经来时已大为减少，白带亦不多见，体力渐强，精神好转，仍用丸药治疗。

处方：每日早服参茸卫生丸1丸，午服龟灵集半瓶，晚服玉液金丹1丸。

三诊：服药一个月，因月经未来遂停药，今已两届经期天癸未见，时时恶心欲呕，已有怀孕现象，头晕，少腹坠。患者因已流产两次，希望保胎，拟和胃保胎治之。

处方：鹿角胶6g，阿胶珠10g，山萸肉25g，黑芥穗3g，醋柴胡5g，砂仁3g，黑升麻3g，杭白芍10g，熟地10g，玫瑰花5g，桑寄生10g，野於术5g，代代花5g，炙甘草1.5g，白扁豆25g。

四诊：服药6剂，颇觉平妥，食欲好转，希予常方保胎。前方去升麻、芥穗、柴胡、杭芍，加党参10g，黄芪12g，白术5g，枸杞10g，每周服一二剂，至临产时停服。

[**祝按**] 习惯性流产，多属子宫无力，胎儿至一定重量，子宫因固摄不住即行流产，大体虚证为多。健脾则固气，补肾则胞宫力强，胎可以安全足月而产。

[**今按**] 滑胎，一般泛指妊娠后连续发生三次及其以上的堕胎或小产，与现代医学所称"习惯性流产"相同。滑胎病机一在于先天肾气、肾精之不足；二在于后天脾虚，气血之不足，以及宿疾未除，内损胎元所致。本案即属于脾肾两虚，肝脾失调所致，是以施师先以中成药稳扎稳打，补虚缓图之。用定坤丹补气养血，疏肝调经；以参茸卫生丸培补肝肾，益气养血，健脾益胃；俾玉液金丹，育阴滋肾，调畅气血；令龟龄集补肾壮阳，振奋真元。两月培补先后二天，气血旺而肾元充、肝脾和，故得孕麒麟矣。为防流产，又施汤剂，以黑逍遥、地黄丸之主药加鹿胶、阿胶、寄生、砂仁、扁豆、玫瑰花、代代花、升麻、芥穗治之；后又加党参、黄芪、白术、枸杞，去升麻、芥穗、柴、芍等而脾肾共治、气血双补而收功。

（六）难产

○ **病案**

丁某，女，28 岁，病历号 1968.1.5。

患者平素体健，怀孕已足月，产前检查未见异常。昨日中午一点钟破水后，即送至某医院产科，至今日下午已超过二十四小时，仍未生产。检查无产道异常、胎位不正和胎儿畸形等情况，医院考虑作剖腹产手术，患者不愿，由其母前来问方。

辨证：羊水已出多时，生产困难，显系阴液不足，气滞不降所致。

治法：拟用养阴润燥，调理气血为治。服药后五小时，如胎儿仍不下，即施手术，万勿拖延。

处方：菟丝子 15g，火麻仁 18g，赤芍 6g，白芍 6g（打碎），冬葵子 12g，油当归 12g，香附米 6g，紫河车 10g，炒桃仁 10g，炒枳壳 6g，炙甘草 6g。

[祝按]患者只服上药一次，一小时后产一男孩，至今已十一岁，身体健康。方中用菟丝子、冬葵子、火麻仁、桃仁、当归等油润富脂之品养阴润燥。香附、枳壳调气，赤芍、白芍理血，甘草扶助正气，紫河车既补精血，又有引经用，其中用菟丝子、冬葵子尚有"诸子皆降"之意。《本草正义》载："菟丝子多脂⋯⋯其味微辛，则阴中有阳，守而能走，与其他滋阴诸药之偏于腻滞者绝异。"《本草纲目》载冬葵子有"滑胎"之功。全方用药虽简单，但每味药的选择都极有针对性，配伍十分严谨。施师虽未见病人，但凭多年经验，精心筹方，收到了很好的效果。

[今按]此案难产，系羊水破后，久而未娩，认为系阴血不足气滞不畅之故。施师取催生立应散之意加减主之，即以当归、芍药、桃仁、河车、菟丝、麻仁养血润燥，益肾扶正；香附、枳壳、冬葵理气缩宫催生。诸药和合，标本并举，药到立生矣。

四、产后病

（一）乳少

○ **病案**

车某，女，33 岁，病历号 1952.4.584。

产后三月，乳水不足，月经仍按期而至，心跳，头晕，极易发怒，饮食二便及睡眠尚属正常。六脉虚软，左关较盛。

辨证：《妇人良方·薛注》曰："夫乳汁乃气血所化，在上为乳，在下为经。"虽乳汁、月经两者不同，而由饮食精微所化。乳儿期间，天癸闭止，则乳汁充足，此为常理。今则月经按期而至，乳水自应不足，气不固血，血不养肝，虚则易怒。

治法：拟养血、补气、强心、舒肝以治。

处方：米党参 10g，砂仁 3g，醋柴胡 5g，当归身 10g，大熟地 10g，杭白芍 10g，炙黄芪 12g，鹿角胶 10g，炒远志 10g，甜瓜子 30g，炙甘草 3g。

二诊：服药 8 剂，心跳头晕见好，乳汁量增，月经尚未及期，不知是否再来。

处方：原方加阿胶 10g，五味子 3g，可多服数剂。

三诊：前方共服 10 剂，月经及期未见，乳汁仍不甚足，精神好转，希予下乳方。

处方：甜瓜子 60g，赤小豆 30g，路路通 12g。

[祝按] 前世医家认为，乳汁亦为经血所化，故哺乳期间，月经闭止，是属正常。本案为经水按期而至，而致乳汁量少。补气养血，使之趋于正常生理，乳汁自当充足，化裁人参养荣汤、柴胡汤，加阿胶、鹿角胶以增养血之力。

[今按] 乳少，又称"产后乳汁不行""产后缺乳"，一般多发生产后二三天至半月以内，亦可见于整个哺乳期。乳汁及气血所化生，在上为乳，在下为经，故缺乳症，主要由气血虚弱或肝失疏泄等所致。本案即如此，是以施师择圣愈汤加鹿角、阿胶、砂仁、远志、柴胡为主施治，方中加用甜瓜子、赤小豆、路路通者，血水同源，乳血同源，乳水亦同源也，利水以通经下乳也。

（二）产褥热

○ 病案

许某，女。

产后二日，忽发寒热，全身酸楚，恶露极臭，嗜睡。

辨证： 产后体虚，外邪侵袭，故发寒热，身酸楚，恶露发臭也。

治法： 解表退热，活血祛瘀。

处方： 黑芥穗10g，炒香豉10g，赤芍6g，白芍6g（醋柴胡5g同炒），杏仁6g，桃仁6g，泽兰叶6g，小生地10g，酒当归10g，广皮5g，清半夏10g，酒川芎5g，老苏梗5g，炙甘草1.5g。2剂。

二诊： 药后发热退，智识清，恶露未净。《局方》生化汤连服2剂即愈。

[祝按] 此病本为伤风感冒，然特在产褥之时耳。故于疏散之剂，又宜酌加血分之药。治产褥热之特效药以黑芥穗为主，又加泽兰汤及增损柴胡汤，活血退热，是以应手而愈矣。

[今按] 产褥热，即指产后坐褥期间，出现持续发热，或突然高热寒战，并伴其他不适者。现代医学多认为是产褥感染。中医一般认为，本病多由邪毒感染所致，亦有因产后阴血虚而发热，或瘀血内停，瘀而化热，或外感而发热。本案即属外感发热，施师投以华佗愈风散、温隐居方泽兰汤和《证治准绳》增损柴胡汤化裁主之，即以荆芥、香豉、苏梗、柴胡辛散清解表邪以退热；归、芍、芎、地、泽兰、桃仁活血益阴逐瘀血，令恶露速下，以退血分之虚热；广皮、半夏、炙草调和胃气；杏仁配归、桃、白芍、生地又润便，以除产妇便秘之苦也。方药主次分明，面面俱到，可谓用心良苦。

（三）乳痈

○ 病案1

李某，女，26岁。

初产二十天，右乳房红肿胀硬，疼痛拒按。身觉寒热不适，病已四天。大便微干，小溲黄。舌苔薄白。脉象数。

辨证： 热毒聚结，气血壅滞，乳汁潴留，络道瘀阻，毒热蕴积成痈。

治法： 清热解毒，宣通络道。

处方：蒲公英 24g，金银花 15g，青连翘 10g，全瓜蒌 24g，制乳香 10g，没药 10g，当归尾 6g，香白芷 5g，山慈菇 10g，萱草根 10g，青橘叶 10g，王不留行 10g。

二诊：服药 3 剂，痛肿大为缓解，寒热已退，原方加贝母 10g，再服 2 剂。后于诊他病时，得知二次服药后完全消肿。

[今按] 乳痈，是乳房之急性化脓性感染疾病，以产后哺乳妇女为多见，尤其初产妇。若于哺乳期发生者，又名外吹乳痈；在妊娠期发生者，则名内吹乳痈。现代医学称之急性乳腺炎，就外吹乳痈而言，其病机主要是乳汁蓄积，郁久化热酿毒成脓所致。不过其产生原因颇多：一可由情志不遂，致肝郁疏泄不利，排乳不畅，酿致成痈；二可由乳头破裂，破后痛而不吮，而致乳汁蓄积酿热成痈；三可由外邪侵袭，乳头破裂，易感外邪侵入，内蕴于肝胃之络，而使乳汁蓄积病发为痈；四可由断乳不当，致乳汁蓄积，病发为痈。痈为阳证，内治法按其发病过程之初起、成脓、溃后三个阶段，立消、托、补三个治疗总则。是案据症情乃为痈之初起，宜消法，即"灭其形症也"。施师仿《金鉴》瓜蒌牛蒡汤、五味消毒饮二方化裁主之，即以公英、银花、连翘清热解毒，瓜蒌、山慈菇、萱草根消肿散结，乳没、留行、归尾、白芷、青橘叶行气活血通络止痛，加贝母者，以增散结消肿之力也。从而先后服用五剂而病瘳矣。

○ **病案 2**

杨某，女，34 岁

产后九个月，仍在哺乳时期，两日前忽觉右乳房红肿胀痛，局部灼热，周身寒热，大便干燥，食欲不佳。舌苔微黄，脉象数而弦。

辨证：哺乳九个月，已非乳腺阻滞所致，良由毒邪外侵，内热郁积而发。

治法：邪热相乘，来势甚急，当以清热解毒，调和气血，以消炎肿。

处方：山甲珠 10g，炒枳壳 5g，酒川芎 5g，山慈菇 10g，青连翘 10g，制乳香 10g，没药 10g，川郁金 10g，苦桔梗 5g，忍冬藤 6g，杭白芍 10g（柴胡 5g 同炒），全瓜蒌 18g（薤白头 10g 同打），忍冬花 6g，粉甘草 3g。

二诊：服药 3 剂，寒热止，炎肿消减，自觉肿胀轻松，按之尚痛，大便甚畅，食欲增加，再按原意加减。

处方：白杏仁 6g，酒当归 10g，山慈菇 10g，全瓜蒌 15g（薤白头 10g 同打），杭白芍 10g（柴胡 5g 同炒），旋覆花 6g（代赭石 12g 同布包），山甲珠 10g，制乳（香）、没（药）各 10g，酒川芎 5g，炒枳壳 5g，苦桔梗 5g，粉甘草 3g。

以上又服 3 剂，肿胀全消，已能正常哺乳。

[祝按] 师门治疗本病，初起先以清热解毒活血为治，日久者则加补气养血托里之剂。两案治疗，均属清热解毒为主，但前者初产仅二十天，偏重于宣通清热消炎，如重用蒲公英、金银花、青橘叶，且加白芷、萱草以通达之。后者产后九个月，来势虽急，显由于毒邪外侵，内热积郁而发作，故着重于清热解毒，调和气血。

附：师门治疗新久乳腺炎经验方。凡未溃破者服之均有显效。一般服用二至四次即可痊愈。

处方：生三七粉 6g，精猪肉（即瘦猪肉）60g，切成薄片。将生三七粉撒于猪肉片上，放于盘中，蒸熟后一次服完，一日一次。

[今按] 是案乳痈，就症情而论，脉弦主肝，数主热，系内为肝郁不疏而化热，并外受邪侵所致。故施师取柴胡疏肝散合枳实薤白桂枝汤化裁主之，即以柴胡、郁金、枳壳、桔梗疏肝理气，忍冬花与藤、连翘清热解毒，瓜蒌、慈菇散结消肿，乳没、山甲、川芎、白芍活血通络，和营止痛，诸药和合，共奏疏肝理气，清热解毒，消肿止痛之效。后二诊稍示调整，减少清热解毒之品，如忍冬花藤、连翘、郁金，加理气活血、调畅气机之品，如当归、杏仁、旋覆花、代赭石，以"治病必求其于本"也。

五、杂病

（一）不孕症

○ **病案**

郝某，女，35 岁，病历号 1953.8.870。

十四岁月经初潮，经期无定，时赶前，时错后，结婚十年未孕，近年来，月经每至量极多，只能睡卧不能行动，时有带下，腰酸，身倦，目眩，耳鸣，睡不安，多恶梦。舌质淡，六脉沉细而软。

辨证：冲为血海，任主胞胎，冲任不调，经期无定，血海不充，提摄无力，经水量多，更至血亏。《内经》云："女子……二七天癸至，任脉通，太冲脉盛，月事以时下，故有子。"冲任不盈，天癸失调，婚久不孕，缘由是起。

治法：调经养血，使太冲脉盛，任脉协和，自可怀孕也。先服丸药调理。

处方：每日早服强心丹18粒，晚服玉液金丹1丸。

二诊：服丸药二十日，期间月经曾来，量已减少，血色正常，腰酸、腿痛，少腹不适等症均较往日为轻，拟予汤药四剂，更服前次丸药二十日以观察疗效。

处方：生地10g，熟地10g，醋柴胡5g，川杜仲6g，杭白芍10g，川续断6g，酒黄芩15g，当归身10g，酒川芎5g，陈阿胶10g，祁艾叶6g，炒远志10g，鹿角胶10g，炒山萸12g，巴戟天10g，淡苁蓉20g，炙甘草3g。

三诊：汤药丸剂共服二十日，月经二十九天来潮，量已正常，白带甚少，腰腹酸痛均减，头晕、目眩、耳鸣、心跳亦大为好转，精神旺健，仍用丸剂治病。

处方：每日早服天王补心丹1丸，午服八宝坤顺丸1丸，晚服参茸卫生丸1丸。

四诊：服药三十日，月经未见，精神极好，前有之头晕、目眩、心跳、耳鸣诸证逐渐消失，食睡均佳，嘱再服丸药一个月。

五诊：又服丸药一个月，情况很好，月经仍未至，遂停药一个月。现症：食后恶心呕吐，畏油腻，喜食酸，六脉均滑，已有怀孕现象，拟和胃止呕法。

处方：砂仁壳5g，玫瑰花6g，豆蔻壳5g，厚朴花6g，旋覆花5g（半夏曲6g同布包），白扁豆25g，野於术5g，青皮炭6g，广皮炭6g，香稻芽10g，炙甘草3g。

注：五诊后六逾月，患者生一男孩，因乳汁不下又来诊视，为之处方下乳。

[祝按] 施师屡为余等言及女子婚后生育，本是生理功能，除子宫卵巢有生理缺欠或实质病变不能生育者外，凡不孕者，总是因病影响功能所致。治愈其病则能受孕。

患者每每因婚久不孕颇为苦恼，经治之后而能生育又欣喜无似，到处表扬。

其实女子生育本属正常，不足为奇。本案即是一例，治以调经养血，月经期准，病症消失自然怀孕。

[今按] 不孕症，有原发性不孕和继发性不孕之分，故而不孕原因颇多。现代医学又有功能性和器质性疾病引起不孕之分。对于功能性和部分器质性疾病引起的不孕，如卵巢功能失常、盆腔炎、子宫内膜异位症、阴道炎及免疫不孕等，中医辨治颇有良效。《济阴纲目》云："医之上工，因人无子，语男则主于精，语女则主于血……男以补肾为要，女以调经为先，而又参之以补气行气之说，察其脉络，究其亏盈，审而治之。"故女子不孕，除先天禀赋异常外，主要是后天脏腑功能失调，气血不和，导致胞宫不能摄精成孕。一般来说，多与肾虚、肝郁、血瘀、痰湿有密切关系，即诸因皆能影响月经异常，是以先哲尝谓"种子之法，女贵调经"也，本案施师治疗全过程亦悉宗此旨。其先后所服丸药一是补气血，二是养肝肾，三是宁心神，意在燮理脏腑以调经；所服汤药亦如此，取胶艾四物、杜仲丸，加鹿胶、苁蓉、巴戟、远志、柴胡、黄芩、甘草等以补肾养血，调心肝，俾脏腑功能协调，气血充盛，而月经正常，是以水到渠成，得以妊子。

（二）癥瘕

○ 病案 1

赵某，女，46，出诊。

于 1954 年 4 月发现阴道少量出血，无任何感觉，即往协和医院妇科（病历号 10277）作活体组织检查，诊断为子宫颈癌 2～3 期，骨盆组织亦受浸润，已不宜作子宫摘除术，于当年 5 月深部 X 线治疗一个半月，后又住院作镭放治疗，住院十日，全身症状逐渐出现，无力、衰弱、消瘦、阴道分泌物增多，大便时肛门剧烈疼痛，以致大汗，痛苦异常，自此每日注射吗啡两次，以求缓解。患者因惧痛而不敢进食，每日只吃流质，配合葡萄糖、维生素、肝精等注射，如此维持一年，病情愈益加重，身体更加衰弱。

现症为危重病容，形瘦骨立，气息微弱，面色苍白而浮肿，呻吟床第，呼号无力，每于痛剧难忍时，辄注射吗啡，饮食大为减少，仅以流质维持。舌苔光嫩而有齿印，脉象沉细无力。

辨证： 积病已久，自未觉察，一旦发作，羔势已重，所谓蚁穴溃堤，积羽折轴，形势已难控制。脉沉细而无力，乃气血俱虚，心力将竭，血液损耗之象。书云"任脉为病，女子带下瘕聚"，先贤有十二癥、九痛、七害、五伤、三痼谓之三十六疾之说，而九痛之中所指阴中痛，腹痛，阴中如虫啮痛，以及仲景"妇人五十所，病下利数十日不止，暮即发热，少腹里急……"等论，均涉及近世所称之子宫癌瘤症状，脉症综合，险象环生，图治非易。

治法：先拟调气血，冀减痛楚，未悉能否奏效。

处方：青皮炭 10g，盐橘核 10g，广陈皮 10g，晚蚕沙 10g（皂角子 10g 炒焦同布包），盐荔核 10g，川楝子 10g（醋炒），炒枳实 5g，杭白芍 12g（柴胡 6g 同炒），绿升麻 3g，炒枳壳 5g，台党参 10g，油当归 12g，炙绵芪 20g，淡苁蓉 15g，台乌药 6g，紫油朴 5g，仙鹤草 25g，炙甘草 5g。

另用槐蕈 30g，苏木 30g 煮汤代水煎药。

二诊：服药 3 剂，痛楚有所缓解，余症同前，而吗啡注射仍不能停，脉象舌苔无改变，再以前方加力。第一诊原方继续服用，加开丸药方。

处方：瓦楞子 30g，晚蚕沙 15g，牡蛎 30g，台乌药 15g，酒杭芍 30g，柴胡 8g，朝鲜参 15g，广木香 5g，绵芪 45g，鹿角胶 30g，紫油朴 12g，莪术 12g，京三棱 12g，小青皮 10g，白术 25g，醋元胡 15g，淡吴萸 8g，沉香 3g，炙甘草 27g，酒当归 15g。共研细末，炼蜜为丸，早晚各服 6g。

三诊：服汤药 2 剂，疼痛继续减轻，两天来只有大便后注射吗啡一次，葡萄糖及维生素等未停，脉象虽仍沉细，较前有力，精神已显和缓，虚羸太极，不任攻补，气血调和，本元稳固，除旧即可生新。

处方：盐橘核 10g，青皮炭 6g，晚蚕沙 10g（皂角子 10g 炒焦同布包），盐荔核 10g，广皮炭 6g，炒枳实 5g，川楝子 10g（醋炒），制乳香 6g，没药 6g，炒枳壳 5g，台乌药 6g，炒远志 10g，云茯苓 6g，炒地榆 10g，醋元胡 10g，云茯神 6g，木蝴蝶 15g，野於术 10g，瓦楞子 25g（海浮石 10g 同布包），杭白芍 10g（醋柴胡 5g 同炒）。

四诊：服药 3 剂（二诊所配丸药已开始服用），疼痛大减，自觉较前轻松舒适，已停止注射吗啡，当服完第三剂药后，觉阴道堵塞感，旋即挑出核桃大球形糜烂肉样组织一块，状如蜂房，质硬，饮食略增，可进半流食物，脉象已有起色，光嫩之舌质已转红润，元气已有来复之象。调气血，扶正气，尚觉合度，再从原意治疗，调摄冲任，去瘀生新。

处方：盐橘核 10g，炒枳实 5g，川楝子 10g（醋炒），盐荔核 10g，炒枳壳 5g，醋元胡 10g，青皮炭 6g，炒地榆 10g，炒吴萸 5g，黄连 5g，陈皮炭 6g，炒远志 10g，漂白术 6g，云茯苓 10g，云茯神 10g，油当归 12g，威灵仙 12g，杭白芍 10g（柴胡 5g 同炒），台乌药 6g，五味子 6g，炒山楂 10g，炙甘草 5g。

五诊：四诊处方共服 3 剂，症状继续好转，排便时之痛苦，大为减轻，惟大便中仍有时带血及黏液；阴道分泌物显著减少，饮食仍以半流为主，食量增加，葡萄糖等仍继续注射，脉象由沉细转而有力，枯荣肤色已见活润，除继续服用丸剂之外，另备汤剂方随症服用，以冀徐徐图治，并嘱慎自调摄。

处方：青皮炭 6g，云茯苓 10g，车前草 12g，广皮炭 6g，云茯神 10g，旱莲草 12g，盐橘核 10g，金铃子 10g（醋炒），蕲艾炭 6g，盐荔核 10g，醋元胡 10g，紫油朴 5g，炒枳壳 6g，米党参 10g，漂白术 10g，沉香曲 6g（炒），台乌药 6g，杭白芍 10g（醋柴胡 5g 同炒），半夏曲 6g，蓬莪术 6g，炙甘草 6g。

六诊：汤药只服 6 剂，服丸药半年，葡萄糖注射全停，诸症大为好转，大便已基本正常，便时尚觉坠胀，并无血及黏液，食欲增加，已可吃普通饭，脉象并不似以前沉细，略带弦意，舌质基本正常，齿印亦消。脉症参合，病情稳定，或有获愈可能。改处丸方，适当投入培元之品，继续巩固。

处方：①每日早服逍遥丸 6g，下午服当归龙荟丸 5g，晚服参茸卫生丸 1 丸。先服十日，白开水送服。②每日早服柏子养心丸 9g，午服逍遥丸 6g，晚服人参归脾丸 6g。继续服十日，白开水送服。

七诊：先后服丸药一年，在此期间，偶有大便带血及黏液现象，除感觉坠胀之外，已无任何症状，体重增加，颜面浮肿完全消失，干瘦皮肤已大见润泽，至 1957 年 5 月 1 日能自己下床活动，脉象平和，再更丸方及汤药备用方，于活瘀生新之中，注意恢复体力。

处方：

（1）**汤剂**：白石脂、赤石脂各 10g（同打，同布包），血余炭 6g（禹余粮 10g 同布包），陈阿胶 6g（另炖，分二次兑服），黑升麻 5g，二仙胶（另炖，分二次兑服）6g，怀山药 30g（打碎炒），黑芥穗 5g，白薏仁 18g，台乌药 6g，西党参 12g，广皮炭 6g，云茯苓 10g，杭白芍 10g（醋柴胡 3g 同炒），青皮炭 6g，云茯神 10g，炙黄芪 24g，苍术炭 10g，白术炭 10g，炙甘草 2g。

（2）丸剂：元胡索30g，晚蚕沙30g，台乌药30g，蓬莪术30g，威灵仙30g，酒杭芍60g，广木香18g，真沉香12g，木蝴蝶30g，酒当归30g，小青皮15g，京三棱15g，绵黄芪90g，二仙胶60g，陈阿胶30g，软柴胡30g，小枳实30g，皂角子30g（炒焦），桃仁30g，杏仁30g（去皮尖炒），何首乌30g，炙甘草30g。

共为细末，炼蜜为丸，重10g，早晚各1丸，白开水送服。

在此期间，再去肿瘤医院妇瘤组检查，据述宫颈癌已完全治愈。自此每年检查一次，迄今未发现转移病灶及复发现象，现已照常操持家务，从1957年到1964年5月，七年以来定期随访，仍健康如常。

[祝按] 子宫颈癌在妇女各种癌瘤中发病率最高，中医学中无此病名，包括癥瘕漏带之中，本案治疗过程达二年，观察七年，确已恢复健康，病人曾接受过放疗，药物之疗效，尚须继续分析，提出以供研究。

[施陆按] 本病属妇女癥积，少腹、肛门剧痛属实，形瘦骨立，气息微弱是虚。处方两难之际，施师常拟调和气血药剂，以冀缓解症情。综观方案：理气止痛，用橘荔核、青陈皮、川楝、元胡、乌药、枳壳、柴胡、白芍、厚朴，寓橘核丸、金铃子散、四逆散等方之义。此组方药用于少腹（盆腔、附件）、外阴（阴道、睾丸）之炎症疼痛，是分部归经用药。健脾益气，用黄芪、党参、白术、苍术、陈皮、茯苓、升麻、柴胡、半夏，寓补中益气汤、六君子汤之义。补中益气汤与茴香橘核丸两方组合化裁，施师曾用于疝气阴囊肿大坠痛者，可谓攻补兼施，别具匠心。他如鹿角胶、阿胶、龟板胶养血，地榆、仙鹤草、黑芥穗、血余炭、赤白石脂、禹余粮止血，瓦楞子、海浮石、牡蛎软坚化积，皂角子、蚕沙导浊通便，三棱、莪术活血化瘀，皆随症加减之品。苏木、槐蘑、木蝴蝶、威灵仙四味，系用于子宫肿瘤（包括子宫肌瘤）之经验药物，或可资临床研究者参考。又本例用汤丸并进，以丸药缓图为主的方法，对类似病人亦可借鉴应用。虽为癌证，若辨证精确，施治得法，也可痊愈。

◦ 病案2

周某，女，28岁，病历号1960.11.5。

1966年3月患者追述：1955年开始月经不调，每次月经量多，有时持续两三个月，每次出血后血红蛋白都只有6g左右，经常输血，西医诊断为功能性子宫出血，治疗三年之久，见效不大。中医诊断为月经不调，数年来治疗效果仍不好。于1959年来北京治疗，在协和医院住院三次，病情仍不稳定，大出血时，注射、吃药都难止血。后请施老治疗，共服了三个方子就止了血，并怀孕了。妊娠三个多月时有流产先兆，在见红半小时后去协和医院住院，经医生检查可能是葡萄胎，故灌肠后四小时完全流产，产下一发育正常的男孩。同时发现子宫内有苹果大的一个瘤子，由阴道摘除。半年后做了子宫腔碘油造影，发现子宫腔内有三四处凸出不平，确诊为子宫黏膜下肌瘤，由于瘤子影响，所以经常出血不止。1960年协和医院医生考虑手术将子宫摘除，因当时贫血严重，需休养恢复一段。出院后1960年11月又请施老治疗，服汤药五付血止，服用丸药一个半月再次怀孕。患者说："西医认为我有二十多个子宫肌瘤不可能坐住胎儿，动员我做流产。因我没有小孩，因此又去找施老求治。服施老的保胎药，情况一直很好。有时因工作忙忘记服药，就有小腹下坠的感觉，服药后四五十分钟这种感觉就没有了。超过预产期半个月还未生，大夫讲过的日子太多对胎儿不好，决定引产。两次引产都未生，最后剥膜引产才生一女孩。产后肌瘤关系子宫不能收缩，出血七个月，又服施老的处方，才止了血。止血后两个月，也就是孩子十个月时，我又怀了孕，仍服前保胎药，以后顺利的又产一男孩，现已三岁多。两个孩子身体健壮，发育良好。"

初诊记录：（1960年11月5号）

月经过多，有时出血不止已有五年，协和医院妇科确诊为子宫黏膜下肌瘤。曾小产四次。现又出血不止十余天，头晕心悸气短，腰酸乏力，面色少华。舌苔薄白，脉象细弱。

辨证： 崩漏多年，又小产四次，是以气血两虚，冲任亏损。

治法： 急拟益气摄血，调固冲任。

处方： 绵黄芪25g，野党参12g，熟地炭18g，当归身6g，炒地榆15g，生地炭18g，醋祁艾10g，老紫草10g，鸡血藤18g，仙鹤草18g，茜草根10g，炙甘草6g，陈阿胶12g（另炖兑服）。

引：米醋180g，兑水分二次煎药用。

二诊： 服汤药5剂血即止，心悸减轻，仍感气短，腰酸，无力。病已多年，守法以丸药缓图。

处方：早服妇科玉液金丹，每服 6g；午服补中益气丸，每服 6g；晚服安坤赞育丸，每服 1 丸。

三诊：服丸药一个半月后怀孕，后腰觉胀，纳差，大便偏溏。患者小产四次，已成滑胎之恙，拟用健脾补肾以固胎元。

处方：绵黄芪 60g，白人参 30g，於白术 60g，当归身 30g，大熟地 60g（酒炒），云茯苓 30g，陈阿胶 60g，川杜仲 30g（炒），桑寄生 60g，苎麻根 30g，川续断 30g，桑螵蛸 30g，菟丝子 60g，条黄芩 60g，怀山药 60g，白扁豆 60g（炒），炒建曲 30g，山萸肉 60g，炙甘草 30g。

另：枣肉 600g 煮极烂合为小丸，每日早晚各服 6g。

四诊：经服丸药，1961 年 10 月 20 日顺产一女孩，现已两个月。根据协和医院检查，子宫仍有大小肌瘤二十余个，准备产后三个月摘除子宫，现子宫因肌瘤影响尚未回缩，每日流血很多，腰酸疼，胃消化不好，二便正常，从发现肌瘤后，一直有低热。肌瘤偏右侧占子宫面积约 2/3，因系第一胎，本人希望不做子宫摘除手术。试以丸药调补气血兼化肌瘤，两个月后观察效果，如无效，则应手术。

处方：紫河车 60g，鹿角胶 30g，海藻 60g，朝鲜参 30g，龟甲胶 30g，昆布 60g，炙黄芪 60g，甘枸杞 60g，黄精 60g，於白术 60g，山萸肉 60g，当归 30g，醋艾叶 30g，老棕炭 30g，槐蘑 60g，陈阿胶 30g，地榆炭 60g，白蔹 30g，炒枳壳 30g，大熟地 30g，苏木 60g，炒建曲 30g，杭白芍 30g，紫草 30g，白蒺藜 60g，玉蝴蝶 60g，灵仙 30g，黑芥穗 30g。

上药共研细面，用米醋合为小丸，每日早晚各服 3g。

五诊：服上药后血量明显减少，但仍有时出少量血，腰酸乏力，有时头晕，效不更方，原方再配一料续服。

[祝按] 患者服完五诊处方后，血完全止住。血止后两个多月又怀第二胎，仍服用三诊保胎丸药，至足月顺产一男孩。

[施陆按] 本例为多发性子宫肌瘤，习惯性流产者，以其气血两虚，冲任亏损，子宫出血不止，眩晕，心悸气短。故方以胶艾四物汤为主，去川芎、芍药，加党参、黄芪益气养血，固摄冲任，是治子宫出血之汤药。三诊继用健脾补肾以固胎元法，仿张锡纯寿胎丸方加味，专治习惯性流产，保胎正产，施师用之屡效。四诊、五诊丸方，以二仙胶、参、芪、术、黄精益气生血，胶艾四物去

川芎养血止血，海藻、昆布、槐蘑、地榆、白蔹、枳壳、苏木、玉蝴蝶、紫草、威灵仙化积消瘤，黑芥穗、棕榈炭收涩止血，堪称良方。

○ **病案 3**

余某，女，31 岁。

经期不准，常有淋沥不断之象，此次月经已二十日不止，仍呈淋沥之状，血色淡，且有异味，腰腹时作酸痛，心跳、头昏、身倦、睡眠不稳，阴道时常出血，性交时亦出血，前由市立医院检查为子宫颈息肉，建议手术，患者愿求中医治疗。舌苔薄白，脉象缓弦。

辨证：阴道常有出血现象，且性交亦见出血，必属阴道子宫局部疾患，可知并非月经问题，但长久失血，气血两虚，病情将日就缠绵。综观脉证，冲任亏损，不能藏血，血去则阴伤，先贤谓暴崩宜补，久漏宜清，因有未尽之宿瘀潴留于冲任之处。

治法：去瘀生新，养阴清热。

处方：贯众炭 6g，陈阿胶 6g（另溶，分二次兑服），龟甲胶 6g（另溶，分二次兑服），老棕炭 10g，黑升麻 5g，生地炭 12g，黑芥穗 10g，熟地炭 12g，杭白芍 10g（柴胡 5g 同炒），茅苍术 6g，川黄柏 6g，黑山栀 6g，川杜仲 10g，川续断 10g，熟女贞 12g。3 剂。

二诊：服药后血已减少，惟稀液异味，分泌仍多，脉弦转平，前方加煅刺猬皮 6g，再服 3 剂。

三诊：前方服 2 剂之后，感觉腹部不适，旋于阴道中脱出如拇指大之黯红色软质肉块，但未见出血增多，仅有血性稀薄分泌物，精神紧张，身倦无力，食眠仍不佳，脱出之组织已送医院作病理检查。嘱仍将第三剂服完，俟检查结果再行复诊。

四诊：一周后携来检查结果，脱落物为子宫息肉，未见癌细胞，经妇科细检，宫颈正常，未再发现息肉，患者体力已弱，拟进调气理血之剂，并嘱注意调摄。

处方：杭白芍 10g（柴胡 5g 同炒），生地 6g，熟地 6g（酒炒），陈阿胶 10g（另溶，分二次兑服），酒当归 10g，酒川芎 5g，粉丹皮 10g，熟女贞 12g，朱茯神 10g，朱寸冬 10g，玫瑰花 6g，代代花 6g。

五诊：患者服前方4剂后，精神体力均见好转，食眠俱佳，阴道血液及异味分泌完全停止，脉象平稳。本元日复，冲任渐充，嘱其注意调摄，可不服药矣。

[祝按] 本病在中医学中，包括于五积、六聚、七癥、八瘕、崩、漏之内，《诸病源候论》中"阴中生息肉候"谓为"胞络虚损，冷热不调，风邪客之，邪气乘于阴，搏于气血变而生息肉也。其状如鼠乳"。

随师侍诊多年，常遇此种病例，亦因证而异，总以去瘀生新为主导，如贯众炭、老棕炭、升麻、芥穗、苍术，不仅止血升提，且有祛瘀生新之效。二胶具有止血修补之功，黄柏、山栀清热利湿，二地、归、芎及女贞为理血之品，刺猬皮煅研，单用可以治男子遗精遗尿，女子赤白带下，并有强壮涩固之力。举此一例仅供参考。

[今按] 子宫颈息肉，多认为是子宫颈炎症造成的子宫颈管黏膜增生堆集而成。中医悉将妇人盆腔内之肿物结块称之为癥瘕，如前两案子宫颈癌、子宫肌瘤，或其他之宫体癌、卵巢囊肿、盆腔炎症包块以及本案宫颈息肉等。中医认为癥瘕之形成，一是局部（盆腔内）气血阻滞壅结的结果，二是全身脏腑经络功能失调的结果。故本病与气滞、血瘀、痰湿关系密切。气滞则血凝，气滞则痰生，气、血、痰聚集积而成癥。陈自明曾云："妇人腹中瘀血者，由月经闭积，或产后余血未尽，或风寒滞瘀，久而不消，则为积聚癥瘕矣。"武之望又谓："盖痞气之中未尝无饮，而血瘕、食癥之内未尝无痰，则痰食血未有不因气而后形成。"因此治疗癥瘕，一要祛邪消癥，二要协调正气。本案之治施师据症情以祛瘀生新，标本兼顾，取二妙散、杜仲丸、四物汤、固经丸诸方化裁主之，即以贯众、棕榈、升麻、柴胡、芥穗、刺猬等升敛止血；地黄、白芍、当归养血活血，寓通于补，祛瘀而生新；黄柏、山栀、苍术清热凉血，燥湿止带；龟胶、阿胶、地黄、白芍养阴血，滋肾精；杜仲、川断补肾气以固元。是以正本清源，而获新生矣。由上述三案，不难看出，中医药治疗肿瘤，无论恶性、良性，无有固定方药灵丹，必须辨证施治、整体论治才能获得良好疗效。

儿科医案。

施师曰：我国儿科医学发展极早，《千金方》谓："中古有巫妨者，立小儿《颅囟经》以占夭寿，判疾病生死，世相传授，始有小儿方焉。"宋·钱乙著《小儿药证直诀》已有诊断及传染病的记载，世称钱氏为儿科之圣。明·王肯堂著《幼科准绳》提出察色、听声、切脉诊断方法，总集儿科大全，内容更为丰富。

余非小儿专科，但临诊几十年来儿科求诊者为数甚夥，经验累积，亦略晓些许门径。小儿科俗称"哑科"，以其不能自述症状，全赖旁人体察；除其父母代叙外，医者必以望、闻、切三诊详审，结合症状表现，综合归纳，始下诊断，而定治法；且治疗效果如何，服药有无反应，均难揣摩，故必须谨慎详察。

一般诊视小儿，多观察其食指三个关节之脉纹，即所谓：风、气、命三关。视其脉纹颜色、长度、形态，以辨表、里、寒、热、虚、实。余则除视指纹外，一二岁以上之小儿，仍要切脉；纹脉参合，更较确实。在治法用药方面，小儿与成人无异，惟量小剂轻而已。

小儿无知，不顾寒热，难分洁秽，贪食喜凉，且发育未全，抵抗力弱，故于临诊中常见流行病及传染病或虫积停食等症。除先天性内脏疾患外，由于七情所致之脏腑伤损，极为鲜见。有些疾病，如天花，古时极为重视，专称痘科，但在近世，由于大力开展种痘工作，天花几将根绝，故亦无需详论疗法。

前世医家有云：小儿为"纯阳之体"，忌用温补。其实亦不必拘泥此论，如先天不足，后天失养，体质屡弱，元气大伤，若不用温补，焉能挽回？有是证，用是药，不必因噎废食。

风疹、麻疹为小儿常见疾病，两病辨别为医者熟知，故不赘述。然不可不提出者为"疹必出透"。若回疹过早，或疹色不鲜，则易并发肺炎或致神昏，故治小儿风疹、麻疹，必先解表。透疹，浮萍最宜，加用炒芥穗、芦根尤良。闻有用麻黄透疹者，但不用桂枝，以其易动阴血之故。

治疹亦应清血热解毒，药用丹皮、赤芍、紫地丁、板蓝根、大青叶、忍冬、连翘，甚至生地、犀角。若疹出不透，突然消退，宜重用浮萍、柽柳，加升麻、葛根和紫背天葵，使其疹透，不致邪毒入里。若见高热神智昏迷而不腹泻者，急用紫雪丹救治。疹之初发，切忌苦寒泻利之剂，以免邪陷不出，病势危殆。

惊风亦为小儿常见之证，现代医学诊为流行性乙型脑炎或脑脊髓膜炎者多现此证，用薄荷、僵蚕、钩藤、蝉蜕、蝎尾、蜈蚣等药及紫雪丹、安宫牛黄散（丸），均有实效。

寄生虫病，小儿罹之甚多，杀虫药如使君肉、槟榔、芜荑、鹤虱、雷丸、南瓜子、乌梅、川椒等，均所习知。然用此类药，宜加通便剂，以资排出虫体。余之体会，治蛔虫，使君肉较好；治蛲虫，雷丸有效；治绦虫，以槟榔合南瓜子为良。曾有某患绦虫之成年人，医嘱用使君肉30g，分三次服。患者未遵医嘱，竟一次服下，腹疼如绞，恶心欲吐，辗转困顿，不能安卧，居然泻出连头丈余长之绦虫。虽属实例，但患者苦痛甚剧且有危险，不足为法也。

小儿麻痹症，其急性者，可按惊风之治法，在临床则常见小儿麻痹后遗症。十余年前，余曾为一孙姓九岁小儿会诊，其在儿童医院住院治疗，诊为小儿麻痹症，行动及二便均赖大人把持，不能自己起坐。余用疏表清热，解毒通络法先服煎剂多付，后连进薯蓣丸、云南白药、全鹿丸及豨莶丸等，未匝月已能下地玩耍，后考入中学、大学读书，与健康人无异。此后屡用此法治疗小儿麻痹症，均有疗效。但病罹年久者，治愈较难尔。

儿童患病单纯，远不及成人之复杂，且其新生力量较盛，故容易治疗痊愈。但因年幼，抵抗力薄弱，不会应付环境，既不了解气候变化，趋避感染，又不明卫生清洁，调节饮食，是以儿童不断发病。除严重之急性传染病及先天性症候外，其绝大部分，非饮食而来，即外感而发，或由停食兼外感而致烧热。医者如能掌握儿童疾病易生、易变、易愈之特点，辨证准确，用药精当，层次清楚，即能收到立竿见影之效。

（一）发热

○ **病案1**

郑某，女，7个月，病历号1952.6.454。

发热两日，体温38℃左右，手足心甚热，时有汗出，啼哭烦躁，大便泻绿色沫，日行六七次，食乳如常。舌苔白，指纹色紫达于风关之上，脉滑数。

辨证：大便泻绿沫为内蓄郁热，发热有汗为外感风邪，手足心热是属消化不良，啼哭烦躁腹痛不适之故。

治法：清热解表，兼助消化。

处方：干苇根 5g，酒黄芩 3g，赤芍 3g，干茅根 5g，酒黄连 1.5g，赤茯苓 5g，煨葛根 3g，蝉蜕衣 3g，苍术炭 3g，川厚朴 1.5g，炒建曲 3g，炒香豉 5g，白通草 1.5g，赤小豆 6g，炙草梢 1.5g。

[祝按] 乳儿胃肠力弱，喂乳不当即现停滞。食积化热，易感风寒，俗谓"停食着凉"，即此类病。热泻用葛根黄芩黄连汤最宜，本方服二剂，其父来云："热退泻止，是否尚需服药？"施师嘱云："病已痊愈可不必服药，今后注意饮食调养为要。"

[今按] 小儿形气未充，脏腑娇嫩，腠理疏薄，表卫不固，易受外邪侵袭而感冒；且小儿脾常不足，感邪之后，往往影响运化功能，或饮食喂养失宜，而致脾胃受损不运，则多致乳食停滞不化，出现脘腹胀满、不思饮食、呕吐、腹泻等，病成感冒夹食。本案即属之，施师以葛根芩连汤合平胃散加香豉、蝉衣、苇根、茅根、赤苓、通草、炙草等化裁主之，外为解表清热，内为化湿消食止泻也。

○ 病案 2

姜某，男，7 个月。病历号 1955.4.155。

发高热达一周（体温 40～41℃），经儿童医院检查，未见特殊情况，经注射链霉素并服退热剂，高热一直未退。除高热外并无其他异常，惟精神欠佳，有时烦闹，无咳嗽及呕吐等症状。经服中医退热通便之剂，大便日泻数次，检查亦非肠道传染之象。昨日起病儿进入昏迷状态，不食亦不烦闹，无抽搐发生，热势依旧不退。病儿半昏睡，面呈红色，唇赤不干，呼吸较粗而快，咽有痰鸣。指纹深红达气关之上，无汗。

辨证：春温高热，热入心包，神识昏迷。表邪未解，连服泻药，引邪深入，然尚无抽搐之象。

治法：解表并清里热，但七月乳儿，脏腑薄弱，不宜重剂。

处方：白茅根 5g，赤茯苓 5g，炒香豉 5g，白苇根 5g，赤芍 3g，山栀衣 1.5g，蝉蜕衣 1.5g，酒黄芩 3g，薄荷梗 1.5g，甘草梢 1.5g，荷叶梗半尺。

二诊：服药 1 剂热即逐渐下降，3 剂后体温已趋正常，惟出汗较多，大便仍泻，嗜睡，时有咳嗽，喉间痰鸣。病邪乍退，正气未复，应保胃气以免伤津。

处方：西洋参 1.5g，云茯苓 5g，炙白前 3g，五味子 1.2g，云茯神 5g，炙前胡 3g，漂白术 3g，苦桔梗 3g，浮小麦 12g，焙内金 5g，光杏仁 3g，白蒺藜 3g，粉甘草 1.5g。

三诊：服药 3 剂，诸症大减，已思食乳，大便微溏，未再来诊。昨晨抱出室外，过午又发高热，嗜睡不醒，并现呕吐，手足肢冷，大便腥臭，似不消化。春温初愈，又感风寒，拟和营卫调理胃肠治之。

处方：白茅根 5g，赤芍 3g，白芍 3g（桂枝 1g 同炒），旋覆花 3g（枇杷叶 3g 同布包），白苇根 5g，赤茯苓 5g，扁豆衣 3g，酒黄芩 3g，赤小豆 5g，扁豆花 3g，酒黄连 1.5g，半夏曲 3g，砂仁壳 3g，黑芥穗 3g，建神曲 3g，豆蔻壳 3g，甘草梢 1.5g。

四诊：服药 2 剂，热已退，无精神，小便极少，大便下白黏物，仍不吃乳，呕吐已止。

处方：车前子 5g（布包），赤小豆 5g，冬瓜子 5g，车前草 5g，赤茯苓 5g，冬葵子 5g，扁豆衣 3g，半夏曲 3g，酒黄芩 3g，扁豆花 3g，建神曲 3g，紫油朴 1.5g，白通草 1.5g，灯芯草 20 寸，淡竹叶 20 片，荷叶梗 1 尺。

五诊：前方服 2 剂未发热，小便增多，大便稀，仍不食乳。

处方：扁豆衣 5g，苍术炭 3g，赤茯苓 6g，扁豆花 5g，白术炭 3g，赤小豆 6g，煨葛根 3g，清半夏 3g，酒黄连 1.5g，川厚朴 1.5g，赤芍 3g，白芍 3g，酒黄芩 3g，白通草 3g，甘草梢 3g。

六诊：药服 2 剂，除大便溏、大便次数多、无精神外，余无它症。前方加党参 3g，怀山药 10g，去赤芍、白芍。

七诊：前方服 1 剂，可能因食粥，大便又泻七八次，口干思水，未再服药，即来求诊。

处方：苍术炭 3g，酒黄芩 3g，禹余粮 5g（血余炭 3g 同布包），白术炭 3g，酒黄连 5g，赤茯苓 6g，米党参 3g，焦神曲 3g，赤小豆 6g，怀山药 10g（打），半夏曲 3g，煨葛根 3g，白扁豆 10g，炙草梢 1.5g，川厚朴 1.5g，白通草 3g。

八诊：服2剂大便泻止，微溏，日二三次，唇红口干，啼闹不安。腹泻多日，津液已伤，宜养阴治之。

处方：西洋参1.5g，金石斛3g，扁豆衣5g，节菖蒲1.5g，鲜石斛3g，扁豆花5g，赤芍、白芍各3g，焙内金5g，炙甘草1.5g。

[祝按] 本案共诊八次，情况曲折，治疗颇费心思。乳儿感受春温时邪，高热不退，医者以泻剂累进，邪深入里，病势严重。施师以表里双解治之，热退身安，本已痊可，然调摄无方，又复重感，再发高热。以和营卫法治之，发热即退，与初诊之退热法有所不同；而后，饮食不慎，腹泻又作，治以健脾和胃，与初诊之治法亦不相同；最后以养胃阴收功。同是发热腹泻，而其症象有别，治法亦异。身为医者，辨证精确，治法灵活，理论临证密切结合，治此复杂疾病，始能收效。

[今按] 叶桂云："温邪上受，首先犯肺，逆传心包。"是案小儿病春温，而温热之邪以卫轻、气营证显为特征，其营分证昏迷与通便之剂过用引邪深入有关。施师首诊即以栀子豉汤合黄芩汤加减主之，即蝉衣、豆豉、薄荷、荷叶辛凉清解卫分之热，芦根、山栀、黄芩甘苦寒，清解气分之热，赤芍、茅根凉血生津，清解营分之热，赤苓与荷叶、苇、茅根为伍，又令热从小便出之，故仅三剂热即退净。因用下剂导致脾胃受损，以致脾肺不足，痰湿为乱，故二诊则投以四君子汤、桔梗甘草汤加五味子、前胡、白前、杏仁等施治，以补脾益气，祛痰止咳。第三诊，系患儿有复感风寒，前病初愈，正气未充，故施治据证乃以桂枝汤、黄芩汤加苇根、茅根、芥穗、夏曲、神曲、豆蔻、砂仁壳、赤苓、扁豆花等施治，意在调和营卫，温脾开胃也。药后热退，但纳食、便溏未愈，四诊、五诊则投以平胃散、葛根芩连汤化裁主之。六诊、七诊又以参苓白术散合平胃散、葛根芩连汤化裁之，意在补脾除湿，清热止泻，攻补兼施。八诊专于扶正，气阴两补，投以西洋参、石斛、扁豆花、芍药、菖蒲、内金、炙草等主之。前后八诊，诚践行了仲景师之"观其脉证，知犯何逆，随证治之"之旨。

（二）风疹

o **病案1**

王某，5岁。

发热一日，烦躁不安，眼胞含泪，耳边、手梢均凉，此为将发风疹之象。

辨证：风毒袭表，蕴热外蒸。

治法：疏风清热，透疹解毒。拟用疏表清里剂。

处方：鲜苇根 1 尺，鲜茅根 12g，浮萍 4.5g，薄荷梗 4.5g，蝉蜕 4.5g，淡豆豉 10g，山栀 4.5g，炒荆芥 4.5g，忍冬藤 10g，青连翘 10g，桑叶 6g，桑枝 12g。1 剂。

二诊：药后，疹即发出，体温 37.8℃，拟用退热解毒剂。

处方：鲜苇根 1 尺，鲜茅根 12g，浮萍 4.5g，淡豆豉 10g，炒栀子 4.5g，赤茯苓 10g，赤芍 6g，桑叶 6g，桑枝 12g，紫草茸 4.5g，紫地丁 10g，忍冬花 6g，忍冬藤 6g，甘中黄 4.5g，蝉蜕 4.5g，炒丹皮 6g，青连翘 10g。

[祝按] 风疹，是儿童时期常见的一种较轻的急性传染病，春冬两季较多发，尤以 3～12 岁之小儿罹之最多。发疹前有恶寒、发热、流涕、咳嗽、食欲不振、眼胞含泪、耳边及手指梢发凉、烦躁易哭等症，一二日后发疹先自颜面起，渐次下行，以致满布全身，体温 37～38℃ 之间，发疹三四日后，渐渐消退，预后良好。本案连服两剂，热降疹退。病家以小孩服药不易，遂未再服，吃粥数日，即告大痊。

[今按] 是案施师首服银翘散合栀子豉汤化裁一剂，令其疹出。所谓："斑疹皆是邪气外露之象，发出神情清爽，为表解里和之意。"（《温热论》）故其治以宣肺透邪，清营解毒为法；二诊以上方稍作加减，增强凉血解毒之力，用赤芍、丹皮、紫草、紫地丁、甘中黄、银花等而病愈。

○ 病案 2

叶某，男，6 岁，病历号 1951.6.122。

一星期前曾发风疹，疹已消退，发热未除，头晕，恶心，咳嗽，倦怠，小便极少，色赤。舌红苔腻，六脉沉数。

辨证：疹后余毒未净，三焦热郁。上焦熏蒸则咳嗽头晕；中焦积热则恶心不食；热在下焦，则小便不利。

治法：当清三焦之热为法。

处方：大生地 10g，白苇根 12g，鲜生地 10g，半夏曲 10g（枇杷叶 10g 同布包），白茅根 12g，炙前胡 5g，厚朴花 5g，酒黄连 1.5g，炙紫菀 5g，玫瑰花 5g，酒黄芩 3g，朱茯神 6g，车前草 10g，冬瓜子 10g，朱寸冬 6g，旱莲草

10g，冬葵子 10g，青竹茹 6g，炒陈皮 3g，甘草梢 3g。2 剂。

二诊：药后头晕咳嗽均减，热渐退，恶心止，唯小溲仍少，手心热。仍遵前法施治。

处方：炙前胡 5g，冬桑叶 5g，白苇根 10g，炙紫菀 5g，嫩桑枝 12g，白茅根 10g，银柴胡 3g，冬瓜子 10g，赤茯苓 10g，赤芍 6g，白芍 6g，冬葵子 10g，赤小豆 10g，青竹茹 6g，酒黄芩 5g，青连翘 6g，淡竹叶 6g，酒黄柏 5g，炒泽泻 6g，甘草梢 3g。2 剂。

三诊：药后诸症均有减轻，小便仍少，大便溏泻，食欲不振。拟前方去桑叶、桑枝、竹茹，加葛根 6g，白苡米 10g，半夏曲 5g，霞天曲 5g。

四诊：前方服 2 剂，除小便短赤外，诸症均除，拟丸散方巩固之。

处方：每日早服益元散 15g，开水冲不服渣；夜临卧服通关滋肾丸 5g，温开水送下。服十日。

[祝按]疹毒未净，热郁三焦，时见小便不利，泌尿系统易罹病变。"三焦者，决渎之官，水道出焉"，故清利三焦，病邪得排除体外。本案始终防护泌尿器官，最后仍以滋肾丸等收功。

[今按]本案与前案大相径庭，前者风疹顺证，后者属逆，余邪留连三焦，湿热缠绵为患。施师遵叶桂先生之论："邪留三焦，亦如伤寒中少阳病也。彼则和解表里之半，此则分消上下之势，如近时杏、朴、苓等类；或如温胆汤之走泄，因其伤在气分。"故取陆氏黄连温胆汤（《六因条辨》），加紫菀、前胡以止嗽，加二草、二根、二冬以利尿，加二地、麦冬以养阴扶正，从而俾三焦湿热之邪，可清可利，分消走泄。二诊、三诊虽有损益变化，但均以分消上下之势，或"透风于热外，或渗湿于热下"，终以益元散、滋肾丸收功，驱邪扶正兼顾，以巩固疗效。

（三）麻疹

○ **病案 1**

徐某，男，3 岁。

发高热，体温 39.2℃，结膜肿赤，流泪羞明，涕多，咳嗽，相对臼齿之颊黏膜上生有小白水疱，绕以赤晕，此为麻疹特异之科氏斑，咽痛难咽，烦躁易哭。

辨证：症现麻疹之"内疹期"矣，即麻疹之前驱期（亦称初热期），麻毒从口鼻而入，肺卫受邪，肺主皮毛，司呼吸，故生诸症也。

治法：透发退热，消炎解毒。

处方：鲜苇根1尺，鲜茅根12g，炒芥穗5g，蝉蜕衣5g，蒲公英10g，甘中黄4.5g，桑叶6g，桑枝12g，薄荷梗4.5g，炒香豉10g，山栀皮5g，炙前胡4.5g，炙紫菀4.5g，苦桔梗4.5g，白杏仁6g，忍冬藤10g，紫浮萍4.5g，青连翘10g。2剂。

二诊：药后外疹已现，疹色鲜红，是为佳象。前方稍去表药，再加清血药即可。

处方：鲜苇根1尺，鲜茅根12g，蝉蜕衣4.5g，紫浮萍3g，炒赤芍6g，紫草茸4.5g，蒲公英10g，甘中黄4.5g，青连翘10g，忍冬藤10g，霜桑叶6g，炙前胡4.5g，炙紫菀4.5g，苦桔梗4.5g，白杏仁6g，炒香豉10g，山栀衣4.5g，鲜生地12g。2剂。

三诊：药后疹已出透，满布全身，结膜红肿。以致封眼，咳嗽较多，口渴思饮。宜防转肺炎。

处方：鲜茅根12g，鲜生地12g，赤茯苓6g，赤芍6g，炙前胡5g，炙白前5g，青连翘10g，滁菊花6g，炙麻黄0.6g，白杏仁6g，粉丹皮6g，紫草茸5g，紫地丁10g，苦桔梗5g，天花粉10g，生石膏6g，炙紫菀5g，炙甘草1.5g。2剂。

四诊：药后咳嗽已减，热亦渐退，可保不发肺炎矣。结膜仍肿而赤，麻疹已有退象，如此顺行，不难痊愈也。

处方：大生地10g，鲜生地10g，半夏曲5g（枇杷叶6g去毛同布包），桑叶4.5g，桑皮4.5g，苦桔梗4.5g，赤茯苓10g，赤芍6g，淡竹叶6g，杏仁6g，酒条芩4.5g，白茅根10g，丹皮6g，金银花10g，青连翘10g，乌犀角1.2g，甘中黄4.5g，菊花10g。3剂。

五诊：咳已不多，热亦退降，结膜红肿渐消，麻疹已退七成，舌苔黄垢，不甚思食，此为病前即有停滞之故。

处方：川贝母4.5g，浙贝母4.5g，炙白前4.5g，炙紫菀4.5g，白杏仁6g，厚朴花4.5g，代代花4.5g，佩兰叶10g，炒枳壳4.5g，苦桔梗4.5g，鲜生地、大生地各10g，粉丹皮6g，土炒赤芍6g，土炒白芍6g，半夏曲4.5g（枇杷叶

6g去毛同布包），焦内金 10g，广皮炭 6g，炒谷芽 10g，炒麦芽 10g，酒条芩 6g，青连翘 10g，滁菊花 6g。3 剂。

六诊：咳嗽已无，疹已退净，大便畅通两次，积食均下。惟体温仍未如常，每日早退暮升，于 37～38℃之间，体力现弱。此为病邪已退，正气未复，血虚而发热也。

处方：鲜生地 10g，大生地 10g，赤芍 6g，白芍 6g，麦门冬 6g，生鳖甲 10g，焦远志 6g，花旗参 3g，生内金 10g，生谷芽 10g，生麦芽 10g，粉丹皮 6g，玫瑰花 4.5g，代代花 4.5g，肥玉竹 10g，东白薇 6g，地骨皮 6g，阿胶珠 6g，盐元参 10g，佩兰叶 10g。

[祝按] 麻疹是一种急性发疹性传染病，由感染麻疹病毒引起，多发于春冬两季，以婴幼小儿为多发，一旦感染，可长期免疫。发病之潜伏期（即前驱期），体温微高，烦躁喜哭，体温渐渐发到 39～40℃之高热，两眼羞明、肿赤，时时流泪，封目不开，咳嗽流涕，声嘶，咽痛难咽，不食不眠，神倦，口腔颊部近白齿处可见科氏斑（麻疹黏膜斑）。二三日后，皮疹见于皮肤之上，先见于两颊及耳后，渐及颜面，而后项、颈，以至于躯干、四肢，形如麻粒，色红，间有如豆大者，形尖稀疏，渐次稠密，分布均匀，迄疹满布全身，是已透发极点，谓之出疹期。后渐热退身凉，疹色由绛转淡，精神清爽，胃纳稍佳，渐趋康复，谓之退行期（即疹没期、恢复期），经过落屑后，即为痊愈。

本案之治先以苇根、茅根、芥穗、浮萍、蝉衣、薄荷、桑叶、香豉、山栀发疹退热，蒲公英、甘中黄、前胡、紫菀、苦桔梗、炒杏仁、忍冬藤、连翘消炎解毒。二诊因疹出色常，乃稍减芥穗、薄荷之透力，加赤芍、紫草、生地以清热凉血解毒。三诊因麻毒内扰，肺热为甚，恐致肺炎，故除以茅根、生地、赤芍、赤苓、连翘、菊花、丹皮、花粉退热解毒、凉血止渴，前胡、白前、杏仁、桔梗、紫菀止嗽祛痰外，并加麻杏石甘汤内清外透，防转肺炎。四诊乃为疹没期，以犀角、生地、茅根、丹皮、赤芍、竹叶、条芩、赤苓、甘中黄凉血解毒，清退内之余热；连翘、菊花、金银花疏泄头面二目之余热；前胡、白前、桑叶、桑皮、杏仁、半夏曲、枇杷叶止嗽祛痰，消除气管炎症。五诊坚持清解余毒外，重在消滞开胃，以川、浙贝母稍敛肺气，加枳壳、内金、谷麦芽、厚朴花、代代花、佩兰消化停滞，芳香化浊。六诊则为善后治疗，用麦冬、鳖甲、赤芍、白芍、花旗参、焦远志、地骨皮、东白薇、阿胶珠、肥玉竹、丹皮、生地、元参诸药养血强心，退热滋阴；玫瑰花、代代花、生内金、谷麦芽、佩兰叶开胃增食。

[今按] 本案是一例系统治疗麻疹全过程之病历。《医宗金鉴》云："凡麻疹出贵透彻，宜先用表发，使毒尽达于肌表……至若已出透者，又当用清利之品，使内无余热，以免疹后诸证。且麻疹属阳热，甚则阴分受伤，血为所耗，故没后预以养血为主，可得万全。"综观是案，悉遵此论。施师于初诊，即本"麻为阳毒，以透为顺"为治，用银翘散加减，辛凉透表；待疹出后少用提透之品，加用清热凉血之品；疹出透后，继用清热凉血，解毒清利之品，并加用麻杏石甘汤，以防其传变而生它证（肺炎）；后又以犀角地黄汤合桑菊饮化裁，清解麻毒余热，以及在此二方基础上加保和丸之意化裁，既清解余热，又消积醒脾开胃。终以加减复脉汤合增液汤、三才汤化裁，以养阴血为主，气津两补而收功。岂不堪称佳案。

○ 病案 2

赵某，男，2 岁，病历号 1953.4.323。

身热、肢冷、烦躁不安已五日，服小儿成药无效。今日胸背隐现浅红色疹粒，目肿红赤，涕泪多，气喘，鼻翼扇动，大便色绿，口围微青，昨日至今腹泻无度，神倦易惊，口渴，不思食。指纹色紫直达命关，脉浮数。舌质红，苔白。

辨证： 麻疹尚未出透，热毒袭肺已成肺炎。

治法： 急拟清热透疹，宣肺定喘以挽危势。

处方： 紫浮萍 3g，扁豆衣 5g，炒紫菀 3g，紫草茸 3g，扁豆花 5g，炒前胡 3g，云茯苓 5g，白苇根 6g，冬桑叶 3g，云茯神 5g，白茅根 6g，老桑枝 10g，黑芥穗 3g，蝉蜕 3g，苦桔梗 3g，炒香豉 6g，白杏仁 3g，赤芍 3g，山栀衣 1.5g，白苡仁 6g，赤小豆 10g，炙草梢 1.5g，安宫牛黄散 0.6g（分二次冲服）。2 剂。

二诊： 服药后，头面、手臂、胸背疹点密布，颜色红润，膝下尚少。疹已透发，高热减退。鼻煽气喘已止，咳嗽阵作。大便已变为深褐色，次数减少。口唇仍干，舌绛苔白。病已好转，再接再励。

处方： 炒前胡 3g，炒化红 3g，白苇根 6g，炒白前 3g，炒紫菀 3g，白茅根 6g，云茯苓 5g，白杏仁 3g，酒黄芩 3g，云茯神 5g，白苡仁 6g，酒黄连 1.5g，煨葛根 3g，赤小豆 10g，苦桔梗 3g，蝉蜕 3g，赤芍 3g，佩兰叶 5g，桑寄生 10g，冬桑叶 3g，安宫牛黄散 0.6g（分二次冲服）。3 剂。

三诊：热退、神安、疹色渐消，腹泻已止，时现微咳，有痰。

处方：橘红片，一日三次，每次一片。

[祝按] 麻疹未能出透，常见并发肺炎，治疗不当即生变故。透疹固宜，治其热毒亦属必要。浮萍、紫草、蝉蜕、黑芥穗、炒香豉均可透疹；赤芍、赤小豆清血热去疹毒；安宫牛黄散退高热，防止惊风出现。本案麻疹合并肺炎，服药五剂而愈，中医中药对于急性热病、传染病也有很好疗效。

[今按] 是案麻疹属于逆证，麻毒内陷，并发肺炎及协热下利。故其治宜表里兼顾，外透疹出，内清热凉血解毒，并防他变。施师乃择桑杏汤、止嗽散、葛根芩连汤等化裁，合安宫牛黄散先后施治，即用芥穗、蝉衣、桑叶、浮萍、桑枝、香豉之品清疏透疹，以祛麻毒外出；取赤芍、紫草、茅根、栀子、芩、连等品合安宫牛黄散以清热凉血，解毒防变；加赤小豆、芦根、苡仁、茯苓等品渗湿利尿，令麻毒从小便而出之；以杏仁、紫菀、前胡、白前、桔梗、橘红等品止咳化痰；葛根、佩兰、扁豆等品芳香化浊，升阳止泻也。综观之，其施治主次分明，面面俱到，天衣无缝，故仅五剂，而麻疹逆证应手而愈。

○ **病案 3**

顾某，男，3 岁，病历号 1951.6.309。

麻疹退后两周，继发高热 41.5℃，手足痉挛，呕吐，烦躁，神志不清，微咳，痰色如赭石。舌苔未能诊视，六脉细数无伦，手纹青暗，达于命关。

辨证：麻疹余邪未净，热入心包，神昏抽搐。肺热殊甚，痰如铁锈。

治法：急用清热开窍法以挽危势。

处方：安宫牛黄散 0.6g，每服 0.3g；紫雪丹 1.5g，分三次服。两药换用，一昼夜分五次服完。

二诊：昨日一昼夜服尽两药，未服完热已降，神志清，抽搐停止。今日体温 38.2℃，咳嗽思睡。

处方：旋覆花 3g（代赭石 3g 同布包），半夏曲 3g（海浮石 3g 同布包），黛蛤散 3g（枇杷叶 3g 同布包），炙前胡 3g，炙紫菀 3g，朱茯神 3g，炙白前

3g，炙化红 3g，朱寸冬 3g，白苇根 6g，赤茯苓 5g，杏仁泥 5g，白茅根 6g，赤芍 5g，苦桔梗 3g，西洋参 1.5g，双钩藤 5g，蝉蜕 3g，黄菊花 5g，龙胆草 1.5g。2 剂。

三诊：服药后，体温降至正常，神志清楚，咳嗽，体倦，前方再服 2 剂，即可停药。

［祝按］麻疹后合并肺炎、脑炎并非鲜见，治之必须胆大心细。病儿初诊时情势危急，其家人焦虑之态溢于言表。施师审思再三，不用煎剂，只用安宫牛黄及紫雪二药，首先控制病邪威势，再做下步考虑。次日再来，病势大减，家人笑逐颜开。又予煎剂连服四日，病已霍然而解。施师常语我辈，临证如临阵，应细审敌情，择选精兵，一鼓作气，直捣巢穴，不可手足失措，胸无成竹。小儿急性病，变化迅速，辨证准确，药到病除，倘若误治，立生变故。治小儿急性病，尤要胆大心细。

［今按］是案系一麻疹余毒未尽，以致乘虚内陷，邪热鸱张，热入心包，则神昏风动，热灼肺金，则喘咳痰鸣，病势危笃矣。施师缜密精思，当机立断，急以安宫牛黄、紫雪二宝并施凉开，清热解毒，醒神息风，可谓药到病除，热降神清风息矣。后以生脉、二陈、止嗽散等化裁治之而收功，即以西洋参、麦冬、苇、茅根等益气生津扶正；菊花、龙胆、钩藤、蝉衣清肝平肝，退余热；黛蛤散、前胡、紫菀、白前、杏仁、桔梗、橘红、茯苓、半夏、旋覆花、杷叶等清化痰热，止咳祛痰；茯神、麦冬、朱砂拌以清心安神也。故煎剂扶正祛邪并举，上焦心肺得安矣。诚不愧孙真人所言"胆欲大而心欲细，行欲方而智欲圆"之践行者也。

（四）流行性腮腺炎

○ **病案**

孙某，男，5 岁，病历号 1956.6.343。

体倦发热，耳下红肿，自觉灼热疼痛，病已七日，经儿童医院诊为腮腺炎。大便干，余无它症。舌苔黄，脉洪数。

辨证：瘟毒发颐，灼热疼痛。

治法：急用清温解毒法。

处方：金银花 10g，紫地丁 6g，白苇根 15g，金银藤 10g，黄地丁 6g，白茅根 15g，苦桔梗 3g，大力子 6g，炒香豉 10g，薄荷梗 5g，青连翘 10g，生甘草 3g。2 剂。

二诊：药后热退肿轻，大便通利。拟前方增减，以涤余热。

处方：紫地丁 6g，鲜苇根 15g，黛蛤散 10g（马勃 3g 同布包），黄地丁 6g，鲜茅根 15g，酒黄芩 6g，金银花 6g，象贝母 10g，酒黄连 3g，金银藤 6g，山慈菇 6g，盐元参 6g，青连翘 10g，生甘草 5g。

[祝按] 温热之毒，上攻两颐，即现代医学诊为腮腺炎者，以普济消毒饮最宜。但升麻、柴胡可不用，《温病条辨》已言之甚详。本方即仿普济消毒饮意，清温解毒为法，疗效甚显。

[今按] 流行性腮腺炎，中医名"痄腮"，亦名"发颐"，俗称"大头瘟""蛤蟆瘟"，是由腮腺炎病毒所引起的一种急性传染病。临床以发热、耳下腮部肿胀疼痛为主要特征。全年均可发生，但以冬春多见，可散发，亦可引起流行。多以幼儿、儿童为多，一般 5～9 岁多发。年长儿童可并发睾丸炎，甚至并发脑膜炎，一般预后较好。中医认为属风温病毒所致，邪从口鼻而入，壅阻少阳经脉，结于腮部，引发耳下腮部漫肿坚硬作痛。少阳与厥阴为表里，故病毒传至厥阴肝经而并发睾丸肿痛也；若温毒炽盛，传入营分，而陷心包，可致痉厥神昏。本案温毒致病在上焦气分，施师宗吴氏《温病条辨》"温毒咽痛喉肿，耳前耳后肿，颊肿，面正赤……普济消毒饮去柴胡、升麻主之"之论，稍示损益，即以银花、连翘、紫地丁、黄地丁、芩、连等清热解毒，消肿止痛；薄荷、豆豉、牛子、甘草、桔梗、芦根等辛凉疏风散热，利咽解毒；元参、象贝、慈菇等清热解毒，散结消肿。诸药有辛凉清解、苦寒泄热、甘寒清润、咸寒消肿散结，故两诊即痊，诚可谓制方之高手，治病之良医。

（五）百日咳

○ **病案**

王某，女，5 岁，病历号 1951.1.12。

咳嗽十余日，日渐加重，且呈阵发性咳嗽，偶遇哭闹及饭后则阵咳尤剧，甚则呕吐食物，或咯带黏液痰，剧咳发作之时，连续呛咳，面红憋气几至妨碍呼吸，涕泪交流，极为痛苦。常于睡中咳醒，即须坐起，待阵咳平息，方能就寝，因而睡眠不足，饮食失调，大便干，小便黄。舌苔腻，脉弦滑。

辨证：咳为阵发，面红憋气，甚则呕吐，痰稀有泡沫，眼睑浮肿，均是百日咳症象。痰浊壅盛，肺失肃降。

治法：清肺化痰。

处方：炙前胡3g，云茯苓5g，代赭石5g（旋覆花3g同布包），炙白前3g，云茯神5g，莱菔子3g，苦桔梗3g，炙麻黄0.6g，炙苏子3g，白杏仁5g，酒黄芩5g，炙甘草1.8g，炙紫菀3g。3剂。

二诊：药后仍咳，只是次数减少，阵咳时呕吐。前方去酒条芩，加紫苏叶2.5g，北沙参3g，化橘红3g，陈橘络3g。再服3剂。

三诊：前方服后，咳嗽次数更为减少，仍是阵咳状态，咳剧时呕吐。

处方：炙麻黄0.6g，白杏仁5g，生石膏6g，炙甘草1.5g，白芥子1.5g，莱菔子5g，炙紫菀3g，南沙参3g，炙前胡3g，炙苏子3g，北沙参3g，炙白前3g，紫苏叶2.5g，款冬花3g，苦桔梗2.5g。

[祝按] 百日咳，小儿罹之最为痛苦，咳嗽、气急、面红、目努、流泪，常迁延不愈。施师屡用麻杏石甘汤合三子养亲汤，再加西洋参或南、北沙参之类效果良好，服药后阵咳次数逐渐减少，乃至痊愈。本案患儿之母，后来诊病时云：第三诊方连服六剂，只有微咳，未再服药即愈。

[今按] 百日咳，是小儿时期常见的一种急性呼吸道传染病，由百日咳嗜血杆菌所引起。四季均可发生，但以冬春之季尤多，又以5岁以下小儿为多发，多数预后良好。以阵发性痉咳，咳后有特殊之吸气性吼声，即若鸡鸣样回声为特征。故中医谓之"顿咳"，俗称"鹭鸶咳"，认为时行风邪从口鼻而入，侵袭肺卫所致。初起可见表证，常有风寒、风热之异，若风邪与伏痰搏结，郁而化热，炼液成痰，阻遏气道，肺失清肃，肺气上逆则作顿咳阵阵也；顿咳发作，气机失畅，血行不利，故咳时面赤耳红，颈脉怒张，弓背弯腰，涕泪交进，呕吐汗出，甚则二便失禁，迁延时日严重者，亦能伤及肺络，出现咯血、衄血。本案据证而论，病在气分，痰热壅肺，清肃失权。是以施师前后三诊施治，悉以仲景麻杏石甘汤、韩氏三子养亲汤加减化裁，标本兼治而愈。

（六）流行性脑脊髓膜炎、流行性脑炎

o 病案1

吕某，男，3岁，出诊。

高热二日，头痛呕吐，四肢抽搐，颈项强直，角弓反张，昏不知人，经医院抽脊髓液检查，诊断为流行性脑脊髓膜炎。治疗两日未见好转，情势危急，拟服中药，以冀万一。口紧未见舌苔，六脉细数无伦。

辨证：感染时疫，邪热炽燔，热盛风动，四肢抽搐，热入心包，神识昏迷，险象堪虑。

治法：泻肝清热，辛香通窍，以复神志，姑拟清热镇惊通窍法治之。

处方：龙胆草2.5g，白僵蚕5g，酒地龙5g，干蝎尾3g，全蜈蚣1条，双钩藤6g，西洋参3g（另炖兑服），首乌藤10g，白蒺藜10g，黄菊花6g，酒杭芍10g，大生地6g，青连翘6g，炙甘草2.5g，鲜生地6g。

另：当门子0.15g，西牛黄0.3g，羚羊角0.6g，研细末，分两次随药冲服。1剂。

二诊：昨日一昼夜尽一剂，夜间即现缓解，热势渐退，抽搐停止，神识仍昏迷，喂药曾吐一次。

处方：前方去当门子、西牛黄、蜈蚣、蝎尾、大生地、鲜生地，加郁金5g，夏枯草3g，节菖蒲3g，明玳瑁5g，仍用羚羊角粉0.6g随药冲服。2剂。

三诊：药后体温恢复正常，神志清楚，但精神倦怠思睡。病邪乍退，正气未复之象。

处方：北沙参10g，焦远志5g，大生地10g，盐元参10g，寸麦冬5g，黄菊花6g，青连翘6g，紫贝齿15g，白蒺藜10g，双钩藤6g，杭白芍6g，制首乌10g，炙甘草1.5g。

[**祝按**]流行性脑脊髓膜炎，病势迅急，死亡率较高。中医用清热解毒、辛香通窍治之，颇有疗效。初诊仿红绵丹方意化裁，先止其痉挛，恢复神志，清其高热，病势缓和后，三诊以养阴收功。

[**今案**]流行性脑脊髓膜炎，简称"流脑"，是由脑膜炎双球菌引起的急性传染病，多流行于冬春二季，以14岁以下儿童发病率较高，临床以起病急骤、发热、头痛、呕吐、颈项强直及皮肤瘀点为特征。中医属于"瘟疫""春温"病范畴，认为病邪经口鼻而入，邪犯太阳经而头颈强痛，邪由卫转气，出现壮热、口渴、烦躁，犯胃则呕吐频作，甚成喷射性呕吐。继之由气传入营血，而心神被扰，出现壮热、神昏，吐衄发斑疹，甚则热盛生风，抽搐惊厥等闭、脱证。本案温毒传入营血之分，已现昏迷窍闭动风，故施师遵标本缓急之则，先清肝

息风，开窍醒神为治，取王肯堂红锦散、撮风散合俞根初羚角钩藤汤三方化裁主之，即以麝香、牛黄清心开窍，配羚羊、钩藤、连翘、蒺藜、菊花、龙胆、僵蚕、地龙、蝎、蜈等清热平肝息风，白芍、地黄、首乌等清热养阴血以涵木，少佐洋参以护正，一剂而热势减风息，鸱张之邪顿挫被遏。继之减少息风及辛香走窍之品，易之以芳香化浊，开窍凉肝之品，郁金、菖蒲、玳瑁合羚羊、夏枯草等主之，而热退神清矣。后以增液汤合俞氏羚角钩藤汤加减而收功。膏肓小儿，得大师之圣手，路转春回！

○ **病案2**

邹某，男，7岁。

感冒后发热，昏睡终日，唤之不醒，且有抽搐状态。

辨证：温毒侵袭，传入心包，热盛动风矣。

治法：清心开窍，泄热息风。

处方：安宫牛黄丸一丸，分二次服；鲜菖蒲6g，煎汤代水送服。1剂。

二诊：昨日服药后，抽搐之状已无，神识仍不甚清，热已退至38℃左右。症象虽佳，危险未解，再进安神、消炎、退热法。

处方：龙胆草2g，条黄芩5g，鲜菖蒲5g，酒地龙5g，白僵蚕5g（炒），青连翘6g，赤芍6g，白芍6g，山栀衣3g，淡豆豉10g，霜桑叶6g，双钩藤5g，蔓荆子5g（炒），羚羊角粉0.6g（分二次冲服）。2剂。

三诊：药后神识渐轻，自语头部胀大，眩晕，口渴思饮，四肢无力，精神疲倦，体温37.6℃。拟再进前方，兼用强心法。

处方：龙胆草1.5g，酒条芩5g，鲜菖蒲5g，酒地龙5g，白僵蚕5g（炒），青连翘10g，赤芍6g，白芍6g，酒川芎3g，白蒺藜10g，双钩藤5g，焦远志6g，明天麻3g，明玳瑁6g，西洋参3g，东白薇5g，羚羊粉0.6g（分二次冲服）。2剂。

四诊：药后热已全退，神识已清，但头脑眩晕，身倦无力，拟用善后方。

处方：紫石英12g（生石决明15g同布包），龙胆草1.5g，酒条芩6g，白僵蚕5g（炒），酒地龙5g，东白薇5g，酒生地10g，明玳瑁6g，白蒺藜12g，双钩藤5g，明天麻3g，西洋参3g，焦远志6g，天门冬5g，麦门冬5g。

[祝按]流行性脑炎是发生于夏秋季节之急性传染病，以发热、头痛、抽

风、呕吐、昏迷、呼吸困难等为主要特征，自幼至老年人都可患此病，但尤以10岁以下小儿为多发，是病毒入脑引起的中枢神经系统受损害的疾病。中医认为本病多属于"暑温""暑痉""暑厥"病范畴，初起病在卫分、气分，继之可传入营、血分。本案即已热入心包，引动肝风，故先以安宫牛黄丸安脑神，退高热，用鲜菖蒲煎汤送服之以助辛香化浊开窍。症情有所好转，继用僵蚕、地龙、白芍活络舒筋；菖蒲、连翘、桑叶、钩藤、蔓荆、黄芩、龙胆草、羚羊清热凉肝，息风定惊；赤芍、豆豉、山栀衣清心凉血除烦。后加白蒺藜、川芎、天麻、白薇、玳瑁平肝治晕，花旗参、远志以强心。终以石决明、紫石英、天麻、玳瑁、白薇、蒺藜、钩藤、僵蚕、地龙平肝镇肝，治眩晕；胆草、条芩清余热；洋参、远志以强心，天冬、麦冬、生地以养阴生津，与洋参、远志相合，则气阴两补，扶助正气而收功。

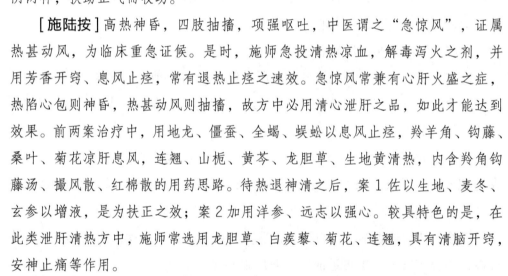

[施陆按]高热神昏，四肢抽搐，项强呕吐，中医谓之"急惊风"，证属热甚动风，为临床重急证候。是时，施师急投清热凉血，解毒泻火之剂，并用芳香开窍、息风止痉，常有退热止痉之速效。急惊风常兼有心肝火盛之症，热陷心包则神昏，热甚动风则抽搐，故方中必用清心泄肝之品，如此才能达到效果。前两案治疗中，用地龙、僵蚕、全蝎、蜈蚣以息风止痉，羚羊角、钩藤、桑叶、菊花凉肝息风，连翘、山栀、黄芩、龙胆草、生地黄清热，内含羚角钩藤汤、撮风散、红棉散的用药思路。待热退神清之后，案1佐以生地、麦冬、玄参以增液，是为扶正之效；案2加用洋参、远志以强心。较具特色的是，在此类泄肝清热方中，施师常选用龙胆草、白蒺藜、菊花、连翘，具有清脑开窍，安神止痛等作用。

[今按]是例神昏抽搐小儿，虽未经西医诊断"流脑""脑炎"之类者，但从临床病情分析，实属"邪陷心包，热盛动风"之证，为中医儿科"急惊风"之感受时邪所致者。明·万全《幼科发挥》云："急惊风者，肝风甚而心火从之。"肝主风，心主火，肝风心火，二脏交争，肝气太过可以生火，心火太旺又可动风，故急惊风与心肝二脏密切相关。当冬春之交，寒暖不调，气候骤变，小儿肌肤薄弱，腠理不密，极易感受外邪。时邪、疫疠从表入里，先在卫、气，继则化热化火，传变迅速，入营入血，而致实热内闭，邪陷心包，引动肝风。治疗从心、肝入手，清心开窍，凉肝息风，往往急用中医所谓"凉开"急救之品，安宫牛黄、紫雪、至宝之类治之，故而本案亦列入"流脑""脑炎"病中介绍。

（七）结核性脑膜炎

○ **病案**

闫某，男，1 岁半，病历号 1951.6.236。

神识不清，时现抽搐，但未发高热，已有半月之久，经医院诊断为结核性脑膜炎。现症项强，神识不清，时有呕吐，常用小手打头，大便秘结，微有咳嗽。舌苔白，指纹色红，入于气关，脉滑细。

辨证：体质素弱，积热蕴郁上焦，引动肝风，项强抽搐，脾运不健则呕吐不食，腑气不通，大便闭结。

治法：拟清肝镇惊，健脾止吐。

处方：双钩藤 5g，制全蝎 3g，龙胆草 1.5g（酒炒），白蒺藜 5g，黄菊花 3g，冬桑叶 3g，蝉蜕 3g，米党参 3g，野於术 3g，东白薇 3g，酒当归 3g，鹿角胶 3g（另炖兑服）。3 剂。

二诊：药后神识渐清，呕吐仍作，大便尚未通畅。

处方：酒军炭 3g，旋覆花 3g（代赭石、半夏曲各 3g 同布包），白扁豆 10g，炒枳壳 3g，双钩藤 5g，白蒺藜 5g，龙胆草 1.5g（酒炒），黄菊花 3g，东白薇 3g，焦三仙 10g，炙甘草 1.5g。3 剂。

三诊：药后大便已通，但干燥，神识时清时昏，抽搐次数减少，咳嗽仍有。

处方：白蒺藜 6g，双钩藤 5g，白僵蚕 3g，东白薇 3g，节菖蒲 3g，蔓荆子 3g，黄菊花 5g，白扁豆 10g，桑叶 3g，炙前胡 3g，炒远志 3g，嫩桑枝 10g，炙紫菀 3g，首乌藤 6g，杏仁泥 5g，炙草梢 3g。

四诊：前方服之甚效，症象均见好转，连服 6 剂，神识清楚，抽搐已止，大便通利，不呕吐，渐能食，时常哭闹，小便少，微咳。前方去白扁豆、首乌藤，加夏枯草 5g，再服 3 剂。

五诊：药后现除有时哭闹用手打头外，无其他症状。

处方：白蒺藜 6g，双钩藤 5g，苦丁茶 3g，龙胆草 1.5g，白僵蚕 3g，蔓荆子 3g，黄菊花 3g，冬桑叶 3g，节菖蒲 3g，炒远志 3g，酒丹参 3g，蝉蜕 3g。

[**祝按**] 结核性脑膜炎殊难治愈，死亡率甚高。本案始终从肝胆、心脑着手，

患者每诊均见症状减轻，颇为顺手，近期效果良好，兹备一格，以供参考。

[今按]小儿患结核性脑膜炎是颇为严重的结核病，多发于1～5岁小儿。凡发现小儿性情改变，轻微发热、头痛、无原因的呕吐、顽固性便秘、嗜睡及烦躁相交替，甚则抽搐时，当及时进行结核菌素试验以及脑脊液检查。本病属于中医"慢惊风"范畴。《温病条辨》云："病久而痉者，非伤脾阳，肝木乘脾；即伤胃汁肝阴，肝风鸱张，一虚寒，一虚热，为难治也。"本案即如此，既有脾虚不运，又有肝虚风动。施师治脾虚以理中汤合旋覆代赭汤化裁之，用党参、白术、扁豆、旋覆花、代赭石、半夏曲、焦三仙、炙甘草之属；治肝虚风动，用羚羊钩藤汤、止痉散化裁，用钩藤、菊花、龙胆草、当归、白蒺藜、首乌藤、桑叶、全蝎、僵蚕、蝉衣、白薇、鹿角胶之类。菖蒲、远志以开窍安神，杏仁、前胡、紫菀以祛痰止咳，均属辅佐脾肝之治也。虽为疑难危证笃疾，然中医施治得当，亦能颇见良效。

（八）水痘

○ **病案**

郭某，女，4岁。

轻度发热，胸部发现水疱数粒，时欲瘙痒，烦躁易哭。

辨证：外感时邪，从口鼻而入，蕴郁于肺，引动内湿。肺主皮毛，脾主肌肉，风热湿邪蒸熏于肌肤，故出水痘为病。

治法：清透利湿，解毒止痒。

处方：鲜苇根1尺，蝉蜕衣4.5g，紫浮萍4.5g，炒芥穗4.5g，豆黄卷12g，山栀皮4.5g，苏薄荷3g，防风炭4.5g，青连翘10g，忍冬藤10g，紫地丁10g，桑叶6g，桑枝12g。2剂。

二诊：药后水痘渐次发生，再进解毒、凉血、止痒、渗湿法。

处方：赤茯苓10g，赤芍6g，豆黄卷12g，白苇根1尺，白通草4.5g，白杏仁6g，紫地丁6g，紫草茸3g，蝉蜕衣4.5g，防风炭3g，黑芥穗4.5g，甘中黄4.5g，青连翘10g，绿豆皮4.5g，鲜茅根10g，鲜生地10g。2剂。

三诊：药后痒止，水痘渐次结痂，小便通畅，但大便已二日未行，拟用凉血解毒，利湿通便法。

处方：赤茯苓10g，赤芍6g，炒丹皮6g，绿豆衣4.5g，薤白头6g，桃仁

4.5g，杏仁泥4.5g，炒枳壳4.5g，苦桔梗4.5g，紫地丁10g，佩兰叶10g，鲜茅根10g，鲜生地10g，青连翘10g，炒谷芽10g，炒麦芽10g，甘中黄4.5g。

[祝按] 水痘是由水痘病毒引起的一种急性传染病，传染性颇强，易造成流行，以冬春两季为多发，任何年龄均可发病，但以1～6岁为多。临床以发热、皮肤及黏膜分批出现斑疹、丘疹、疱疹、结痂为特征，因疱疹内含水浆，状如豆粒，故名水痘。与天花绝不相同，简单分别法：天花成对发生，水痘则散漫无定，且无天花之定型经过（如发疹期、化脓期、溃疡期等）。水痘之治，初起用透发法，继而投以解毒、凉血、渗湿剂。本案即如是，始用苇根、蝉蜕、浮萍、芥穗、豆卷、薄荷、山栀、防风等诸药，均为退热透表，解毒止痒剂。继用赤苓、豆卷、苇根、通草、杏仁、绿豆皮利湿解毒，蝉衣、芥穗、防风炭止痒，鲜茅根、生地、甘中黄、连翘、地丁、草茸、赤芍解毒凉血。终以赤苓、绿豆衣利湿，赤芍、丹皮、生地、茅根、连翘、桃仁、甘中黄凉血解毒，谷麦芽、佩兰、桔梗、枳壳、杏仁、薤白通调腑气、消化停积而收功。

[今按] 水痘之发生，主要是外感时邪病毒，内有湿热蕴郁，内外合邪发病。中医对本病论述颇多，如明·鲁伯嗣《婴童百问》有"发热一二日，出水疱则消者，名为水痘"之论。王肯堂《幼科准绳》更有"小儿有正痘（天花）与水痘之不同，皮薄如水痘即破易干，而出无渐次，白色或淡红，冷冷有水浆者，谓之水痘。此表证，发于肺也。发热一二日而出，出而即消，易出易靥，不宜温燥，但用轻剂解之"详论。目前本病临床以风热夹湿和湿热炽盛为常见，故治悉以疏风清热、解毒渗湿为法，其预后良好，不留瘢痕，可获得终生免疫。本案施师即先以银翘散化裁，痒加蝉蜕、浮萍，解毒又加紫地丁、山栀皮，疏风透毒又加桑叶、桑枝；继之凉血解毒，清热渗湿，取犀角地黄汤之意，合苇茅二根及利湿之品主治，即白茅根、生地、紫草、赤芍、丹皮、甘中黄、赤苓、绿豆衣、白通草之用。终又加调气通腑、开胃消食之品而康复。

（九）白喉

○ 病案

张某，男，12岁。

昨夜忽高热，咽痛，头痛，语音嘶嗄，脉沉细，悬雍垂及口盖有灰黄色膜。今晨曾经某西医检查，认为白喉。

辨证：温热疫毒侵袭，首先犯肺，素体肺胃蕴热与疫毒时邪相搏，结于咽喉而成白腐假膜，肿胀疼痛，语声嘶哑；正邪相争，热毒内炽，而头痛、高热，病在卫分、气分。

治法：表里双解。

处方：炙麻黄1.5g，白杏仁6g，生石膏15g，薄荷6g，炒白僵蚕6g，炒芥穗6g，盐元参12g，大力子6g，马勃4.5g（青黛3g同布包），蒲公英10g，苦桔梗4.5g，蝉蜕4.5g，金银花6g，金银藤6g，炒香豉12g，炒山栀4.5g，甘草4.5g。1剂。

二诊：药后寒热稍退，惟咽喉肿痛如旧，头亦不疼，声音亦较洪亮。

处方：炙麻黄1.5g，薄荷4.5g，炒赤芍6g，大力子6g，生石膏15g，杏仁6g，蒲公英10g，忍冬花6g，金银藤6g，炒芥穗6g，马勃4.5g（青黛3g同布包），炒香豉10g，鲜苇根1尺，鲜茅根15g，苦桔梗4.5g，炙甘草3g，盐元参12g，山栀衣4.5g。1剂。

三诊：药后汗出，寒热大退，咽间仍肿，但灰白色假膜已经剥脱一半，病人现极端疲惫之状，亟宜养阴分，补正气之剂。

处方：大生地10g，鲜生地10g，白茅根10g，鲜茅根10g，元参12g，川贝母6g，浙贝母6g，原寸冬6g（米炒），炒赤芍6g，薄荷4.5g，板蓝根6g，花旗参10g，生内金10g，马勃4.5g（青黛3g同布包），大力子6g，蒲公英10g，苦桔梗4.5g，佩兰叶10g，炙甘草3g。2剂。

四诊：药后诸症悉愈。因而去板蓝，嘱再服2剂，息其余焰兼扶正气。

[**祝按**] 白喉为法定急性传染病，其传入门户以扁桃腺为最多，鼻腔咽喉等次之。初起发热、恶寒、无汗、头痛，食欲不振，咽下困难，扁桃腺及悬雍垂红肿而发病，喉间渐见白点，或线丝状。其后变为灰白色假膜，不易剥落。观其白点扩大之迅速，一日半日之间殆可全喉皆白，脉象细沉而数，面色苍白，呈衰弱状态，发音艰难。近人用麻杏甘石汤以治白喉，其效如桴鼓。医者千万不可狃于忌表之说，为前人所误。如于临证之时，把持不定，则反不若注射血清为妥。本案即先以麻黄、薄荷、香豉、蝉衣、芥穗解表热，山栀、金银花及藤、石膏、大力子、公英、苦桔梗、元参、青黛、马勃、杏仁、甘草清里热而消喉间肿痛，僵蚕治头疼。继之又加赤芍、苇根、茅根清解表里。药后寒热大退，假膜剥脱至半，乃以扶正驱邪并施治之，以生地、元参、洋参、寸冬养阴益气

以助正气，茅根、薄荷、赤芍清解余热，马勃、青黛、板蓝、大力子、公英、川、浙贝母、苦桔梗、炙草清利咽喉，佩兰、内金生发胃气。终以此方去板蓝根而收功。

白喉本为险症，重者十难全其一二。本病家只此爱子，又不信西医，故延请师门诊治。虽再三告诫注射血清，然渠仍只肯服药。幸而师门成竹于胸，应付裕如，故得使病者泰然脱于危厄。吾侪试观，师门处方次序井然：初以表里双解之法，务在先退表热；表热解后，始可养阴扶正。若着手即用养阴之法，以致邪气内束，而欲求其病之痊愈岂可得哉！

[今按] 白喉，是由白喉杆菌引起的一种急性传染病，临床以鼻咽、喉部黏膜出现白色喉假膜，犬吠样咳嗽、喘鸣和全身毒血症状为特点，部分患儿可伴心肌炎及神经麻痹，一年四季均可发病，多以晚秋到初春为流行季，各年龄段皆可感染，但好发于8岁以下小儿。现已推广了白喉预防接种，发病率已显著下降。中医又称"白缠喉（风）"，明·窦梦麟所辑《疮疡经验全书》（又名《窦氏外科全书》）对白喉已有较详细论述，清·郑梅涧《重楼玉钥》、李纪方《白喉全生集》等均对该病之传染性、与其他喉病之区别和论治上做了更进一步阐述。如郑氏云："喉间起白如腐一症，其害甚速，患此症者甚多，惟小儿尤甚，且多传染……属疫气为患。"《时疫白喉捷要》书中则治曰："初起用粉葛、僵蚕、蝉衣以散风热；以牛子、连翘、金银花、土茯苓消肿败毒；生地、元参、麦冬清金生水；黄芩、黄连、栀仁、山豆根、生石膏泻火救水；木通、泽泻、车前子引热下行，重者再加马勃、龙胆草。外用生土牛膝兜，或未服药之先，既服药之后，煎水间服，再以万年青捣汁，或服或噙。"一般而言，本病初起，在内外燥热之影响下，疫毒先郁于卫表，出现风热之证；疫毒由表入里，即由卫分入气分，热毒炽盛，则可见里热实证；热毒耗伤肺胃之阴，则会出现阴虚燥热之候；若疫毒与痰浊壅于喉间，还会出现痰浊阻肺之证；若疫毒内侵，亦能致心气不足，心阳不振之危候。本案病发在卫、气之分，故施师据证拟表里双解法，先投以辛凉解表剂麻杏石甘汤、银翘散化裁主之；待表里热退，继以郑氏养阴清肺汤化裁，扶正驱邪并施，俾余热除，阴液充，正气复矣。

（十）肠伤寒

○ **病案**

翟某，男，7岁。

患儿三天前有感冒症状，不以为意，旋即参加学校秋季旅行，时在9月中旬，旅行归来，当夜病情加重，体温38℃，头痛、恶寒、恶心。由中医治疗，认为感冒，服药二剂，病势未减，热度继续增高，上午38.5℃，下午40℃，即往某儿童医院就诊，诊断为肠伤寒，注射并服西药后，症状有增无减，转而神昏谵语（夜间尤甚），小便短赤，大便干燥，呕吐黄水，两眼朦胧，于清醒时则诉四肢麻木，腹痛口干。于是中西医药并进，有云流感者，有云秋温者，有云停食受凉者。患儿已八日未大便，神昏谵语更行加重，家人惶惶，乃来求诊。舌苔黄厚垢腻，舌尖红，六脉劲而有力，略见徐缓。

辨证： 发病将近两旬，恙势有增无减，初似感冒，进而加重，神昏谵语，早轻暮重，大便八日未解，苔厚脉劲，是内热蕴积于肠胃。面情呆滞，唇赤而干，齿痕腐溃，声音嘶哑，皆属危象，是属肠热之症。然则据脉辨证，不得骤用寒凉峻下之剂，病虽两旬，仍须清解兼施，清以退热，解以化毒，轻可去实之意。

治法： 解表清热，凉血解毒，芳化开窍。

处方： 鲜佩兰10g，鲜苇根30g，淡豆豉12g，鲜生地18g，鲜茅根18g，山栀衣6g，白杏仁6g，条黄芩6g，霜桑叶6g，苦桔梗5g，川雅连3g，嫩桑枝24g，生内金10g，黑芥穗6g，赤芍6g，炒枳壳3g，薄荷6g，紫雪散3g（分二次冲服）。3剂。

二诊： 药后，体温降至37.7～38℃之间，神识已清，大便已通，头痛呕吐均亦停止，惟诉疲倦无力，自觉饥饿求食，家人遵嘱，只给流质饮食及鲜果汁，面情目神灵活，脉象无大改变，舌苔减退变薄，恙势已有渐退之象，正气似有恢复之兆，再进前法。

处方： 原方去紫雪散、薄荷，苇根改为18g，茅根改为12g，加原皮洋参5g（另炖浓汁兑服），局方至宝丹2丸，每服半丸，日二次。

[**祝按**] 本案为1933年之病历，整理此案时，患者已将40岁，回忆旧时病况历历在目，据云迄今三十余年只患此次重病。

肠热症为急性传染病,第三周为最危险之阶段,施师以清解之法,使热有出路,积聚之"毒"得解,病势顺利消退,本病在此时期最忌峻下之剂,以免损及肠部溃疡引起出血后患。苇根、豆豉、桑叶、芥穗、薄荷解表以清热,芥穗炒炭又可有防止肠出血之功;山栀、黄芩、川连、茅根、赤芍、生地清内热而解毒;佩兰、茅根、芥穗、薄荷芳香化浊;局方至宝丹古人谓之治时邪内陷,热入心包,舌绛神昏,谵语妄言,有从里透表之功;并有治中恶气绝,睡眠不安,唇干舌燥,伤寒谵语,心肺积热,伏热呕吐,邪气攻心,解一切物毒之功用。

[今按] 伤寒是一类常见的急性消化道传染病,是由伤寒杆菌经消化道传染而引起的全身性急性传染病,全年均可发生,但以夏秋季最多,一般以儿童和青壮年得病较多,潜伏期为10～18日,初起以精神不振,纳食不佳,全身乏力,体温呈梯形上升,一周内可高达40℃,舌苔厚浊,伴腹部不适、腹胀、便秘,少数可有腹泻,而诸症增剧成极期,均在病程十日后(即第二周),持续发高热,即所谓"稽留热",出现急性病容,精神恍惚、表情淡漠、反应迟钝、听觉减退,甚则谵妄、昏睡、昏迷等,小儿还会出现惊厥。病程第3～4周为本病重要转折时期,病人全身显衰弱,消瘦,毒血症状重者,仍会有高热,出现谵语、昏迷、大小便失禁等,此期易产生并发症,如肠出血、肠穿孔,合并肺炎、心力衰竭等。本病中医属于"湿温"病范畴,俗又谓"肠热症"。本案病由卫、气转入营分,上中二焦为病。故施师据证拟表里双解法,外以辛凉清透解热,即用薄荷、桑叶、豆豉、桑枝、芥穗、佩兰之品;内以甘寒、苦寒并用,甘寒以凉血滋阴,用茅根、生地、赤芍、芦根之类;苦寒泄热,用黄连解毒汤、栀子豉汤化裁,如芩、连、山栀之类;并取紫雪凉开以清心开窍,息风定惊。三剂即力挽狂澜,热退神清,继稍作调治而病愈。增洋参以气阴两补以扶正,减去薄荷、消芦、茅二根之剂量,意在防透利太过伤正也;紫雪易至宝者,系大师用药可谓缜密纤细,审时度势,分毫无间矣。在发挥至宝化浊豁痰开窍之长,以利佩兰芳化除湿温之毒也。

(十一) 黑热病

○ 病案

郭某,女,6岁。

发热,恶寒,腹胀而痛,时欲呕吐,西医断为黑热病。

辨证：病邪侵袭，脾胃受损，胆胃失和，故发热恶寒，腹痛呕吐。

治法：和解少阳，清热解毒。

处方：赤芍 10g，白芍 10g（醋柴胡 5g 同炒不去），鲜茅根 12g，鲜生地 12g，竹叶 6g，竹茹 6g，酒条芩 6g，清半夏 10g，炒香豉 10g，山栀 5g，广皮炭 10g，炒丹参 6g，炒丹皮 6g，蝉蜕衣 5g，桃仁 6g，杏仁 6g，炙甘草 1.5g。

二诊：服药后腹胀未消，下午仍热，大便不通已五日。乃前方力薄，未达病所也。

处方：鲜茅根 12g，鲜生地 12g，赤芍 6g，白芍 6g（醋柴胡 5g 同炒不去），桃仁 6g，杏仁 6g，炮甲珠 6g，郁李仁 6g，清半夏 10g，鳖甲 12g，炒山栀 5g，炒丹参 6g，炒丹皮 6g，蓬莪术 5g，青蒿 3g，酒黄芩 6g，淡竹叶 6g，炙甘草 1.5g。

三诊：药后热渐退，腹渐软，大便一次，量极少。

处方：赤芍 6g，白芍 6g（醋柴胡 5g 同炒不去），桃仁 6g，杏仁 6g，鲜茅根 12g，鲜生地 12g，生龟甲 12g，生鳖甲 12g，酒条芩 6g，三棱 5g，炒丹参 6g，炒丹皮 6g，蓬莪术 5g，酒军炭 3g，青蒿 3g，炒山楂 10g，焦远志 10g，海浮石 10g（瓦楞子 10g 同醋煅布包），炙甘草 1.5g，炒山栀 5g。

四诊：前方连服 2 剂，腹胀大消，热亦下降至 37.4℃。再拟消余肿、退余热法。

处方：赤芍 6g，白芍 6g（醋柴胡 5g 同炒不去），瓦楞子 10g（海浮石 10g 同醋煅布包），龟甲 12g，鳖甲 12g，鲜茅根 12g，鲜生地 12g，酒军炭 5g，焦远志 6g，莪术 3g，枳实炭 3g，风化硝 5g（左金丸 6g 同布包），炒丹参 6g，炒丹皮 6g，於术 3g，酒条芩 6g，炙甘草 2.5g。

[祝按] 黑热病是杜氏利什曼原虫所引起的由白蛉传播的慢性地方性传染病，其临床以长期不规则发热、贫血、消瘦、脾肝肿大等为特征，其属中医"疟症"范畴。本案施师据证先以小柴胡汤为主化裁施治，以柴胡剂和解少阳、退热、止呕也，配茅根、生地、竹叶、竹茹、山栀、豆豉、蝉衣、杏仁清解透热、凉血除烦，加丹参、桃仁、丹皮、赤芍活血祛瘀、以消脾肿。继之以小柴胡合青蒿鳖甲汤化裁以退热消肿，即加青蒿、鳖甲、炮甲珠、莪术退热消肿，郁李仁润肠通便。见效后，又加龟甲以退热软坚；三棱、山楂、浮石、瓦楞增加消脾肝肿大之力；远志助心气；酒军炭既可活血软坚，又可通便。终又增於术生胃气，

左金丸和胃调中，枳实炭、风化硝通大便而收功。

黑热病进世尚无特效疗法。师门始终以小柴胡汤为主，再加软坚诸药，竟然治愈。是否能为本病之准绳，尚祈高明教之。

（十二）小儿麻痹症

○ 病案

孙某，男，9岁。

1952年夏月患儿9岁，因小儿麻痹症住某儿童医院。住院期间，经多次会诊，确诊为小儿麻痹症，已予注射服药治疗20多天，未见显效。伊母石玉璞同志任平安医院耳鼻喉科医师，经介绍约往旧址儿童医院出诊。检查患儿周身痿软异常，下肢更甚，不能行立，有时且作痛楚之状，低热，夜不安寐，脉现浮数不扬，沉取无力，确属小儿麻痹类型。为之立方，初用疏风透表，解毒清热，通调经络煎剂，药如桂枝、独活、防风、芥穗、葛根、薄荷、秦艽、威灵仙、板蓝根、赤芍、白芍、粉丹皮、生地、天麻、夏枯草、黄连、黄芩、地龙、全蝎、忍冬藤、石楠藤、鸡血藤、豨莶草、桑寄生、海桐皮、豆黄卷、蒲公英、大蓟、小蓟、木瓜、牛膝、青葱叶、丝瓜络各品味，更换三方，出入为治。继改清热解毒，和肝强肾，活血助气之法，但急病速治，仍宜汤剂，选用三黄、知母、山栀、玄参、麦冬、金银花、连翘、归、芎、芍、地、元胡、蛇肉、川楝、柴胡、枳壳、紫菀、菖蒲、防己、黄芪、白术、续断、菟丝子、金狗脊、功劳叶、山萸肉、薏苡仁诸药，又易三方。但前后各方剂，用药程序，记忆不清，调看该院当年病历，也因医院搬迁时大半遗失，无从查核。服汤剂以来，前后约历十数日，逐渐痛除，麻木减少，身体稍灵活，偶然起步，需扶墙杖，不能持久，呈病邪渐退，元气未复之象。拟用丸方，补助气血，增加营养，仍兼清热通络。丸剂多种，为：全鹿丸、薯蓣丸、河车大造丸、参茸卫生丸、豨桐丸、紫雪散、云南白药、大黄䗪虫丸等，陆续服用。住院月余，行动便捷，壮健如初，身体发育，至18岁时，已如成人。后曾就读北京101中学，毕业后考入哈尔滨军事工程学院。

[祝按]小儿麻痹症如治疗失时或拖延日久，每致遗留残废，若及于呼吸器官麻痹，更为危急。本案为1952年时病历，患者大学毕业后，现在五机部所属工厂担任技术工作，并已结婚生子，迄今观察二十余年，疗效甚为巩固。

惜原病历散佚，具体处方无从查询，乃请施师追忆经过，将当初用药情况治疗方案叙述于此。原始处方虽不可得，但治疗经过，用药大意，均极真实。本病处理有序，先以疏风透表，兼解毒清热，俾病邪外达，内热得清。于疏达之中并扩张经络，从而表透毒解，经络亦通，一寓三意，相互为用，免致旷日持久，毒邪盘踞，诚急病速治之良图。初用独活、防风、芥穗、薄荷均属疏风透表之药，而桂枝、葛根且兼解肌解热，仲景桂枝加葛根汤，主治项背强直，独活并主宣通气道，活血舒筋，治臀腿疼痛，两足痿痹，不能移动，威灵仙及诸藤均有通经络止痛之效，加之天麻、地龙、全蝎解痉舒络，板蓝、二芍、丹皮、生地、夏枯草、芩、连、豆卷、蒲公英均有清热之功，板蓝、芩、连、公英具有解毒之力，小蓟清热，大蓟理血，古籍谓大蓟能健养下气，潜消痈肿，葱叶辛窜，配诸藤及瓜络相得益彰。初采上述诸药，调配增减，患儿低热已退，痛楚已减，颇感舒适，睡眠亦随之好转，脉象转而充沛，不似以前之无力，但仍现浮数，是表邪将退之兆，经络通调之象，仍本清热解毒兼入和肝强肾诸药以扶正气，三黄、知母、山栀、柴胡、金银花、连翘诸药清热解毒，近世则谓有抗菌之效，元胡取其活血、利气、止痛之意；紫菀常用作祛痰药，《本经》谓："去蛊毒痿躄。"蛇肉治诸风顽痹，皮肤不仁；枳壳虽为消化药且有通利关节之效，与木瓜配伍汤服（《直指方》）疏导治脚气。薏苡米除有健胃营养之外，《本经》谓："治筋急拘挛"，《别录》谓："除筋骨中邪气不仁。"菖蒲香冽通窍，具有兴奋神经之力，防己、功劳叶俱有驱风湿开腠理之效，其余诸药芪、术、续断、菟丝、狗脊、山萸肉等，健壮筋骨，补益元气。

[今按] 小儿麻痹症，即脊髓灰质炎，是由特异性嗜神经病毒引起的急性传染病，主要损害脊髓前角的运动神经原，以夏秋季发病率最高，散发者终年可见。大部分患者表现为发热，肢体疼痛，咽痛或感冒样表现，而无瘫痪，仅少数病例出现肢体麻痹和弛缓性瘫痪，小儿感染率高于成人，且部分患儿发生肢体麻痹和弛缓性瘫痪，故得名"小儿麻痹症"。现已实行预防接种，服3型活疫苗糖丸，大大降低了其发病率。中医认为是从口鼻而入的疫毒时邪，先侵犯肺胃二经，而见发热、咳嗽、咽痛、呕吐、腹泻等症状；继而疫毒时邪流注经络，出现肢体疼痛，肢体麻痹和瘫痪。亦会出现邪毒闭肺，痰涎阻窒而出现呼吸困难症，或邪入心包、引动肝风，出现嗜睡、昏迷、抽搐等，故属中医"痿病""小儿中风""软脚瘟"等病范畴。其治上述施师治验回忆总结为我们做

出了示范。即初期邪犯肺胃者，以祛风解表，清热利湿为主，荆防败毒散、银翘散、葛根芩连汤、甘露消毒丹诸方依证化裁之；邪入经络，发热体痛，活动不利者，以祛风利湿，清热通络为主，四妙丸、程氏蠲痹汤等化裁之；若热退后，肢体出现麻痹、瘫痪无力，即属气虚血滞者，以补益气血，活血通络为主，补阳还五汤、黄芪桂枝五物汤、蠲痹汤等化裁之；若瘫痪久，肌肉萎缩，属于肝肾亏虚者，以强筋壮骨、温通经络为主，用虎潜丸、还少丹、七宝美髯丹、金鹿丸、参茸卫生丸等治之。并宜在瘫痪期配以针灸、推拿疗法，以冀早日康复。

（十三）支气管炎

○ **病案**

邸某，男，11岁，病历号 1955.6.019。

自八岁起，因感冒咳嗽未能适当治疗，此后每届秋冬即犯喘嗽。发作时喉间痰鸣，不能平卧，口渴，不欲饮食，不发作时亦不如一般儿童活跃。时逾三年，影响发育，今已十一岁，状如七八岁儿童，精神呆滞，面色青白。舌苔白腻，脉象滑数。

辨证：患喘嗽病已三年，肺气壅阻，痰盛喉鸣，肺为贮痰之器。

治法：清肺化痰，降气平喘。

处方：炙前胡 5g，炙紫菀 5g，炙百部 5g，炙苏子 6g，葶苈子 3g（旋覆花 6g 同布包），代赭石 6g，陈橘红 5g，瓜蒌根 6g，嫩射干 5g，陈橘络 5g，瓜蒌皮 6g，云茯苓 6g，苦桔梗 5g，清半夏 6g，云茯神 6g，白杏仁 6g，酒条芩 6g。4 剂。

二诊：药后喘嗽均减，痰涎易咯出，原方再服 3 剂，后改常方。

三诊：前方又服 3 剂后，喘平咳减，此次发作，治愈甚速，再拟丸方巩固。服三十日。

处方：每日早服气管炎丸 20 粒，晚临卧服指迷茯苓丸 6g。

[**今按**] 本案系一慢性支气管炎患者，小儿娇脏肺金受损，子病及母，脾肺俱不足矣。脾为生痰之源，肺为贮痰之器。痰饮内停，逢外感则引动内饮而咳喘病作矣。施师据证，拟二陈汤、止嗽散、贝母瓜蒌散三方化裁施治，即以橘红、半夏、茯苓健脾燥湿，乃治痰源；以前胡、紫菀、百部、桔梗祛痰止咳，

苏子、葶苈、杏仁、覆花、赭石降气平喘，则治肺金；加瓜蒌、花粉、黄芩、射干清痰热、利咽喉，从而气降痰消，咳喘平矣。后以成药巩固疗效。

（十四）类风湿性关节炎

○ **病案**

周某，男，8岁，病历号1954.7.205。

四年前患痢疾一个月，愈后又再发热，周身关节肿痛，经北大医院诊为类风湿性关节炎，曾住院治疗。此后四年来多次发热身痛，十指及肘部拘挛不伸，于阴雨时发作更甚，食睡尚好，经常夜间遗尿。舌苔白腻，脉象沉滑。

辨证：痢后体弱，风湿入侵，稽留经络，屡治未能根除，遇寒邪即行发作。

治法：当以散风活血通络为治，兼治遗尿。

处方：桑寄生12g，川桂枝3g，北细辛1.5g，嫩桑枝12g，杭白芍10g，生地5g，熟地5g，乌蛇肉10g，酒地龙5g，酒川芎5g，酒当归6g，生银杏10枚（连皮打），益智仁5g，桑螵蛸5g，节菖蒲5g，炙草节6g。4剂。

二诊：药后除遗尿见好外，关节肿痛未见变化，但食睡正常，精神甚好。

处方：川桂枝3g，生鹿角10g，北细辛1.5g，杭白芍10g，嫩桑枝15g，生地5g，熟地5g，豨莶草10g，桑寄生15g，金狗脊10g，伸筋草10g，酒川芎3g，酒当归6g，乌蛇肉10g，酒地龙6g，双钩藤10g，炙草节3g，虎骨胶3g（另烊化兑服）。4剂。

三诊：药后颇见功效，曾电话询问是否来诊，嘱效不更方，多服数剂。现已服至16剂，关节肿痛全消，手指、肘部伸屈较前灵活，遗尿亦基本消除，拟回乡，要求常服方。

处方：破故纸5g，巴戟天5g，乌蛇肉6g，川桂枝2.4g，伸筋草10g，地龙肉6g，酒当归6g，嫩桑枝15g，酒川芎3g，赤芍5g，白芍5g，桑寄生15g，节菖蒲5g，桑螵蛸6g，生银杏10枚（连皮打），炙甘草5g，虎骨胶3g（另烊化兑服）。隔日一剂，至愈为度。

[祝按]风湿之邪，皆是乘虚而入，体功不强，防御不力，病邪稽留经络，久则气血均受影响，活血通络为治风湿病良法。患者服二诊方最效，然巩固疗效须加壮筋骨、补肾气之剂。肾主骨，故须用破故纸、巴戟天以强肾气，银杏

合桑螵蛸、节菖蒲治夜间遗尿颇效。

[今按] 综观本案类风湿性关节炎之治，即本"小儿脏腑娇弱""成而未全""全而未壮"，当其痢后，风寒湿邪，乘虚而入，《内经》所谓"邪之所凑，其气必虚"之理。施师从祛邪扶正两个方面制方遣药，择仲景当归四逆汤、《局方》四物汤加味化裁，即祛邪除风寒湿之邪，以细辛、桂枝、豨莶草、桑枝、伸筋草；通络止痛，以当归、赤芍、白芍、地龙、乌蛇、川芎；扶正即补肝肾，强筋骨，以桑寄生、地黄、当归、狗脊、补骨脂、巴戟、虎骨胶，另以桑螵、银杏、菖蒲通窍醒神，固摄缩尿治遗尿也。

（十五）肠痉挛（幼儿腹痛）

○ **病案**

关某，男，3岁。

未足月而产，体质孱弱，经常发热，睾丸时时上抽，生殖器萎缩，少腹疼痛，消化力弱，大便常溏泻。舌苔薄白，脉象沉弱。

辨证：先天不足，阳气不充，小儿竟现虚寒之证。肾为先天之本，脾为后天之本，当从先后天两方培补。

治法：补益脾肾，以资恢复（本方可做常服）。

处方：巴戟天 3g，紫河车 3g，生地 3g，熟地 3g，荔枝核 5g，川楝子 3g（醋炒），米党参 3g，野於术 3g，炒吴萸 3g，酒杭芍 6g，炙甘草 1.5g，鹿角胶 3g（另烊化兑服）。

[祝按] 小儿素称纯阳之体，然亦常见先天不足，后天失调，脾肾不健之小儿，症现虚寒，治法当从先后天两方培补，然又不宜辛热峻补之剂；以其本质纯阳，施治不当，反生燥热，非如成年人肾气亏损可比。据患儿之母后来诊病时云：此方每周服二三剂，症状逐渐消失，体力日健。

[今按] 三岁小儿，早产体弱，先天不足；腹痛便溏，发热睾缩，后天不足，实属脾肾阳虚（虚寒）之慢惊风。《景岳全书·小儿则》云："小儿慢惊风之病……总属脾肾虚寒之证。"施师据小儿生理特点及现证自拟先后天并补方，取河车大造补肾元精之义，用河车、鹿胶、巴戟、地黄；取四君去茯苓以补脾气；取导气汤之义，用吴萸、川楝子、荔核、白芍温养肝经，理气止痛。诸药标本兼治，温补脾肾而息肝风，诚治慢惊一良方也。

（十六）寄生虫病

o **病案 1**

李某，女，6 岁，病历号 1951.6.497。

平素时现胃疼腹痛，甚则呕吐，大便不规律，或干结，或溏泻，食欲亦时好时坏，日渐消瘦，经常流鼻血。面色不华，白黄相间，俗称谓虫花之象，舌上有花点，苔斑剥不匀，六脉滑，实乍大乍小。

辨证：望诊切脉俱为虫积之象，饮食营养被消耗，故日渐消瘦，食欲无常，积滞不消，食积生热，症现鼻衄。

治法：驱虫消积并施。

处方：炒槟榔 5g，炒吴萸 0.6g，姜厚朴 3g，炒建曲 5g，炒黄连 2.4g，姜半夏 3g，使君肉 10g（炒），炒榧子 6g，炒枳壳 3g，野於术 3g，壳砂仁 3g，莱菔子 5g，炙甘草 1.5g。3 剂。

二诊：药后便下蛔虫数条，胃疼腹痛未作，只鼻衄一次，再拟一方清热和胃肠，与前方交换服用，每周服 2 剂，无需再诊。

处方：鲜生地 10g，炒吴萸 0.6g，厚朴花 3g，鲜茅根 10g，炒黄连 2.5g，代代花 3g，莱菔子 5g，春砂仁 1.5g，杭白芍 5g，莱菔英 5g，白蔻仁 1.5g，炒枳壳 5g，姜竹茹 10g，广皮炭 3g，益元散 10g（鲜荷叶包），节菖蒲 3g，炙草梢 1.5g。

[祝按] 小儿患虫积最为常见，凡见腹脐周围时痛，食欲不振，消化不良，日渐消瘦者，即应考虑虫积为祟。中药具驱虫之功者甚多，需据不同虫类，选用适当药物，然驱虫时，必加通便及和胃剂，以免虫体不下，或出现胃脘不适之症。

[今按] 本小儿病蛔虫案，施师据证先投肥儿丸加减，以驱虫消积并治，待虫下后，拟左金丸、三仁汤化裁，加用先生惯用的芳香化浊醒脾开胃之对药，如厚朴花与代代花，砂仁与白蔻仁等，以清热和胃化浊而收功。

o **病案 2**

田某，男，13 岁。

平素善饥，多食而消瘦，腹部时痛，恶心，头晕，面生"虫花"，检查粪便内有钩绦虫之片节。

辨证： 饮食不洁，生熟饮食不节，而致脾胃受损，虫生肠道之中，虫争蚀人之气血营养之物，令人化源不充，则善饥且消瘦，并发腹痛，恶心头晕矣。

治法： 杀虫通便。

处方： 使君肉 10g（炒香），炒吴茱萸 1g，炒黄连 2.5g，花槟榔 5g，川楝子 10g（醋炒），乌梅炭 5g，野於术 3g，奎白芍 10g，真川椒 1.5g，川军炭 5g，广木香 1.5g，炙甘草 1.5g，全瓜蒌 15g（风化硝 3g 同捣）。

每隔一日服一剂，共服 5 剂。

二诊： 药后大便日下二三次，腹痛大减，所下虫体节片极多。改用食品收工。

处方： 小黑豆 60g，使君肉 60g，五谷虫 60g 共研极细末，合匀。每日用 6g 药粉，30g 麦面，加水做食品，共服一月。

[祝按] 肠寄生虫，种类很多，如绦虫、蛔虫、鞭虫、钩虫等，类别不同，中药治疗，无大出入。本案为一绦虫病例。绦虫有一定之中间宿主，如猪肉内为有钩绦虫，牛肉内为无钩绦虫，鱼类为广节裂头绦虫等，凡肉未熟即食之，多易罹患。本案施师以使君肉、川楝子、槟榔、乌梅、川椒、木香杀虫，炒黄连和胃，於术、奎白芍养胃止痛，川军炭、风化硝、全瓜蒌通便，甘草和中并止痛。药后虫体片节出之，则改驱虫扶正并施，以巩固疗效。

[今按] 本案施师治绦虫之方药，虽取左金丸、芍药甘草汤加使君子、槟榔、乌梅、川椒、川军之用，实含寒热并用，辛苦酸甘咸五味兼施，取法仲景乌梅丸之意在其中，令虫不安于内，随肠道蠕动，大便泻下而出也。

（十七）早老症

○ **病案**

吴某，男，9 岁，病历号 1960.7.30。

患儿 1951 年 6 月出生，生后不久即发现容貌皮肤异常，于 1953 年 10 月 18 日入北京医学院附属第一妇婴医院儿科检查，当时年为 28 个月。

患儿系 8 个月早产，未届满月即发现全身皮肤发硬成团，头皮薄，眼突，鼻尖，与正常婴儿不同，生后头发尚多，至四五个月即渐脱落。

患儿为第三胎，因母妊娠合并高血压，于孕期 8 个月引产。母乳喂养至 5

个月改喂牛乳，均按医院指导喂养。曾接种牛痘、卡介苗、百日咳、白喉预防针。13个月出牙，14个月能行走，患过麻疹。28个月时体重仅8700g。父母健康，无结核病及性病史。有姐姐二人，身体、皮肤及容貌均正常。

患儿于北京医学院就诊为早老症，北京阜外医院断为周身动脉硬化症。1960年7月来求诊时已9岁，体高若五六岁，然奇瘦异常，头面、四肢、皮下无脂肪，皮肤不能用手捏起，皮下血管明显可见，俨然皮包骨骼，头发稀疏而干硬，眉毛缺如，双眼突出，耳壳极薄而透明，鼻梁突起如房脊，口小唇薄，腹部皮肤僵硬无弹性，可触到大小不等之团块与皮肤紧密粘连，不能捏起。

患儿聪慧活泼，说话流利，饮食起居一如他童。营养食品特殊照顾，丰腴胜过一般，乃逾食逾瘠，维持至今，尚可作体操游戏，自觉似无太大痛苦，乍睹畸形，令人惊诧。此症世界少见，据文献记载类似病历自1886～1956年仅有27例，临诊数十年亦仅见此病例。察其脉象，涩兼沉微，如此削瘦，脉微难于触知，既无先例可循，只能摸索图治。

窃以患儿赋形具体根本不类常人，经络隧道细小已甚显见，时常不能全部畅通；而经络隧道实为人身气血通行之路轨，医籍所谓"营行脉中，卫行脉外"是也，一遇梗阻，气血瘀滞，荣养濡润均不可得，隧道愈来愈窄，甚而干瘪，一切营养不复吸收，继而肌肉消削，脂肪全无，形成枯腊之状，较诸老年瘠癃尤远过之。如何着手施治，能否得效，诚属毫无把握，今暂认为病在经络，周身隧穴空隙多闭塞不通，以致营卫气血随处稽留，营养物质无法吸收，所以腠理不密，皮聚毛落，神经中枢营养不充，也曾发生严重之脑症及上下肢麻痹。苟患儿经络尚无损缺，脏腑亦未见特异状况，即应设法图治。拟用大通经络隧道，调卫和营，伴随重量滋补气血之剂，先汤后丸，需以时日，冀获万一疗效，肌肉脂肪再生，健康恢复。

处方：西红花3g，山甲珠10g，炒桃仁10g，地龙肉6g，绵黄芪18g，全当归10g，酒川芎3g，生地黄10g（细辛3g同打），杭白芍10g（桂枝3g同炒），怀牛膝6g，米党参10g，白人参3g，威灵仙5g，漂白术6g，香附米6g（酒炒），苦桔梗5g，炒枳壳5g，紫苏梗5g，炙草节5g，鹿角胶5g（另烊兑服）。

另：橘络、丝瓜络、桑枝、桑寄生、通草、路路通各15g，白蒺藜、骨碎补各 12g，白芷 6g，煮汤代水煎药。

另用血琥珀、真血竭各 1.5g，原麝香粉 0.3g，沉香粉 0.3g，共研细粉，装胶囊 12 枚，分四次随药送服，两日服一剂。

二诊：前方服 8 剂，服药期间未发生头痛，精神甚好，食欲较前增加，脉象略见活跃，转显流利。

处方：陈橘络 5g，粉丹皮 6g，川桂枝 3g，陈橘皮 5g，紫丹参 6g，杭白芍 10g，炒柴胡 3g，茺蔚子 6g（酒炒），香白芷 5g，苏梗 5g，桔梗 5g，酒川芎 3g，骨碎补 5g，酒地龙 6g，於白术 6g，红人参 3g，怀牛膝 6g，炒枳壳 5g，祁蛇肉 3g，炙黄芪 24g，山甲珠 6g，全当归 6g，山萸肉 6g，香附米 6g（酒炒），红丝线 5g（剪碎布包），炙草节 3g，干薤白 3g，西红花 5g，青葱叶 10g。

另：青毛鹿茸粉 1.2g，血琥珀、三七粉各 1.5g，原麝香粉 0.15g，合匀装胶囊，分四次随药送服，两日服一剂。

附：常服丸方及食谱：

（1）丸方：青毛茸 30g，绵黄芪 60g，当归身 30g，朝鲜参 30g，大熟地 60g，龟甲胶 80g，云茯苓 30g，陈阿胶 60g，杭白芍 30g，酒地龙 30g，野於术 60g，酒川芎 30g，象牙屑 15g，骨碎补 30g，山萸肉 90g，穿山甲 30g，甘枸杞 30g，血琥珀 30g，紫草茸 30g，香白芷 15g，川桂枝 24g，当门子 3g，刘寄奴 18g，威灵仙 30g，三七粉 30g，川附片 30g，炙甘草 30g，紫河车 30g，祁蛇肉 30g，真血竭 15g，怀山药 60g。

上药共研细末以猪骨髓 60g，枣肉 600g，捣合小丸，每日早晚各服 3g，白开水送服。

（2）食谱

早餐：牛奶 120g，葡萄干 30g，花生米，黑豆皆连皮淡盐汤煮，各食 15g。

午餐：白面 120～150g，青菜 250～500g（可作一菜一汤），酌在菜中用猪油 15g，猪肉 30g。

晚餐：大米 120～150g，青菜 250～500g，鸡蛋 1 枚，植物油 30g，猪肉或牛羊肉 30g。

[祝按] 常服丸药方因药价较贵，未能配制，患儿于 1965 年死亡。本病确

属罕见，其发病机制，尚不明了，根据其①容貌特殊：秃发，头皮薄，皮肤血管明显，眉毛缺如，眼球突出；②肌肤异常：皮肤发硬，有色素沉着，皮下脂肪极少，消瘦；③生长发育不平衡：一岁以内体重身长发育比较正常，年龄愈大和正常儿童的差别愈大；④骨骼方面：四肢关节膨大，前脑颅骨骨链常在七八岁时仍不闭合，下颌骨发育不良；⑤周身动脉硬化等作为诊断根据。师门对该病也无经验，正由于罕见之病，施师立法处方颇费心思，虽未能挽救病儿，特将对该病的认识及治疗，记录于此，以供参考指正。

[**今按**] 早老症，是一种罕见之侏儒状态，以童年呈现老人面貌和动脉硬化为特征。目前医学界对其病因尚未明确，其疗法亦尚待研究。据《实用儿科学》（北京儿童医院主编）介绍，其院所见一例 10 岁男童曾试用硫氧嘧啶减少热量之消耗，并长期使用睾丸酮及蜂王浆，未能增进体重，只见毛发暂时稍有增加。文献报告多数患儿活到 10～20 岁，常死于冠状动脉闭锁、心肌梗死或脑血管病变。中医文献虽未载此病，但从患儿发育不良而言，当属中医"五迟、五软"病范畴。《片玉心书》："此由肾与肝俱虚得之。盖肝主筋，筋弱而不能早行；肾主骨，骨弱而不坚，脚细者禀受不足，气血不充；故肌肉瘦薄，骨节俱露，如鹤之膝，此亦由肾虚，名鹤膝节。"本案施师据儿病情施治方案是可取的，在补益气血基础上，突出活血通脉，先后天并治，足资后人参考。

外科医案。

（一）颈淋巴结核

。 病案

王某，女，20岁。

左颈下有数个小结节，并有一个溃破，月余未封口，左臂因牵制而不能高举。

辨证： 情志失遂，肝郁气滞，脾失健运，痰浊内生，结于颈项，累累相连如珠，病成瘰疬。日久肝郁化火，下烁真阴，热胜则肉腐成脓，耗伤气血，疮口久不愈合矣。

治法： 清热解毒，软坚消肿，排脓敛疮。

处方： 山慈菇10g，昆布5g，田三七5g，浙贝母10g，青连翘10g，海藻5g，大力子10g，忍冬花6g，忍冬藤6g，左牡蛎18g（半夏曲6g同布包），元参12g（盐水炒），炒枳壳5g，蒲公英10g，海浮石10g（瓦楞子15g同醋煅，布包），桔梗5g，旋覆花6g（新绛5g同布包），赤芍、白芍各6g（醋柴胡5g同炒）。

[**祝按**] 本病俗名为瘰疬，其病原与肺结核相同，皆由结核杆菌由呼吸系而侵及淋巴腺中。此病症进行甚缓，而异常痛苦。病人呈贫血状态，颈间有瘤，用手扪之，瘤上之皮肤每活动，不与瘤相黏着，日久此瘤则渐蓄成脓，如割破或自溃，其收口不甚容易。当腺肿大正盛之时，则发热，平时则不发热。本案已有溃破，且月余未封口，施师之治，以昆布、海浮石、海藻、瓦楞、牡蛎、忍冬、连翘、半夏、公英、贝母、牛蒡消痰软坚，清热消肿；慈菇、三七、芍药、柴胡、枳壳、旋覆、新绛活血祛瘀，和营理气，促进淋巴液循环；苦桔梗排脓。

[**今按**] 瘰疬，又俗名"老鼠疮""疬子颈"，现代医学称之颈淋巴结结核。其特点多见于儿童及青年人，好发于颈部及耳后，起病缓慢，初起如豆大不痛，逐渐增大连窜，成脓时皮肤色暗红，溃后流脓水清稀，有败絮状物，会出现此愈彼溃，形成窦道。中医文献早有记载，且命名颇多，然仅颈部结节肿痛而言，临床现一般按其性质多以急性、慢性论治，急性多因外感风温而引发，属风热痰毒范畴，其治则与颈痈相类；慢性多因气郁虚劳所致，乃按瘰疬论治。

瘰疬病因病机，一是内因，在肝脾之气滞痰生，痰火内结，灼伤肺肾之阴；二是外因病邪——结核杆菌乘虚入侵，由口鼻进入血液而潜于淋巴结内而发病。故其辨证施治，依病情之轻重，发病之早晚阶段不同而定，初期宜疏肝健脾，消痰解毒；中期在疏肝健脾基础上，加之托毒透脓；后期滋肾补肺，生肌敛疮。一般除内治之外，还当配外治法。本案施师之内治以陈实功《外科正宗》海藻玉壶汤、程钟龄《医学心悟》消瘰丸和仲景师之四逆散三方化裁主之，即以昆布、海藻、牡蛎、贝母、半夏、海浮石、旋覆花等消痰软坚；连翘、忍冬、公英、慈菇、大力、元参等清热解毒；三七、芍药、新绛等活血祛瘀，和营止痛；柴胡、枳壳、桔梗等调畅气机，令气血和调，并利托毒排脓。是以诸药和合，共奏消痰散结，解毒排脓，气血和调之效。

（二）颈淋巴腺瘤

○ **病案**

丁某，女，19岁，病历号 1952.10.396。

去年九月间左颈部生一瘤，发展甚速。虽经治疗亦未能控制，近日已破溃出少量血。经山东医学院病理科检查诊断为颈淋巴腺瘤。饮食二便尚属正常，经期不规则。舌苔薄白，脉象沉涩。

辨证： 肿瘤已见破溃，并无化脓现象，仍红肿胀痛为甚。

治法： 消肿化坚。

处方： 皂角刺 6g（去尖），生鹿角 20g，山慈菇 10g，炮甲珠 10g，海藻 10g，昆布 10g，夏枯草 15g，川郁金 10g，大力子 6g，青连翘 10g，忍冬花 10g，苦桔梗 5g，小蓟 10g，忍冬藤 10g，三七末 3g（分二次冲服）。6 剂。

二诊： 药后肿瘤见轻，拟回山东，希予常服方。

处方： 前方去生鹿角、青连翘，加川贝母 10g，桃仁 6g，炒丹皮 10g，浙贝母 10g，杏仁 6g，炒丹参 10g，酒玄参 12g。

三诊： 两个月前，带回常服方，在山东除服药外，兼用理疗，肿瘤已消减十分之八，情况良好，嘱照二诊方再服，至肿瘤全消为度。

[祝按] 中医治肿瘤多用消肿化坚法治之。若治疗及时，每多奏效。施师常用皂角刺、鹿角、山甲、山慈菇等药，方中加一味三七末则疗效较显。查三七有止血、散血、定痛、消痈肿之功，近年来施师治癌瘤多用此药，确有一

定疗效，并有减除疼痛之苦。

[今按] 是案颈淋巴腺瘤，属中医外科"瘤"病范畴，据其临床表现，以辨阴阳、辨经络进行论治。本案从症情而言，发展迅速，肿痛溃而出血，当属阳证，但脉象沉涩，又似属阴证，乃邪盛阻滞脉络所致。故施师舍脉从证治以清热消肿，散结软坚为治，择仙方活命饮化裁施治，即用忍冬花及藤、连翘、夏枯草、大力子、元参清热解毒，消肿止痛；皂刺、郁金、桃仁、丹皮、山甲、丹参、小蓟、三七活血散瘀，止血止痛；海藻、昆布、慈菇、贝母软坚散结，消肿瘤；桔梗引诸药上行达于颈也。

（三）腰椎结核

∘ **病案**

张某，男，25 岁，病历号 1953.1.55。

腰及尾骶处酸楚不适，时日已久。两个月前于左臀部下方生一肿疡，渐破溃出脓，然疮面不红不痛。经某医院检查为腰椎结核所致，为寒性脓疡瘘道破溃，又经中医外科诊断为骨疽。本人畏行手术，遂来求诊。除上述症状外尚有食欲不振，气短，乏力感等症。苔薄白，舌质淡，脉沉细。

辨证： 肾气虚损，气血留滞，阴毒结于内，遂成骨疽。病起于腰际，现于臀部下方破溃，阴毒流注所致也。肿疡不红不痛，六脉沉细均是阴证表现。

治法： 培肾元，扶正气，由里托出治之。

处方： 鹿角胶 6g（另烊兑），紫河车 6g，炙黄芪 12g，当归身 6g，酒生地 6g，酒熟地 6g，金狗脊 15g，酒杭芍 10g，功劳叶 12g，白薏仁 20g，炒远志 10g，炙草节 6g。

二诊： 服药 10 剂，气短乏力均感好转，脓疡破溃面积缩小，脓液亦减少，腰仍酸楚，食欲尚差。

处方： 生鹿角 20g（先煎），真虎骨 10g（先煎），炙黄芪 15g，当归身 6g，金狗脊 15g，野於术 6g，焦内金 10g，厚朴花 6g，玫瑰花 6g，白薏仁 20g，功劳叶 12g，威灵仙 6g，盐地龙 10g，炒远志 10g，炙草节 6g。

三诊： 前方服 7 剂，肿疡已消，破溃面缩小三分之二，流出少许黏液，食欲转佳，精神、体力均好，腰腿仍酸楚不适。

处方： 真虎骨 10g（先煎），炙黄芪 30g，鹿角霜 10g，金狗脊 15g，功劳叶 12g，宣木瓜 10g，炙草节 10g，桂枝 3g，杭白芍 10g，汉防己 10g，当归身 6g，海桐皮 10g，黑豆衣 12g（热黄酒淋三次）。

四诊： 服药 10 剂，溃疡已收口，腰腿酸楚减轻，食睡均佳，体力渐复。拟丸药收功。

处方： 每日早服健步虎潜丸 1 丸，晚服虎骨木瓜丸 1 丸，连服 1 个月。

[祝按] 现代医学诊断之骨结核病与中医古典文献中之骨疽，症状描述极近似。中医谓为阴毒虚证，所用方剂，多为补气血、壮筋骨药，使气血充沛，肌肉由里新生。古人组成托里诸方无不有黄芪、当归，以其既补气血，又可排脓生肌活瘀，再加诸壮筋骨药，治骨结核，亦多收效。

[今按] 腰椎结核，属中医疮疡病阴证范畴之"骨疽"。其发病缓慢，病在筋骨，疮肿皮肤色不变或紫暗，不红肿痛，脓液稀薄或血水，病程较长。本案即属之。施师据症情先后取当归补血汤、四物汤、阳和汤、黄芪桂枝五物汤诸方意化裁治之。即以鹿角胶、鹿角霜、虎骨、紫河车、金毛狗脊、桂枝、木瓜、灵仙等温养阳气，强壮筋骨；用黄芪、白术、当归、地黄、芍药、功劳叶补益气血，生肌敛疮；薏苡、防己、海桐皮除湿止痛；地龙配当归以活血通络；内金、厚朴花、玫瑰花开胃进食，远志于《日华诸家本草》中云："长肌肉，助筋骨。"《本草纲目》谓："治一切痈疽。"故施师用之。

（四）疝气

○ **病案**

韦某，男，17 岁，病历号 1953.2.390。

左阴囊肿大已八个月，按之作痛，卧时可以回缩，站立行动则下坠增大。经同仁医院诊断为疝气，本人不欲手术，求诊中医治疗。舌苔正常，六脉沉弦。

辨证： 疝气多属虚寒，盖寒主收引，引抽作痛；虚则气陷，故下坠也。脉沉为里，弦则肝气不行。

治法： 补中益气，温中止痛。

处方： 北柴胡 5g，炙升麻 3g，盐橘核 6g，杭白芍 10g，炙甘草 3g，盐荔核 6g，米党参 6g，炙黄芪 12g，野於术 5g，广陈皮 6g，酒当归 10g，川楝子 10g（醋炒），醋元胡 10g，台乌药 6g，醋青皮 5g。

二诊：服药 8 剂，左阴囊已不下坠，亦未作痛，希予丸方巩固，以防再发。

处方：每日早晚服补中益气丸各 10g，午服茴香橘核丸 6g，连服 20 日。

[**祝按**]疝气病多见于老人及幼儿，以其中气不足气虚下坠，提固不利也。多因寒气引发，古人称之为寒疝，每以补中益气汤为主方，随症加减，疗效颇为满意。然须早治，若已年久，治愈较难。须手术者，切勿姑息，以免骤变。

[**今按**]疝气，是指睾丸、阴囊肿胀疼痛或牵引少腹疼痛之疾病。《内经》有足厥阴肝经病为"狐疝""癀疝"以及"任脉为病，男子七结七疝"之说。因此本病与肝经、任脉关系较为密切。中医多将之列入内科病中，现代医学中所谓的腹股沟斜疝、急慢性睾丸炎、副睾炎、睾丸肿瘤、阴囊丝虫病皆属本病范畴，故列入外科病中。中医认为其病因病机主要是寒湿凝滞，聚于阴分，渐而成疝，张景岳谓之"未有不因寒湿而致然者"，或湿热搏结，下注于肝经、任脉，而结聚成疝；或因肝气郁滞，气机不畅，沿肝经而下窜于前阴病发疝痛；或痰瘀互结，流入下焦，注于肝经、任脉而成疝痛，张璐谓之"积年痛发不胀大，而不能动移者，方是血分之病"；或气虚下陷，先天禀赋不足或后天摄养不善，至中气不足，复因劳倦过度，从而少腹下坠，而渐成疝。本案病机即属于中气下坠者，故施师拟补中益气汤合金铃子散化裁主之，即以补中益气汤益气升阳治本，用金铃子散加乌药、青皮、橘荔核、白芍理气和血，舒肝止痛，故数剂而获效。

（五）丹毒

○ **病案**

张某，男，40 余岁。

发热恶寒已两日，颜面肿赤而痛，呻吟不绝，食欲减少，大便不畅，小便短赤，渴不思饮。

辨证：外受风湿热邪之袭，引动素体血分郁热，内外合邪而上扰颜面，热盛则肿也。热毒内灼，伤津损液，血络充斥，故口渴思饮，小便短赤，肿痛而呻吟，大便不畅，食欲不振也。

治法：清热凉血，解毒消肿。

处方：鲜苇根 1 尺，鲜茅根 15g，桑叶 6g，紫地丁 10g，紫草茸 5g，赤茯苓 10g，赤芍 10g，金银花 10g，金银藤 10g，连翘 10g，黑芥穗 6g，板蓝根 6g，淡豆豉 12g，蝉蜕 5g，山栀衣 6g，甘中黄 6g，蒲公英 10g，丹皮 6g，鲜生地 15g，大力子 6g。2 剂。

二诊：药后热渐退，红肿处未见消，痛微止。原方加犀角五分（1.5g），再服 2 剂。

三诊：药后热退，肿消，痛止，毒清，惟大便不畅，小便赤黄，食欲不振，体力觉弱，再进通调肠胃之剂，消灭余焰之善后方。

处方：鲜生地 10g，大生地 10g，赤茯苓 10g，赤芍 10g，连翘 10g，忍冬花 6g，金银藤 6g，川军炭 5g，全瓜蒌 18g（风化硝 6g 同捣），丹皮 6g，佩兰叶 10g，厚朴花 5g，代代花 5g，生内金 10g，稻芽 15g，甘中黄 5g。

此方连服 3 剂，即已大愈。

[**祝按**]《千金》所谓之"鸡冠丹"，《巢氏病源》所谓之"赤丹""火丹"等，均为丹毒之别称。本病因患处肤色焮赤，如涂以丹者，故名之曰丹毒。病原体为丹毒链球菌（溶血性链球菌），常由皮肤及黏膜之小创伤处侵入网状淋巴管所引起的急性感染。最易见于颜面，俗谓大头瘟；其见于头部及四肢局部者，俗谓流丹。潜伏期颇短，前驱症为食欲不振，四肢倦怠，发病时恶寒战栗而发热，皮肤发赤肿胀疼痛，患处表面多滑泽而有光泽，且有不规则之边缘境界，往往伴发呕吐，下利诸症。

丹毒分游走性，黏膜性，水疱性，脓疱性及坏疽性，但治法则统用清热、凉血、解毒、消肿法，若注射丹毒血清，其效愈速。

本案施师先以鲜茅根、淡豆豉、山栀衣、桑叶、蝉衣、芥穗辛凉解表以退热，茅根、生地、赤芍、赤苓、金银花、金银藤、连翘、地丁、紫草、丹皮、甘中黄、板蓝根、公英、大力子以凉血解毒，清热止痛。二诊又加犀角之用，以增凉血解毒，清热消肿之力。病势大退，则终以生地、赤芍、赤苓、连翘、忍冬、丹皮、甘中黄清血热，消余毒，佩兰、稻芽、厚朴花、代代花、生内金生发胃气而痊愈。

[**今按**]丹毒由于发病部位之不同，又有不同之名称，如发于头面者又称抱头火丹，发于躯干者则称内发丹毒，发于下肢腿者，乃名腿游风、流火，新生儿丹毒又名赤游丹。其病机总为外感风湿热邪，内为血分郁热，内外相搏乘皮肤之损伤而发病，头面者多兼风热或毒热较盛；发于胁下腰胯者多兼挟肝火；

发于下肢者多挟湿热。本案属抱头火丹之类，先投以银翘散合五味消毒饮、栀子豉汤三方化裁施治，外以辛凉解表之品透邪散热，内以甘寒苦寒之品清热凉血，解毒消肿；继之又加犀角以成犀角地黄汤，增强清热解毒，凉血消肿之力，故风热火毒顿挫，热退、肿消、痛止、毒清也。善后则犀角地黄汤去犀角合调胃承气汤意，加银花、连翘、甘中黄等清余热，加厚朴花、代代花、佩兰、内金、稻芽芳香理气，开胃进食也。辨证准，施治当，前后七剂即告大愈，诚属急症之佳案。

（六）维生素 B_2 缺乏症

○ **病案**

汪某，女，25 岁，病历号 1954.10.434。

病起于两年前，初时口唇发痒，夜晚尤甚，继而形成溃疡，流水结成黄痂，经久不愈，饮食俱痛，苦恼异常。经协和医院诊断为维生素 B_2 缺乏症。近年两腿出现红斑，有热痛之感，头晕痛，心慌，睡眠多梦，习惯性便秘，饮食正常。舌质红苔薄白，脉沉数而细。

辨证： 脾胃郁热，症现口唇肿烂，大便燥结，久则燥热入血，郁滞生斑。心主血，心火过盛则心慌多梦。

治法： 养阴清热，润燥活血。

处方： 绿升麻 1.5g，朱茯神 10g，北细辛 1.5g，朱寸冬 10g，晚蚕沙 10g（炒皂角子 10g 同布包），川黄柏 10g，酒玄参 12g，火麻仁 15g，紫地丁 6g，蒲公英 10g，桃仁 6g，杏仁 6g，紫草根 5g，炒蒲黄 10g，东白薇 6g，炒远志 6g，生甘草 5g。

二诊： 服药 10 剂，口唇痒止，溃疡也极见好转，睡眠安稳，心慌、头晕均效，腿上红斑未现，希望用常方巩固。仍遵前法，每周服 2 剂，至愈为度。

处方： 绿升麻 1g，紫地丁 6g，紫浮萍 5g，北细辛 1g，黄地丁 6g，紫草根 5g，川黄柏 10g，青连翘 10g，东白薇 6g，桃仁 10g，杏仁 10g，夏枯草 10g，火麻仁 5g，炒蒲黄 10g，炒皂角子 10g（晚蚕沙 10g 同布包），生甘草 5g。

[祝按] 本案原属脾胃郁热日久，致成口腔溃疡，大便燥结，积热之甚矣。以证来论，三黄石膏汤用之甚宜。然以其脉沉数而细，若用苦寒泻下之剂，反

致热邪深入，则体力更见衰弱，遂以清热、养阴、润燥、兼用活血之法，两年夙疾，十剂大效。审脉识证，具见巧思。方中升麻、细辛不独载药上升直达病所，配以浮萍，亦取"火郁发之"之意。黄柏、连翘、白薇、夏枯草、生甘草清热，地丁、紫草、桃杏仁、蒲黄活血，寸冬、玄参养阴，麻仁、蚕沙、皂角子润燥通便。

[今按] 本案西医诊为维生素B2缺乏症，属缺乏某种维生素而引起的疾病。中医学早有认识，如唐代《本草拾遗》即有"久食白米，则令人身软，缓人筋也，小猫食之，亦脚屈不能行，马食之足重"之记载。是例维生素B2缺乏症以口腔症状为主出现唇痒、溃疡、流黄水等，一般还会出现外生殖器的皮肤症状，如阴囊干燥、瘙痒、脱屑，搔之则渗出、糜烂、结痂等。中医认为系饮食失节，脾胃受损，一是湿热蕴结，一是阴伤燥结，一是气阴受损等不同证候表现。本案即阴伤燥结之证，是以施师拟清热养阴，润燥解毒法，仿连翘败毒膏之意化裁主之而获效。

（七）脚气

○ **病案**

李某，男，40余岁。

平日四肢浮肿，心跳，小便少。昨夜忽然呼吸急迫，手足逆冷，呃呕，是乃恶性脚气。

辨证：饮食不节，过于精细偏嗜，而致气血化源不充，脾失健运，水湿泛滥，水饮上犯，故病发肢肿，心悸，尿少矣。

治法：回阳救逆，利水消肿。

处方：制附片5g，焦远志10g，野党参10g，生地6g，熟地6g（细辛1.5g同捣），野於术5g，云茯神10g，山萸肉18g，五倍子10g，五味子3g，原寸冬6g，杭白芍18g（桂枝木3g同炒），干姜炭1.5g，炙甘草3g。

二诊：前方一日连服2剂，已脱离危险，只稍感气短心跳，四肢浮肿微疼及小便少而已。再用强心消肿之法。

处方：生地6g，熟地6g（细辛1g同捣），云苓块12g，汉防己10g，宣木瓜6g，花槟榔5g，炙黄芪24g，野党参10g，金狗脊15g，焦远志10g，炙紫菀10g，酒地龙6g，左秦艽5g，杭白芍15g（桂枝木3g同炒），车前草

10g，旱莲草 10g，川椒目 2g，炙草梢 3g。

[祝按] 脚气系食品中缺乏维他命所致，患者常见于大都市和海滨，男子多于女子。病起时，颈显红肿，继则四肢即软弱且疼，足背、指尖、口围等处发生知觉钝麻，脉搏亢进，不久即不能步行，肌肉萎缩，捏之则痛。此为干性脚气，更有湿性脚气，初起亦相似，惟遍身水肿，心悸动，脉搏尤速，呼吸急促，尿量减少。还有恶性脚气，又名脚气冲心，初起不重，然进展迅速，每有心跳麻痹之虞，甚至于二十四小时内致命。凡此类病症，重者应急救心脏，轻者宜注意食饵，多食豆蔬及水果等物。本案施师先投回阳救逆，强心健脾之剂，急服二剂。病人脱险后，则以黄芪、党参、云苓、生地、熟地、远志、桂枝益气强心；细辛、木瓜、防己、槟榔、狗脊、秦艽、地龙、紫菀通络消肿；杭芍、甘草止疼；车前草、旱莲草、川椒目利水。

[今按] 脚气病，《诸病源候论》又称之脚弱、缓风，认为是外感湿邪风毒，或饮食厚味所伤，积湿生热，流注于足而成。《千金要方》提出用大豆、乌豆、赤豆等食饵辅治。后世又有干脚气、湿脚气、寒湿脚气、湿痰脚气、脚气冲心之不同类型论治之。本案据证属寒湿脚气，且伴脚气冲心为病，故施师急以四逆汤、真武汤、生脉散、苓桂术甘汤和肾气丸之意化裁，既回阳救逆，先后天并治，且除湿消肿，待其脱险后改用黄芪建中汤、防己茯苓汤、二草丹、吴萸木瓜汤化裁，益气健脾，温阳通脉，利水消肿。

（八）荨麻疹

○ 病案 1

张某，女，19 岁，病历号 1952.7.586。

遍身易起红色痒疹，时发时愈，已有七八年之久。平时消化不良，大便干燥，有时呕吐，腹部胀痛，喜食酸味。近日上述胃肠症状又现，并伴发痒疹。舌苔垢腻，六脉滑数。

辨证：平素饮食无节，胃肠消化不良。积滞生热，郁久入于血分，外感风邪，即发痒疹。

治法：消导胃肠积滞，并疏风清热。

处方：炒谷芽 10g，青皮炭 5g，炒麦芽 10g，广皮炭 5g，炒半夏曲 10g（旋覆花 6g 同布包），莱菔子 6g，醋柴胡 5g，炒皂角子 10g（晚蚕沙 10g 同布包），莱菔英 6g，杭白芍 6g，焦山楂 10g，酒当归 6g，黑芥穗 6g，炒防风 5g，蝉蜕 5g，宣木瓜 10g，乌梅炭 5g。

二诊： 服药 6 剂，痒疹全消，大便通畅，食欲增进，消化力好转。嘱留此方，再发痒疹，即连服数剂。

[**祝按**] 痒疹之成因甚多，本案为消化不良而致者。消导积滞，不使火郁，虽感风邪，亦不引发痒疹。方用木瓜、乌梅者，以其素嗜酸味知是生理所需，且此二味合用，养胃生津助消化。

[**今按**] 本案据症情而言，当属中医之风瘾疹，以皮肤瘙痒，发无定处，忽起忽退，来去迅速，不留痕迹为特征，故而得名瘾疹，俗又称风疹块，现代医学谓之荨麻疹。本病之病因病机，一般认为一是素体先天不足，不耐鱼腥辛辣等食物之刺激，而致皮肤发疹瘙痒；二是后天饮食失节，脾胃受损，湿浊内生，复感风邪而致风湿相搏于肌肤而发病；三是后天情志失遂，五志化火，内灼血液，而生风作痒发病；四是六淫之邪，侵袭皮腠，营卫失和，而致发病。是案即属禀赋不足而饮食积滞，复感风邪发病者，施师据症拟四逆散合二陈汤加减施治，以谷菜麦芽、青皮、陈皮、半夏、莱菔子、莱菔英、山楂、皂角子配蚕沙等消食导滞通便；用柴胡、荆防、蝉衣疏风止痒；白芍、当归养血活血，与木瓜、乌梅等相伍，酸甘生津，益阴止痒。诸药和合，而达消食除积，疏风清热，和营止痒之效。

○ 病案 2

赵某，女，42 岁，病历号 1953.4.712。

突于昨夜，全身瘙痒，遍起红疹，逐渐连及成片，夜未能安睡，晨起发现颜面、手足均肿，皮肤自觉灼热，头晕，腰酸，小便深黄。舌苔薄黄，脉浮数。

辨证： 血热受风，遍身痒疹，素蕴湿邪，随风而发，故作浮肿。

治法： 清热凉血，疏风止痒。

处方： 北防风 5g，黑芥穗 6g，淡豆豉 12g，桑寄生 20g，赤芍 10g，白芍 10g，北细辛 1.5g，嫩桑枝 20g，炒山栀 5g，绿升麻 1.5g，蝉蜕衣 5g，甘草梢 5g，北柴胡 3g，川桂枝 1.5g，东白薇 6g，川当归 6g，川黄柏 6g，沙蒺藜 10g，白蒺藜 10g，黄地丁 10g，紫地丁 10g。4 剂。

二诊：药后疹痒全消，惟感腰酸，四肢关节疼痛，头晕，小便短。风热已消，湿气未净，再进通络利湿剂为治。

处方：川桂枝 3g，桑寄生 20g，生地 6g，熟地 6g，北柴胡 3g，嫩桑枝 20g，杭白芍 10g，春砂仁 5g，北细辛 1.5g，片姜黄 10g，金狗脊 15g，川黄柏 6g，川续断 6g，车前草 12g，川萆薢 10g，川杜仲 6g，旱莲草 12g，川石韦 10g，宣木瓜 10g，酒川芎 5g，炙草节 6g。

[祝按] 上案瘙疹为消化不良引起，本例则因湿热久蕴感风而发，临床常见此病。施师治此病，以柴胡发少阳之火，升麻发阳明之火，防风发太阳之火。诸药味薄气清，升举其阳，通畅三焦，更以山栀清三焦之火，佐以黑芥穗、蝉衣、豆豉引血中风热，出表而解。配伍紧严，一诊数剂即愈。本案患者，初诊方连服四剂，瘙疹全消，但腰酸尿少，关节疼之症未愈，风热虽消，湿滞未净，故又予通络利湿之剂，嘱其服至症状消失为止。

[今按] 本案系风邪引动内蕴之湿热发为瘾疹者。其治一是要除风湿热邪，二要凉血活血，血行风自灭。施师先以柴胡桂枝汤合栀子豉汤化裁，即用荆防、柴胡、桂枝、升麻、细辛、蝉衣、桑枝、寄生、萆薢祛风除湿，用山栀、豆豉、黄紫地丁、白薇、黄柏清热解毒，用赤芍、白芍、当归凉血活血。诸药相伍，风祛热清，湿减血静，故服四剂瘙疹愈矣。二诊乃治风湿流注腰膝关节之痹痛，取独活寄生汤合杜仲丸、二草汤诸方化裁施治。

○ **病案3**

顾某，女，36岁。

面上生红晕如风疹块，痒甚。现手足皆痒，时泛生小疙瘩，饮食如常，然无滋味。

辨证：风热之邪侵袭，引动内湿，热伤营阴，则致营卫失和，肌肤出红疹作痒也。

治法：疏风清热，凉血解毒，化湿止痒。

处方：鲜茅根 18g，鲜生地 18g，紫地丁 10g，紫草茸 5g，紫菀茸 6g，蛇蜕 1 条，蝉蜕衣 5g，黑芥穗 5g，青连翘 10g，菊花 6g，炒赤芍 6g，焦内金 10g，苦桔梗 5g，炒谷芽 10g，炒麦芽 10g，桃仁 6g，杏仁 6g，炒枳壳 5g，佩兰叶 10g。3 剂。

二诊：服药甚佳，但仍痒。

处方：前方减菊花，加忍冬花、忍冬藤各 6g，地肤子 6g，炒丹皮 6g。嘱服至痊愈为度。

[祝按] 本案施师以茅根、生地、地丁、紫草、紫菀、蛇蜕、蝉衣、芥穗、连翘、菊花、赤芍、桃仁、杏仁、苦桔梗清热凉血解毒，以佩兰、内金、谷芽、麦芽、枳壳调理胃肠。见效后二诊去菊花，又加地肤、忍冬、丹皮凉血活血，除湿解毒。

[今按] 本案据病情分析当属荨麻疹，由风热湿邪相搏于肌肤，且蕴热灼伤营血，故痒，疹色成红晕。施师仿犀角地黄汤合银翘散之意化裁主之，即以芥穗、忍冬、连翘、蝉衣、蛇蜕、菊花等疏风清热；以茅根、生地、赤芍、桃仁、丹皮、紫草、地丁清热生津，凉血解毒；地肤子、佩兰、谷麦芽、内金、桔梗、枳壳、杏仁等化湿和胃，调畅气机。从而风热湿邪祛，而脾胃和，肌肤痒疹除矣。

（九）瘿瘤

○ **病案** 1

刘某，女，22 岁。

甲状腺忽日渐增大，面部浮肿，呼吸略促，眼球劲努，几出眶外，状极骇人。

辨证：青年女子，七情郁结，木郁伐土，则气郁痰结，结于颈前，渐而成瘿疾。

治法：理气化痰，消肿散结。

处方：山慈菇 10g，盐元参 12g，川贝母 6g，浙贝母 6g，马勃 5g（黛蛤散 10g 同包），桃仁 6g，杏仁 6g，苦桔梗 5g，旋覆花 6g（海浮石 10g 同包），昆布 5g，蒲公英 10g，大力子 6g，金银藤 12g，海藻 5g，青连翘 10g，田三七 5g，炒枳壳 5g。3 剂。

二诊：药后病状大佳，眼球略收，甲状腺亦略消。

处方：前方加羊靥 1 个，煮汤代水煎药。4 剂。

三诊：药后病已痊愈，特来乞一日常服食之方，因嘱多服海带炖汤。前方去海浮石，加新绛 5g。

[祝按] 本病女子较男子为多，内外观之有二大特征，乃甲状腺肥大及眼

球突出是也。患者呼吸急促，咽下困难。本案施师治之，先以山慈菇、马勃、元参、川浙贝、桃仁、杏仁、桔梗、三七、金银藤、枳壳、蒲公英、大力子、连翘、旋覆花消肿利咽喉，昆布、海藻、海浮石、黛蛤散软坚散结。二诊加羊靥即羊之甲状腺，此乃脏器疗法也。后病愈，以前法去海浮石，加新绛活血消肿，而巩固疗效也。

[今按] 本案由发病到治疗来看，似应属"瘿"病之气瘿者。瘿病，是指发生于颈部结喉处之疾患，以颈前结块肿大为主要特征，若缨络之状而得名。《备急千金方》有气、肉、石、血、筋五瘿之分，本病相当现代医学所说的甲状腺类疾病。一般而言气瘿似与现代医学所称的单纯性甲状腺肿相一致；肉瘿与现代医学所称的甲状腺瘤或囊肿相一致；石瘿与现代医学所称的甲状腺癌多一致。本案之治施师据病情，仿《疡医大全》四海舒郁丸合《医学心悟》消瘰丸化裁主之。

○ **病案 2**

陈某，女，29 岁，病历号 1955.6.661。

病已年余，初起未予注意，当时只发觉颈部逐渐粗大，有时心跳而已。本年一月，感觉症状日益增多，脉搏速（110 ～ 120 次 / 分），眼目发胀，易汗头昏，月经行期无定。经北大医院检查诊断为甲状腺机能亢进，曾住院治疗一个半月，现求诊中医施治。舌苔薄黄，六脉弦数，颈部显著肿大。

辨证：瘿瘤古人已详论之矣，多属情志郁结以致气血瘀滞，结而为瘿瘤。

治法：软坚消肿，平肝养心。

处方：昆布 10g，海藻 10g，山甲珠 10g，贝母 6g，小蓟 10g，山慈菇 10g，玄参 10g，远志 10g，大力子 10g，茯神 10g，柏仁 10g，夏枯草 10g，三七 3g（研粉二次冲）。

二诊：药服 11 剂，心跳好转，脉搏每分钟不越百至，汗出渐少，颈间舒畅，已不堵闷。

处方：草决明 10g，海藻 10g，生牡蛎 12g（生龙骨 12g 同打，先煎），石决明 20g，昆布 10g，山甲珠 10g，生鹿角 15g，远志 10g，夏枯草 10g，龙眼肉 10g，茯神 10g，浙贝母 6g，山慈菇 10g，小蓟 10g，黑玄参 10g，三七粉 3g（分二次冲）。

三诊：连服 5 剂，诸症更见好转，睡卧时脉搏恢复正常，起立、行动又稍增速，前方去龙眼肉，加黄菊花 10g。

四诊：前方已服 22 剂，中间曾停药数次观察，停药时，脉搏增速，颈间堵胀，连服数剂，诸症即大见好转，拟用丸方缓图，以冀巩固。

处方：生龙齿 60g，淡昆布 30g，浙贝母 30g，炒远志 30g，生牡蛎 60g，白人参 15g，夏枯草 30g，苦桔梗 15g，山甲珠 30g，大蓟 30g，小蓟 30g，润玄参 30g，川当归 30g，柏子仁 30g，旱三七 15g，杭白芍 30g，仙鹤草 60g，桂圆肉 30g，淡海藻 30g。

共研细末，炼蜜为小丸，每日早晚各服 10g，白开水送。

[**祝按**] 瘿瘤病古人已用昆布、海藻、海带之类药治之。此三味药含碘量甚丰，与现代医学用碘剂治单纯性甲状腺肿有相同之处，然中医尚需辨证，另加佐使之药以辅助。玄参和浙贝有软坚之力，患者脉搏过速，加用远志、茯神、柏子仁等养心药。丸药连服两料，甲状腺显著缩小，症状消失。

[**今按**] 本案之瘿瘤，乃为甲状腺机能亢进者，是由多种原因引起甲状腺激素分泌过多所致的一种内分泌疾病。临床上以代谢率增高，神经兴奋增高和心动过速，并伴甲状腺肿大，突眼体征，女性发病率颇高。中医认为其多属五瘿中之肉瘿范畴，其病机既有气郁痰结成瘿瘤一方面，又多兼有肝肾不足，水不涵木等本虚的一方面。督任二脉内系于肾，且肝肾之经脉亦上循于喉咙。人之生长、发育、妊娠、产后、哺乳等，皆赖肝肾之充盈。若耗损太过，肾气已虚，精血不足，水不涵木、心肾不交等阴虚阳亢之证生焉。本病即如此，施师之治先以消瘰丸加昆布、海藻、山甲、山慈菇、三七消肿散结，用茯神、柏子仁、远志宁心安神。继则加草、石决明、鹿角平肝潜阳，疗督任之脉。后以丸剂缓图之，将消瘰丸合安神定志丸化裁施治，终获良效。

（十）阑尾炎

○ **病案**

苏某。

患慢性阑尾炎症，右腹回盲部时痛，大便秘结，腹部胀满。

辨证：饮食失节，劳逸失度，而致脾胃受损，运化升降失常，湿食内阻，蕴积化热，气血阻滞，不通则痛，且腹胀便结也。

治法：通腑泻热，理气活血。

处方：川军炭 5g，元明粉 6g，晚蚕沙 10g（炒焦皂角子 10g 同包），桃仁 6g，杏仁 6g，赤芍 15g，白芍 15g（醋柴胡 6g 同炒），炒黄连 3g，炒吴萸 1.5g，酒元胡 6g，丹参 12g，广皮炭 10g，薤白头 6g，台乌药 5g，炙甘草 6g，广木香 2g，全瓜蒌 18g。3 剂。

二诊：药后痛已减，大便通，拟再进前法，消炎止痛。

处方：赤芍 15g，白芍 15g，炙甘草 6g，白薏仁 12g，白杏仁 6g，败酱草 10g，真川连 5g，川军炭 5g，桃仁泥 6g，全瓜蒌 15g（元明粉 6g 同捣），晚蚕沙 10g（炒焦皂角子 10g 同包），干薤白 6g，莱菔英 10g，炒莱菔子 5g，广皮炭 10g，冬瓜子 15g，炒丹皮 6g，炒丹参 6g，条黄芩 6g。

[祝按] 阑尾炎是最常见的腹部外科疾病，其有急性与慢性之别，急性者因药力过缓，尤宜速施外科手术疗法；慢性者，可施保守疗法，采用中药治疗。本案即属慢性者，施师以桃仁承气汤为治慢性阑尾炎有效方，芍药甘草汤为止痛妙剂，故乃加重用之。又加乌药、木香、吴萸、广皮、柴胡、丹参、元胡诸药止痛，瓜蒌、薤白、杏仁、晚蚕沙、皂角子通便除胀，川连苦寒清热消炎。药后效显，二诊在初诊方基础上，去元胡、木香、乌药，而又加大黄牡丹皮汤、薏苡败酱汤及条黄芩，以清热解毒，消炎止痛，莱菔子、英以消积除胀满。

[今按] 现代医学所称阑尾炎，中医谓之肠痈。仲景《金匮要略》早有论治，亦有急性、慢性之不同治法，提出了大黄牡丹皮汤之治急性者，薏苡附子败酱散之治慢性者。本案施师据病情先拟桃仁承气汤合左金丸、瓜蒌薤白汤、四逆散诸方化裁主之，意在通腑泻热，理气活血，消炎止痛。二诊稍示调整，加重清热解毒之力，乃又取大黄牡丹皮汤与薏苡附子败酱散化裁治之。施师坚持了"六腑以通为顺"的宗旨，令肠痈之毒热从大便而下，俾肠腑气血运行畅达，既"通而不痛"，又利肠腑早日康复也。

（十一）痔疮

○ **病案**

崔某。

患内痔出血症，每逢发病，行动均感不利，大便时常燥结。

辨证：饮食不节，起居失宜，而致湿热蕴结，燥热内生，湿热下注肠道，或燥热内结大肠，导致血脉滞阻，病发成痔，且伴出血生焉。

治法：通便解毒，消肿止血。

处方：柿饼炭30g，木耳炭5g，炒槐米6g，地榆炭6g，川连炭5g，银花炭12g，条芩炭6g，生地炭10g，茅根炭12g，陈阿胶12g，黑芥穗6g，炒升麻3g，火麻仁12g，薤白头10g，晚蚕沙10g（炒焦皂角子10g同包），杏仁泥10g。4剂。

二诊：药后内痔核出血已止，改用丸药收功。

处方：每日早晨服槐角地榆丸10g，夜临卧服麻仁滋脾丸6g，均用白开水送，共服二十日。

再以柿饼1个，饭上蒸熟，每日早餐时先食之，久服可愈痔核出血。

[**祝按**]俗谓十人九痔，可知痔疮之普遍。本病有内痔核与外痔核之别。内痔核多有出血现象，自觉肛门瘙痒、灼热、疼痛，后重之不快感。治之可用手术治疗，亦可用服药治疗。本案内痔出血症，施师以柿饼炭、黑木耳炭为治痔核出血之特效药，佐以槐米、地榆、川连、银花、条芩、生地、茅根诸黑烧药类，可治出血，并能消肿，阿胶补虚止血，修补血管，黑芥穗、炒升麻引血上行，火麻仁、干薤白头、晚蚕沙、皂角子、杏仁泥润肠通便。

[**今按**]痔疮是指肛门内外发生的一种肿块疾病，具有出血、脱出、疼痛、瘙痒和便秘等特征。由于发生部位之不同，临床上又分内痔、外痔、混合痔。本案内痔出血症，施师先以槐角丸、大黄黄连泻心汤化裁加其经验特效药等治疗。木耳，甘平，善治痔疮焮肿，妇人崩中漏下。柿饼，甘涩平，有开胃涩肠、化痰止嗽，生津止渴之功，用于治疗咳嗽、吐血、咯血、反胃、血淋、肠澼、痔漏下血，妇人产后咳逆等症。

（十二）多汗症

○ **病案**

李某，男，69岁，病历号1952.12.453。

七年前曾患夜间多汗，晨起床褥印有人形之湿迹，平素最易感冒，当时转战各地，亦未多加治疗。新中国成立后，在京任职，夜汗未现。四个月前，因感冒服阿司匹林，汗出甚多，此后每于晨间三四点钟时即出汗如洗，醒后遍身冰冷，不敢再睡。两个月来不能安眠，精神疲倦，苦恼异常。饮食、二便如常。舌苔薄白，舌胖有齿痕，六脉芤大，沉取无力。

辨证：阳气者卫外而为固。今阳虚不能卫外，汗液易泄，遂成多汗。

治法：补气固表。

处方：炙黄芪30g，野於术10g，炒防风3g，五味子6g，云茯苓10g，生牡蛎12g（生龙骨12g同打先煎），五倍子6g，云茯神10g，熟枣仁12g，浮小麦30g，炙甘草6g。4剂。

二诊：药服至第二剂汗即减少，四剂则汗止，夜汗即除，睡亦通宵安然，精神焕发，希予常服方，以资巩固。

处方：炙黄芪30g，米党参10g，野於术10g，炒防风3g，云苓皮10g，浮小麦30g，生牡蛎12g（生龙骨12g同打先煎），怀山药30g，五倍子6g，乌梅肉5g，炙甘草6g，五味子6g，白薏仁30g，炒远志6g。

另：龙骨、牡蛎各6g，五倍子、五味子各15g，研为细粉，擦身止汗。

[祝按] 本案以玉屏风散合牡蛎散为主方，疗效良好。治表虚不固，用之多验。用乌梅、五味者，取酸以敛之，益阴止汗也。

[今按] 多汗症，现代医学多认为与精神因素有密切关系，是交感神经兴奋所致。中医则认为其系阴阳盛衰的表现之一，《景岳全书》论之颇详，如云："汗出一证，有自汗者，有盗汗者。自汗者，濈濈然无时，而动作则益甚；盗汗者，寐中通身汗出，觉来渐收。诸古法云：自汗者属阳虚，腠理不固，卫气之所司也。人以卫气固其表，卫气不固则表虚，自汗而津液为之发泄也，治宜实表补阳。盗汗者属阴虚，阴虚者阳必凑之，故阳蒸阴分则血热，血热则津液泄而为盗汗也，治在清火补阴。此其大法，亦不可不知也。"本案始病盗汗。近病因感冒，汗出甚多，以致自汗成为阳虚证。《内经》云"汗为心之液"，俗所谓"大汗亡阳，亦亡阴"也。是例患者不仅阳气受损，而心阴（血）亦受损。是以出现汗后遍身冰冷，不能安眠，精神疲倦也。施师择玉屏风散合牡蛎散化裁，加茯神、远志、枣仁等益气助阳，收敛止汗，养心安神，标本兼治而获效矣。

（十三）脱发症

○ **病案**

徐某，男，34岁，病历号1954.1.468。

两年前去广州出差，旋即发现头发脱落，日渐增多，头皮不痒不痛。返京后，经某医院检查，病因不明，施以理疗以及组织疗法，又注射维生素乙、丙等药，治疗三个多月未见效果。饮食、二便、睡眠均正常。舌苔正常，六脉沉弱。

辨证：《内经》云："肾气实，发长齿更。"又《素问·六节藏象论》曰："肾者，主蛰，封藏之本，精之处也，其华在发。"由是肾气虚则发易脱，发为血之余，养血则发再生。

治法：补肾养血。

处方：紫河车6g，鹿角胶6g（另烊兑服），生地10g，熟地10g（酒炒），败龟甲10g，阿胶珠6g，血余炭10g（包煎），黑芝麻30g（生研），冬桑叶6g，黑豆衣12g，酒当归6g。10剂。

二诊：药后甚平和，病无进退，拟用丸方缓图。

处方：黑芝麻120g（生用），冬桑叶60g，鹿角胶60g，紫河车60g，血余炭30g，生地30g，熟地30g，女贞子30g，酒川芎30g，制首乌60g，桑椹子30g，白蒺藜60g，酒当归30g，酒杭芍30g，黑豆衣30g，炙甘草30g。

共研细末，炼蜜为小丸，每日早晚各服10g，白开水送。

三诊：丸药服三个月，已见效，头发新生如胎发，柔弱不长，仍用丸方图治。

处方：黑芝麻120g，冬桑叶60g，制首乌60g，女贞子30g，绵黄芪90g，紫河车30g，当归身60g，酒川芎30g，五味子30g，黑豆衣30g，山萸肉60g，甘枸杞60g，生地、熟地各30g，白蒺藜60g，酒杭芍30g，生甘草30g。

[祝按] 脱发治宜补肾养血，前世医家已屡言之矣。丸方本诸此法设计，其中黑芝麻、冬桑叶二味，为桑麻丸，治脱发甚效。

[今按] 本案脱发症，从病情而言，发病突然，亦无任何自觉症状，似为斑秃者，俗谓之"鬼剃头"，中医又称"油风"。现代医学认为本病与中枢神经机能失调有关，即与神经紧张、精神创伤有关。中医认为，劳倦忧思失宜，耗伤精血，血虚不能濡养毛发，而致脱落也；亦有因湿热蒸熏，气滞血涩，毛发失荣所脱落者。本案则属劳倦思虑失宜所致者。施师投以桑麻丸、四物汤、当归补血汤、六味地黄汤化裁，补肝肾、益精血而获良效。

（十四）紫癜

○ **病案 1**

区某，男，21 岁。

轻度发热，全身起紫斑如豆大，以指压之不退色，全身倦怠，食欲不振，此为紫癜病。

辨证：风热之邪外袭，其禀赋不足，邪乃乘虚伤及肌肤脉络而病紫癜也。

治法：清热凉血，解毒消斑。

处方：鲜茅根 15g，鲜苇根 1 尺，紫草茸 5g，紫地丁 10g，赤芍 6g，桃仁 6g，杏仁 6g，淡豆豉 12g，山栀衣 5g，鲜生地 10g，大生地 10g，蝉衣 5g，青连翘 10g，甘中黄 6g，金银花 10g，浮萍 5g，酒川芎 5g，冬桑叶 6g，黑芥穗 5g。3 剂。

二诊：药后发热全退，紫斑亦渐色淡。前方去苇根、豆豉、山栀、浮萍、蝉衣，加桑枝 30g，再服 2 剂即愈。

[**祝按**] 紫斑实系一种症状，常发于传染之后。然其最轻者，名单纯性紫癜病，此仅现皮内血液外渗成紫斑状。单纯紫癜病，小儿常有之，皮肤发生紫斑，如大头针大小，渐可增大成瘀斑，其初色鲜红，继则血色暗，而渐变成微棕色，指压之不退色，其后变为黄色，常经 7～10 日即愈。本案施师据症情用苇根、茅根、豆豉、山栀退热，地丁、紫草、赤芍、川芎、杏仁、桃仁、生地活血凉血；蝉衣、浮萍达表；连翘、银花、甘中黄解毒。见效后，二诊稍示加减，去苇根、豆豉、山栀、浮萍、蝉衣，加桑枝而获痊愈。

[**今按**] 本案紫癜症，乃属现代医学所谓的过敏性紫癜者，系一种常见的血管变态反应性疾病，主要是机体对某些致敏物质发生变态反应而引起毛细血管壁的通透性和脆性增加，导致皮肤紫癜、黏膜出血，常伴有腹痛、关节痛、肾损害。好发于儿童、青少年，男性多于女性，以春秋季发病居多。中医将之列入血证中，属"肌衄""发斑"范畴。认为其病因病机一是禀赋不足，有体质阴阳盛衰之异；二是六淫之邪侵袭；三是饮食失节，胃热亢盛；四是情志不遂，肝火上炎；五是劳倦忧思伤及心脾等，致血络不固，血溢于肌肤而病也。是例即属青年人因禀赋不足，感受风热之邪，肌肤血络受损而发病。是以施师仿银翘散合栀子豉汤之意化裁，疏风清热，凉血止血而获效。

病案 2

戚某，男，38 岁，病历号 1954.1.14。

病已八年，周身肿痛无定处，痛甚即于患处出现紫癜。疼痛缓解后，时现尿血，平时睡眠不好，食欲欠佳，经某医院诊断为：①过敏性紫癜；②风湿病。平素疼痛不甚，每次发病均为情绪不快或遇激怒痛即加重，而诸症出现。下肢及肘部均有大小不匀之紫癜。舌苔黄腻，六脉弦数。

辨证：热邪蕴郁，气血受阻，络脉滞塞不通，症现周身疼痛，热郁则逼血外溢，形成紫癜，或时现血尿。

治法：清热凉血，通络止痛。

处方：酒川芎 5g，炒丹皮 10g，朱茯神 10g，酒地龙 10g，炒丹参 10g，朱寸冬 10g，旱莲草 25g，当归尾 10g，南红花 15g，大生地 15g，嫩桑枝 20g，北柴胡 3g，鲜生地 15g，桑寄生 20g，川桂枝 3g，赤芍 10g，白芍 10g，油松节 30g，炙草梢 10g，炒山楂 10g。8 剂。

二诊：药后身痛时间减短，每次不过十分钟即止。此次周身窜痛发作未见血尿，紫癜亦少，惟齿龈少量渗血。

处方：大生地 15g，北柴胡 3g，赤芍 6g，白芍 6g，鲜生地 15g，川桂枝 3g，炒丹参 10g，炒丹皮 10g，嫩桑枝 20g，桑寄生 20g，仙鹤草 30g，旱莲草 15g，酒川芎 5g，酒当归 10g，黑芥穗 6g，小蓟炭 10g，阿胶珠 10g，炙草节 10g。

三诊：前方服 12 剂，紫癜退，窜痛未作，血尿未现，遂停药，历半年病未发。近日工作过忙，深夜始能回家休息，久久不能入睡，周身窜痛又有再发趋势，即时诊治，以防复发。

处方：川桂枝 3g，赤芍 6g，白芍 6g，北柴胡 3g，大生地 10g，北细辛 3g，鲜生地 10g，生牡蛎 12g（生龙骨 12g 同布包），朱茯神 10g，朱寸冬 10g，酒黄芩 10g，酒黄连 3g，酒当归 6g，酒川芎 5g，炒丹参 10g，炒丹皮 10g，片姜黄 6g，功劳叶 10g，炙草节 10g，陈阿胶 10g（另烊化兑服），三七粉 3g（分二次随药送服）。

[祝按] 紫癜病不论其原因为何，均由血管溢出血液凝聚皮下而成，自不待言。而周身窜痛又属脉络瘀滞，故活血通络为主要治法。但只活血通络反而容易溢血，又须止血，使血管壁致密，血流通畅，血液自不外渗。本方则以川芎、

当归、丹皮、丹参合阿胶、仙鹤草、生地并用，既活瘀又防止溢血，两全其美，效果显著。方中用桂枝以和营卫、通络道，柴胡清血中之热，重用旱莲草者，以防血尿也。

[今按] 本案虽有过敏性紫癜、风湿病诊断，但皆属于变态反应性疾病。且有同时发病病史，亦可能就是过敏性紫癜伴关节痛者。施师据病情取丹红四物汤、柴胡桂枝汤意化裁主治，即以柴胡、桂枝、芥穗、细辛、桑枝疏解风邪；地黄、芍药、当归、川芎、地龙、红花、丹皮、丹参凉血活血、通络止痛；旱莲草、小蓟、阿胶、仙鹤草、三七凉血止血，养阴定痛；桑寄生、姜黄、功劳叶合桑、桂枝而祛风湿；朱茯神、朱麦冬配生龙牡养心镇静以安神。诸药先后施用，治血乃通止并用，温清兼施，扶正祛邪，相辅相成也。

○ 病案 3

时某，女，19 岁，病历号 1955.1.2。

两年来齿龈经常出血，时发鼻衄，两腿均现出血点，月经量多，经期不定。近时头晕而痛，心跳气短，全身乏力，来诊时曾化验血小板 8 万 /mm³。经某医院诊断为原发性血小板减少症。舌质淡，脉沉弱。

辨证： 齿龈、鼻腔经常出血，癸水量多，两腿时现溢血斑点，均是血不归经之象，原于血燥心火过盛，迫血妄行，出血愈多，营分益亏，转而心阳不振，故心跳、气短、头晕等症遂现。舌质淡，脉沉弱，是气虚血亏之候。

治法： 补益气血，脾肾并治。

处方： 生地炭 30g，沙蒺藜 10g，川杜仲 10g，熟地炭 30g，白蒺藜 10g，川续断 10g，二仙胶 10g（另烊化兑服），陈阿胶 10g（另烊化兑服），祁艾炭 10g，侧柏炭 12g，紫丹参 10g，当归身 10g，朱茯神 10g，朱寸冬 10g，炒远志 10g，炙黄芪 25g，漂白术 6g，炙甘草 6g。20 剂。

二诊： 药后除出血减少外，余症无大进退，近日睡眠不良。

处方： 前方去祁艾炭、侧柏炭，加仙鹤草 15g，五味子 10g，生枣仁、熟枣仁各 10g，服二日，停一日，再进 20 剂。

三诊： 自从视诊以来，共服汤剂 40 剂，月经量大减，只来四日即净，两年间无此佳象。齿龈出血停止，鼻衄只见一次，量亦少，两腿出血点已消退。头晕、心跳、气短均好转，检查血小板数仍为 8 万 /mm³，未恢复正常。

处方：老紫草 10g，仙鹤草 12g，小蓟炭 10g，二仙胶 12g（另烊兑服），生地炭 20g，朱茯神 10g，陈阿胶 10g，熟地炭 20g，朱寸冬 10g，炙黄芪 25g，酒当归 10g，西党参 10g，漂白术 10g，炙甘草 10g。

引：用米醋 60g 入药同煮。14 剂。

四诊：药后检查血小板已增到 14 万 /mm³，饮食睡眠均好。精神旺健。要求常服方。

处方：三诊方加五倍，研细末枣泥为丸，每日早晚各服 10g。

[祝按]血小板减少症，施师每以当归补血汤加龟鹿二仙胶，陈阿胶合紫草、仙鹤草、生地、熟地，治之多见显效。于丸方或膏方中再加入大红枣，效果更佳。

[今按]就紫癜病而言，临床上又分过敏性紫癜、特发性血小板减少性紫癜（亦称原发性或自身免疫性血小板减少性紫癜）两种，病案 1、2 悉为过敏性紫癜。本案则为原发性血小板减少性紫癜，是指外周血血小板减少，骨髓巨核细胞发育成熟障碍，而临床以皮肤黏膜或内脏出血为主要表现，急性者好发于儿童，慢性者好发于年轻女性。本案即如此，施师对其施治，从脾肾入手，治肾以填精补髓乃壮生血之源，如二仙胶、杜仲丸、沙蒺藜、阿胶、地黄等方药；补脾益气以资生化之源，又俾气能摄血而止血，如四君子、当归补血汤等治脾，是为治本之举。远志，朱茯神、朱寸冬以养心安神；小蓟、仙鹤草、紫草及药之炭用以凉血收敛止血也，为之治标也。标本兼治，获效殊甚。

（十五）牙疳（下颌骨髓癌）

○ **病案**

艾某，男，73 岁，病历号 1952.4.436。

右侧下颌骨生瘤肿痛已半年，经某医院诊断为骨髓癌症，在北大附属医院理疗两月，右半颜面肿溃，舌面生疮，两处溃疡，口腔气味恶臭，饮食难进，咀嚼不利，食欲日减，大便燥结，口干不能饮。苔黄垢，脉洪数。

辨证：上焦郁热深久，热毒袭骨，破溃腐烂，证属牙疳。

治法：清热解毒，润燥通便。

处方：大力子 10g，忍冬花 15g，紫地丁 10g，生蒲黄 10g，忍冬藤 15g，黄地丁 10g，酒黄芩 6g，风化硝 6g，炒皂角子 10g（晚蚕沙 10g 同布包），酒黄连 3g，全瓜蒌 20g，连翘壳 10g，甘中黄 6g，炒枳壳 5g，火麻仁 15g，大青叶 6g。4 剂。

二诊：药后肿痛均减，忽又感冒咳嗽治疗九天，感冒已愈，咳少痰多，大便燥结，要求专治骨瘤。

处方：山慈菇 10g，山甲珠 10g，草河车 6g，大力子 6g，生蒲黄 10g，藏青果 10g，忍冬花 10g，风化硝 10g，黛蛤散 10g（马勃 5g 同布包），忍冬藤 10g，全瓜蒌 25g，苦桔梗 5g，蒲公英 15g，桃仁 6g，杏仁 6g，连翘壳 10g，酒川连 5g，炙甘草 5g。

三诊：药服 5 剂，舌面溃疡大见好，下颌骨及右颜面肿痛均有所减轻，大便仍燥，不服药即不能下。

处方：风化硝 10g，炒皂角子 10g（晚蚕沙 10g 同布包），全瓜蒌 25g，黛蛤散 6g（马勃 5g 同布包），火麻仁 15g，酒军炭 6g，酒黄连 5g，酒玄参 5g，蒲公英 15g，山慈菇 10g，大力子 6g，生蒲黄 10g，浙贝母 10g，杏仁泥 10g，青连翘 10g，苦桔梗 5g，粉甘草 5g。5 剂。

四诊：药后疼痛已止，颜面肿亦见消，仍口干津少，大便已通畅。

处方：鲜石斛 10g，忍冬花 10g，金石斛 10g，忍冬藤 10g，马勃 5g（青黛 3g 同布包），山慈菇 10g，山甲珠 10g，玄参 12g，蒲公英 15g，生石膏 12g（先煎），知母 6g，浙贝母 5g，生蒲黄 10g，黄连 3g，川贝母 5g，怀牛膝 10g，黄芩 6g，大力子 6g，草河车 6g，桔梗 5g，青连翘 10g，生甘草 3g。7 剂。

五诊：药后颜面肿消，溃疡愈合，舌烂痊愈，下颚疼痛已止，大便每日一次，现症口干少津，拟用丸药收功。

处方：酒生地 30g，酒玄参 60g，天门冬 60g，原寸冬 30g，金石斛 60g，山慈菇 30g，山甲珠 30g，草河车 30g，川贝母 30g，马齿苋 30g，白知母 30g，大力子 30g，夏枯草 30g，藏青果 30g，青连翘 30g，蒲公英 30g，川黄柏 15g，川黄连 15g，酒条芩 30g，五味子 15g，苦桔梗 15g，绿升麻 15g，风化硝 30g，粉甘草 30g。

共研细末，炼蜜为小丸，每日早晚各服 10g，白开水送。

1954 年冬，忽发寒热头痛，全身酸楚，是属感寒所致，予解表驱寒方 2 剂。两年前所患下颌骨肿瘤，经治疗并服丸药三料已愈，至今未见复发。

1955 年夏来诊，去年冬日感寒来诊一次即愈，旧疾未见复发，近日大便又行干结，右耳连及腮颊部感觉疼痛肿胀，自恐已愈三年之病再生变化，急来就诊，以防旧病复发，再予清热解毒通便之剂。

处方：金银花 10g，黄地丁 10g，酒黄芩 10g，金银藤 10g，紫地丁 10g，酒黄连 5g，大力子 6g，青连翘 10g，苦桔梗 5g，炒枳实 5g，风化硝 6g，桃仁 6g，杏仁 6g，炒枳壳 5g，全瓜蒌 20g，火麻仁 15g，郁李仁 6g，粉甘草 6g。

[祝按] 本案即中医谓之牙疳是也。初诊时破溃恶臭，服汤剂二十一剂后破口愈合，肿消痛止嗣予丸剂。三年未见复发。此病殊险恶，施师以大量清热解毒剂，药味多至二十三味，其中清热解毒之剂，如黄芩、黄连、连翘、紫地丁、蒲公英、草河车、金银花藤、山慈菇、青黛、马勃、大力子等药，集中优势兵力，一鼓作气，灭其凶焰，此种方式亦是治癌症之一法，今后应进一步研究其疗效。

[今按] 本案牙疳者，病势发展，渐趋险恶，将成走马牙疳者。现代医学诊为下颌骨骨癌，属口腔外科恶性肿瘤。以中医外科阴阳辨证论之，呈阳证表现为溃疡恶臭、口干、大便燥结、苔黄垢，脉洪数。故施师不拘于恶性肿瘤多属阴证之说，而从病情实际出发，审证施治。初诊即以《金鉴》五味消毒饮合小陷胸汤、大黄黄连泻心汤等方化裁，清热解毒，通腑排毒；二诊、三诊在初诊治法基础上又取牛蒡解肌汤、消瘰丸、桔梗汤等方意化裁，以增强清热解毒、散结通腑之力；四诊又增白虎汤之用以清热生津；五诊以牛蒡解肌汤、黄连解毒汤、消瘰丸、二冬汤、桔梗汤等方化裁配丸药以收功。1955 年夏所用方药，乃由五味消毒饮合五仁丸化裁施治。综观本案施治，诚如祝按所云"大量清热解毒"贯穿始终。由之不难看出癌瘤亦应遵仲景师所言"观其脉证，知犯何逆，随证治之"。

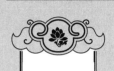

第三部分

施今墨临证对药与验方

一、对药

施师曰："对药作用即辨证法中相互依赖，相互制约的实践，非相生相克之谓。"

（一）祛风解表清热透疹类

1. 麻黄　桂枝

[功用] 二药配伍，善于发汗解表。用于风寒感冒，恶寒、发热、无汗、头身疼痛等，或伴有咳喘之表实证，以及风寒湿邪所致之痹痛证。

[说明] 麻黄辛微苦温，辛开玄府，发汗力强，入肺经而兼平喘利水；桂枝辛甘温通，入心、脾、肾经，而善于解肌，助阳和营。二者合用，开腠理散寒邪其力最优，属相须为用。施师从仲景《伤寒论》麻黄汤中悟得，但其麻黄用量慎之，一般 1～6g；桂枝常为 3～10g。

2. 荆芥　防风

[功用] 二药相伍，专于发散风寒透邪，并可祛风胜湿。主治四时风寒湿邪感冒之恶寒、无汗、头身疼痛等，以及风疹、皮肤瘙痒、疮疡初期肿痛等。

[说明] 荆、防二药皆辛甘温者，辛散风寒透邪外出。防风并能胜湿疗痹痛、止泄泻，荆芥入肝经血分，并能止血，疗肠风下血、崩漏、衄血等。二者相配，属相须为用，《普济方》称荆芥汤，《沈氏尊生书》又称荆芥散，《摄生众妙方》则有荆防败毒散等。施师认为，若属外感表证，用麻桂（辛温发表重剂）嫌热、嫌猛，用银翘（散）嫌寒时，荆防（辛温发表轻剂）用之最宜。用量二者均可 6～10g。

3. 葱白　淡豆豉

[功用] 二药相配，善于通阳发汗，解表祛邪。主治四时感冒，邪在卫分而恶寒发热、头痛、鼻塞、微咳、肢体酸痛等。

[说明] 葱白辛温，既能疏散风寒、发汗解肌，又可辛温通阳利窍。淡豆豉有两种制法，一为与苏叶、麻黄水浸制者，一为与桑叶、青蒿相制者，故其性有微温、微寒之殊。用其微温者，发散风寒，用于四时感冒；用其微寒者，用于清热除烦，余热未尽之症，临床多用其微寒之性。二者相伍，发汗通阳而不伤阴，且无寒凉遏邪之弊，属相使为用，晋·葛洪《肘后方》称之

为葱豉汤，清·张璐更赞云："本方药味虽轻，功效最著，凡虚人风热，伏气发温，及产后感冒，靡不随手获效。"用量葱白2～5寸或3～10g，淡豆豉6～10g。

4. 桑叶 桑枝

[功用] 二药配用，疏通兼备，既疏风解表，又祛风通络止痛。用于外感初起，头痛、身体困痛，以及风湿痹痛，四肢拘急、关节疼痛，或风热痒疹等。

[说明] 桑叶苦甘寒，入肺、肝经，既具疏散在表风热，清泄肺热止嗽之能，又有清肝热，平肝凉血明目之功。桑枝苦平，入肝经用其嫩者，有祛风活络，通利关节，消肿止痛之功。二者相配，属相须为用。四时感冒诸症，若风寒较甚，可配用荆、防之品；若风热较甚，又可配银花、连翘、薄荷之类。用量桑叶6～10g，桑枝15～30g。

5. 桑叶 菊花

[功用] 二药相伍，专善于疏风清热，清肝明目。主治风热感冒，风温初起，身热不甚，微汗，口微渴等，以及肝阳上亢或风热上扰，而出现头晕、头痛、目赤肿痛等。

[说明] 菊花苦甘微寒，入肺、肝经，其质轻性凉，善清疏上焦风热，并清泄肝热而明目。与桑叶相用，属相须为用。始见清·吴瑭《温病条辨》桑菊饮中。施师常用之疗风温、风热诸症。用量两药各6～10g。

6. 羌活 独活

[功用] 二药相配，疏风散寒，除湿疗痹，通达上下。善治外感风寒，发热恶寒，头身、关节疼痛，以及风寒湿痹证，历节风痛等。

[说明] 羌活辛苦温，入膀胱、肾经，能发汗解表，逐风寒，胜湿邪，尤善疗上半身疼痛者；独活辛苦温，亦入膀胱、肾经，功同羌活，但以疗下半身疼痛者为长，故清·黄宫琇《本草求真》言："羌之气清，行气而发散营卫之邪；独之气浊，行血而温养营卫之气……羌行上焦而上理，则游风头痛风湿骨节疼痛可治；独行下焦而下理，则伏风头痛两足湿痹可治。"二者配用，属相须为用，首见于唐·王焘《外台秘要》治历节风痛（二者与松节各等份，酒煮服），后元·李杲称之"羌独活治风寒湿痹，酸痛不仁"。用量羌活3～6g，独活6～10g。

7. 蔓荆子　连翘

[功用]二者相伍，善清上焦风热，解表清热，解毒止痛。用于风热袭于上焦而致头昏、头痛、发热、目赤肿痛等症。

[说明]蔓荆子辛苦平，入膀胱、肝、胃经，体轻升散，既能疏散头面风热，又能祛风止痛通利官窍；连翘苦微寒，入肺、心经，善清上焦风热，且能解毒散结，有"疮家圣药"之称。二者合用长于疏清上焦风热，属相须为用，施师常以之治头痛。若属风寒者，可与荆防相配；若属风热者，又可配桑叶、菊花之品，其效颇佳。用量蔓荆子 6～10g，连翘 9～15g。

8. 白僵蚕　荆芥穗

[功用]二药相伍，并走于上，祛风通络，散结止痛。主治风寒感冒，恶寒发热、头痛无汗、鼻塞流涕、声哑头痛等，以及风疹瘙痒，赤白带下等。

[说明]白僵蚕辛咸平性，入肺、肝经，既能疏散风热，散结止痛，又具息风止痉，清化痰热之能；芥穗辛温，轻宣发散于上，祛除表邪，并能入血分而引邪外透以疗麻疹、风疹等症。二者相配，属相使为用。施师临床应用颇广，治妇人漏下，芥穗宜炒黑入药，必要时加米醋 1～2 两与药同煎，止血尤速。用量白僵蚕 6～10g，荆芥穗 6～10g。

9. 白僵蚕　白芷

[功用]二药相伍，祛风通络，止痛除湿。善治风寒上扰，头额、眉棱骨痛，牙痛，以及妇人带下绵绵等。

[说明]白芷辛温，入肺、胃经，《得配本草》云其："其气芳香，通窍发汗，除湿散风。退热止痛，排脓生肌。凡鼻渊目泪，头疼颊热，眉棱骨痛，牙痛疮瘘，项生块磊，崩带肠风，败脓腥秽，因风湿致痰者，皆可施治。"其与白僵蚕相伍，并能通络止痉，治上焦头颈筋脉拘急作痛尤佳，属相使为用，《普济方》有僵蚕散之名。用量白芷 5～6g，白僵蚕 6～10g。

10. 蝉衣　薄荷

[功用]二药相配，疏散风热，清理咽喉，透疹止痒。主治风热上扰，咽喉肿痛，声哑不扬，或麻疹初起不透，风疹瘙痒，以及鼻渊（鼻窦炎）、鼻鼽（过敏性鼻炎），小儿夜啼等。

[说明]蝉衣（蜕）甘寒，入肺、肝经，体气轻浮，善散风热，透疹利咽。薄荷辛凉，入肺、肝经，芳香清透，既能清热解表，透疹利咽通鼻，又能疏

肝解郁。二者相伍，属相须为用，明代《景岳全书》称"二味消风散"，治皮肤瘙痒不能忍。《得配本草》云："配生地、春茶，治脑热、鼻渊……配蝉衣、僵蚕治风瘙瘾疹。"施师治风痒疹还常与浮萍、防风、乌梅等相伍，其效更佳。用量蝉衣 5～6g，薄荷 6～10g。

11. 葛根　升麻

[功用]二药相配，共奏解肌升阳，透疹解毒之功。主治麻疹初起，发热，疹出不畅，以及斑疹初起兼见头痛、发热等。

[说明]葛根甘辛性平，入肺、胃经，具升阳举陷，发表透疹，生津止泻之能；升麻辛甘微寒，入肺、脾、胃、大肠经，体轻升散，能清散风热，透疹解毒。二药相伍，属相须为用。宋·钱乙《小儿药证直诀》有升麻葛根汤，即以二药为主，治伤寒，瘟疫，风热证，壮热，头痛，肢体痛，疮痒已发、未发。用量葛根 6～10g，升麻 3～6g。

12. 浮萍　紫草

[功用]二药相配，祛风凉血，透疹解毒。主治小儿麻疹初起，疹出不透，或疹毒内陷，高热、咳喘等，以及风疹瘙痒，疹色红赤肿痛（猩红热、水痘）者。

[说明]浮萍体轻水生，气味辛寒，入肺经，专善发汗祛风利水消肿。《本草求真》有"发汗胜于麻黄，下水捷于通草"之说，即能散（风）能利（水）。紫草甘咸寒，入心、肝经，长于清热凉血，解毒化斑。二者相伍，属相使为用，一清散卫分风热邪气，一清解血分热毒，一表一里，营卫双解，相得益彰。施师临证治疗痘疹时，常将紫草易为紫草茸，其意为增强生发透疹之性，令邪速退矣。用量浮萍 6～10g，紫草 10～12g。

13. 浮萍　牛蒡子

[功用]二药相伍，善轻清并走上焦，具宣散风热，透疹止痒之能。主治外感风热，咽喉肿痛，或麻疹初起，疹出不畅以及风疹瘙痒等。

[说明]牛蒡子辛苦寒性，入肺、胃经，既能疏散风热，发表透疹，又能利咽解毒，消肿滑肠。其与浮萍相配，属相须为用。《得配本草》云："配薄荷、浮萍，治风热瘾疹。"其不仅能清疏上焦风热、温毒之邪，并能下行，令邪从二便出之。用量浮萍 5～10g，牛蒡子 6～10g。

14. 苍耳子　辛夷

[功用]二药配伍，并走于头，宣通鼻窍，祛风散寒。主治风寒感冒伴头痛鼻塞、流涕目痒，以及鼻渊（鼻窦炎）、鼻鼽（过敏性鼻炎）等。

[说明]苍耳子辛苦温，有小毒，入肺、肝经，辛散温通，上行入脑巅，下行走膝足，既有祛风除湿疗痹之能，又有散风通鼻窍止头额疼痛之功，故《得配本草》云："治风湿周痹，四肢挛痛，能善通顶脑，疗头风目暗，鼻渊息肉，瘰疬疮疥。"辛夷辛温，入肺、胃经，其气芳香走窜，善走头目，能散风寒，通鼻窍，有治鼻渊圣药之誉。二者相配，属相须为用。明·王肯堂《证治准绳》称此药对为苍耳子散，用于治疗鼻渊。用量苍耳子6～10g，辛夷3～5g。

15. 白茅根　芦根

[功用]二药相伍，清热透表，凉血生津，利水消肿。主治温病发热、烦渴、烦躁不安，或肺热咳喘（如大叶性肺炎、支气管肺炎、病毒性肺炎等），或急性肾炎，发热、水肿、小便不利，以及麻疹初起，热郁于内，疹出不畅等。

[说明]白茅根甘寒，入肺、胃、膀胱经，具清热凉血，止血利尿之功。芦根甘寒，入肺、胃经，能清肺胃气分之热，并生津止渴。二者配用，相须为用，一清气分之热，一清血分之热，气血并治矣。首见《千金方》中两药各二两，水煎服治反胃上气。施师临证不论外感发热，还是内伤发热，以及不明原因低热均可使用。若发热较甚，配山栀、豆豉为用，退热更速。用量白茅根鲜者30～60g，干者10～15g；芦根鲜者30g或1尺，干者10～15g。

16. 蝉衣　石菖蒲

[功用]二药相配，轻香通窍，宣散风热，化浊醒神。用于治疗风热、湿浊上扰，出现头晕、头昏、耳鸣、耳聋、声哑等症。

[说明]石菖蒲辛温，入心、胃经，其气味芳香，善能通窍醒神，化湿健脾，治疗湿浊中阻，脾运呆滞，胸脘闷胀，食少纳呆，以及湿蒙心窍，头昏、神志不清等症。与蝉衣相伍，属相使为用，以其辛香清轻，通达官窍，治耳聋耳鸣。还常与灵磁石相伍，其效尚佳。用量蝉衣3～6g，石菖蒲6～12g。

17. 蝉衣　凤凰衣

[功用]二药相伍，宣肺利咽，清热润喉。用于治疗风热侵袭上焦，或久

病阴伤咽干而致咽痛、失瘖、声哑、咳嗽等症。

[说明] 凤凰衣，即鸡蛋壳内膜衣，甘平入肺经，具养阴润肺止咳之功，其外用研末，并治口疮、喉痛、口疳、目翳等。与蝉衣为伍，属相须为用，治咽喉炎、喉炎之声哑、咽干痛者，有相得益彰之功。用量蝉衣 3 ～ 6g，凤凰衣 6 ～ 10g。

18. 桑叶　羌活　独活

[功用] 三药相配，疏风散寒，除湿解表。主治风寒、风热所致身痛楚、头昏、头痛等症。

[说明] 三者相伍，辛凉与辛温并用，属相使之用，治疗风寒、风热证不明显，但身体痛楚沉重、头痛、头昏为著，舌苔白或黄白者。以桑叶疏散头面之风热，羌活、独活辛通肌表寒湿之痹阻，从而共奏解表之效。施师还常以之配蝉衣、僵蚕治疗面神经麻痹症。用量桑叶 6 ～ 10g，羌活、独活各 6 ～ 10g。

19. 桑叶　桑寄生

[功用] 二药相伍，疏风清热，通痹止痛。用于治疗风湿痹证，大小关节作痛，肌肉酸楚，或感受风热后，热退而仍身痛肢楚，或中风后半身不遂，以及部分过敏性紫癜症者。

[说明] 桑寄生甘微苦平，入肝、肾经，具祛风湿、补肝肾、强筋骨之能，临证以疗风湿痹证、肝肾两虚之腰膝酸软，筋骨无力以及肾虚胎动不安为主。其与桑叶合伍，为相使之用，意在以桑叶疏风清泄表热，重用桑寄生强筋骨、疗痹痛，可谓表里兼治，为新久（病）同疗之法。用量桑叶 6 ～ 10g，桑寄生 10 ～ 15g。

20. 蝉衣　浮萍

[功用] 二药相配，疏风清热，透疹止痒。主治麻疹不透，或风疹瘙痒，以及水痘、猩红热、白喉、丹毒初起等症。

[说明] 二药相伍，属相须为用，辛凉解表之品共施，力在疏散侵袭肌表之风热毒邪，热在卫、气之分，急当清透毒邪外出。临证还宜适病情加用桑菊、银翘，甚或凉营解毒之品，若紫草、栀子、丹参等。用量蝉衣 5 ～ 6g，浮萍 6 ～ 10g。

21. 蝉衣　龙胆草

[功用] 二药相用，疏风清肝，泄热明目。主治风热上扰，或肝胆（湿）热盛上窜，目赤肿痛（如急性结膜炎、角膜炎等），或耳痛流脓（急性中耳炎），苔黄白，脉浮弦数等。

[说明] 龙胆草苦寒，入肝、胆、胃、膀胱经，善能清泻肝胆经之实热、湿热，《本草求真》称其："大泻肝胆火邪……除下焦湿热。"《得配本草》云其："疗黄疸、通淋闭，愈惊痫，止泻痢，消疮肿，去喉痛，除目赤。"又云："得苍耳子，治耳病，湿热除也；得柴胡，治目疾。"与蝉衣相配，属相须之用，走头窍，入肝胆经之分，疏散清泻并举，既能泄热明目，又能解毒聪耳。用量蝉衣 5～6g，龙胆草 6～10g。

施今墨医学全集

22. 蝉衣　片姜黄

[功用] 二药相用，疏风泄热，活血行气。用于治疗风热面瘫等症。

[说明] 片姜黄辛苦温，入肝、脾经，具活血破瘀，行气止痛之功。常用于妇人月经病以及肝胃不和之胁痛、胃痛者。《得配本草》谓其"善理血中之气，治手臂风痹疼痛"，与蝉衣为伍，属相使之用，疏风行气，活血通络，偏于上部头面，故施师用治风热面神经麻痹症，并与瓜蒌、山慈菇、牛蒡子、龙胆草、薄荷等相配。清·杨栗山《寒温条辨》之升降散，即用此二药与大黄、白僵蚕相配成方，治疗温病表里三焦大热，气机升降不利之证。用量蝉衣 5～6g，片姜黄 10g。

23. 蝉衣　磁朱丸

[功用] 二者相用，疏风通窍，镇心平肝。主治耳聋、耳鸣。

[说明] 磁朱丸，出于孙氏《备急千金要方》，是以磁石、朱砂和神曲制成，为重镇安神，潜阳平肝之剂。磁石入肾，镇摄安神，益阴潜阳；朱砂入心，清心安神，二者媾通心肾，令水火既济而神安耳聪，加神曲健脾和胃，蜜制而又甘缓扶中，俾金石之药不碍胃气也，且助药力运行。与蝉衣相伍，一升一降，上可疏通，使气血流畅，下则宁心固肾，故用于年迈耳聋、耳鸣者颇佳。用量蝉衣 5～9g，磁朱丸 10g。

24. 白僵蚕　牛蒡子

[功用] 二药相伍，疏风利咽，消肿散结。用于治疗风热上扰之咽喉肿痛，声音不扬，暗哑等症。

[说明]二者相用，属相使为用，李杲《东垣世效方》普济消毒饮中就用二药治疗时行大头瘟（急性腮腺炎）。还常与薄荷、金银花、连翘、荆芥、元参等疏风清热解毒之品相伍应用。用量白僵蚕 3～10g，牛蒡子 6～10g。

25.荆芥穗　蝉衣

[功用]二药相伍，疏风清热，透疹止痒。用于麻疹初期，或疹出不透，风疹身痒，或猩红热初起，或荨麻疹、过敏性紫癜等症。

[说明]二者相用，属相使为用，一温一凉，专于辛散疏风透疹，有透邪解毒而不动血之长，再配紫草、薄荷、银花、山栀之品，其效更佳。验方桂枝浮萍汤，即以二药与桂枝、赤芍、薄荷等相配，治疗风热瘾疹。用量荆芥穗 6～10g，蝉衣 6～10g。

26.荆芥穗　白蒺藜

[功用]二药相伍，祛风止痒，平肝明目。用于治疗风疹、荨麻疹等皮肤瘙痒，以及妇人阴痒、带下等症。

[说明]白蒺藜亦名刺蒺藜，辛苦温，入肝经，具疏风平肝，明目止痒之功，常治疗肝经风热上扰，头目眩晕、目赤、耳鸣，或风热出疹皮肤瘙痒等症。《本草求真》称其："然总宣散肝经风邪，凡因风盛而见目赤肿翳，并遍身白癜瘙痒难当者，服此治无不效。"并谓其："可升（质轻）、可降（味苦）、可散（味辛）。"与荆芥穗（炭）为伍，属相须为用。共奏祛风胜湿，平肝凉血，明目止痒之效。临证还常与蝉衣、防风、薄荷等相配。用量白蒺藜 6～10g，荆芥穗（炭）6～10g。

27.黑荆穗　豆豉

[功用]二药相配，疏风清热，除烦解表。用于风热外感，鼻塞身热，咽痛心烦等症，以及产褥热，身痛发热，恶露不畅等。

[说明]二药相用，属相使为用，温凉清解，除烦退热。疗风热外感，还宜与桑叶、银花、牛蒡子等为伍；治产褥热，又当配当归、桃仁、泽兰、益母草等逐瘀缩宫之品。用量黑芥穗 6～10g，豆豉 6～10g。

28.荆芥穗　紫草

[功用]二药为伍，疏风透邪，清热凉血。主治急性风湿热，结节性风斑，或风热斑疹，红肿痛痒，苔黄舌红等症。

[说明]紫草甘咸寒，入心、肝经，长于清热凉血，透疹解毒，多用于疮

疮肿毒、湿疹、阴痒等症，或风热、温毒而致斑疹隐隐不畅等症。《得配本草》谓其："利二便，解黄疸，消肿胀，托痘疹，化紫斑，利九窍，通脉络，达皮毛。"与荆芥穗相配，属相使为用，寒温并施，宣清合用，同能入血，内清热凉血，外宣透排毒，二者相辅相成，为治热毒痘疹发斑之良方。用量两药各6～10g。

29. 荆芥　羌活　独活

[功用]三药相配，祛风散寒，除湿止痛。用于外感风寒湿邪而致头痛、身痛、关节痛等，以及三叉神经痛、面神经麻痹等。

[说明]三药相用，属相须为用，功在祛风散寒除湿，疗人体肌表风寒、风湿之邪为病。明·张时彻《摄生众妙方》荆防败毒散，即有此三药，主治外感风寒湿邪，以及时疫、疟疾、痢疾、疮疡而具风寒湿表证者。清·汪昂《医方集解》银翘败毒散，亦用此三药，而专主痈疮初起红肿疼痛者，正所谓"火郁发之"（《素问·六元正纪大论》）。用量三者各6～10g。

（二）止咳化痰下气平喘类

1. 半夏　枇杷叶

[功用]二药相配，燥润相辅，以降为主，止咳化痰，和胃止呕。主治咳嗽气喘，痰涎清稀，胃纳不佳，恶心食少等症。

[说明]半夏辛苦温，入脾、胃、肺经，善于燥湿化痰，降逆止呕，散结消痞，为化痰、止呕之圣药。枇杷叶苦平，入肺、胃经，其蜜炙，能清润肺金，化痰止咳，下气平喘，善治风热久咳不已，咳而痰多，气逆而喘，或兼伴呕恶食少者。二药相伍，属相使为用，一燥一润，降逆下气，止咳化痰，和胃止呕。用量半夏6～10g，枇杷叶5～10g。

2. 炙白前　炙前胡

[功用]二药相用，一宣一降，清肃和合，宣肺化痰，降逆止咳。主治感冒后，咳嗽初起，咽痒咳嗽，痰吐不利，胸闷气促等症。

[说明]白前辛甘微温，入肺经，善于泻肺降气，气降则痰消而咳嗽止，故为咳嗽之要药。前胡苦辛微寒，入肺经，善于宣肺，清散风热，化痰止咳。二药相配，属相使为用，有宣有降，颇合肺金宣肃之功能，令痰可祛，咳嗽宁。施师临证中，多以二药蜜炙为用，以增润肺止咳之功。用量炙白前

6 ～ 10g，炙前胡 6 ～ 10g。

3. 炙白前　炙百部

［功用］二药相伍，润肺降气，祛痰止咳。主治感冒数日，咳嗽不已，胸闷气喘，或肺结核久咳不已，痰吐不利等。

［说明］百部甘苦微温，入肺经，甘苦润降，温而不燥，善于润肺止咳，为止咳止嗽之要药。实验研究表明，其能降低呼吸中枢之兴奋性而起到镇咳作用，并对结核杆菌、肺炎双球菌、葡萄球菌、绿脓杆菌等有抑制作用，并对虱子、蛲虫、阴道滴虫有杀灭作用。与白前相伍，属相须为用，一降一润，祛痰止咳，其效颇佳。清·程国彭《医学心悟》止嗽散，即用此二药为方。施师治咳嗽不论新感、久病，均善使用，随症加减，颇获良效。用量炙白前 6 ～ 10g，炙百部 6 ～ 10g。

4. 射干　麻黄

［功用］二药相伍，宣降相合，宣肺平喘，下气消痰。主治感冒后慢性气管炎、支气管哮喘发作，或感冒后，咳嗽气喘，痰涎壅盛，喉中痰鸣，若水鸡声，胸闷气促等。

［说明］射干苦寒，入肺经，清热利咽，善疗咽喉肿痛，并苦降消痰散结，清化痰热。其与麻黄相配，为相使之用，一宣一降，辛开散邪，内清肃消痰结，俾肺金呼吸平复，喘定痰消。故仲景师《金匮》射干麻黄汤即此二药为主制方，垂用千古而不衰也。用量射干 5 ～ 10g，麻黄 3 ～ 6g。

5. 桑叶　桑白皮

［功用］二药相配，宣降为用，清肺止咳，化痰平喘。主治风热犯肺，肺失宣肃，气逆作咳，喘息痰黄，头昏，口苦等。

［说明］桑白皮甘辛寒，入肺经，能清肺热，泻肺火而平喘，并利水消肿。与桑叶相伍，属相须为用。皆桑树之上下物也，上之叶能宣清上焦之热，下之根皮能清降内蕴之邪热，令痰热从小便而出。且二药苦寒又能平肝清肝，治头目眩晕，血压升高者。用量桑叶 6 ～ 10g，桑白皮 6 ～ 10g。

6. 桑白皮　橘皮

［功用］二药相配，清热化痰，止咳平喘。主治肺热咳嗽，喘息痰多，胸闷气短，或见面目微肿等。

［说明］橘皮，亦名陈皮，辛苦温，入脾、肺经，善于理气化痰，健脾燥

湿，为中焦健脾燥湿、行气、开胃之要药；脾运健，则湿不聚，而能消痰也。与桑白皮相伍，属相使为用，桑皮甘寒，清肺热而平喘利水，是以共奏清热化痰，止咳平喘之效。用量两药各 10g。

7. 桑白皮　地骨皮

[功用]二药相伍，气血双清，清肺泻火，平喘止嗽。主治肺热咳嗽，气逆作喘，痰黏不利，口干渴，或午后发热，或低热不退，或面目微肿等。

[说明]地骨皮，即枸杞子之根皮，甘淡寒，入肺、肾经，一清肺热，治咳嗽、喘息，或肺热衄血；二清虚热，治劳热骨蒸，低热痨嗽。与桑白皮相用，属相须为用，既清肺金气分之痰热，又清肺中之伏热，凉血退蒸。从而肺热退，喘咳止且痰消。宋·钱乙《小儿药证直诀》之泻白散即以二药为主成方，名泻白者，白者肺之色，"泻肺气之有余也"。用量桑白皮 6～10g，地骨皮 10～15g。

8. 海浮石　旋覆花

[功用]二药相用，清肺降气，消痰行水。主治痰热咳嗽，痰吐不易，胸闷喘息，苔黄腻，脉弦滑等。

[说明]海浮石，亦名浮海石、浮水石，味咸性寒，入肺、肾经，体轻而能上清肺化痰，软坚散结，下能通淋消石，治石淋、热淋、血淋等。旋覆花辛苦微温，入肺、胃、大肠经，诸花皆升，旋覆花独降，故其善下气散结，行水消痰，平喘止咳，并能降胃气，止噫气。二药相配，属相使为用，清宣肃降为用，俾肺金痰热清消，而咳喘平。用量海浮石 6～10g，旋覆花 6～10g。

9. 半夏曲　旋覆花

[功用]二药相伍，祛痰降气，健脾和胃。主治咳嗽气逆，痰湿壅滞，吐痰清稀，或素有痰饮，咳逆依息不得平卧，头晕眩，面色晦暗，心下痞结，纳食不振等。

[说明]半夏曲系半夏与面粉、姜汁制成之曲剂，味苦辛微温，具燥湿化痰，和胃止呕，消食化积之功。与旋覆花相配，属相须为用，既能燥湿化痰，开胃消食，又可降气消痰，蠲饮而止咳平喘。仲景《伤寒论》旋覆代赭汤中有半夏配旋覆花之用，施师亦用之，或半夏曲易半夏而临床治疗渗出性胸膜炎者，并常与冬瓜子、车前子、青橘叶、茯苓等配伍。用量半夏曲 6～10g，

旋覆花 5 ～ 6g。

10. 陈胆星　旋覆花

[功用] 二药相配，清降相用，清化痰热，降气止咳，蠲饮平喘。主治顽痰壅滞，胸膈胀闷，咳嗽气喘，不得平卧，或痰核流窜经络，肢体麻木等。

[说明] 陈胆星，即胆南星，系天南星末浸入牛、羊、猪等之胆汁制品，陈久者佳，以胆汁之苦寒去其温燥之性，而成苦凉清热，豁痰定惊之能。与旋覆花相伍，属相使为用，清化痰热，可疗痰热惊风，并降气止咳，祛顽痰，逐热饮。用量陈胆星 3 ～ 6g，旋覆花 5 ～ 10g。

11. 天竺黄　半夏曲

[功用] 二药配伍，清燥并用，清热化痰，燥湿开胃。主治痰（湿）热内蕴，咳嗽痰黄，咯吐不爽，胸闷胸痛等症。

[说明] 天竺黄甘寒，入心、肝经，以清热豁痰，宁心定惊为长。与半夏曲相配，属相使为用。一清化痰热，一燥湿化痰，治疗痰热惊风，食积痰阻之症，尤对小儿痰热惊风抽搐，消化不良者治疗疗效颇佳。清·梁廉夫之《不知医必要》麻黄苏子汤中，即以二药与他药相伍，治痰多喘咳者。用量天竺黄 3 ～ 10g，半夏曲 6 ～ 10g。

12. 橘红　橘络

[功用] 二药相用，理气健脾，化痰通络。主治咳嗽痰多，胸闷憋气，或咳而胸痛等症。

[说明] 橘红系橘皮去内层之白者，性味与橘皮相似，但其性较燥，故燥湿化痰力较强，然其健脾和胃之力则逊于橘皮。另有一种名为化橘红者，系化州柚之未成熟果皮，性味辛苦温，入肺、脾经，具行气、化痰、通络、消食之能。橘络为橘之果皮之筋络，性味苦平，入肝、肺经，具行气、通络、化痰之功。二药相伍，悉为橘果之物，为相须为用，共达健脾燥湿，行气化痰止痛之效。用量橘红 3 ～ 6g，橘络 3 ～ 6g。

13. 炙紫菀　橘红

[功用] 二药相伍，燥润为用，燥湿化痰，润肺止咳。主治各种咳嗽（无论外感内伤），凡咳嗽吐痰，胸闷不舒，痰阻胸膈者皆可施用。

[说明] 紫菀苦辛微温，入肺经，其性温而不燥，善温润肺金，辛开祛痰止咳，苦降润而平喘，故能治疗多种咳嗽。与橘红相配，属相须为用，一燥

一润，标本兼治，既祛痰之源，又除痰之标，嗽止而喘平。《医学心悟》止嗽散，即有类二药相用治咳嗽者，以橘皮代橘红也。施师临证，习惯以炙紫菀配炙化橘红为用。用量炙紫菀 6～10g，炙化橘红 5～6g。

14. 半夏　橘皮

[功用] 二药相伍，燥湿健脾，理气化痰。主治脾胃不和，痰湿内停，胸膈满闷，咳嗽痰多，纳食不振等症。

[说明] 二药相配，属相须为用。《太平惠民和剂局方》称二陈汤者，即以夏陈二者为君臣相伍，以二者之陈久者为名尔。后世谓之燥湿化痰之祖剂，由之演变出众多名方，若导痰汤、涤痰汤、金水六君煎等。用量半夏 6～10g，橘皮 6～10g。

15. 杏仁　川贝母

[功用] 二药相用，清宣降润，清热润肺，化痰止咳。主治肺虚久咳，咽燥痰少且痰色黄，或外感数日，痰热内蕴，咳嗽不已，咯吐痰黄不利，口干咽燥等。

[说明] 杏仁苦微温，入肺、大肠经，善止咳平喘，且润肠通便，入肺能随肺金宣肃，用于各种咳喘。川贝母苦甘微寒，善清热润肺，止咳化痰，多用阴虚燥咳痨嗽者。二者相伍，属相使为用，虽清宣润降为用，但以润降为主，润肺化痰，降气平喘。用量杏仁 5～10g，川贝母 6～10g。

16. 肥知母　川贝母

[功用] 二药相伍，清热滋阴，润肺止咳。主治阴虚燥咳诸症以及肺热津伤之咳嗽等，可见咳嗽少痰，口燥咽干，久咳不已，苔少舌红等症。

[说明] 知母苦寒，入肺、胃、肾经，清热滋阴，善治肺胃气分热盛津伤以及阴虚内热或热入血分潮热骨蒸等。其与川贝母相合，属相须为用，悉入肺经，长于清肺金之热，滋阴润肺，化痰止咳也。《太平惠民和剂局方》谓之二母散，治阴虚咳嗽发热者。后世《古今医鉴》之二母宁嗽汤，《统旨方》之清金化痰汤等皆以二者为用制方。施师此多用川贝母。用量知母 6～10g，川贝母 6～10g。

17. 瓜蒌子　瓜蒌皮

[功用] 二药相用，清热涤痰，润肠通便。主治痰热咳嗽，胸胁闷痛，痰黄黏稠，大便秘结等症。

[说明] 瓜蒌子，又名瓜蒌仁，甘寒，入肺、胃、大肠经，功善润肺涤痰，滑肠通便；瓜蒌皮亦甘寒，入肺、胃、大肠经，但善理气化痰，宽胸散结，故二者合用，为相须为用，则以清泄痰热，理气宽胸，散结通便为长，故实际即是全瓜蒌为用也。施师习用之疗痰热咳嗽，胸闷胀痛，主取蒌皮，佐以蒌子；若兼大便秘结者，则主取瓜蒌子，少佐蒌皮。用量两药各 6～12g。

18. 炙紫菀　炙苏子

[功用] 二药相伍，润降为用，润肺止咳，降气平喘。主治咳嗽气喘，咯痰不爽，胸膈满闷，苔白腻，脉弦滑等症，如常见的慢性支气管炎、支气管哮喘。

[说明] 苏子，即紫苏子，辛温，入肺、大肠经，其温而不燥，善于降气平喘，止咳祛痰，润肠通便。与紫菀相配，属相须为用，一降一润，既能降气平喘，又能润肺化痰，宽胸通便，令肺肠二经气畅痰消而咳喘平。施师临证二者多为蜜炙，以取其润肺止咳而不燥之性也。用量两药各 6～10g。

19. 莱菔子　白芥子

[功用] 二药相用，长于理气开郁，化痰消食。主治久病咳喘，痰多胸闷，脘腹胀满，食滞嗳气，不得平卧，苔白厚腻，脉弦滑等症。

[说明] 莱菔子，即萝卜子，辛甘性平，入肺、脾、胃经，善于行气消食，降气化痰。白芥子辛温，入肺经，其辛烈走窜，善于行气豁痰，走经络而逐饮，朱丹溪有"痰在胁下及皮里膜外，非白芥子莫能达，古方控涎丹用白芥子，正此义也"之论。二药相伍，属相使为用，相互促进，利气消痰，降气平喘，化滞开胃。明·韩懋《医通》有三子养亲汤，即此二药与苏子相伍为用，疗气逆痰滞，咳喘痰多，胸脘痞满，食少纳呆者，尤其对老人患慢性阻塞性肺病者颇宜。用量莱菔子 6～10g，白芥子 3～10g。

20. 葶苈子　大枣

[功用] 二药相用，缓急补泻相伍，共奏泻痰利水，下气平喘之功。主治痰涎壅盛，咳喘胸闷，喉中痰鸣，气促不得平卧，面目浮肿，小便不利等症。

[说明] 葶苈子辛苦寒，入肺、膀胱经，辛通苦降，泻肺金之痰湿，通利水道，故祛痰逐饮且利尿消肿，多用于慢性气管炎、肺炎、胸膜炎、肺心病、心力衰竭之咳喘痰壅，面肢浮肿等属实证者。大枣甘温，入脾经，为补脾益气之品，与葶苈子为伍，意在以其甘缓和中，缓其药力，护胃顾本也，始见

仲景《金匮要略》葶苈大枣泻肺汤之用。施师认为，其治喘确有良效，但用量不宜过大，亦不可久服，以免伤肺气，而喘息再作。用量葶苈子 6～12g，大枣 5 枚。

21. 细辛　五味子

[功用] 二药相配，开合并用，散寒化饮，敛肺生津。主治风寒感冒，咳嗽痰白，或寒饮咳喘，或肺肾两虚，久咳痰喘等症。

[说明] 细辛辛温，入肺、肾经，辛散寒邪，善温肺肾之经，故风寒感冒以及阳虚外感皆可施用；并能温肺化饮，治痰饮咳喘。五味子酸温为主，入肺、肾经，专于敛肺滋肾，止汗涩精，纳气平喘。二者相伍，属相须为用，一散一敛，颇符肺金宣肃之性，辛散寒邪而不伤正气，酸敛肺纳肾之气而不留寇，相互制约，相辅相成，止咳平喘颇佳。仲景《伤寒杂病论》小青龙汤、射干麻黄汤、苓甘五味姜辛汤等不少方剂均有辛味相配伍者，足见其配伍之妙意。用量细辛 2～3g，五味子 3～10g。

22. 五味子　干姜

[功用] 二药相配，收散并用，温肺化饮，敛肺平喘。主治肺寒咳嗽，痰浊清稀，气逆而喘，不得平卧，苔白，脉弦滑等。

[说明] 干姜辛热，入心、肺、脾、胃经，其辛散温通，散寒邪而助阳气，温肺金而逐痰饮，暖脾胃而止腹痛泄泻。与五味子相伍，属相须为用，一散一收，开合相佐，相互制约，相反相成，而奏暖肺脾，化痰饮，平喘咳之效。仲景小青龙汤、射干麻黄汤等方多五味子与细辛、干姜三药联合为用，以干姜温中内守，细辛辛散逐邪，五味子酸敛纳气扶正，故而成治肺家寒痰水饮之良方。用量干姜 3～10g，五味子 3～10g。

23. 山药　牛蒡子

[功用] 二药相用，补清相合，清宣肺热，健脾益气，利咽祛痰。主治脾虚肺弱，痰湿内阻，咳嗽气短，喉中水鸡声，身倦乏力等，或脾肺两虚型慢性阻塞性肺病而见咽喉肿痛等。

[说明] 山药甘平，入脾、胃、肺、肾经，善于平补脾胃之气，助消化，止泄泻，并能益肾涩精，属气阴两补之佳品。牛蒡子辛微苦、微寒，入肺、胃经，善散风热透疹，利咽解毒，其子油质兼有通便之功。二药为伍，属相使为用。一补一清，对脾肺两虚，而外感风热致感冒咽痛咳嗽者为宜。用量

山药 10～24g，牛蒡子 6～10g。

24. 熟地黄　全当归

［功用］二药相配，滋肾补血，益精平喘。主治妇人肺肾两虚月经量少，不以时至，经来腹痛绵绵，且伴久咳久喘、头昏、面黄、乏力等症。

［说明］熟地黄甘微温，入心、肝、肾经，专善补血益肾精，为填补精血之佳品。当归苦辛甘温，入肝、心、脾经，为妇人调经之要药，能补血虚，又能活血通经，消肿止痛，其含油脂又可润肠通便，又《神农本草经》曾云："主咳逆上气。"二者相合，属相须为用，以补精血，水木相生，益肾纳气，金水相生为所长。《太平惠民和剂局方》四物汤之用为水木相生，以补益阴血调经；《景岳全书》金水六君煎，则以二者合二陈汤成方，治肺肾两虚，或年迈阴虚而致的湿痰内盛，咳嗽呕恶，喘逆痰多。施师治久咳、久喘病人善用之，且还善于咳喘方中加当归一药而建良效。用量熟地黄 10～15g，全当归 6～10g。

25. 熟地黄　麻黄

［功用］二药相伍，肺肾并治，宣肺止咳，纳肾平喘。主治肺肾两虚，久咳喘不宁，或妇人经期哮喘，或痰核流注成阴疽者。

［说明］熟地、麻黄相伍，属相使为用，肺肾同治。麻黄宣肺止咳平喘，通调水道，熟地滋肾精，纳气定喘。《难经·四难》云"呼出心与肺，吸入肾与肝"，咳喘之病上关乎肺，下涉及于肾。二药相合，既治上焦肺金，又顾下焦肾水。故虚人是肺肾不足，久咳喘者，标本兼治也；妇人经期哮喘，亦涉及精血、肺肾，是以施之获效良多；阴疽之痰核流注，以麻黄之辛宣皮毛，熟地养血扶正，令阴疽得阳助而消也，明·陈实功《外科正宗》阳和汤，就以此二药为伍治阴疽者。用量熟地黄 6～10g，麻黄 2～5g。

26. 大枣　黑锡丹

［功用］二者相用，主以黑锡丹温肾纳气，镇逆平喘；次以大枣，甘缓之性，防其峻坠之过。主治久病喘咳，或老人肾虚作喘，症见动则气喘，四肢颜面浮肿，痰涎稀薄，或痰多喘促，四肢不温等（多见于慢性气管炎、肺气肿、肺心病患者）。

［说明］黑锡丹，出自《太平惠民和剂局方》，由川楝子、胡芦巴、木香、附子、肉蔻、补骨脂、沉香、阳起石、肉桂、舶上茴香、黑锡、硫黄组成，

以酒糊丸如梧桐子。功专温壮下元，镇纳浮阳。治疗真元不足，上盛下虚，肾不纳气，痰壅，气喘，汗出肢冷，脉沉微者；或寒疝腹痛，男子阳痿精冷，女子宫寒不孕等症。喻昌赞云："凡遇阴火逆中，真阳暴脱，气喘痰鸣之急症，舍此方再无他方可施。"现又有仅用硫黄、黑锡二味成剂，然不及前者效佳。用量大枣 5 枚，黑锡丹 3 ～ 10g（温开水送服）。

27. 海浮石　黛蛤散

[功用]二药相配，清热化痰，软坚消痰。主治慢性阻塞性肺病发作，或外感引动痰饮发作，症见咳嗽气喘，痰多黏稠，胸胁胀痛，头晕气促，痰色黄白，甚至脓痰带血丝，苔黄腻，脉弦滑等。

[说明]黛蛤散，首出于宋·张杲《医说》，以煅蛤壳、青黛为剂，包煎，无方名，后清·祝补斋《卫生鸿宝》名其为青蛤丸，今改此名。其善清化痰热，治肝火犯肺而咳痰带血，咽喉不利，胸胁作痛，头晕耳鸣者。与海浮石为伍，属相须为用，重在清痰热，消痰结，标而本之，以除木火刑金之患。用量两药各 10g。

28. 桑叶　杏仁　阿胶　枇杷叶

[功用]四药合用，清热润肺，止咳止血。主治慢性咳喘症，其具有咳嗽气喘，痰中带血，咽干舌燥，低热绵绵，胸胁作痛等症，如支气管扩张、肺结核等。

[说明]阿胶，甘平，滋阴润燥，补血止血，为血肉有情之品，功专治疗血虚、出血诸症，如贫血，心悸，失眠，倦怠乏力；痨咳出血，胃病吐血，肾病尿血，妇人崩漏，以及鼻衄、肌衄等。与桑叶、杏仁、枇杷叶相伍，清降滋润并用。桑叶，清宣肺金，且平肝木防其侮金；杏仁润肺止咳平喘，阿胶滋肾水，可养血止血，以金水相生；枇杷叶苦降而祛痰止咳，属相使为用。其运用源于喻昌《医门法律》之清燥救肺汤，施师每崇之。用量桑叶 6 ～ 10g，杏仁 10g，阿胶 10g，枇杷叶 6 ～ 10g。

29. 炙紫菀　阿胶

[功用]二药相伍，润补并施，滋肾养血，润肺止咳。主治肺虚久咳，痰中带血以及慢性阻塞性肺病之支气管扩张，肺结核痨嗽等。

[说明]二药相配，属相使为用。一可滋肾并有止血之功，再者可以润肺止咳，金水相生，标本兼治。《张氏医通》谓之为紫菀散，治咳唾带血，虚劳

肺痿者。用量两药各 6 ～ 10g。

（三）芳香化浊醒脾开胃类

1.藿香　佩兰

[功用] 二药相伍，芳香化浊，清解暑湿，醒脾开胃，和胃止呕。主治夏月受暑，头昏头沉，胸脘胀闷，恶心呕吐，纳呆食少，甚至腹痛、腹泻等。

[说明] 藿、佩二药味皆辛，藿者性微温，兰者性平，悉具芳香化浊，解暑祛湿，醒脾开胃，止呕止泻之能。藿有解暑上品之誉，佩有气香如兰之名，故入脾、胃、肺经。不过藿香辛散微温，又长于解表去寒湿，有表里双解之能，所谓"四时胃肠型感冒颇宜"；佩兰芳香化湿，醒脾辟秽为长，其鲜品药力更彰。二者相配，属相须为用。清·雷丰《时病论》常以二药相配治五月霉湿，其芳香化浊法之方，即以藿佩二药为君（陈皮、半夏、厚朴、腹皮为臣佐）。施师治湿浊困脾，脘腹胀满，恶心呕吐者，多施用二药。二药入煎剂，因芳香易发散，多不宜久煎。用量两药各 6 ～ 10g。

2.鲜佩兰　鲜菖蒲

[功用] 二药相配，芳香化浊，醒脾开胃，提神进食。主治湿阻中焦，脾胃运化失职，而致胸脘胀闷，恶心呕吐，食少纳呆，口甘黏腻，大便溏泻，舌苔白腻，脉濡缓等。

[说明] 菖蒲，辛香能开窍醒神益智，并能化浊醒脾，除湿和中，多用于痰湿蒙蔽清窍，或热入心包，或湿浊中阻，胸脘痞闷，食欲不振，呕恶纳呆等。其与佩兰为伍，属相须为用，共奏芳香辟秽，醒脾开胃之效。施师每用二药习用鲜品，因鲜品气味芳香浓郁，其效更佳。用量佩兰 6 ～ 10g，鲜者加倍；石菖蒲 6 ～ 10g，鲜者 10 ～ 15g。

3.苏梗　藿梗

[功用] 二药相配，辛香温性，相得益彰，理气宽中，化浊除湿，和胃止泻。主治脾胃不和，气机不畅，湿浊中阻，而致胸脘痞满，纳食不化，嗳气呕恶，肠鸣泄泻等症。

[说明] 苏梗，即紫苏梗；藿梗，即藿香梗。二药之梗者，性味功用与其本药同，唯异者在于梗者长于行气也。二者相配，属相须为用，入肺经能行气宽胸膈，除湿痹；入脾胃经能理气醒脾，开胃进食，止呕恶、泄泻。用量

两药各 6～10g。

4. 炒苍术　炒白术

[功用] 二药配伍，一散一补，开敛并用，健脾燥湿，补脾益气。主治脾胃虚弱，健运不及，以致纳谷不化，食欲不振，恶心呕吐等症；或湿阻中焦，气机不畅，胸脘痞闷，纳呆食少；或湿浊困脾，水走肠间，腹胀肠鸣，腹痛泄泻等。

[说明] 苍术辛苦性温，入脾、胃经，其辛温升散，能发散肌表之风湿、寒湿而从汗出；苦温能燥湿健脾，用于湿阻脾胃，脘腹胀满，食欲不振，呕恶便溏；另外，其含有大量维生素 A，可治疗夜盲症及角膜软化症。白术甘苦性温，入脾、胃经，以产于浙江於潜县者最佳，又名於术，其甘温补中益气，苦温燥湿健脾，故而其既能补脾益气，治脾胃虚弱，消化不良，食少乏力之症，又能健脾渗湿，治脾虚水肿，痰饮内停之症，还能疗脾虚气弱，表虚自汗者。二者相伍，属相须为用。清·张璐《医通》用以治疗脾虚痰食不运者，补健并施，相辅相成。施师临证处方，二术习为炒用。白术亦有用生者，取其健脾之功而减少了燥气，用于治疗脾虚便秘。用量苍术 6～10g；白术 10～15g，生者 15～30g。

5. 砂仁　白蔻仁

[功用] 二者相配，宣通上中下气机，芳香化浊，醒脾开胃，行气止痛，和中消食。主治脾胃虚寒，运化失职，湿浊内阻，气机不畅，而致胸脘胀满、纳呆食少、反胃呃逆等，以及小儿胃寒消化不良，吐乳等。

[说明] 砂仁，辛温，入脾、胃经，其辛散温通，芳香化湿，醒脾开胃，消食止呕；并能温脾止泻，行气止痛，治疗脾胃虚寒，脘腹胀痛，纳呆食少，恶心泄泻；又具理气安胎之能，用于妊娠气滞，胎动不安者。白蔻仁辛温，入肺、脾、胃经，其辛香燥，入肺经而宣发上焦之气，入脾胃经，化浊散寒，开胃消食，善治上中二焦之湿浊气滞，以及湿温初起之胸脘痞闷，食少纳呆，恶心，苔腻等症。二者相伍，属相须为用。用量砂仁 3～6g，白蔻仁 3～10g（因其含芳香挥发油，同捣后下为宜）。

6. 厚朴花　代代花

[功用] 二药相伍，香气浓郁，互相促进，芳香化浊，理气宽中，醒脾开胃。用于治疗肝郁气滞，脾胃不和，胸胁胀痛，胃脘胀痛，恶心呕吐，不思

饮食等。

[说明] 厚朴花辛苦性温，入肝、脾、胃经，其气味辛香，理气开郁，化湿醒脾，宽膈开胃，用于治疗肝胃气滞，胸膈胀闷，食少纳呆，恶心呕吐，胃脘隐痛等症。代代花味甘微苦性平，入肝、胃经，气味芳香，具疏肝和胃，理气宽膈，开胃止呕之能，用于治疗胸中痞闷，脘腹胀痛，呕吐食少等症。二者相配，为相须之用。施师治脾胃不和，食少纳差者，多二药并用，或取玫瑰花、代代花并用。用量两药各 3 ~ 6g。

7. 玫瑰花　代代花

[功用] 二药相伍，理气解郁，疏肝和胃，行气散瘀。用于治疗肝胃不和所致之胸闷不舒，心下痞满，两胁发胀，胃脘隐痛，食少纳呆等，以及妇人月经不调，带下赤白等。

[说明] 玫瑰花，气香性温，味甘微苦，入脾、肝经，具理气解郁，和血散瘀之能，其气清而不浊，性和而不猛，柔肝醒脾，行气和血，宣通窒滞而无辛温燥烈之弊，为调理气血之佳品。赵学敏《本草纲目拾遗》治"肝胃气痛"，单用玫瑰花代茶饮；《百草镜》云其"治新久风痹"，并可"治乳痈"；《救生苦海》又云"治吐血"。与代代花相配，属相须为用，气血双调，芳香理气，和胃止痛。用量两药各 3 ~ 6g。

8. 乌梅　木瓜

[功用] 二药相配，酸甘化阴，养胃生津，柔肝舒筋，理脾化湿。用于治疗慢性胃痛，胃阴不足，口燥少津，食欲不振，舌红苔少之症，以及湿热病后，气阴两伤，津亏纳呆等症。对西医诊为"胃酸缺乏"者疗效尤佳。

[说明] 乌梅酸涩性平，入肝、脾、肺、大肠经，酸涩之味，既能敛肺涩肠，和胃生津，又能止咳、止泻、止血、止渴，柯琴云"蛔得酸则静"，故乌梅又能"安蛔"。木瓜酸温，入肝、脾经，其酸涩气香，入肝以舒筋止痛，入脾以醒脾化湿，和胃生津，故善疗腰膝酸痛，关节肿痛，筋脉拘急，湿痹脚气以及夏月伤暑伤食，霍乱呕吐，腿肚转筋等症。二者相伍，为相须之用，出自叶桂《临证指南》。叶氏创养胃阴之说，取甘平之品，若石斛、麦冬、沙参、白芍、生扁豆，加乌梅、木瓜等以酸甘化阴，生津益胃，即所谓"太阴湿土，得阳始运；阳明燥土，得阴则安，以脾喜刚燥，胃喜柔润也"。施师遵之，在临证中可治疗温热病后期及消化系统之胃肠病出现不饥少食，口干津

亏，舌红苔少，脉细数等症。如萎缩性胃炎，胃、十二指肠溃疡等，组方时多在养胃阴基础上加用乌梅、木瓜、生谷（麦）芽、生内金之类，以生发胃气，其效颇佳。用量乌梅6～10g，若去核用3～6g；木瓜6～10g。

9. 生内金 生麦芽（或生谷芽）

[功用]二药配伍，大生脾胃之气，开胃进食。主治脾胃虚弱，食欲不振，纳谷不化；或病久胃气虚弱，不饥食少，食欲低下等症。

[说明]生内金，即鸡内金之生用，其性味甘平，入肝、胃、小肠、膀胱经，其具有健脾益胃，消食化积之功，并能固摄缩尿，涩精止遗。临床上一是用其治疗脾胃虚弱，饮食不化，食欲不振，以及小儿疳积，消化不良者；二是用其治疗小儿遗尿、尿频，以及遗精等症。此外，还以之治疗湿热久酿成石者，如肾结石、胆结石等，张锡纯先生云："鸡内金，鸡之脾胃也。中有瓷石、铜、铁皆能消化，其善化瘀积可知。"麦芽，即大麦种子发芽后，低温干燥而得者。性味甘平，入脾、胃经，既能开胃消食，治食积不化，脘腹胀满，呕吐泄泻，又可下气回乳，治断乳之乳房胀痛者。谷芽为稻谷或粟谷之种子发芽后，低温干燥而得者，性味甘平，入脾、胃经，功用同麦芽。二者较之，麦芽消食力优，谷芽和养为胜；麦芽消面食为佳，谷芽消米食为良。内金与麦（谷）芽为伍，为相须之用。施师习用生品，其意在于取生升之象，以疏肝气，和胃气，生津液，养胃阴，开胃口，增食欲。现代研究证明，生品入药使其保留较高的有效成分，而提高疗效。用量鸡内金6～10g，麦芽（谷芽）10～15g。

10. 生内金 紫丹参

[功用]二药相伍，祛瘀生新，散结化积，开胃止痛。用于治疗慢性胃、十二指肠溃疡等胃阴受损类疾病，症见食少纳差，胃脘疼痛，舌红少苔，唇红口干等；或温热病后，津液受损，胃阴不足，食少纳呆，嗳气吞酸，舌红苔少者；或肝脾肿大，放化疗后胃阴受损者。

[说明]丹参苦微寒，入心、肝、心包经，其具活血化瘀，养血安神，凉血解毒之能。活血化瘀，可治疗胸痹心痛、痛经、血滞经闭、产后恶露不尽、肝脾肿大等症；养血安神，可治疗热入营血而致的心神不安，或血虚不寐；凉血解毒，可治疗疮疖肿痛，故《本草汇言》云："以丹参一物，而有四物之功。补血生血，功过归、地；调血敛血，力堪芍药；逐瘀生新，性倍芎䓖。

妇人诸病不论胎前产后，皆可常用。"现代药理研究表明，本品含丹参酮Ⅰ、Ⅱ、Ⅲ及其异构体等，具扩张周围血管，降低血压，扩张冠状动脉，增强冠脉血流量，并有抗凝血，抗血小板凝聚，降血糖，镇静及镇痛的作用。对葡萄球菌，霍乱弧菌，结核杆菌，伤寒杆菌，大肠杆菌，变形杆菌，弗氏痢疾杆菌等均有抑制作用。其与内金为伍，属相使为用，可祛瘀消痰，促进新生，开胃进食，恢复后天之能。用量鸡内金 6～10g，丹参 10～15g。

（四）益气健脾和胃止呕止泻类

1. 黄芪　党参

[功用] 二药相配，益气健脾，互相为用，表里同补，阴阳和谐。主治脾胃虚弱，消化不良，倦怠乏力，食少便溏，动则汗出等；或脾虚气陷，中气不足之内脏下垂症，若脱肛、子宫脱垂、肾下垂等。

[说明] 黄芪甘微温，入脾、肺经，其质轻皮黄肉白，药用有生、炙之分，生者升发之力优，炙者补中力胜。黄芪以益气升阳，补脾肺气虚为长。用于脾虚者，中气不足，或见肢倦乏力，面黄纳少，头昏气短，或泄泻脱肛、子宫下垂等；肺虚者，或自汗恶风，或咳喘有气无力，面色㿠白；气虚水肿者，面肢肿胀，小便不利；气虚者，疮痛内陷，或脓成久不溃，或久溃而不收口也，故其有"益气升阳圣药"之名。党参甘平，入脾、肺经，其既能补中益气，健脾扶中，用于脾、肺气虚者；又能益气养血，生津止渴，用于热病后或久病气阴两伤，以及慢性病而气血两虚，血色素低下之贫血者。二者相伍，属相须之用。黄芪偏于阳而实表，党参偏于阴而补中。正若《得配本草》所云："黄芪补气，而气有内外之分，气之卫于脉外者，在内之卫气也；气之行于肌表者，在外之卫气也。肌表之气，补宜黄芪，五内之气，补宜人参（党参）。"二者相用，以李杲《脾胃论》最为多，如补中益气汤、调中益气汤、升阳益胃汤、黄芪人参汤等，但均以升阳益气为主旨，而奏扶正补气之功。用量黄芪 10～30g，党参 10～15g。

2. 黄芪　怀山药

[功用] 二药配用，益气升阳，气阴两补，阴阳相合，脾肺并治，脾肾并治。主治脾肺两虚之倦怠乏力，咳喘少气，大便溏薄，头昏食少，舌淡苔白，脉虚弱症；或脾肾两虚之糖尿病，症见四肢倦怠，小便频数，口干欲饮，大

便溏薄，尿糖增高等。

[说明]山药质润液浓，不热不燥，具补气益阴之能，为补土之要药，多用于脾虚泄泻，食少倦怠；肺虚咳嗽，自汗气短；其入肾经，益肾强阴，涩精固脬，用于遗精、尿频、遗尿，以及消渴，血、尿糖高者。《本草求真》云："本属食物，古人用入汤剂，谓其补脾益气……除热。然究色白入肺，味甘入脾，气虽温而却平，为补脾肺之阴……不似黄芪性温能补肺阳，白术苦燥能补脾阳也。且其性涩，能治遗精不禁；味甘兼咸，又能益肾强阴……入滋阴药中宜生用，入补脾药内宜炒黄用。淮产色白而坚者良。"其与黄芪配用，属相须为用，一阴一阳，气阴并补，芪则补气升阳，偏于补脾阳；山药补气益阴，偏重于补脾阴。施师尝谓："健脾余用黄芪伍山药……二药配合，气阴兼顾，补脾功用益彰。"为其治糖尿病，降尿糖必用之品。用量两药各10～30g。

3. 怀山药　白扁豆

[功用]二药相伍，补脾和中，化湿止泻。主治脾胃虚弱，食少纳呆，倦怠乏力，泄泻便溏，或妇人脾虚带下绵绵等。

[说明]扁豆甘微温，入脾、胃经，其甘温和缓，补脾和胃而不滞腻，清暑化湿而不燥烈，为健脾和胃，化湿止泻之佳品。《本草求真》谓："扁豆得味之甘，故能于脾而有益也；脾得香而能舒，扁豆禀气芬芳，故能于脾而克舒也；脾苦湿而喜燥，扁豆得性之温，故能于脾而克燥也；脾土既实，则水道自通，三焦不混，而太阴暑湿之邪自尔克消，安能复藏于脾而有渴泻之病乎？"其与山药相配，为相须之用，气阴双补，共健脾胃，化湿止泻，相得益彰。用量山药10～30g，扁豆10～15g。

4. 茯苓　白术

[功用]二药相配，一温健一渗湿，脾得健运，水湿得除。主治脾虚不运，痰饮内停，水湿泛滥，而致头目眩晕，胸膈痞满，食欲不振，或水肿，小便不利等症。

[说明]茯苓甘平，入心、肺、脾、肾经，甘味入脾，为健脾渗湿之良药，用于脾虚湿盛，痰饮内停，便溏腹泻，水肿，小便不利诸症；并能补脾养心，疗心悸，失眠等。茯苓有赤白之分，皮神异用，白者偏于补中渗湿，赤者偏于清热利湿，皮者利水为优，神者益于安神。《得配本草》谓其："性上行而

下降，通心气以交肾，开腠理，益脾胃，除呕逆，止泄泻，消水肿，利小便，除心下结痛，烦满口干，去胞中积热，腰膝痹痛，及遗精淋浊，遗尿，带下，概可治之。"与白术相伍，属相使为用，《景岳全书》称茯苓汤，治湿热泄泻或饮食泄泻。若再伍桂枝、甘草为《伤寒论》之苓桂术甘汤；若与附子、白芍、生姜相伍又成真武汤矣。是以二药配伍的主方颇多，但皆未离健脾渗湿之用。用量两药各 10 ～ 15g。

5. 白术　鸡内金

[功用] 二药伍用，一补一消，补消并施，健脾开胃。主治脾胃虚弱，纳呆食少，或纳后不化，脘腹胀满，倦怠乏力，或便溏泄泻等。

[说明] 二药相用，为相使之用。白术甘温，健脾燥湿，固表止汗，和中安胎；鸡内金甘平，生发胃气，消食开胃，化石固摄。白术以补脾健运为主，内金长于消导为辅，补中寓动，消中有补，令脾胃健运自如，生化无穷矣。施师临证习以焦白术与生内金相用。用量白术 9 ～ 10g，鸡内金 6 ～ 10g。

6. 白术　枳实

[功用] 二药相用，一补一泻，一急一缓，补消并用，健脾强胃，消痞散结。主治脾胃虚弱，饮食停滞，脘胀痞满，大便不爽等，以及肝脾肿大，或中气不足而致脱肛、胃下垂、子宫脱垂等症。

[说明] 枳实辛苦微酸，性微寒，入脾、胃经，其辛散、苦降，善于破气滞，消积滞，除痞结，导痰饮，用于气机阻滞，脾失健运，痰湿为患所造成的疾病。药用有枳实，枳壳之分，壳者为橙之近成熟果壳，实者为未成熟果实。气味功用相同，但作用有缓急大小之差。《本草求真》云："实小性酸，下气较壳最速，故书载有推墙倒壁之功，不以枳壳体大气散，而仅为利肺开胸宽肠之味耳。是以气在胸中，则用枳壳；气在胸下，则用枳实；气滞则用枳壳，气坚则用枳实。"现代药理研究表明，其能兴奋胃肠功能，使胃肠蠕动节律增加，并能兴奋子宫，使子宫收缩，肌张力增强。故对中气下陷之内脏下垂症治疗颇效。

其与白术相伍，属相使为用，补中寓通，柔中有刚，相反相成也。最早见于仲景《金匮要略》，名枳术汤，治水饮停滞于胃，心下坚，大如盘，边如旋杯者。后世张元素制枳术丸，治胃虚湿热，饮食壅滞，心下痞闷等症。若制丸剂白术用量为枳实一倍，意在以补脾为主，枳实为辅；若反之则以消导破积为主，健脾扶正为辅也，可依证虚实多少而配用。施师临证二者皆以炒用。用量白术 10～15g，枳实 5～10g。

7. 白术 黄芩

[功用] 二药相伍，一温一寒，一补一泻，寒温并用，清热健脾，统血安胎。主治湿热内蕴，胎热上扰，妊娠恶阻，恶心呕吐，胎动不安以及习惯性流产（滑胎）者。

[说明] 黄芩苦寒，入肺、胆、胃经，善清上焦肺热以及胆、胃、大肠之热；其苦燥胜湿，治湿热下痢；并善清胎热以安胎。《得配本草》称其："泻三焦实火，祛肌表邪热，利气郁，消膈痰，解喉腥，化斑疹，治疮疡，通肠闭，止热痛，凉血安胎。"并谓："酒炒上行，生用下行，猪胆汁炒，泻肝胆火。片芩泻肺胃上焦之火，子芩泻大肠下焦之火。"其与白术同用，为相使之用，术能温健脾土，除湿以促生化不竭，芩长于清热泻火，通达上下。元·朱丹溪云："黄芩，白术乃安胎圣药。"《景岳全书》谓之良方白术散，治妊娠伤寒内热等证。张璐释之曰："黄芩助白术安胎，盖黄芩能清热安胎，白术能补脾统血也。此惟胎热升动不宁者宜之。"用量白术 10～15g，黄芩 6～12g。

8. 苍术 黄柏

[功用] 二药相配，一温一寒，寒温并用，清热燥湿，并走于下。主治湿热困脾，流注筋骨，腰膝沉重，下肢痿软；流注肌肤，湿热疮疹，肿痛瘙痒；下注前阴，阴疮湿疹，小便淋浊，女子带下；流注关节，关节红肿疼痛等。

[说明] 黄柏苦寒，入肾、膀胱、大肠经，其性沉降下行，善清下焦湿热，泻相火，即其能清实热，退虚热。清热燥湿，泻火解毒，治实热之湿热黄疸，湿热下痢，湿热疮疡，以及湿热下注引起的足膝肿痛，小便热淋，女子带下赤白等；治相火偏亢，阴虚发热所致骨蒸潮热，梦遗盗汗等。其与苍术合之，属相使为用。《丹溪心法》谓之二妙散，治湿热下注之筋骨疼痛，或足膝红肿作痛，或下肢痿软无力，或湿热带下，下肢湿疮等。元·危亦林《世医得效方》又名苍术散，且世有"治痿要药"之誉。用量苍术 6～10g，黄柏 6～10g。

9. 苍术 玄参

[功用] 二药相伍，一燥一润，相互制约，相互为用，健脾除湿，养阴清热，降糖止渴，主治消渴湿阻证，如糖尿病。

[说明] 玄参，亦名元参，甘苦咸寒，入肺、胃、肾经，其质润液多，色黑，谓之"泻无根浮游之火圣药"，具滋阴凉血，泻火解毒之能，既能清泻实火解毒，又能滋阴凉血退虚热。故临床上对温热病热入营分所致心烦不寐、神昏谵语、口干烦渴者可用，对于阴虚肺燥，咳嗽痰少，咯血，潮热者亦宜，即使虚火上炎之头晕、目赤、咽喉肿痛者亦常为用，尤其对于阴虚火旺，痰火郁结而成瘰疬、痰核、瘿瘤等症还能解毒散结。其与苍术为伍，属相使之用，润燥结合，以玄参滋肾水，退阴虚之燥热，且抑苍术之苦燥太过，用苍术健脾运除湿浊，止尿糖，又杜玄参之滋腻，相辅相成。此为施师治糖尿病之经验，尝谓："据余多年实践，黄芪伍山药，苍术配元参，一阴一阳，一脾一肾，应用于治疗糖尿病，可有降低血糖，消除尿糖之功，余治疗糖尿病在辨证基础上，多加用这两对药味。"用量苍术 10～15g，玄参 15～30g。

10. 苍术 川椒

[功用] 二药相配，温热相助，温中散寒，燥湿止泻。主治脾胃虚寒，脘腹冷痛，寒湿内蕴，泄泻日久，纳食不振，舌苔白腻，脉沉弦缓，或妇人冲任虚寒，寒湿带下，少妇冷痛等。

[说明] 川椒，亦名花椒、蜀椒，辛热，入脾、胃、肾经，其辛热纯阳，通上达下，上宣肺走表，发汗祛寒，中温暖脾胃，散寒开胃，下达肾命，补火助阳；其辛辣之性还能杀虫驱蛔，外用可疗疮疹。与苍术相伍，属相使为用，温燥与辛热相合，既能健脾燥湿，温中散寒，又能暖脾补火，止泻止痛，安胃驱蛔。用量川椒 3～6g，苍术 6～10g。

11. 苍术 防风

[功用] 二药相配，升散降燥并用，胜湿燥湿结合，善疗寒湿水泻。故主治风冷水湿，饮食不化之腹痛，泄泻若水，或飧泻完谷不化等症。

[说明] 苍术辛香苦燥，以健脾燥湿，芳香化浊为长；防风为治风祛湿之要药，以散风解表，升清胜湿止泻为长。二者相用，属相使之用，正对《内经》所谓"湿胜则濡泻""清气在下，则生飧泄"之症，以苍术健脾燥湿止泻，用防风升清胜湿止泻。清·王泰林云："风药升清，故兼能治泄泻。"宋·朱端章《卫生家宝》神白汤，将二药与麻黄、石膏、葛根、川芎、白芷、天花粉、甘草相用，治四时伤寒，身壮热，口苦舌干，恶风无汗。元·王好古《阴症略例》神术散，亦名海藏神术散，又以二药配甘草、生姜、葱白治

内伤冷饮，外感寒邪而无汗者。明·孙一奎以二药为方，曰苍术防风汤，治水泄、飧泄、头痛、脉弦等症。用量苍术 6～10g，防风 6～10g。

12. 苍术　白芝麻

[功用]二药相用，一燥一润，相反相成，润燥降逆，补虚运脾。主治脾胃虚弱，津液不足，胃气上逆，呃逆频作者。

[说明]白芝麻，亦名白脂麻，甘寒，入肺、脾、心经。其质润多油，具治虚劳，滑肠胃，行风气，通血脉，润肌肤之能，为一补虚润燥之佳品，古人谓服食之"治五脏虚损，益气力，坚筋骨"，《近效方》以之合清酒以治呕哕不止，外用之治小儿头上诸疮等。与苍术为伍，属相使之用，燥润结合，以苍术之健脾化浊，用脂麻之凉润益虚，使脾气得健运升清，胃阴得润养而下行。明·刘纯云："呃逆有虚有实，有火有痰，有水气，不可专作寒论。"

施师治虚证呃逆，尤其对胃气将败，呃逆不止者治疗甚宜，亦可单取白芝麻 15～30g，研细末，开水泡服。用量苍术 6～10g，白芝麻 15～30g（研碎煎服）。

13. 枳实　竹茹

[功用]二药相配，清降合用，降逆消痰，清热止呕。主治胃热痰盛，胃气上逆，恶心呕吐，胸脘痞满，苔黄白腻等症。

[说明]竹茹，亦名竹皮，甘微寒，入肺、胃、胆经，其具清热消痰，降逆止呕之能，既用于治疗肺热咳嗽，痰黄黏稠以及痰热内扰，心烦不寐之症，又可用于胃热上扰，恶心呕吐之症。若治疗胃寒而呕者，则将之姜制，其效亦佳。与枳实相合，属相使为用，有清有降，重在降气泄热而止呕逆痰浊。《千金要方》温胆汤，即二药配半夏、橘皮、生姜、甘草成方（近代方有茯苓），治胆虚痰热上扰，症见虚烦不眠，胸闷口苦，呕涎等。用量枳实 3～6g，竹茹 6～10g。

14. 陈皮　竹茹

[功用]二药相配，温清相济，行气和胃，降逆止呕。主治脾胃虚弱，胃气上逆，寒热错杂，脘腹胀满，恶心呕吐，呃逆频作等症，或妊娠恶阻，或呕恶食少等。

[说明]陈皮，即橘皮，以陈久者良而得名，其既能行气健脾，调中快膈，运胃气，利水谷，又能燥湿健脾，消痰下气，止咳平喘。与竹茹相伍，属相

使之用。一用其降逆和胃，止呕吐呃逆之症；二用其清热燥湿，化痰止咳。仲景《金匮要略》橘皮竹茹汤，即以二药与生姜、大枣、人参、甘草相配，治胃虚有热，或久病体弱，气逆不降之呃逆，干呕者。后世严用和又制方，名济生橘皮竹茹汤，在仲师方基础上加赤茯苓、枇杷叶、麦冬、半夏，治胃热多渴，呕哕不食者。用量橘皮 6～10g，竹茹 6～10g。

15. 炒吴萸　炒黄连

[功用] 二药相配，一热一寒，辛开苦降，反佐为用，即苦寒泻肝热以降逆和胃，辛热同气，引热下行，奏清肝和胃制酸之效。主治肝郁化热，胃失和降，胁肋胀痛，呕逆吞酸，嘈杂嗳气，口苦，舌红苔黄，脉弦数；湿热下痢，急性肠炎，痢疾等病症。

[说明] 吴萸，即吴茱萸，辛苦热，有小毒，入肝、脾、胃、肾经，具温中散寒，降逆止呕之能。李东垣曾云："浊阴不降，厥气上逆，甚而胀满，非吴茱萸不可治也。"故为治疗胸膈痞塞，胁肋胀满，脘腹冷痛之佳品，并善治疗厥阴头痛，寒疝腹痛，寒湿脚气，妇人痛经以及虚寒久泻等。黄连苦寒，入心、肝、胃、大肠经，为泻心火，清胃热，除湿热之良药，既能泻火解毒，善清上中二焦之热，使心、胃、肝经之热皆除，又能清热燥湿，使湿热下痢，湿热疮疡皆疗。但黄连有生用、炒用之别，生则清心和大肠之火，呕者姜汁炒泻胃火，酒炒清上焦之火，与吴萸并炒可清肝胆实火。萸连相用，属相使之用，意在反佐。肇自《丹溪心法》谓之左金丸，亦名萸连丸、回令丸，治肝经火郁，吞吐酸水，左胁作痛，少腹筋急等。其用量为连六萸一之比。《医宗金鉴·删补名医方论》引胡天锡语曰："左金丸独以黄连为君，从实则泻其子之法，以直折其上炎之势；吴茱萸从类相求，引热下行，并以辛燥开其肝郁，惩其扞格，故以为佐。然必本气实而土不虚者，庶可相宜。左金者，木从左而制从金也。"即指以连泻心火，令肺金不受火灼，使肺金有力以制约肝木，故谓左金。明·张景岳则以二药等分，名黄连丸，治疗大便下血，痔疮肿痛等。施师认为，寒热错杂之症，临证颇为多见，但寒热之比重，却是千变万化，故用药之分量，也应随着病之寒热孰轻孰重而损益，热较甚者，多取黄连，少佐吴萸；反之寒甚者，则多用吴萸，少用黄连。用量黄连 3～5g，吴萸 3～5g。

16. 左金丸　血余炭

[功用] 二者相伍，清胃制酸，涩肠止血，共治胃肠。主治肝郁化火，肝木克土，而致胁肋胀痛，呕吐吞酸，嘈杂嗳气，口苦纳呆，胃胀疼痛，急慢性肠炎泄泻，或下痢赤白等症。

[说明] 血余炭，即人之发炭，味苦性微温，入肝、肾经，具散瘀止血，补阴利尿之能，多用于各种出血症及小便不通等。施师认为本品还有解毒防腐，保护胃肠黏膜，促进炎症吸收，促使溃疡愈合之作用，凡胃肠黏膜有损害，或有剥脱者，均宜使用。与左金丸为伍，属相使为用，既发挥左金丸之清肝和胃之长，又取血余炭之厚肠止泻，散瘀止血之长，胃肠同治，相得益彰。用量左金丸 6 ～ 10g，血余炭 6 ～ 10g（同布包煎）。

17. 左金丸　晚蚕沙

[功用] 二药配用，升清降浊，理脾和胃，除湿化浊，厚肠止泻。主治湿热内蕴，脾胃运化失调，以致纳呆食少，腹胀腹痛，恶心呕吐，吞酸嘈杂，大便泄泻等，或慢性肠炎，痢疾等。

[说明] 晚蚕沙，又名原蚕沙，即蚕之粪便，以晚蚕屎者为佳。辛甘微温，入肝、脾、胃经，具有祛风除湿，舒筋定痛之功，用于治疗风湿痹证，风湿阻络，风湿瘾疹，以及湿浊内阻之吐泻、转筋等症。与左金丸相伍，属相使之用，意在理脾和胃，除湿降浊，升清止泻。用量左金丸 6 ～ 10g，晚蚕沙 6 ～ 10g（同布包煎）。

18. 半夏曲　建神曲

[功用] 二药配用，健脾和胃，和中降逆，消食除满。主治脾胃虚弱，健运失权，症见消化不良，食欲不振，食少纳呆，脘腹胀满，嗳气呕逆，胃中嘈杂等。

[说明] 建神曲，又名范志曲，系六神曲（杏仁泥、赤小豆、辣蓼草、青蒿、面粉、苍耳草等药末混合后经发酵而成）加厚朴、木香、青皮、槟榔、葛根、茯苓、柴胡、桔梗、荆芥、前胡、香附、羌活、苏叶、薄荷、独活、苍术、木通、香薷、泽泻、白芥子、丁香、豆蔻、甘草、麻黄、川芎、木瓜、沉香、苏子、肉果、檀香、砂仁、草果、白芷、秦艽、陈皮、莱菔子、半夏、麦芽、谷芽、山楂、生姜而制成，并不发酵。其方药以解表、化湿、行气、消食药物组成。故本品以消食和胃，健脾化湿，用于治疗感冒风寒，食滞脘

腹，胸膈痞闷等症。与半夏曲为伍，属相须之用，共奏健脾化湿，开胃进食之效。用量半夏曲 6 ～ 10g，建神曲 6 ～ 10g（同布包煎）。

19. 半夏曲　沉香曲

[功用]二药相伍，疏肝理气，健脾燥湿，和胃消食。主治脾胃不和，消化不良，气机不畅，脘腹胀满，两胁作痛，嗳腐吞酸等。

[说明]沉香曲，系由沉香、木香、厚朴、郁金、青皮、枳壳、陈皮、乌药、槟榔、檀香、砂仁、豆蔻、白芷、防风、葛根、前胡、桔梗、羌活、藿香、谷芽、麦芽、甘草等组成，共研细末，用占总药量 20% ～ 25% 的面粉打糊，与药末搅拌和匀，制成小块为用。其药物组成以行气舒肝，芳香化湿，散风祛寒，和胃消食为用。故与半夏曲为伍，属相须之用，共奏行气舒肝，健脾化湿，开胃进食之功。用量半夏曲 6 ～ 10g，沉香曲 6 ～ 10g（同布包煎）。

20. 半夏曲　瓦楞子

[功用]二药相用，一燥一化，降逆和胃，燥湿化痰，散结止酸。主治痰湿内阻，脾胃不和，而致嗳气吞酸，胃脘痞闷，胀满不适等症。

[说明]瓦楞子，即海产动物蚶之贝壳，形为瓦房之垄，故又名瓦垄子。甘咸性平，入肺、胃、肝经，具消痰软坚，破血散结，和胃止酸之能。与半夏曲相伍，属相使之用，用于治疗各种胃病，尤其对胃、十二指肠溃疡病之胃酸过多者疗效尤佳。以之健脾燥湿，降逆和胃，制酸止痛。用量半夏曲 6 ～ 10g，瓦楞子 10 ～ 15g（同布包煎）。

21. 秫米　半夏曲

[功用]二药相用，通阴阳，和脾胃，令胃和而神安。主治脾胃虚弱，脘腹不适，甚则少寐失眠者。

[说明]秫米，历代本草纷纭不一，李时珍《本草纲目》谓"秫米即黄米""味甘微寒，无毒"。《本经逢原》则曰："秫米俗名糯米。"《得配本草》又云："秫米即糯米蒸黄者，甘酸微温。"近人张锡纯先生谓"秫米即芦稷之米（俗名高粱）"。《简明中医辞典》释曰："秫米出《名医别录》，别名小米、糯粟、黄米、粟米，为禾本科植物粟的种子。"其与半夏曲相伍，属相须为用，系由《灵枢·邪客》半夏秫米汤而来，即半夏五合，秫米一升，水煎服，治失眠，所谓"胃不和则卧不安"也。明·张景岳赞之曰："治久病不寐者神效。"张锡纯先生释曰："观此方之义，其用半夏，并非为其利痰，诚以半夏生当

夏半，乃阴阳交换之时，实为由阳入阴之候，故能通阴阳和表里，使心中之阳渐渐潜藏于阴而入睡乡也。秫米即芦稷之米（俗名高粱），取其汁浆稠润甘缓，以调和半夏之辛烈也。"将半夏改为半夏曲，更利于和胃止呕，消食化积，而治疗脾胃虚弱，食积不化，失眠不纳者也。用量秫米 10～15g，半夏曲 6～10g。

22. 干姜　黄连

[功用]二药相配，一热一寒，寒热并用，辛开苦降，清郁热，祛寒积，和胃肠，开痰结。主治脾胃不和，寒热错杂，而致胃脘痞闷，疼痛，呕恶吞酸，大便溏薄等症。

[说明]干姜辛热，温中散寒；黄连苦寒，善清心胃之热，姜之辛开温通，连之苦泄降火。寒热相用，属相使为用，相反相成。始见仲景之《伤寒论》半夏泻心汤、甘草泻心汤、生姜泻心汤、黄连汤、干姜黄芩黄连人参汤方，治疗脾胃不和，寒热错杂之诸症。用量干姜 1.5～10g，黄连 3～6g。

23. 木香　黄连

[功用]二药相伍，辛散苦泄，寒温并用，理气行滞，燥湿止泻止痢。主治脾胃湿热，下注肠道，腹痛泄泻，下痢赤白，里急后重等症。

[说明]木香，辛苦温，入脾、胃、大肠、胆经。具行气止痛，温中健脾之能，用于气滞脘腹胀疼，食少纳差，以及脾胃虚弱，食少便溏者；对于湿热下注，或痢疾而气滞不爽，里急后重者，疗效亦颇佳。其与苦寒泻火燥湿药黄连相用，乃为相使为用，相辅相成，为治湿热痢疾之方。宋代《太平惠民和剂局方》香连丸，亦即大香连丸（实验研究表明，对贺氏、宋氏、弗氏等痢疾杆菌有抑制作用），其以黄连二十两（与吴茱萸同炒令赤后去萸），木香四两八分，醋糊为丸，梧桐子大，每服二十丸。治疗湿热痢疾，脓血相兼，里急后重。用量木香 6～10g，黄连 3～10g。

24. 马宝　沉香

[功用]二药相配，凉温相伍，平肝降气，镇静止呃。主治胃虚而呃逆不止，以及食道癌症等。

[说明]马宝，甘咸性平，入心、肝经，其系马之胃肠道或膀胱中的结石，具有清肝镇惊，化痰息风之功，用于治疗高热惊风，手足抽搐，痰热咳喘以及癫狂之症。沉香辛苦温，入脾、胃、肾经，功专行气温中，醒脾化浊，纳

肾平喘，以降气为善。二者相伍，属相使之用，以马宝之清肝平肝以抑木克土也，沉香降气纳肾以火生土也，从而使胃得安和而呃逆止矣。施师临床习以马宝、沉香等分，研为细末，每服 0.9～1.5g，白开水送服，每日二次。名医吕景山称"二药伍用，降逆之功倍增"。

25. 绿豆衣　薏苡米

[功用] 二药相用，甘凉相助，健脾淡渗，清热解毒。主治脾肺虚弱，气津两伤，口舌燥渴，小便不利，属上消之糖尿病者颇宜。

[说明] 绿豆衣，即绿豆之种皮，味甘寒，入心、胃经，体轻性寒，有解热毒，除烦渴，利小便，消肿胀，厚肠胃之能；薏苡米甘淡性微寒，入脾、胃、肺、大肠经，具健脾渗湿，清热解毒，除痹止痛之功，为健脾补肺之要药。其用有三，一为疗脾虚湿盛之泄泻，水肿，小便不利；二为疗湿痹肿痛；三为解毒排脓疗肺痈、肠痈等。二药相配，属相须为用，系施师治糖尿病具有上消证表现之经验。用量绿豆衣 6～10g，薏苡米 10～15g。

26. 丁香　柿蒂

[功用] 二药相伍，温涩相济，有散有降，温中散寒，暖脾和胃，降逆止呃。主治脾胃虚寒，或胃寒呃逆频作，甚则呕吐。

[说明] 丁香，有公母之分，花蕾谓之公丁香，果实谓之母丁香，其辛温，入肺、胃、脾、肾经。以温暖脾胃，温补肾阳，散寒止痛，降逆止呃为专长，主要用于脾胃受寒，脘腹冷痛，呃逆呕吐，以及肾阳不足，男子阳痿，女子阴冷，寒湿带下等症。柿蒂，苦涩平性，入肺、胃经，其酸涩苦降，善降胃气，为止呃逆之专药，主要用于胃寒气滞之呃逆、反胃、呕吐等症。二药相合，属相使之用。宋·严用和《济生方》柿蒂汤，即二药与生姜为伍，治胸满，咳逆不止。明·秦景明《症因脉治》又有人参柿蒂汤，即二药与人参，生姜配用，治胃寒呃逆，脉迟者。用量丁香 1.5～6g，柿蒂 6～10g。

（五）清热解毒滋阴泻火类

1. 黄芩　黄连

[功用] 二药相配，苦寒同气，清热燥湿，泻火解毒，相得益彰。主治上中二焦热盛而致目赤肿痛，齿龈肿痛，口舌生疮；或温热病高热，烦躁不安，神昏谵语；或疮疖疔毒；或湿疹，肠炎，痢疾等症。

[说明] 黄芩苦寒，燥湿，泻火解毒，以善清上焦肺热，止血安胎为长；黄连苦寒，燥湿，泻火解毒，以善清上中二焦心胃热，并以止痢解毒为长。二者相用，属相须为用。最早见于《伤寒论》，有葛根芩连汤、半夏泻心汤、生姜泻心汤、甘草泻心汤、黄连阿胶汤等方，后世《医宗金鉴》单以二者为方，曰二黄汤，治上焦火旺，头面肿大，目赤肿痛，心胸、咽喉、口、耳、鼻热盛，以及生疮毒者。施师认为，黄芩清肺火，黄连泻心火，二者取其酒炒，并走于上，清热解毒之力倍增，善除上焦实火诸症。用量黄芩 6～10g，黄连 3～6g。

2. 银花　连翘

[功用] 二药相伍，轻清升浮，并走于上，清热凉营，解毒疗疮。主治风热外感，头痛发热，咽喉肿痛；或风热痒疹；或疮疖肿毒热痛等症。

[说明] 银花，即金银花，又名双花、忍冬花，甘寒，入肺、胃、心、脾经，质轻气香，既能清气分之热，又能透解营分热毒。其用有三，一为清热透邪，可清解温热之邪在卫、在气、在营分为病；二为解毒消痈疮肿毒；三为解毒疗血痢。与疮家圣药连翘为伍，属相须之用。清·吴瑭《温病条辨》银翘散，即以二者为主药，治外感风热表证，称"辛凉平剂"之代表方。用量银花 10～15g，连翘 10～15g。

3. 连翘　牛蒡子

[功用] 二药相用，并走于上，清热解毒，疏风止痒，宣透疹毒。主治温热病初起，邪在卫分、气分者，发热头痛，咽喉肿痛；或风热痒疹，斑疹；或痈疮疖肿症等。

[说明] 牛蒡子辛凉之品，以疏散风热，疗头面、咽喉热痛为长；连翘苦寒，清热解毒，为疮家之圣药。二药相合，为相须之用。前言银翘散方，即有二药之组成。施师临证，每多用之治疗急性咽炎、急性喉炎，每获良效，并还善与马勃、青黛相配之。用量牛蒡子 6～10g，连翘 6～15g。

4. 板蓝根　山豆根

[功用] 二药相伍，苦寒相佐，互相促进，清热解毒，善利咽喉。主治六淫之邪侵袭头面而致咽喉肿痛，牙龈肿痛，口舌生疮等症。

[说明] 板蓝根苦寒，入心、肺、肝经，以清热解毒，凉血消斑为长，治疗热病发热，以及温热毒邪所致之流感、腮腺炎、猩红热、白喉等症；或热

盛迫血妄行，而致衄血、吐血、肌肤发斑等。山豆根苦寒，入肺经，其清热解毒，以利咽消肿疡为长，有"喉科要药"之称。其除治咽喉肿痛、口舌生疮之外，尤善疗恶性肿物，如肺癌、喉癌、膀胱癌、子宫颈癌，并可疗瘰疬疙瘩等。二药相用，为相须之用，大增清热利咽之效。用量板蓝根 10 ～ 15g，山豆根 6 ～ 12g。

5. 板蓝根　玄参

[功用] 二药配用，苦寒相剂，清滋结合，清热解毒，滋阴泻火，凉血利咽。主治热毒伤阴，阴虚火旺，或虚火上炎，而致咽喉肿痛，口干舌红，脉细数等。

[说明] 板蓝根苦寒，清热解毒，凉血消斑，并善疗咽喉肿痛，如咽炎、扁桃体炎、白喉等；玄参苦寒，质润多液，长于滋阴泻火，凉血解毒，对咽喉肿痛，既清且润。故二者为伍，属相须为用，有清有滋，虚实并治。与前者相较，板蓝根配山豆根可治疗热毒炽盛，以治疗急性咽喉肿痛为佳；后者虽亦治急性咽喉肿痛，但对虚火上炎，阴虚火旺者咽痛治疗较佳。用量两药各 10 ～ 15g。

6. 紫花地丁　蒲公英

[功用] 二药相配，苦寒为伍，清热解毒，消肿散结，专攻疮疡。主治疔疮肿毒、丹毒、乳痈、肠痈、肺痈等化脓性或非化脓性炎症肿痛。

[说明] 紫花地丁，辛苦性寒，入心、肝经，以清热解毒，消散疮痈疔毒为长，并能疗蛇毒；蒲公英甘苦性寒，入肝、胃经，又名黄花地丁，以清热解毒，消痈散结为优，还能利胆除湿退黄。二药为伍，属相须之用，相互促进，大增解毒疗疮之力。《医宗金鉴》五味消毒饮，即以二者与银花、野菊花、天葵子相用，治疗各种疔疮肿毒，痈疖红肿热痛。用量两药各 10 ～ 30g。

7. 紫花地丁　紫草

[功用] 二药相用，甘苦咸寒相佐，清热解毒，凉血消斑。主治风湿热痹肿痛，或肌肤红肿痛痒，以及血友病部分证型。

[说明] 紫草甘咸性寒，以清热解毒，凉血透疹为善，除用于治疗疮疡、湿疹、阴疸之外，并可用于温热病斑疹，以及麻疹透发不畅等。与紫花地丁相用，属相须为用，增强清热解毒，凉血消斑之力。用量两药各 10 ～ 15g。

8. 紫草　仙鹤草

[功用]二药相伍，苦涩相用，清热解毒，凉血止血。主治血热之各种出血症，如吐、衄、紫癜、妇人月经过多、崩漏等。

[说明]仙鹤草苦涩性平，入肝、肺、脾经，以收敛止血，解毒消肿为长，用于吐、衄、咯、便血及崩漏等各种出血症，以及疮疖肿痛和湿热痢疾等症。与紫草为伍，属相使之用，共奏清热解毒，凉血止血之效。用量两药各 10～15g。

9. 紫草　苏木　木蝴蝶　威灵仙

[功用]四药相伍，辛散温通，咸软苦泄，解毒化瘀，消除肿瘤。主治妇科肿瘤，如子宫肌瘤、子宫颈癌等。

[说明]苏木甘咸平，入心、肝、脾经，善于行血化瘀，消肿止痛；木蝴蝶，亦名玉蝴蝶、千张纸，苦寒，入肺、肝、胃经，有清肺舒肝，和胃生肌之能，治咽痛声哑、肝胃气痛和痈毒不敛。威灵仙辛温，入十二经，具祛风除湿，通络疗痹之功，并善疗食道异物，如鱼刺鲠咽以及食道肿瘤等。四药相用，属相使之用，苦寒解毒，辛咸散结软坚，行血化瘀，消肿止痛。故施师经验，可用于妇女肿瘤之症。其用量依病情而定。

10. 连翘　菊花

[功用]二药相配，苦寒相济，轻清宣上，清热疏风，解毒消肿。主治风热上扰，头痛目眩，口干苔黄，脉浮数，或肝阳上亢，或肝火上炎，头痛目眩，口苦耳鸣，颈项强硬，呕吐，血压升高等。

[说明]连翘苦寒，体轻善清解上焦之热毒，且为疗疮痈之佳品；菊花甘苦寒，亦以清解头目风热为善，具清肝平肝之能。二药相伍，属相须为用。《温病条辨》桑菊饮中，即用二药相配，疗风热初起，犯肺咳嗽，身热不甚，口微渴者。施师临证以之治疗流行性脑膜炎、急性脑出血、高血压脑病之头痛项强，以及风热上扰之偏头痛者。用量两药各 10～15g。

11. 连翘　薄荷

[功用]二药配伍，轻清宣上，疏散风热，清热解毒，透疹止痒。主治外感风热，头痛鼻塞，目痒喷嚏，咽痒咳嗽或咽喉肿痛，如鼻炎、咽炎、扁桃体炎等症；风热痒疹，或麻疹初期疹出不畅等症。

[说明]二药体轻，寒凉宣散，虽薄荷为辛凉之品，连翘为苦寒之类，但

皆主卫分、气分之热证为宜，属相使之用。吴瑭《温病条辨》之辛凉平剂银翘散和辛凉轻剂桑菊饮中皆用二药为伍，治风热初期，邪在表或犯肺之证。施师临证亦习用之。用量两药各 6～10g。

12. 金银花　金银藤

［功用］二药相伍，同体花藤，甘寒解毒，消肿止痛。主治温病初起，邪在卫分，发热咽痛；或外感风热病毒，恶风，发热，咽喉肿痛，四肢酸楚作痛等；或风湿热痹，肌肤红肿结节，关节肿胀疼痛；或疮疖红肿热痛等。

［说明］金银藤，即金银花之带叶藤茎，其经冬不凋，故又名忍冬藤，性味与花同，除具花之清热解毒，消肿毒，止下痢功能之外，并能清经络热邪，善疗风湿热痹，肌肤结节性红斑，关节红肿热痛等症。与金银花为伍，属相须之用，有增强清热解毒，消肿止痛之力。用量金银花 10～15g，金银藤 15～30g。

13. 马勃　青黛

［功用］二药相配，并走于上，清热解毒，消肿利咽。主治温热病毒上受，发热，咽喉肿痛之急性咽炎、喉炎、扁桃体炎、腮腺炎等。

［说明］马勃辛平，入肺经，其质轻，专善清肺热，利咽喉，消肿痛，并有止血之能。青黛为大青叶干燥色素之加工制品，性味咸寒，入肝经，具清肝热，凉血解毒之功，治疗温热病邪传入营血，出现发斑、吐血、衄血、咯血症，或疮疡肿毒等症。二者相伍，属相须为用，清宣上焦，治肺、肝经之热蕴结咽喉，而致红肿疼痛，咳而声哑等。施师临证，多以二药相配，治咽喉肿痛，经常与桔梗、生甘草、金果榄、锦灯笼配伍相用。用量马勃 1.5～6g，青黛 3～4.5g。

14. 马勃　黛蛤散

［功用］二者相用，清热化痰，散结利咽，止痛止血。主治热毒上壅，咽喉肿痛；或肝火犯肺，咳嗽咯血，衄血，痰中带血等症。

［说明］二药相配，为相使之用，以马勃清宣肺热，利咽解毒，配黛蛤散之清肝热，化痰结，凉肝止血，而共奏清热解毒，利咽消肿，化痰止血之效。用量马勃 3～6g，黛蛤散 6～10g 同布包煎。

15. 知母　生石膏

［功用］二药相配，甘寒相剂，清泻肺胃气分之实热，且生津止渴。主治

六淫外感，致肺胃气分热盛，高热、口渴、烦躁、汗出、脉洪大等；消渴病、糖尿病之口干渴，引饮不止者。

[说明]石膏辛甘寒，入肺、胃经，善清泻肺、胃气分之实热，多用于肺热喘咳证、胃热亢盛证，其均以表现口烦渴、高热、汗出、脉大等症为特征。知母苦寒，不仅清热泻火，还能滋阴生津，二者相合，属相须之用，增强清泻肺胃气分热盛之力，并生津止渴。仲景《伤寒论》白虎汤治阳明经证，即以二药为方中主要成分（石膏为君，知母为臣）。后世景岳新方玉女煎，以二药为主配地黄、麦冬、牛膝治胃热阴虚之烦热口渴、牙痛、头痛等；吴瑭制化斑汤，又以白虎汤加玄参、犀角治气营两燔之发热、发斑等症。施师临证可用于治疗糖尿病，若上消之口干、口渴，甚至大渴引饮者。用量知母6～10g，石膏15～30g（打碎先煎）。

16. 竹叶　生石膏

[功用]二药相配，甘寒相济，轻重并施，清心清肺清胃，导热下行。主治上焦心肺有热，咳嗽气促，小便黄赤，口干渴，脉数；或心胃热盛，口干渴，口舌生疮，小便短赤，舌红脉数等症。

[说明]竹叶辛甘淡寒，入心、肺、胃、小肠经，其上清心肺之热，除心烦口渴，小儿风热惊痫，咳逆喘促；中清胃热，疗口渴呕逆；下能淡渗除湿，利小便，导热下行。与石膏相用，属相须之用。最早见《伤寒论》竹叶石膏汤，治热病后，余邪未清，气阴两伤证，而出现呕逆烦渴，口干唇燥，喉干呛咳，心胸烦闷等症；或虚烦不寐，舌红少苔，脉虚而数者。即以二药为方中主药（君药），配人参、麦冬、半夏、甘草、粳米为用。用量竹叶6～10g，石膏15～25g。

17. 生石膏　细辛

[功用]二药相用，散清并施，泻火解毒，疏风止痛。主治内蕴郁热，上扰头面，以致头痛，牙痛，口舌生疮等症，或感受风热上扰头目，而致头痛等。

[说明]石膏以善清上中二焦之热为长，细辛以辛散透邪为长，《内经》云"火郁发之""热者寒之"。故二药相伍，属相使为用，并有反佐之义，以清热为主，令细辛之升散，引石膏之大寒，上达头面，俾内蕴郁热散之清之，共奏清热解毒，散火止痛之效。施师临证善以之治胃火炽盛而牙痛，口舌生疮等。

有时兼配生地、牛膝之品，其效更佳。用量石膏 15 ～ 30g，细辛 1 ～ 3g。

18. 细辛　干地黄

[功用] 二药相伍，散滋相用，滋阴清热，疏风止痛。主治风火牙痛，头痛，口干唇燥等症。

[说明] 干地黄，亦称干生地，大生地，甘苦寒，入心、肝、肾经。专善滋阴清热，养血润燥，凉血止血，生津止渴，多用于温热病热入营血之证；或阴虚内热，低热不退者；或热盛迫血妄行之出血症等。其与细辛相合，属相使之用，并有反佐之义，以细辛辛散上行，引地黄之清热滋阴于上焦，使"火郁发之""热者寒之""温者清之"，并防地黄寒滋太过，细辛辛燥升散太过，而相互制约，相反相成也。与前者石膏配细辛较之，前者在于清散并用，此方在于散滋相用；前者火（心、胃火）热偏盛，此则阴虚火旺，虚火上炎。二者有虚实之异，临证不可不辨。用量细辛 1 ～ 3g，干地黄 6 ～ 10g。

19. 干地黄　熟地黄

[功用] 二药相配，生熟并用，清热滋阴，补肾填精，养血凉血。主治温热病后期，热传下焦，阴虚低热不退；或阴虚血亏，潮热骨蒸等症；或肝肾不足，精亏血少而致头目眩晕，心悸不寐，月经量少或淋沥不尽等症。

[说明] 干地黄善于滋阴生津，清热凉血，润燥止血；熟地黄长于滋补肝肾，填精补血。二药相用，属相须为用。《景岳全书·妇人规》二黄散，即以二者各等分，为细末，治妇人胎漏下血，或内热晡热，或头痛头晕，或烦躁作渴，或胁肋胀痛等症。施师临证习以生熟地并书，务在滋阴补血，益肾凉营，但熟地黄黏腻，易于助湿碍胃，即所谓"腻膈"之嫌，故施师多少佐砂仁，以去其弊。用量干地黄 10 ～ 15g，熟地黄 6 ～ 10g。

20. 鲜生地　干生地

[功用] 二药相伍，鲜干一物，清热滋阴，凉血止血，功专力宏。主治温热病热邪入营血者，出现血热妄行，吐、衄血、发斑紫癜，以及热入营血，神昏不清，夜甚不寐；或阴虚发热，低热不退等症。

[说明] 鲜地黄，亦为鲜生地，性味归径与干地黄同，因其为鲜者，故长于清热滋阴，生津止渴，凉血止血。对温热之邪传入营分之身热，口渴，发斑，咽喉肿痛，呕、衄、尿血等疗效颇佳。与干地黄相配，属相须之用。施师临证习以大生地，鲜生地并书，务在发挥鲜者清热凉血之长，干者滋阴养

血之优，互相促进，相得益彰。用量鲜生地 15 ～ 60g，干地黄 10 ～ 15g。

21. 鲜地黄　石斛

[功用] 二药相用，甘寒相济，清热养阴，生津止渴。主治温热病后期，高热而致阴伤，口舌干燥，烦渴欲饮，食少纳呆，舌红少苔；或温热病伤阴后，阴虚内热，低热不退；或胃病日久，胃阴受损，口干纳呆，舌光无苔者。

[说明] 石斛，甘淡微寒，入胃、肾经，功专滋阴清热，养胃生津，主要用于热病伤阴，虚热不退，或高热不退之口干烦渴者，或胃阴受损之口干渴，舌红少苔者。其与鲜地黄为伍，属相须为用，意在增强养阴清热，生津止渴之力。雷丰《时病论》中清热保津法，治温病有汗，风热化火，热病伤津，温疟舌苔变黑者，即将二药之鲜品与麦冬、连翘、花粉、参叶为伍，且释之曰："鲜斛、鲜地保其中下之阴。"用量鲜地黄 15 ～ 30g；石斛 6 ～ 12g，鲜者 15 ～ 30g。

22. 干地黄　白茅根

[功用] 二药相伍，甘寒相佐，清热生津，凉血止血。主治温热病热结营分，发热，口渴，舌绛，出血发斑疹等症；或热盛迫血妄行，吐、衄、下血，崩漏等；或热病伤阴，低热不退等症。

[说明] 干地黄长于清热滋阴，凉血止血；白茅根长于凉血止血，清热利尿。二者同中有异，主次有别，地黄重在养阴清热，茅根重在凉血止血。二药相合，属相使为用，务在清热凉血止血。用量干地黄 10 ～ 15g，白茅根 15 ～ 30g。

23. 干地黄　石斛　麦冬

[功用] 三药相配，甘寒相济，清热养阴，生津止渴，凉营除烦。主治热病后期，阴伤口渴，舌干口燥，纳呆津少，或低热不退；糖尿病口渴欲饮，消谷善饥；神经官能症，心烦不寐，情绪激动，口干、口苦，脉细数等。

[说明] 麦冬甘、苦、寒，入肺、胃经，功善清热养阴，润肺益胃，主要用于肺热伤阴之燥咳、咯血，以及热病胃阴受损而致口舌干燥，食少纳差，舌红苔少等症。其与地黄、石斛等清热滋阴之品为伍，属相使为用，意在增强清热养阴，生津止渴之力。临床应用，治糖尿病常与黄芪、山药、花粉等相配；治不寐者，还常与温胆汤等相伍。用量三药各 10 ～ 15g。

24. 麦冬　天冬

[功用] 二药相配，同类共济，清热滋阴，润燥生津，金水相生，畅利三焦。主治阴虚发热，津少口渴，干咳少痰，心烦少寐等；或热伤肺络，咳嗽咯血者；或糖尿病，出现上、中二消之症，口渴引饮，消谷善饥等症。

[说明] 天冬，甘苦大寒，入肺、肾经，具清热养阴，润燥生津之能，主要用于治疗肝肾阴虚，虚烦口渴，干咳少痰，痰中带血，骨蒸潮热，盗汗等，以及津枯肠燥，大便秘结等症。其与麦冬相用，为相须之用，清·张璐《医通》谓此药对为二冬膏，用以治疗肺胃燥热，咳嗽少痰，咽喉干燥等。《得配本草》云："麦冬清心降火，天冬滋肾助元，其保肺阴则一也。"故二者乃为滋肾润肺，金水相生之良药也。用量两药各 10 ～ 15g。

25. 玄参　麦冬

[功用] 二药相伍，肺肾并治，金水相生，上下既济，养阴润燥，生津止渴。主治热病津伤，咽喉肿痛，如咽喉炎、扁桃体炎、白喉等；糖尿病，口干渴，多饮不止，舌红少苔等症。

[说明] 玄参以滋阴泻火，清热解毒，软坚散结为长；麦冬以养阴清肺，生津养胃为善。二者相用，属相使为用，一上润肺，一下滋肾，金水并治。清·郑梅涧《重楼玉钥》养阴清肺汤，即以二药为主辅，合地黄、贝母、牡丹皮、白芍、薄荷、甘草相用，治白喉之发热，咽喉肿痛，鼻干唇燥，或咳，或不咳，或似喘非喘等。用量玄参 10 ～ 30g，麦冬 10 ～ 15g。

26. 南沙参　北沙参

[功用] 二药相伍，同类共济，南北合用，相互促进，养阴润肺，清热止咳。主治肺热阴伤之咳嗽不已，痰少口干等；或热病后伤阴，口干舌燥，舌红少苔等症。

[说明] 沙参有南产、北产之分，南沙参甘微苦性凉，入肺、胃经；北沙参甘苦性凉，入肺、胃经。故二者性味归经几无差异，均具有润肺止咳，养胃生津之能。但北产者为伞形科植物珊瑚菜之根，南产者为桔梗科植物，轮叶沙参之根，二者质地坚松有别，北者质坚，南者质松。《本草求真》云："北沙参质坚性寒，南沙参体虚力微。"故后人谓之"南参力逊"。施师更明确说："南沙参养阴生津，润肺止咳力弱；北沙参养阴生津，润肺止咳力强。"二者相配，为相须之用，增强润肺养阴，生津止咳作用。用量两药各

10 ～ 15g。

27. 瓜蒌皮　天花粉

[功用] 二药相用，根果并取，清热生津，理气消痰，润肺止咳。主治肺热咳嗽，干咳少痰，胸闷不适；或热病伤阴，口燥舌干，胸闷气逆，干咳痰少等症。

[说明] 天花粉，为瓜蒌之根，味甘、苦，性寒，入肺、胃经，具清热生津，解毒消肿之功，主要用于热病伤津，消渴及痈疽疮毒等病症。与瓜蒌皮相伍，属相使为用，意在清热生津，理气化痰止咳。施师临证习以瓜蒌皮、瓜蒌根并书。用量瓜蒌皮 6 ～ 10g，天花粉 10 ～ 30g。

28. 知母　黄柏

[功用] 二药相配，苦寒相济，有滋有泻，滋阴泻火，清热燥湿。主治阴虚发热，潮热骨蒸，盗汗等症；或阴虚火旺，相火妄动，梦遗滑精等；或男子"强中"，女子性欲亢进；或湿热下注，阴虚潮热，小便不利等。

[说明] 知母以滋阴泻火，生津止渴为善；黄柏以清热燥湿，泻下焦之湿热相火为长。二者相伍，为相须之用，取长补短，相辅相成。东垣《兰室秘藏》滋肾丸（即通关丸），即以二药和肉桂为伍，治膀胱湿热，小便不通，少腹胀满，尿道涩痛症。对二者配用释之曰："凡病小便闭塞而渴者，热在上焦气分，肺中伏热，不能生水，膀胱绝其化源，宜用气薄味薄淡渗之药，以泻肺火，清肺金而滋水之化源。若热在下焦血分而不渴者，乃真水不足，膀胱干涸，乃无阴则阳无以化，法当用黄柏、知母大苦大寒之药，以补肾与膀胱，使阴气行而阳气自化，小便自通。"李时珍又释曰："知母之辛苦寒凉，下则润肾燥而滋阴，上则清肺金泻火，乃二经气分药也，黄柏则是肾经血分药，故二药必相须而行。"张景岳《本草正》则明言："知母佐黄柏滋阴泻火，有金水相生之义。盖谓黄柏能制膀胱，命门阴中之火，知母能消肺金，制肾水化源之火，去火可以保阴，是即所谓滋阴也。故洁古、东垣皆以为滋阴泻火之要药。"知母、黄柏、甘草相伍，张景岳称之正气汤，用于治疗阴分有火所致的盗汗。《医宗金鉴》将二者与六味地黄丸为伍，谓之知柏地黄丸，治阴虚火旺，骨蒸潮热，盗汗遗精者。用量两药各 6 ～ 10g。

29. 青蒿　鳖甲

[功用] 二药相伍，辛咸为用，清滋相济，滋阴透邪，善疗虚热。主治阴

虚发热，或余邪未尽，内潜阴分，出现骨蒸潮热、盗汗、干咳、暮热早凉、口干咽燥、舌红少苔等症；疟疾日久，发热缠绵，肝脾肿大等症。

[说明] 青蒿辛苦性寒，入肝、胆经，其禀受春生之气，气味芳香，阴中有阳，降中有升，以清解暑热，除疟热，凉血疗虚热骨蒸为长。鳖甲咸平，入肝、脾、肾经，专善滋补肝肾，潜阳息风，软坚散结，用于肝肾不足，阴虚阳亢而致骨蒸潮热、盗汗、眩晕、耳鸣、筋脉抽搐（虚风内动）者，或疟母、慢性肝炎所致之肝脾肿大者。二药相用，属相使之用。清·吴氏《温病条辨》青蒿鳖甲汤，即以二药为方中主药，配生地、知母、丹皮，治温病后期，邪传下焦，邪热未尽，深伏阴分，阴液已伤，出现夜热早凉，热退无汗，舌红苔少等症。更早有元·罗天益《卫生宝鉴》秦艽鳖甲汤，用二药与秦艽、地骨皮、当归、知母、乌梅相伍，治阴虚潮热、盗汗、形瘦、口渴者；明·王肯堂《证治准绳》清骨散用二药与银柴胡、胡黄连、秦艽、地骨皮、知母、甘草相配疗虚劳骨蒸，低热日久不退，形瘦盗汗，颧赤唇红，舌红少苔者。总以其鳖甲直入阴分，滋阴潜阳；青蒿随之而入阴分，芳香清透内潜之热，使邪外出。正若吴瑭所释："青蒿不能直入阴分，有鳖甲领之入也；鳖甲不能独出阳分，有青蒿领之出也。"用量青蒿 5 ～ 10g，鳖甲 10 ～ 15g（打碎先煎）。

30. 鳖甲　龟板

[功用] 二药相配，咸平相济，阴阳相合，督任并举，滋阴清热，潜阳息风。主治阴虚发热，骨蒸潮热、盗汗、痨咳等症；热病伤阴，阴虚风动，手足瘛疭，痿软无力，舌红少苔等症；阴虚阳亢，肝阳上扰，头目眩晕、耳鸣、头痛等症；癥瘕积聚之肝脾肿大症。

[说明] 龟板咸甘平，入心、肝、肾经，善于滋阴潜阳，补肾填精。用于阴虚火旺，潮热盗汗，眩晕耳鸣，或妇人漏下不止，腰膝酸软等症；尤对肾虚骨弱，先天不足者，如小儿发育迟缓，囟门迟闭，行迟者，其治疗疗效为佳。与鳖甲为伍，属相须之用。鳖之背甲，龟之腹甲，阴中之阴阳也，冲任相通也，合之以增强滋阴清热，育阴息风之力。吴氏《温病条辨》将之与一甲复脉汤合用称三甲复脉汤，治下焦温热，热深厥甚，脉细促，心中憺憺大动，甚则心中痛者。用量两药各 10 ～ 30g。

31. 葛根　丹参

[功用] 二药相用，升阳止渴，凉血活血，降糖润筋。主治糖尿病而伴瘀血证者，如血、尿糖高，舌质紫暗，或有瘀斑，舌下静脉瘀滞等。

[说明] 葛根以解肌退热，生津止渴，升阳止泻为长；丹参以活血祛瘀，养血凉血，消肿解毒为长。现代药理研究表明，二药均有扩张心脑血管，降低血糖作用。故二者相伍，属相使之用，相互促进，增强祛瘀生新，升阳止渴，降低血糖作用。施师传人祝谌予先生，对二药相配治糖尿病推出降糖对药方（与黄芪、玄参、地黄、苍术相伍）应用颇佳；又制出葛红汤（葛根、丹参、红花、羌活、菊花、川芎、赤芍、郁金、菖蒲）治疗冠心病之心绞痛。用量葛根 10 ～ 15g，丹参 10 ～ 30g。

32. 鸦胆子　龙眼肉

[功用] 二药相用，甘缓苦寒之性，杀虫解毒而不伤中，相反相成。主治热毒血痢及阿米巴痢疾。

[说明] 鸦胆子苦寒有毒，入大肠、肝、胆经。苦寒清热燥湿，凉血解毒为长，治赤痢、阿米巴痢之佳品；外科去腐生肌，治赘肉、鸡眼等。龙眼肉，即桂圆肉，甘平，入心、脾经，具补益心脾，补血养肝之能，多用于心脾两虚，气血不足之寐差、心悸、眩晕者。二药相伍，属相使为用，以龙眼肉之甘缓补中，减少鸦胆子苦寒伐胃之弊。用量鸦胆子 5 ～ 20 粒，龙眼肉酌量包裹之服用。

（六）利湿行水消肿类

1. 滑石　甘草

[功用] 二药配伍，甘寒清热，渗湿利尿。主治夏日中暑，烦热口渴，小便不利，呕恶便溏等；发热，小便不利，如急慢性膀胱炎、肾盂肾炎、肾炎以及泌尿系统之结石症。

[说明] 滑石甘淡性寒，入膀胱、胃经，具有清热泄火，生津止渴，渗湿利水之能，主要用于治疗暑热烦闷，头昏口渴，恶心呕吐等症，并利尿通淋，治疗小便不利，尿赤涩痛，湿热泄泻，黄疸水肿等症。甘草甘平，入心、肺、脾、胃经，生用泻火解毒，润肺祛痰止咳；炙用补中益气，缓急止痛，调和药性。《本草求真》云："昔人言其有火能泻，是因火性急迫，用此甘味以缓

火势，且取生用性寒，以泻焚烁害耳。至书有云炙用补脾，是能缓其中气不足，调和诸药不争。故入和剂则补益，入凉剂则泻热，入汗剂则解肌，入峻剂则缓正气，入润剂则养血，并能解诸药毒及儿胎毒，以致尊为国老。"其与滑石为伍，属相使之用，以滑石为主，甘草为佐。金·刘完素《宣明论方》《伤寒标本》中谓之六一散，滑石与甘草用量比为6∶1（原方滑石180g，甘草30g，研为细末，每服10g，开水送服，治暑邪表里俱热，烦躁口渴，小便不通，砂淋石淋，疟痢吐泻等）也，又名天水散（以"河图洛书"之天一生水，地六成之为言）、太白散、益元散。二药攻专力宏，俾内蕴之暑湿从下而泄，热退湿除，正不受损。《明医杂著》王纶称之"治暑之法，清心利小便最好"。《伤寒标本》以之加辰砂（朱砂）称之为益元散，后人又称辰砂益元散、辰砂六一散，能清暑安神，治暑病而惊烦不安者。施师临证应用范围较广，除治中暑吐泻等症外，亦善治尿路感染、尿路结石诸症，获效颇佳。用量滑石10～18g，甘草3～6g。

2. 滑石　海浮石

[功用] 二药伍用，清热渗湿，软坚化石，通淋止痛。主治湿热久酿，泌尿系统结石症，小便不利，血尿涩痛等症，以及男性前列腺增生，小便淋沥不尽等。

[说明] 滑石以清热利尿，通淋为善，海浮石清肃肺金，通利水道，咸软散结。二者相配，属相使为用，既能清热利小便，又能软坚排石，增强通淋之力。用量滑石6～15g，海浮石10～15g。

3. 滑石　瓦楞子

[功用] 二药相配，淡渗软坚，清热通淋，相互促进。主治湿热下注，泌尿系统结石症，如肾结石、膀胱结石等。

[说明] 滑石滑利通淋，清热利尿为长，瓦楞子以咸软散结，化瘀止痛为善，二者相用，属相使为用，以通利下行，利尿排石为优。施师临证乃用之治尿路结石症，并常参伍二草丹。用量滑石10～15g，瓦楞子15～25g。

4. 血余炭　六一散　薏苡仁

[功用] 三者相配，清热利湿，利尿止血。主治湿热余邪未尽，小便失畅，或尿有潜血时现，或尿路结石初愈者等。

[说明] 血余炭以育阴止血，散瘀为善；六一散长于清热利湿，通利小便；

薏苡仁以健脾除湿，止泻排脓为胜。三者相用，属相使之用，以健脾渗湿，利尿止血，清除湿热余邪为务。用量血余炭 10 ～ 12g，六一散 10 ～ 15g，薏苡仁 15 ～ 30g。

5. 杏仁　薏苡仁

［功用］二药相伍，宣上利下，肺脾并治，理气行水，消肿排脓。主治肺痿喘咳，面肢浮肿，小便不利；或肺痈，咳唾脓痰等症。

［说明］杏仁以宣肃肺金，止咳平喘为用；薏苡仁以健脾渗湿，利水排脓为用。二者相合，属相使为用，母子同治，气降湿退，肿消喘平。用量杏仁 6 ～ 10g，薏苡仁 10 ～ 30g。

6. 麻黄　浮萍

［功用］二药相配，宣利共用，一温一寒，宣肃肺金，辛开腠理，通调水道。主治风水为病，发热恶风，面肢浮肿，小便不利者；或急性肾炎，而伴表证者；或感受风邪，身出风疹瘙痒者。

［说明］麻黄以发汗解表，宣肺平喘，利水消肿为善；浮萍以散风发汗，利尿消肿，透疹止痒为长。二者相伍，属相使为用，共奏宣肺气，开腠理，利水湿之效，颇合《内经》"开鬼门，洁净府"之旨。用量麻黄 3 ～ 10g，浮萍 6 ～ 12g。

7. 麻黄　石膏

［功用］二药相用，寒温并用，一清一宣，宣肺平喘，清热泻火，通调水道。主治肺热喘咳，鼻翼煽动，发热口渴，咳喘气促等；风水肿满，面肢浮肿，发热烦渴，小便不利等；急性肾炎伴有表证者。

［说明］麻黄以发汗、平喘、利水为所长，石膏以清热泻火，生津止渴为所长。二者相伍，为相使之用，其用最早见于《金匮要略》越婢汤，治风水，恶风，一身悉肿，脉浮等症，又《伤寒论》麻杏石甘汤，二方均以二者为主药配伍应用，皆在于治肺以清宣，即外宣肺散邪，内清肺肃降，诚如柯韵伯所云："取麻黄之开……倍石膏之大寒，斯溱溱汗出，而内外之烦热悉除矣。"用量麻黄 3 ～ 10g，石膏 15 ～ 30g。

8. 海浮石　海金沙

［功用］二药相配，清上利下，软坚散结，利尿通淋。主治湿热下注，所致小便淋涩不畅，尿痛，尿血，如尿路结石症，泌尿系统感染等。

[说明]海金沙甘淡性寒，入小肠、膀胱经，具清热解毒，利水通淋之能，主要用于湿热下注，所致之热淋、石淋、膏淋之症。与海浮石相用，属相使为用，咸软通利相佐，化坚消瘀，利尿排石。施师临证习以二药并书使用，治尿路结石，尿路感染诸症，还常与二草丹、血余炭、益元散相为伍。用量海浮石 10～15g，海金沙 10～15g。

9. 金钱草　海金沙

[功用]二药相伍，清热利湿，通淋排石。主治湿热蕴结，久酿成石诸症，如尿路结石（肾结石、输尿管结石、膀胱结石）、胆道结石症。

[说明]金钱草，苦酸微寒，入肝、胆、肾经，功专清热除湿，利尿排石，主要用于湿热黄疸，肝胆结石；或湿热下注，病发热淋、石淋之症。与海金沙相用，属相须之用，互相促进，增强清利湿热，排石利尿之力。用量金钱草 10～30g，海金沙 10～15g。

10. 萆薢　益智仁

[功用]二药相用，涩利并用，相互制约，分利清浊，固摄下元。主治肾虚小便混浊不清，尿频尿浊，淋沥不畅等症；或丝虫病乳糜尿；或肾虚妇人带下不尽等。

[说明]萆薢苦微寒，入肝、胃经，具除湿利尿，通利关节之能，主要用于下焦湿浊郁滞，小便混浊如泔水，所谓膏淋症，以及妇人带下黏腻，阴部湿疹瘙痒症等；并能通利关节，疗湿痹肿痛症。益智仁辛温，入脾、肾经，功专温暖脾肾，收敛固摄，用于脾肾阳虚所致小便频数、遗精、早泄、遗尿等症。二者相配，属相使为用，一清利一固摄，相反相成，分利清浊而不伤正，摄固元气而不敛邪。宋·杨倓《家藏方》以及元·朱丹溪《心法》所载萆薢分清饮，治真元不足，下焦虚寒，小便白浊，频频无度，漩面如油，光彩不定，漩如膏糊，即以二药为主伍用。用量益智仁 6～10g，萆薢 6～15g。

11. 黄芪（皮）　防己

[功用]二药配伍，一升一降，益气健脾，升阳利水。主治风水、皮水，面肢浮肿，小便不利；急慢性肾炎水肿，心脏病性水肿以及湿痹关节肌肤肿胀疼痛等。

[说明]黄芪为益气升阳之圣药，其皮善于走表，多用于利水消肿。防己苦辛性寒，入肺、脾、膀胱经，有祛风湿、利水湿之能，主要用于治疗风湿

痹痛及水肿小便不利等症。防己有二种，汉防己为防己科植物粉防己之根；木防己为马兜铃科植物广防己之根。汉者利水消肿为优，木者祛风止痛为长。与黄芪相用，属相使之用。仲景《金匮要略》有防己黄芪汤，治风湿脉浮，身重汗出恶风者，以二者与白术、生姜、大枣、甘草成方；又于《金匮要略·水气病》有防己茯苓汤，治皮水为病，四肢肿，水气在皮肤中，四肢聂聂动者，即二药与桂枝、茯苓、甘草成方。施师临证治肾炎水肿，多以二药相伍为用。用量黄芪（皮）10～30g，防己6～10g。

12. 车前子　车前草

［功用］二药相伍，子草一体，功专力宏，清热利湿，通淋消肿。主治小便不利，浮肿，如急慢性肾炎、肾盂肾炎、膀胱炎等；泌尿系统结石（石淋）；暑湿泻痢，小便短赤等。

［说明］车前子甘微寒，入肺、肾、膀胱、小肠、肝经，其甘淡善于利湿行水而通利小便，消水肿；性寒清热，治肝经湿热，目赤肿痛，血压升高；并能肃肺化痰湿，止咳嗽。车前草，即车前之全草，与子性味归经相同，惟其又具清热解毒，凉血止血之能，故又能治疗热毒疮痈疖肿，湿热痢疾，以及热性出血证等。二者相配，属相须之用，增强清热利湿，消肿解毒之力。施师对泌尿系统疾病之治疗多将二者并用。用量车前子6～10g，车前草10～30g。

13. 车前草　旱莲草

［功用］二药相配，清利滋敛，相反相成，清热利尿，滋阴止血。主治小便不利，尿痛、尿频、尿急之泌尿系感染者；或泌尿系结石、尿血、尿痛者；或急慢性肾炎水肿、血尿、蛋白尿者。

［说明］旱莲草甘酸寒，入肝、肾经，具滋补肝肾，凉血止血之能，主要用于肝肾阴虚，而致腰膝酸软，须发早白，以及阴虚阳亢而致吐、衄、尿血，崩漏，月经过多者。与车前草相用，为相使之用。首见孙一奎《赤水玄珠》二草丹，治疗淋证及尿血等。用量车前草10～15g，旱莲草10～15g。

14. 车前子　炒红曲

［功用］二药相用，健脾和胃，利尿消肿。主治脾胃不健，湿热下痢，里急后重，小便不利等症。

［说明］红曲，亦名赤曲、红米，以红曲霉寄生在粳米上而成之红曲米，

其味甘性温，入肝、脾、大肠经，具健脾和胃，消食活血之能。正若丹溪先生云："消食活血，健脾燥胃，治赤白痢下水谷。"与车前子相伍，属相使之用，务在健脾消食，利湿止痢。所谓"夏季痢证，多是湿热食积，初起宜分消其邪"（叶桂语）。用量车前子6～10g，红曲6～12g（同布包煎）

15. 车前子　益元散

[功用]二药相伍，清热解暑，利尿止泻。主治夏日受暑湿之邪，而致发热身重，心烦口渴，小便不利，大便泄泻等症。

[说明]益元散，专于清热利湿，通淋消肿。其与车前子相用，属相须为用，增强清热利水之效。《局方》八正散之治热淋、石淋，即为最早见二者相配用者。用量益元散15g，车前子10g。

16. 车前子　血余炭

[功用]二药相配，一利一涩，相反相成，互相制约，敛阴止血，利尿消肿。主治小便不利，尿少、尿痛、尿血；急性肾炎、肾盂肾炎等；泄泻、痢疾等症。

[说明]车前子专于清热利尿，消除水肿；血余炭长于收敛益阴，散瘀止血。故二者相用，一利尿消肿，一敛阴止血，属相使之用，取长补短，相得益彰。用量车前子6～10g，血余炭6～10g。

17. 赤小豆　赤茯苓

[功用]二药相用，淡渗利湿，互相促进，利尿消肿，清热排毒。主治湿热为患，水肿胀满，小便不利，尿血等，如急性肾炎、肾盂肾炎、膀胱炎，并可治疗乳痈等。

[说明]赤小豆甘酸平性，入心、小肠经，有利水消肿，解毒排脓之功，主要用于水肿、脚气，小便不利及疮疖痈肿者。赤茯苓，即茯苓中之淡红色者，其性味甘淡平，入心、肺、脾、肾经，有淡渗利水，健脾安神之能，主要用于脾虚湿盛，食少纳差，腹泻便溏，或痰饮内停以及小便不利、淋浊、水肿等症，并能益心脾，疗心悸不寐。赤者则长于清热利湿（白者偏重补脾渗湿，其皮则偏于利水，其抱根而生者茯神偏于安神），与赤小豆相伍，属相须为用，以增强清热利水，消肿之力。用量赤小豆10～30g，赤茯苓10～15g。

18. 赤茯苓　赤芍

[功用] 二药配伍，清热凉血，行瘀利水。主治水肿，小便不利，尿血等；急性肾炎、肾盂肾炎、膀胱炎等；温热病热入营血，血热吐衄，小便短赤等。

[说明] 赤芍苦微寒，入肝经，具清热凉血，活血消肿之能，主要用于热邪传入营血之出血证；血瘀肿痛，如外伤瘀血肿痛，妇人血瘀经闭、痛经；痈疖疮疽之肿痛等。与赤茯苓相用，属相使为用，一凉血行瘀消肿，一清热利尿消肿，故主治湿热血瘀水肿者。《金匮要略》当归芍药散和桂枝茯苓丸是最早以苓芍相伍用之方，可治血水痰瘀互结为病所见诸症。用量赤茯苓 10～15g，赤芍 6～10g。

19. 益元散　鲜荷叶

[功用] 二药相用，清热解暑，利尿升清。主治夏日受暑，头昏作胀，脘闷食少，身体困楚，尿少苔腻等症。

[说明] 鲜荷叶，苦平，入肝、脾、胃经，有清解暑热，和血止血之能，主要用于暑日受暑之病，症见发热、头痛、口渴，或脾胃虚弱，饮食停滞，食少不化，或吐、衄、尿血等出血症。与益元散为伍，属相须之用，务在清解暑热，除湿开胃。用量益元散 15g，鲜荷叶一角～半张。

20. 益元散　血余炭

[功用] 二药相用，清敛并用，清热解暑，止血止痢。主治暑月感受暑湿之邪，大便泄泻，或湿热下痢，身热烦渴，小便不利等症。

[说明] 益元散以清热解暑，利尿止渴为长，血余炭以敛阴化瘀，止血止泻为长。二者相伍，属相使为用，清利暑湿，敛阴止泻。用量益元散 15g，血余炭 6～10g。

21. 萹蓄　瞿麦

[功用] 二药相伍，清热利尿，通淋止痛，活血杀虫。主治湿热下注，小便涩痛；或泌尿系统感染，如膀胱炎、肾盂肾炎等。

[说明] 萹蓄苦微寒，入膀胱经，以清利下焦湿热，小便涩痛为长，并能杀虫止痒，用于湿疹、外阴瘙痒、滴虫病等。瞿麦苦寒，入心、小肠、膀胱经，以清热利尿，破瘀通经为长，主要用于湿热下注，小便淋沥涩痛，或妇人经闭、痛经等。二药相用，为相须之用。《局方》八正散，由二药与木通、车前子、滑石、山栀、大黄、甘草组成，以之为主药，治疗湿热下注，发为

热淋、石淋，而见小便浑赤，尿频涩痛，甚则癃闭不通，小腹胀满，口燥咽干，舌红苔黄者。用量萹蓄 6～15g，瞿麦 6～10g。

22. 冬瓜子　冬葵子

[功用] 二药相配，甘寒相济，清热利水，通便排脓。主治水肿，小便不利，大便不通；肺痈，肠痈；悬饮，乳汁不下等症。

[说明] 冬瓜子甘寒，入肺、胃、大肠经，以其滑利，通利小便、大便，解毒排脓为善，主治下焦湿热，小便不利，或湿热带下者，以及肺痈、肠痈肿痛者。冬葵子甘寒，入小肠、大肠经，以清热利湿，通便滑肠，下乳为用。二药相伍，属相须为用，共奏利湿消肿，通便排脓之效。施师临证乃以二药治疗肺痈、支气管扩张。用量两药各 10～15g。

23. 冬瓜子　甜瓜子

[功用] 二药相伍，甘寒相助，清热利肺，祛痰排脓，行水通便。主治肺痈、肠痈、悬饮、支气管扩张等饮停胸膈，两胁胀满，咳喘痰多，小便不利之症。

[说明] 甜瓜子甘寒，入肺、胃经，有清肺利气，和中止渴，破瘀散结之用，用于治疗肺热咳嗽，口渴，大便燥结等症，以及肺痈、肠痈等。与冬瓜子相用，属相须为用，增强利湿除饮，排脓散结，利水消肿之力。施师曾患胸膜炎（64 岁时），西医治疗有抽胸水之治，病势沉重。施师突然想起古医书中有甜瓜子、西瓜子可治此病之言，便嘱家人买来瓜子，捣烂煎汤服用，几天后，果然获效非常。故其临证则常用之（甜瓜子或西瓜子代用，与冬瓜子为伍）。用量两药各 10～15g。

24. 冬瓜子　青橘叶

[功用] 二药相用，行气利水，消肿利尿，理气止痛。主治气水郁结，胸胁胀痛，咳嗽痰多；或急、慢性胸膜炎症等。

[说明] 青橘叶辛苦性平，入肝经，善于疏肝解郁，理气散结，化痰止咳，主要用于肝气郁结，胸胁胀痛，乳痈、乳癖、咳嗽等。与冬瓜子为伍，属相使为用，一利水，一行气，而奏行气利水，消除胀满之效。用量冬瓜子 10～15g，青橘叶 6～15g。

25. 大腹子　大腹皮

[功用] 二药为伍，果皮共用，行气利水，消除肿满。主治腹水症，腹大

如鼓，面肢水肿，小便不利；或气滞停食，脘腹胀满，纳呆嗳腐等。

[说明] 大腹子，即槟榔；大腹皮，即槟榔皮，为同种植物之果与皮。其性皆辛微温，入脾、胃、大肠、小肠经，共具行气利水，消胀除满之功。但皮体轻，偏于行气宽中；实（子）则沉重下行，偏于破积导滞，即"槟榔泄有形之积滞，腹皮散无形之气滞"（《得配本草》）。二药相配，属相须之用，增强行气散满，消肿散结之力。《太平圣惠方》中二者相用，名大腹子丸；《证治准绳》（亦名《六科准绳》）有大腹皮汤（二药与三棱、莪术、苍术、枳壳、甘草、椒目、萝卜子、姜皮相用，治小儿疟疾，热退浮肿，阴部肿大，饮食不进者）和大腹皮散（二药与木瓜、苏子、荆芥、乌药、橘皮、苏叶、萝卜子、沉香、桑白皮、枳壳相用，治脚气肿满，小便不利者）。用量大腹皮 10～12g，大腹子 6～10g。

（七）泻下通便类

1. 大黄　芒硝

[功用] 二药相伍，苦咸寒降，泻热攻下，软坚通便。主治胃肠实热积滞，大便秘结，积食内停，腹痛胀满；热结便秘，壮热，神昏谵语；或习惯性便秘。

[说明] 大黄味苦性寒，入脾、胃、大肠、肝、心包经，其苦泄寒降，走而不守，通便力猛，攻关夺隘，又名将军。其用有四，一则泻下通腑，疗胃肠实热积滞，大便燥结，腹痛拒按，或致神昏谵语；二则凉血止血，治吐、衄、便血热性出血症；三则行血破瘀，用于血脉瘀滞之经闭、跌打损伤，积聚癥瘕等；四则泻火解毒，疗湿热下痢，湿热疮疹肿痛等。芒硝苦咸寒，入胃、大肠经，具泻火消肿，软坚散结之能，主要用于治疗胃肠实热积滞，大便燥结不下；或热毒痈疖疮肿等症。二者相合，属相须用。《伤寒论》中以二药相伍为主制方，有调胃承气汤（二药合甘草成方）、小承气汤（二药与枳实成方）、大承气汤（二药与枳实、厚朴成方），治疗阳明腑实证中不同病情表现。胃肠实积便秘、燥屎坚结是二药合用之指征。正若柯韵伯所云："仲景欲使芒硝先化燥屎，大黄继通地道。"用量大黄 3～10g（后下煎服），芒硝 10～15g（亦可兑入药汁内，或开水溶化后分服）。

2. 大黄　荆芥穗

[功用] 二药相配，一升一降，升清降浊，相辅相成，清热通便。主治腹胀、腹痛，二便不通，肛门肿痛等症。

[说明] 大黄以通腑泻下为长，荆芥穗以辛透升发为善。二者相伍，属相使之用，又具反佐之意，升降并施，取提壶揭盖，令水流之义，升上以治下。首见于《赤水玄珠》倒捻散，治大小便不通，少腹急痛，肛门肿痛。若大便不通，则荆芥穗减半用；若小便不通，则大黄减半用，二药相合为末，每服10g。用量大黄 3 ～ 10g（后下煎服），荆芥穗 6 ～ 10g。

3. 玄明粉　瓜蒌

[功用] 二药配伍，咸软润下，互相为用，清热润燥，通便涤痰。主治大便燥结不通，习惯性便秘；或痰热内阻，大便不通者。

[说明] 玄明粉，亦名元明粉、风化硝，系芒硝风化去结晶水，即无水硫酸钠（Na_2SO_4），性味功用同芒硝。瓜蒌甘苦性寒，入肺、胃、大肠经，有子、皮之分用者，亦有共用者，所谓"全瓜蒌"，具清热涤痰，散结润肠之功，治疗痰热咳嗽以及胸痹、结胸、乳痈、黄疸、便秘等症。二药相伍，属相使为用。《内经》云"热者寒之""坚者软之""结者散之""燥者润之"。二者咸软甘润，互相促进，相得益彰。施师习以风化硝、全瓜蒌为伍，治疗习惯性便秘，以及各种原因引起的大便秘结，腑气不通证，其效颇佳。用量玄明粉 6 ～ 10g（布包煎服），瓜蒌 15 ～ 30g。

4. 大黄　肉桂

[功用] 二药相用，寒热并施，调和阴阳，温阳通便。主治阳虚便秘证；胃痛，属寒热错杂而大便不通者；肝郁犯胃而致胃痛，吐、衄血者。

[说明] 肉桂辛甘热，入肾、脾、心、肝经，具温补脾肾阳气，补命火，消阴翳，温经活血之能。其用有四，一疗肾命虚衰之腰膝冷痛，男子阳痿、滑精，女子带下宫寒；二疗脾肾阳虚之腹痛寒疝，大便泄泻，四肢不温；三疗妇人宫寒痛经、闭经、月经不调；四疗寒性疮疡、阴疽、久溃脓稀不愈者。其与大黄相合，属相使之用，一寒一热，一升一降，协调寒热，温中寓通，补泻兼用。近人张锡纯先生《医学衷中参西录》秘红丹，即二药成方，用于治疗肝郁多怒，胃郁气逆，致吐血、衄血，且屡服他药不效者。其释曰："平肝之药，以桂为最要。肝属木，木得桂则枯也（以桂作钉钉树，其树立枯），

而单用之则失于热。降胃止血之药，以大黄为最要（观《金匮要略》治吐衄有泻心汤重用大黄可知），胃气不上逆，血即不逆行也，而单用之又失于寒。若二药并用，则寒热相济，性归和平，降胃平肝兼顾无遗。况俗传方，原有此二药为散，治吐血者，用于此证当有捷效。"用量大黄3～12g，肉桂1～10g。

5. 蚕沙　皂荚子

[功用] 二药伍用，一升一降，升清降浊，消胀通便。主治头昏不清，大便秘结，脘腹胀满，疼痛不适，舌苔白、黄腻者。

[说明] 蚕沙，即晚蚕沙，又称原蚕沙，为家蚕之粪便，味辛甘性微温，入肝、脾、胃经，具祛风除湿，舒筋止痛之能。其用有二，一为祛风湿，疗痹痛；二为和胃化湿，疗霍乱吐泻，转筋腹痛。皂荚子，又名皂角子，其荚如猪牙，亦称牙皂，辛温有小毒，入肺、大肠经，具祛痰、开窍、杀虫之能，并能滑润通便，散结消肿，《得配本草》有"消乳痈""通大便秘结"之论。二药相用，属相使之用，首出吴氏《温病条辨》宣清导浊汤（猪苓、茯苓、寒水石、晚蚕沙、皂荚子），治湿温久羁，三焦弥漫，神昏窍阻，少腹硬满，大便不下者。吴氏释之曰："晚蚕沙化浊中清气，大凡肉体未有死而不腐者，蚕则僵而不腐，得清气之纯粹者也。故其粪不臭不变色，得蚕之纯清，虽走浊道而清气独全。既能下走少腹之浊部，又能化浊湿而使之归清，正人之不正也。用晚者，本年再生之蚕，取其生化最速也。皂荚辛咸性燥，入肺与大肠。金能退暑，燥能除湿，辛能通上下关窍，子更直达下焦，通大便之虚闭，合之前药，俾郁结之湿邪，由大便而一齐解散矣。"施师体会又云："二药参合，升清降浊，上能治头晕，中能消胃胀，下解通大便。"用量蚕沙6～10g（布包煎服），皂荚子6～10g。

6. 当归　肉苁蓉

[功用] 二药相用，温润相济，养血润燥，温阳通便。主治老人、虚人、产后血虚津亏、阳虚肠燥，大便秘结者。

[说明] 肉苁蓉，又名大芸，咸甘性温，入肾、大肠经，其色黑质润，有温补肾阳，益精血，强筋骨之能，主要用于肾阳虚而致腰膝冷痛无力，男子阳痿、早泄、滑精，女子带下宫寒不孕；因老人体虚，或妇人产后，或病后而致阳虚、血虚之肠燥便秘。其与当归为伍，属相使为用。《景岳全书》济川煎，即用二药与牛膝、炒枳壳、升麻、泽泻组方，治疗肾虚气弱，大便不通，

小便清长，腰酸背冷。并强调"凡病涉虚损而大便秘结不通，则硝黄攻击等剂必不可用，若势有不得不通者，宜此主之，此用通于补之剂也"。用量当归10～15g，肉苁蓉15～60g。

7. 火麻仁　郁李仁

[功用] 二药相伍，甘润相济，互相促进，润肠通便。主治津伤、肠燥便秘，或习惯性便秘。

[说明] 火麻仁，亦名大麻仁，甘平，入脾、胃、大肠经，功专润肠通便，善于治疗热邪伤津之便秘，或因老人津枯、妇人产后血虚等所致便秘。郁李仁甘苦平，入大肠、小肠、脾经，具有润肠通便和行水消肿之能，故一用于治疗肠燥便秘者，二用于治疗脚气、水肿、小便不利者。二药相配，属相须之用。《得配本草》云："火麻仁，入足太阴，兼手阳明经血分，理女子经脉，治汗多胃燥，除里结后重，去皮肤顽痹，能催生下乳……郁李仁入足太阴经气分，开幽门，下结气，导大肠之结，利周身之水。"故二者又可谓一气一血，气血双调，以增强通便之力。用量火麻仁10～15g，郁李仁6～10g。

8. 橘红　杏仁

[功用] 二药相配，辛开苦降，宣上润下，理气化痰，止咳通便。主治肺失宣肃，咳嗽胸闷，痰多便秘；或老人体虚，而致大便秘结者。

[说明] 橘红苦温，行气健脾，燥湿化痰为善；杏仁宣肺平喘，质润通便为长。二者合用，属相使之用，上宣肃肺气，下理气运脾通便。宋·严用和《济生方》橘杏丸，即二药为伍，治气秘，老人虚人皆可服。又元·危亦林《世医得效方》以二药加松子、柏子仁、桃仁、郁李仁制五仁丸，治津枯便秘。用量两药各6～10g。

9. 半夏　硫黄

[功用] 二药相配，辛热温通，补命火，和肠胃，降浊阴。主治命火不足，胃气不降，阳虚呃逆，便秘，或寒湿久泻等症。

[说明] 硫黄辛酸性温，有毒，入肾、心包经，以"火中之精"得名，善补命门之火，温壮肾阳，多用于老人阳虚便秘，《本草求真》称之"补虚助阳圣药"。与半夏为伍，属相使之用。《和剂局方》半硫丸，即此二者成方，治疗老人虚冷便秘，或寒湿久泻症。《得配本草》又云："治久年哮喘。"用量半夏6～10g，硫黄1～3g（宜作丸、散剂，每服0.5～1g，日二次，白开水

送服）。

（八）祛风通络疗痹类

1. 桑枝　桑寄生

[功用] 二药相伍，通补结合，补益肝肾，强筋壮骨，祛除风湿，通络止痛。主治风湿痹证，腰膝作痛，关节屈伸不利；肝肾不足，头目眩晕，耳鸣，肢体麻木，血压升高等症。

[说明] 桑枝以祛风湿，通络止痛，善行四肢为长；桑寄生以补肝肾，强筋骨，祛风湿为长，《本草求真》称之为"补肾补血要剂"。二药相合，为相使之用，桑枝以通为主，桑寄生以补为要。通以祛风湿，活血络，止疼痛；补以益肝肾，强筋骨，填精血。用量两药各 15 ～ 30g。

2. 海桐皮　秦艽

[功用] 二药配用，通达上下，祛风除湿，通络止痛。主治风湿痹证，四肢腰膝关节疼痛，肌肉酸困，肢体挛急不遂等，以及小儿麻痹后遗症。

[说明] 海桐皮苦平，入肝、肾经，具祛风湿，通经络，疗痹痛之能。秦艽苦微寒，入肝、胆、胃经，既能祛风湿，又能退虚热，利肝胆，疗风湿痹痛、虚热骨蒸、湿热黄疸等。二药相伍，属相须之用，皮者偏上，疗上半身之痹痛，艽者为根，偏疗下半身痹痛，合而以治周身之痹痛也。用量海桐皮6 ～ 10g，秦艽 6 ～ 12g。

3. 海桐皮　豨莶草

[功用] 二药相配，共祛风湿，通血脉，利关节，强筋骨。主治风湿痹证，关节疼痛，肢体酸楚无力；或半身麻痹不遂，小儿麻痹后遗症等。

[说明] 豨莶草辛苦微寒，入肝、心经，既能祛风湿，通经脉，疗痹痛，又能清热除湿，疗湿热疮疡，湿疹，黄疸等。现代药理研究表明，其还有降低血压和镇静作用。与海桐皮相伍，属相须之用，互相促进，共奏祛风湿，通经络，利关节，止痹痛之功。用量海桐皮 6 ～ 10g，豨莶草 6 ～ 10g。

4. 吴茱萸　木瓜

[功用] 二药为伍，散敛相佐，温经和胃，化湿舒筋，散寒止痛。主治暑湿内侵，脾胃不和，呕吐泻利，转筋拘急；或寒湿痹痛，筋脉拘急；或脚气上冲，恶心呕吐，心悸，腹痛为患；或寒疝腹痛；或下肢痿弱无力，肢寒不

温等。

[说明]吴茱萸为厥阴肝经要药,以温经散寒,暖肝疏肝,行气止痛为善;木瓜长于舒筋活络,和胃化湿,为补肝体,扶脾胃之佳品。二药相用,属相使之用。宋·杨仁斋《直指方》名木瓜汤,即以二药为伍治霍乱转筋;明·李梴《医学入门》将二药与茴香、炙甘草为伍,亦名木瓜汤,治霍乱转筋,吐泻胸闷。用量吴茱萸3～6g,木瓜10～15g。

5.海风藤　络石藤

[功用]二药相配,同功相济,祛风除湿,舒筋活络,散寒止痛。主治风湿痹痛,筋脉拘急,关节疼痛;或肢体麻木不遂等症。

[说明]海风藤辛苦微温,入脾经,以祛风湿,通经络为长,用于风湿痹证。络石藤苦微寒,入心、肝、肾经,以祛风湿,通络活血为主,兼能清解肿毒,疗疮痈肿痛。二者相合,属相须为用,有增强祛风湿、通络止痛之效。施师之传人祝谌予先生,在此基础上,制四藤一仙汤(将二药与鸡血藤、钩藤、威灵仙为伍),治疗风湿性或类风湿性关节炎、骨质增生、痛风等病症。用量海风藤10～15g,络石藤10～15g。

(九)理气解郁行气消胀类

1.青皮　陈皮

[功用]二药相配,木土并治,疏肝和胃,调畅气机,理气止痛。主治肝郁气滞,两胁胀痛,胸腹满闷,胃胀不和;胸胁胀痛,太息食少等症。

[说明]青皮辛苦性温,入肝、胆、胃经,与陈皮同类,为橘之幼果之皮,色青而名。陈皮偏理脾肺之气,长于健脾燥湿,行气化痰开胃;青皮则性烈,偏于疏泄肝胆之气,消积化滞。中医认为肝气行于左,肺气行于右。青皮善入肝胆,善行于左;陈皮入肺脾,善行于右。故二者左右兼顾,调畅气机,属相须为用,以增强疏肝理气,和胃消积之力。如东垣《兰室秘藏》葛花解醒汤,即以二药配砂仁、参、苓、术、蔻等药以治酒湿伤脾之症;《医宗金鉴》秘方化滞丸亦用二药与棱、莪、木香、丁香等为伍,治气食积滞,寒热攻痛症。用量青皮5～6g,陈皮6～10g。

2.枳壳　郁金

[功用]二药相伍,一气一血,气血并治,理气活血,疏肝止痛。主治肝

郁气滞，气滞血涩，而致两胁胀满、刺痛，饮食不消等症；或为慢性肝炎、肝硬化之右胁胀痛、刺痛；或急慢性胆囊疾病，右上腹以及右胁胀痛，恶心纳差等症。

［说明］枳壳辛苦微寒，入脾、胃经，为枳实之壳者，以行气散满，快膈开胃，降逆消痰为长。郁金辛苦性寒，入心、肝、胆经，具凉血破瘀，行气解郁，清心利胆之能，有血中气药之名。其用有三，一则行瘀止痛，治妇人月经不调、痛经、闭经以及气血郁滞之胸胁痛等；二则凉血清热，疗血热之出血证，以及心烦不寐，神志不清，或痰热蒙闭心窍等；三则疗湿热黄疸等肝胆性疾病。二药相配，属相使为用，气血并治，以理气为先，共奏疏肝理气，清热行瘀之效。如近人验方胆道排石汤，即二药与金钱草、茵陈、木香、大黄组方治疗胆石症。用量枳壳 5～10g，郁金 9～10g。

3. 青橘叶　郁金

［功用］二药相用，气血并治，疏肝理气，祛瘀止痛。主治肝郁气滞而致两胁胀痛，或肝气犯胃，胃脘不适，呃逆胀痛；或胸胁刺痛、胀痛，或妇人经前两乳胀痛等。

［说明］青橘叶，味苦辛性平，入肝经，具疏肝理气，散结消肿，化痰止咳之功，主要用于治疗肝郁气滞，胸胁胀痛等症。与郁金相配，属相使之用，一气一血，则以治肝为主，以疏理肝气，通络止痛也。施师传人名医吕景山曾以二药合冬瓜子、冬葵子、甜瓜子配伍以治渗出性胸膜炎之胸水症，疗效颇佳。用量青橘叶 6～10g，郁金 6～12g。

4. 炒枳实　炒枳壳

［功用］二药配伍，共襄理气，胸腹并治，宽胸消痞，破积除满。主治气机阻滞，胸腹胀满，纳食不消，大便不畅等；或为胃肠疾病，如胃扩张、胃下垂、脱肛等。

［说明］二药为一物二种，共用则属相须之用。施师临证，习以二药并书，取炒入药。元·王好古《汤液本草》云："枳壳主高，枳实主下；高者主气，下者主血。故壳主胸膈皮毛之病，实主心腹脾胃之病。大同小异。"明·李时珍《本草纲目》则云："枳实、枳壳气味功用俱同，上世亦无分别。魏晋以来，始分实、壳之用，洁古张氏、东垣李氏又分治高治下之说。大抵其功皆能利气，气下则痰喘止，气行则痞胀消，气通则刺痛止，气利则后重除。故

以枳壳利胸膈，枳实利肠胃。然张仲景治胸痹痞满，以枳实为要药；诸方治下血痔痢，大肠秘塞，里急后重，又以枳壳为通用。则枳实不独治下，而壳不独治高也。盖自飞门至魄门，皆肺主之，三焦相通，一气而已，则二物分之可也，不分亦无伤。"足资参考。用量两药各 6～10g。

5. 香附　苏梗

[功用] 二药相伍，重在理气，兼能活血，行气解郁，消胀止痛。主治气郁不舒，胸脘胀满，纳食不振，恶心食少；妊娠恶阻，胸膈胀闷，恶心呕吐等。

[说明] 香附，亦名香附子（米），辛微苦平，入肝、胃经。具疏肝理气，调经止痛之能，有"气中血药"之称。李时珍曾概曰："乃是足厥阴肝、手少阳三焦气分主药，而兼通十二经气分。生则上行胸膈，外达皮肤，熟则下走肝肾，外彻腰足。炒黑则止血，得童溲浸炒则入血分而补虚，盐水浸炒则入血分而润燥，青盐炒则补肾气，酒浸炒则行经络，醋浸炒则消积聚，姜汁炒则化痰饮。得参、术则补气，得归、苄则补血，得木香则疏滞和中，得檀香则理气醒脾，得沉香则升降诸气，得芎䓖、苍术则总解诸郁，得栀子、黄连则能降火热，得茯神则交济心肾，得茴香、破故纸则引气归元，得厚朴、半夏则决壅消胀，得紫苏、葱白则解散邪气，得三棱、莪术则消磨积块，得艾叶则治血气暖子宫，乃气病之总司，女科之主帅也。"一般而言，主要用于肝郁气滞而致胸膈胀满作痛，纳食不振者，以及妇人月经不调，痛经，带下等，而有"妇科痛经要药"之誉。与苏梗相用，属相使之用，增强理气宽中，温中止痛，和胃安胎之效。如万全《保命歌括》正气天香散，即用二药与乌药、陈皮、干姜制方治妇人一切诸气作痛，或上冲心痛，或攻筑胁肋，腹中结块，发则刺痛，经水因之不调，或眩晕呕吐，往来寒热，无问胎前产后，一切气痛皆治。用量两药各 6～10g。

6. 香附　台乌药

[功用] 二药相配，理气止痛，温中散寒，行中下二焦。主治中下二焦气滞寒凝，心腹胀满疼痛，以及寒疝腹痛；或急慢性肠炎，痢疾所致之腹胀作痛、里急后重等。

[说明] 乌药辛温，入肝、胃、肾、膀胱经，长于行气温中，散寒止痛，多用于中下焦寒凝气滞之胸腹胀痛、寒疝腹痛、睾丸坠胀以及肾阳不足之遗

第三部分　施今墨临证对药与验方

尿、便数者。与香附为伍，属相须之用。《韩氏医通》青囊丸，即二药组方，治一切气痛。《局方》以之加甘草，又名小乌沉汤，治气逆便血不止。《保命歌括》正气天香散，亦有此二药为伍，治一切气痛。用量香附 10～15g，乌药 6～9g。

7. 香附　高良姜

[功用] 二药相伍，温中散寒，理气止痛。主治肝郁胃寒，气滞寒凝，所致胃脘疼痛，胁腹胀满，喜暖喜按等症（包括慢性胃炎，胃、十二指肠溃疡等病）。

[说明] 高良姜辛热，入脾、胃经，功专温中散寒，止痛开胃，主要用于胃寒作痛，呕吐，泄泻，以及胸胁胀痛，胸痹心痛等。与香附相配，属相使之用，温散行气并举，而达温中止痛之效。《良方集腋》良附丸，即以二药为方，治肝郁气滞，胃部寒凝之胁痛、腹痛、胃脘痛及胸闷不舒者。明·孙一奎又称此配伍为立应散，治寒痛、气痛、腹痛皆效。用量两药各 6～10g。

8. 香附　五灵脂

[功用] 二药相用，一气一血，行气活血，祛瘀止痛。主治气滞血瘀所致胸胁、胃脘疼痛，或周身血气刺痛，妇人痛经，月经不调等。

[说明] 五灵脂甘温，入肝经，以醋炒或酒炒入药，具活血止痛的作用，炒炭又具止血之能，主要用于血瘀疼痛诸症以及妇人崩漏下血，少腹作痛等症，《本草求真》谓"血分行气必需之药"。与香附为伍，属相使之用，始见《赤水玄珠》治气郁瘀血疼痛者。施师临证还常加二丑研细末，米醋泛丸，称五香脱敏散，治哮喘、荨麻疹等过敏性疾病。用量香附 6～10g，五灵脂 5～10g。

9. 苏梗　桔梗

[功用] 二药相配，一偏于上焦一偏于宽中下气，行气宽胸，宣肺祛痰，且利咽喉。主治上焦气机不畅，咽喉、胸部憋闷不爽，痰吐不利，气逆咽痒咳嗽等。

[说明] 苏梗长于宣理肺气，宽中和胃，止呕安胎；桔梗辛苦性平，入肺经，既能开宣肺气，祛痰止咳，又能利咽消肿，排脓解毒，并善载诸药上行，有"舟楫之剂，载药上浮"之称。二者相用，属相使为用，务在调畅上焦气机，开胸顺气，利咽祛痰。用量两药各 6～10g。

10. 莱菔子　莱菔英

[功用] 二者相伍，子英互济，行气散满，开胃消食。主治脾胃不和，纳食不化，食积嗳腐，脘腹胀满等症。

[说明] 莱菔英，俗称萝卜英，辛苦性温，入脾、胃、胆经，有行气散满，下气消食，利咽消肿，化痰止咳之功。与莱菔子相用，属相须之用，增强行气消食，化积通便之力。用量莱菔子 6～10g，莱菔英 10～15g。

11. 代赭石　旋覆花

[功用] 二药相伍，轻重并用，皆在降气，镇肝平冲，下气消痰，降逆止呕。主治痰湿中阻，胃气上逆，嗳气频作，心下痞硬，恶心呕吐；或痰浊阻肺，咳喘痰多；或气逆血升而致吐、衄、下血等症；或高血压病，头眩耳鸣等。

[说明] 代赭石苦寒，入肝、心经，其乃赤铁矿之矿石三氧化二铁，重坠镇肝潜阳，降逆平冲，并能止血补血，用于肝阳上亢，头目眩晕，头痛耳鸣，或伴血压升高者，或胃气上逆，嗳气频作，或血热妄行，吐衄血者。与旋覆花相配，属相使之用。旋覆花虽轻，但有"独降"之名，具消痰利水，降气平喘之能。二者共用首见仲景《伤寒论》旋覆代赭汤，治伤寒发汗，若吐，若下后，心下痞硬，噫气不除者。用量代赭石 10～15g，旋覆花 4.5～6g。

12. 薤白头　全瓜蒌

[功用] 二药相伍，一通一降，宣痹通阳，降气涤痰，散结止痛。主治阴邪痰浊，阻遏胸阳，气血闭郁，而致胸脘痞闷，甚或胸痛、心痛，咳喘痰多，短气不得卧，或胸痛彻背，背痛彻胸；以及某些冠心病、心绞痛等。

[说明] 薤白头，即薤白，又名野蒜，味辛苦性温，入肺、胃、大肠经，其辛开苦降，温通滑利，善于行气通阳，疗胸痹心痛，并苦降除湿，治湿热下痢，里急后重者。与瓜蒌相配，属相使为用，薤主宣通，蒌主降浊，合之则阳气通，浊阴降，气血畅达，而阴霾消散矣。仲景《金匮要略·胸痹心痛短气》有瓜蒌薤白白酒汤、瓜蒌薤白半夏汤、枳实薤白桂枝汤三方，皆以二药为主组方，治胸痹之不同情况。用量薤白 6～10g，瓜蒌 10～20g。

13. 瓜蒌　枳实

[功用] 二药相配，以降气为主，互相促进，消痞散结，涤痰通便。主治心下（胃脘）痞结胀痛，食欲不振，痰浊壅盛，大便不利、燥结等。

[说明] 瓜蒌以清化痰热，降气豁痰、通便为长；枳实以行气消痞，散结祛痰为长。二药相用，属相使之用。上述枳实薤白桂枝汤中即有二药相伍之用，治胸痹、心中痞气，气结在胸，胸满胁下逆抢心。吴昆《医方考》清气化痰丸亦以二药与杏仁、半夏、黄芩、茯苓等配伍制方，治痰热咳喘者。名医吕景山释之曰："瓜蒌之黏腻制枳实之行散，又以枳实之行散制瓜蒌之黏腻。"并谓二药合用，既相互促进，又相互制约，施师用药如神，疗效高之关键即在于此也。用量瓜蒌 10～25g，枳实 6～10g。

14. 枳实炭　橘皮炭

[功用] 二药相用，辛散苦降，以降为主，相互促进，行气和中，消胀止痛。主治脾胃不和，消化不良，脘腹胀满疼痛等症；或为慢性胃炎、胃肠溃疡病以及急、慢性肠炎泄泻者。

[说明] 枳实善于破气消痞，祛痰除积；橘皮长于健脾燥湿，行气化痰，开胃进食。二者相伍，属相须为用，皆为气分之药。施老临证惯以炒炭入药，主要应用于胃、肠、消化道之急、慢性炎症，以及胃肠黏膜损害之病变。炒炭用，名医吕景山释之曰："一则去其挥发油，减少对胃肠刺激的副作用；二则尚有解毒作用，其炭末还可吸附于胃肠道之黏膜，从而起到保护黏膜，以利于炎症的吸收，以及损伤的迅速愈合。"用量两药各 6～10g。

15. 橘皮炭　沉香

[功用] 二药相伍，行气温中，以降气为主，温脾暖肾，纳气平喘。主治脾肾虚寒，脘腹胀满疼痛，食少纳差，大便泄泻，畏寒肢冷等；或脾胃虚寒，中阳不足，胃脘疼痛，腹胀食少，大便溏薄等；或咳喘痰多，呼多吸少，面色晦暗，如慢性阻塞性肺病的慢性支气管炎、肺气肿等症。

[说明] 橘皮以行气健脾，燥湿化痰，和胃止呕为善；沉香以温中降气，纳肾平喘为长。二者合用，属相须为用，尤在泾《金匮翼》沉香散以二药配石韦、滑石、甘草、当归、冬葵子、王不留行，治气淋，小便不利，少腹胀满。《局方》苏子降气汤以二药与苏子、当归、半夏等为伍，治痰涎壅盛，咳喘短气，胸膈满闷，咽喉不利（即属慢性阻塞性肺病者）。施师临证以陈皮炒炭用，伍沉香以消胀散满，治胃肠消化系统疾病。用量橘皮 6～10g，沉香 3～10g。

16. 延胡索　金铃子

[功用] 二药相配，一气一血，行气止痛，活血散瘀。主治肝郁气滞，血脉瘀阻，而见心、胸、腹、胁疼痛，以及疝气作痛；妇人月经不调，痛经等。

[说明] 延胡索，又称元胡索，辛苦性温，入心、肝、脾经，其辛散温通，专主活血散瘀，行气止痛，善治气血阻滞所致一身上下诸痛，生用行瘀破血力强，酒炒活血通络为优，醋炒止痛止血为善。现代药理研究表明，其含甲、乙、丙、丁、戊、己等多种生物碱，其中所含甲、乙等生物碱具有镇痛、镇静的作用，尤以乙素（亦名颅痛定）为佳。金铃子，又名苦楝子，苦寒有小毒，入肝、小肠、膀胱经，有行气止痛，泻火杀虫之能，主要用于气滞所致之胸、腹、胁肋诸痛，以及虫积腹痛等。二药相用，属相使之用，河间《素问病机气宜保命集》称为金铃子散（两药各 30g 为末，每服 10g，酒调服），治肝气郁滞，气郁化火而致之胃脘胸胁疼痛、疝气疼痛，妇女经行腹痛。用量两药各 6 ～ 10g。

17. 木香　槟榔

[功用] 二药配伍，行气止痛，消积导滞。主治胃肠积滞，脘腹胀满，食少纳差，大便不畅，甚或燥结；湿热肠炎、痢疾，大便不爽，里急后重等。

[说明] 木香以温中行气，健胃止痛为长；槟榔以破气行水，消积杀虫为长。二药相用，属相须之用，务在行气导滞。金·张子和《儒门事亲》木香槟榔丸（即二药与青皮、陈皮、莪术、黄连、黄柏、大黄、香附、牵牛子为伍成方）治积滞内停，脘腹痞满胀痛，大便秘结，及赤白痢疾，里急后重等症。元·罗天益《卫生宝鉴》又加枳壳为用；后之《松崖医径》则又以二药合东垣《内外伤辨惑论》中的枳实导滞丸组方成木香导滞丸，以治伤湿热之物，不得施化，痞满闷乱不安者。用量木香 5 ～ 10g，槟榔 10 ～ 12g。

18. 桔梗　枳壳　薤白　杏仁

[功用] 四药相伍，宣通上下气机，理气散结，消胀止痛。主治胸膈气机不畅，胸腹胀满不适，甚至疼痛，纳食不振，大便不利等。

[说明] 桔梗开提肺气，利咽祛痰，载药上行，以升为主；枳壳理气宽胸，消痞散结，化痰行滞，以降为主。宋·朱肱《南阳活人书》桔梗枳壳汤，即以二药成方，治伤寒痞气，胸满欲绝。其用属相使之用，一上一下，行气散满，相反相成。薤白辛滑通阳，疗胸痹心痛，行气活血，行气于左；杏仁入

肺，平喘止咳，润肠通便，行气于右。二药相合，亦为相使之用。《赤水玄珠》治诸气痞结胸闷者，即将上述四药相伍为用，以达行气消胀，散结止痛之目的。施师传人祝谌予释之曰"行上为桔梗，行下为枳壳，行左为薤白，行右为杏仁"，并将四药组方，命名为调气汤，用量四药各 6～10g。

（十）活血化瘀止血止痛类

1. 桃仁　杏仁

[功用] 二药相伍，一气一血，降润为主，消肿化瘀，润肠通便。主治血瘀气滞，肠燥津枯之胸、腹、少腹疼痛，大便秘结；老人、虚人肠燥津枯便秘。

[说明] 桃仁苦甘平性，入心、肝、大肠经，以破血行瘀，润肠通便为用，善疗瘀血积滞之经闭、痛经，或蓄血发狂、跌打损伤、肠痈、肺痈之肿痛等，且富油脂而滑肠，疗便秘。与杏仁配用，属相使之用。杏仁能宣能降，肺、大肠并治；桃仁为血药，专善破血通下，合之务在降气润肠，兼以化瘀。元·危亦林《世医得效方》五仁丸，即以二者配柏仁、松仁、郁李仁、陈皮治津枯便秘者。用量两药各 6～10g。

2. 丹皮　丹参

[功用] 二药相配，同类相济，凉血清热，行瘀消肿，调经止痛。主治热入血分之出疹发斑、吐血、衄血、下血等症；血热瘀滞，妇人经闭、月经不调等症；热入阴分，低热不退等症。

[说明] 丹皮，又称牡丹皮，辛苦微寒，入心、肝、肾经，具清热凉血，活血祛瘀之能，用于治疗热入营血，迫血妄行之斑疹，吐、衄、尿血等症，以及血瘀经闭、痛经，或跌打损伤，瘀血肿痛等。生用以清热凉血为长，酒炒以活血化瘀为善，炭用以化瘀止血为胜。丹参亦是清热凉血、活血化瘀之品，且能养血安神。故二者相伍，则为相须之用，增强清热凉血，祛瘀消肿之力。用量丹皮 6～10g，丹参 10～15g。

3. 三棱　莪术

[功用] 二药相用，气血并治，活血化瘀，行气止痛，消癥散积。主治血瘀经闭、痛经、腹中癥瘕积聚（如肝脾肿大、子宫肌瘤、卵巢囊肿以及癌肿等）；或食积不化，腹痛胀满等。

[说明]三棱，亦称京三棱，辛苦平性，入肝、脾经，以破血行气，消积止痛为长，主要用于血瘀经闭、痛经、产后瘀血腹痛，以及癥瘕积聚或食积腹胀等症。现代药理研究表明，其对癌细胞有抑制作用。莪术，又称蓬莪术，辛苦性温，入肝、脾经，其与三棱功用相似，较之性有温凉之别，但三棱偏于血分，破瘀力强，此则偏于气分，消积化滞力优。现代药理研究表明，其不仅能直接杀死子宫颈癌、艾氏腹水癌癌细胞，而且对瘤苗尚有主动免疫保护作用。二药相伍，属相须为用。《太平圣惠方》三棱丸，仅以二者为用，治血滞经闭腹痛。二药为主，兼伍他药者颇多，如《宣明论方》三棱汤，治癥瘕痃癖，积聚不散，坚满痞膈，食不下，腹胀者；《选奇方》三棱煎，治妇人食积、痰滞、血瘕、血癥；《脾胃论》三棱消积丸，治伤生冷硬物，不能消化，心腹满闷；还有《证治准绳》莪术丸等。用量两药各 5 ～ 10g。

4.乳香　没药

[功用]二药为伍，同类相济，活血止痛，消肿生肌。主治气血瘀滞所致诸类疼痛，如胃脘痛、胸痹心痛、妇人经闭、痛经、跌打损伤、瘀血肿痛，或疮疡肿痛，或溃后久不收口等。

[说明]乳香、没药皆为树脂之物，非我国特产，乃主产于索马里及红海沿岸国家。乳香辛、苦、温，入心、肝、脾经，以活血止痛，消肿生肌为所长，用于气血瘀滞之诸病痛，以及疮疡肿痛之症。没药苦、平，入心、肝、脾经，功用与乳香相同。二者较之，乳香长于活血行气，没药长于散瘀止痛，故二者往往为相须之用。如《证治准绳》有乳香止痛散、乳香定痛散二方，用于治疗疮肿痛疽症；《张氏医通》亦有乳香定痛散，用以治疗跌扑伤筋疼痛；近代名医张锡纯《医学衷中参西录》活络效灵丹，即以二药与当归、丹参制方，治"气血凝滞，痃癖癥瘕，心腹疼痛，腿疼臂疼，内外疮疡，一切脏腑积聚，经络湮瘀"。用量两药各 3 ～ 10g。

5.三七　白及

[功用]二药相配，能行能止，收散并用，相辅相成，行瘀止血，补肺生肌。主治各种出血症，如吐、衄、便、溺血，妇人月经过多、漏下，以及肺病（如肺结核、支气管扩张等）引起的咯血症等。

[说明]三七，甘微苦温，入肝、胃经，其专走血分，善化瘀血，消肿痛，止出血，为血家要药，理血之佳品，主要用于各种出血症，以及血脉瘀阻而

致的各种疼痛症，可单用，亦能配伍使用。白及苦甘涩平，入肺、肝、胃经，善于收敛止血，消肿生肌，主要用于肺胃出血症，痈疮溃疡，烫火伤等。二药相伍，属相须为用，虽三七有行、止（血）双向作用，但仍以止血为主。用量两药各 3～10g。

6. 当归　川芎

[功用]二药相伍，气血并治，活血为主，养血调经，散瘀止痛。主治月经不调，经行腹痛，产后瘀血腹痛；血虚、血瘀头痛、身痛，以及疮肿疼痛等症。

[说明]川芎，即芎䓖、扶芎，辛温，入肝、胆、心包经，其辛通温散，走而不守，上行于巅，下达血海，旁通四肢，为血中之气药。以活血行气，祛风止痛为长，主要用于血瘀气滞之诸痛症，如心痛、痛经、经闭、胞衣不下、头痛、身痛、疮疡肿痛、风湿痹痛等。当归长于活血养血，调经止痛，润肠通便。二者合用，属相须为用。宋·许叔微《普济本事方》芎归散，即二药成方，治妊娠伤胎，难产，胞衣不下等症，《太平惠民和剂局方》又名芎䓖汤，世又名佛手散、芎归汤、当归汤，《医宗金鉴》释之曰："而曰佛手散，谓妇人胎前产后诸症，如佛手之神妙也。当归、川芎为血分主药，性温而味甘辛，以温能和血，甘能补血，辛能散血也。"用量两药各 6～10g。

7. 桃仁　红花

[功用]二药相用，同类相济，活血通经，行瘀止痛，相互促进。主治血脉瘀阻之诸痛症，如心痛、胃痛、妇人痛经、闭经以及跌仆瘀血肿痛等。

[说明]红花辛温，入心、肝经。红花有两种，一是菊科红花之筒状花，又名草红花；一为鸢尾科番红花之干燥柱头及花柱上部，主产印度、伊朗等国，后转入我国西藏而得名藏红花。草红花辛温，入心、肝经，具活血祛瘀，温经止痛之能，主要用于血瘀经闭、痛经，产后恶露不下，癥瘕积聚等，以及跌打损伤，瘀血肿痛等。藏红花甘寒，入心、肝经，功同草红花，但较之，藏者长于清热解毒，对温热之邪传入营血之斑疹及热瘀证治疗尤佳。与桃仁为伍，属相须之用，增强活血祛瘀之力也。《医宗金鉴》桃红四物汤，即二药与四物汤成方，治妇女月经不调，痛经，经前腹痛，或经行不畅，血块多，或血瘀所致之月经过多及淋沥不净等。用量两药各 6～10g。

8. 蒲黄　五灵脂

[功用] 二药相伍，能止能行，活血祛瘀，通经止痛，止血消肿。主治气滞血瘀，所致心腹诸痛，如心痛、胃痛、痛经、产后瘀血腹痛等，以及多种出血症，如吐、衄、溺血，妇人月经过多，崩漏下血等。

[说明] 蒲黄甘辛平，入肝、心经，其生用行血化瘀，炒用止血，具止血、活血、利尿之能。常用于各种出血症，如吐、衄、咯、溺、便血以及崩漏等；血瘀所致之胸腹疼痛症，如胃脘痛、胸痹心痛、痛经、产后恶露不下等，以及热淋、小便不利等。与五灵脂相用，属相须为用，增强活血化瘀，止血止痛作用。《局方》失笑散，又名断弓弦散，即二药成方，治男女老少心痛、腹痛、少腹痛，小肠疝痛诸药不效者。施师经验，治妇科疾病多伍以当归、川芎、香附；治胃寒痛，多与干姜炭、高良姜为伍；治心绞痛，与丹参、三七、葛根、降香为伍。用量蒲黄 6～10g，五灵脂 6～12g（同布包煎）。

9. 花蕊石　钟乳石

[功用] 二药相配，化瘀生新，温肺纳肾，止血固经。主治肺病（如支气管扩张、肺结核、肺脓疡等）引起咯血症，或吐、衄、崩漏下血症等。

[说明] 花蕊石酸涩性平，专入肝经，其既能止血，又能化瘀，为治血病之要药，主要用于各种出血症，俾止血而不致瘀，化瘀而不伤新血。钟乳石，又名石钟乳、鹅管石，辛甘温，入肺、肾经，具温肺壮阳，纳气下乳之功，用于虚劳喘咳，寒嗽，阳痿，腰膝冷痛，乳汁不下者。二药相用，属相使之用。《十药神书》以煅花蕊石为末，治咳血，名花蕊石散。施师经验，二药为伍，不仅止血神速，且无留瘀之弊。用量花蕊石 6～10g，钟乳石 10～15g。

10. 大黄　䗪虫

[功用] 二药相伍，互相促进，破血逐瘀，通经消癥，散结止痛。主治血瘀经闭，肌肤甲错，面目黯晦，或腹胁癥瘕痞块疼痛，以及跌打损伤，瘀血肿痛等。

[说明] 䗪虫，别名为地鳖虫、土鳖虫、土元等，味咸性寒，有小毒，入肝经，具破血散瘀，通络续筋之能，用于妇人血瘀经闭、痛经，产后恶露不下以及癥瘕积聚等症，并疗跌扑损伤，筋断骨折，瘀血肿痛等。与大黄相用，属相使为用，务在消肿化瘀，通经止痛。仲景《金匮要略》有大黄䗪虫丸，即以二药为主配桃仁、芍药、地黄、干漆等药成方，治五劳虚极羸瘦，腹满，

不能食，食伤、忧伤、饮伤、房室伤、饥伤，经络营卫气伤，内有干血，肌肤甲错，两目黯黑。用量大黄 3～10g，蟅虫 3～6g。

11. 月季花　代代花

[功用] 二药相用，气血双调，调经活血，行气止痛。主治妇人肝郁不舒，气血不调，而致月经不调，胸腹胀痛，食欲不佳等症。

[说明] 月季花，又名四季花，甘温，入肝、脾经，有活血调经，消肿止痛之功，主要用于月经不调、痛经，或跌打瘀肿，或痈疽肿痛症。与代代花相伍，属相使为用，一气一血，务在调肝脾，理气血也。用量两药各 3～6g，后下煎服。

12. 艾叶　香附

[功用] 二药配用，温通合用，温经散寒，理气止痛，暖宫止血。主治下焦虚寒，少腹胀痛；或冲任虚寒，妇人月经不调，痛经，少腹冷痛，或宫寒不孕，带下绵绵，虚寒漏血不止者。

[说明] 艾叶苦辛温，入肝、脾、肾经，以温经散寒，暖宫止痛止血为长，用于治疗下焦虚寒，腹中冷痛，经寒不孕，月经不调，或冲任虚损，月经过多，漏下崩中，妊娠胎漏，以及吐、衄、便血等。与香附为伍，一气一血，温散通经，能行能止，互相制约，相辅相成。明·龚廷贤《寿世保元》有艾附暖宫丸，即以二药为主合四物汤、川断、黄芪、肉桂、吴茱萸成方，治子宫虚寒不孕，月经不调，肚腹时痛，胸膈胀闷，肢怠食减，腰酸带下等。用量艾叶 6～10g，香附 6～12g。

13. 赤芍　白芍

[功用] 二药相用，补泻一体，清热凉血，养血敛阴，散瘀止痛，相反相成。主治血分有热，且阴伤有瘀，如低热口干，目赤而痛，胸胁疼痛，月经不调，经闭、痛经等症。

[说明] 白芍味苦酸，性微寒，入肝经，以养血敛阴，柔肝止痛为善。其用有三，一则治阴血亏虚所致眩晕、耳鸣、失眠以及妇人月经不调，崩漏下血；二则治肝阳上亢之眩晕、耳鸣、头痛、四肢麻木、血压偏高者；三则治肝气不疏，而致胸胁胃脘疼痛、痛经，以及手足痉挛作痛等。与赤芍相合，一活血，一养血，一补肝，一泻肝，属相使为用，相反相成。施师临证习以炒赤、白芍为伍应用。用量两药各 6～10g。

14. 白芍　甘草

［功用］二药配伍，酸甘化阴，养血敛阴，缓急止痛。主治气血不和，血虚不濡而致头痛、腹中疼痛，或下肢肌肉拘挛疼痛或乏力等。

［说明］白芍以养血敛阴，柔肝养筋止痛为长，甘草以甘温扶中，缓急止痛为善。二者合之，属相使之用。《伤寒论》芍药甘草汤，治脚挛急，腹中疼痛症。近代名医曹颖甫释之曰："一以达营分，一以和脾阳，使脾阳动而营阴通，则血能养筋而脚伸矣。"用量白芍 10 ～ 60g，甘草 6 ～ 10g。

15. 白茅根　白茅花

［功用］二药相配，上下一体，升降相合，清热散热，凉血止血。主治血热妄行之吐、衄、咯血及牙龈出血等诸出血症。

［说明］白茅花甘温，色白质轻主升，入肺经，为止血之品，常用于上焦吐、衄血者，以及外敷创伤出血等。与白茅根为伍，属相须之用，务在清热凉血止血。用量白茅根 10 ～ 30g，白茅花 4.5 ～ 10g。

16. 丹参　三七

［功用］二药相配，活血化瘀，通络止痛，互相促进。主治胸痹心痛（如冠心病、心绞痛、心律不齐等），以及跌伤肿痛等。

［说明］丹参以活血化瘀，凉血清热，养血安神为长；三七以祛瘀止血，消肿定痛为长。二者相用，属相须为用，相辅相成，且因三七具有止血、活血双向作用，则又可活血化瘀，而无出血之虞。据施师临证经验：冠心病、心绞痛之初起，尚无器质性病变者，则重用丹参，少佐三七；反之，病程日久，又有器质性损害者，则主取三七，佐以丹参。并可依病情，伍以远志、菖蒲、瓜蒌、薤白等，其效颇著。用量丹参 10 ～ 15g，三七 3 ～ 5g。

17. 丹参　乳香　没药

［功用］三药相伍，同类相济，活血祛瘀，消肿止痛。主治血脉瘀滞之各种疼痛，如胃痛、痛经、胁痛、癥瘕痞块、跌仆损伤等症。

［说明］三药皆属活血药，为相须之用。丹参能活血凉血补血，有"一物丹参，功同四物"之称，乳香活血并能行气，没药以化瘀定痛为优，是以三者对于气滞血瘀、寒凝血瘀、热灼血瘀均能施用。近代名医张锡纯所创活络效灵丹即以三者加当归成方。山西名医李汉卿曾运用此方化裁，治疗宫外孕诸症，其效颇佳，为中西医结合治疗急腹症做出了贡献。用量丹参 10 ～ 15g，

乳香 3 ～ 10g，没药 3 ～ 10g。

18. 丹参 檀香 砂仁

[**功用**] 三药相配，行气活血，温中止痛。主治气滞血瘀及寒凝血瘀引起的胸痹心痛（如冠心病心绞痛、胸痛），胃脘痛（如急慢性胃炎、胃溃疡、十二指肠溃疡）等。

[**说明**] 檀香辛温，入脾、胃、肺、心经，本品芳香辛散温通，具行气止痛，散寒温中之能，主要用于寒凝气滞之脘腹疼痛症，以及气滞血瘀之心腹作痛、胸痹、心痛症等。与丹参、砂仁相伍，属相使之用。《医宗金鉴》丹参饮，即此三药成方，用于治疗气滞血瘀，脘腹疼痛者。施师临证治疗冠心病、风心病，通常与瓜蒌薤白半夏汤配用。用量丹参 10 ～ 15g，檀香 3 ～ 10g，砂仁 3 ～ 6g。

19. 绿升麻 黑芥穗

[**功用**] 二药相伍，升阳止血。主要用于治疗血溢于经之齿衄、溺血、便血，妇人崩漏下血，产后大出血以及产褥热症等。

[**说明**] 升麻具有升举清阳之能，芥穗炒黑入血分，既能辛散，而又止血。二药相用，属相使为用，有益于升阳止血，务在治标。施师治出血症之经验：治疗中、下焦出血者，习惯伍以黑升麻、黑芥穗治之。二者炒黑入药，既能入于血分，又可出于气分，以引邪外出，故善治妇人产褥热。用量升麻 3 ～ 10g，黑芥穗 6 ～ 10g。

20. 茺蔚子 泽兰

[**功用**] 二药相用，同类相济，活血通经。主治血脉瘀滞所致之痛经、闭经、月经不调等症。

[**说明**] 茺蔚子，即益母草之干燥种子，辛甘微寒，有小毒，入肝、心包经，功用与益母草相似，即活血祛瘀，调经利尿，用于治疗月经不调，痛经、闭经，产后瘀血腹痛，以及肾炎浮肿，小便不利，尿血等。但其又能凉肝明目，故可治疗肝热目赤肿痛和翳膜等症。泽兰苦辛微温，入肝、脾经，亦以活血祛瘀，利水消肿为善，有调经要药之名，用于妇人肝脾不调而致之月经不调，经闭、痛经以及产后血滞腹痛等，并能疗四肢及面目浮肿，小便不利者。二药相伍，属相须为用。施师临证除以二药疗妇人月经病外，并还以之治偏头痛、癫痫、中毒性脑病等。用量茺蔚子 6 ～ 10g，泽兰 3 ～ 15g。

21. 血余炭　韭菜子

［功用］二药相配，温涩并施，益肾止血，缩尿固精。主要用于肾虚不固之尿频、尿血、遗精、尿浊等症。

［说明］韭菜子辛甘温，入肝、肾经，具温肾壮阳，固精止遗之能，善疗阳痿、遗精、遗尿、小便频数，腰膝酸软冷痛，白浊、带下等症，《得配本草》并云："止尿血。"与血余炭合用，属相使之用，于清·钱秀昌《伤科补要》血竭散中有二药相伍者，务在温涩补肾，止血缩尿。用量血余炭6～10g，韭菜子3～10g。

22. 血余炭　仙鹤草　阿胶

［功用］三药相用，止涩相济，益阴止血。主要治疗慢性虚证出血症，如慢性肾炎、肾结核之尿血或尿检有红细胞者。

［说明］血余炭以止血化瘀，益阴利尿为长；仙鹤草以收敛止血，清热消肿，强心补虚为长；阿胶以育阴滋肾，养血止血为长。三者相伍，悉有止血之能，并能补虚扶正，故属相须为用。施师临证多以之合六味地黄汤或补中益气汤治疗肾病尿血者。近人王渭川教授以三药配芪、参、术、苓、寄生、夜交藤、菟丝子、升麻（2号调经合剂）治疗崩漏兼子宫脱垂症。用量血余炭6～10g，仙鹤草10～15g，阿胶6～10g。

23. 血余炭　黑升麻　黑芥穗

［功用］三药相用，升阳止血。主治妇人月经过多，崩漏（如功能性子宫出血）。

［说明］三者为伍，皆属炒黑为用，虽升麻、芥穗仍有升发之性，但炒则入血分，与血余炭有共性，故当为相须之用，并借其升阳之力，以止下脱之血也。用量血余炭6～10g，黑升麻3～10g，黑芥穗6～10g。

24. 血余炭　鹿角　紫河车

［功用］三药相配，补益精血，强壮肾元，乌须生发。主治精血不足，肾虚脱发，或须发早白等症。

［说明］鹿角咸温，入肝、肾经，具有补肾阳、益精血，强筋骨之功效。常用于肾阳虚，精血不足之腰膝酸软、阳痿、早泄、尿频、肢冷者；或肾虚而冲任不固，崩漏下血，月经过多，带下清冷等；或阴疽疮疡，久溃不敛者等。紫河车，即胎衣，又名人胞，甘咸温，入肝、肾经，具益气补精，大补

气血之能，治一切虚损劳极。与鹿角相伍，属相须为用，再加之血余炭，亦属相须为用，丹溪《本草衍义补遗》称血余炭："清瘀血，补阴甚捷。"张景岳《本草正》更称之："在阴可以培形体，壮筋骨……在阳可以益神志、辟寒邪，温气海，是诚精气中最要之药。"是以施师治精血亏虚脱发者多用之，且常与桑麻丸、二至丸、四物汤为伍。用量血余炭 6～10g，鹿角 5～10g，紫河车 3～10g。

25.血余炭　琥珀　血竭

[功用] 三药相伍，化瘀通脉，止痛安神，利尿通淋。主治血脉瘀滞之胸痹、心痛、肢痛、腰痛、小便尿血涩痛等，以及动脉硬化症引发之诸痛症。

[说明] 琥珀，古代松树、枫树之树脂，久埋地下而成，性味甘平，入心、肝、膀胱经，其既能镇静安神，又能化瘀通淋。血竭亦为树脂，甘咸平，入心包、肝经，具活血祛瘀，敛疮生肌之能，多用于治疗外伤科之跌扑瘀血肿痛，或疮疡久溃不收口者。三者相配，属相使之用，既能活血祛瘀，又能安神止痛，通利不伤阴，止而不敛邪，通涩相兼，相辅相成。用量血余炭6～10g，琥珀0.5～3g，血竭1～2g。

（十一）养心安神与重镇安神类

1.茯苓　茯神

[功用] 二药相配，襄资共济，水火既济，心肾媾通，宁心安神。主治心肾不交而致心悸、失眠、健忘，少气乏力等。

[说明] 茯苓、茯神有同根之源，苓之健脾渗湿为胜，茯神以安神增智为善，《神农本草》云："茯苓……安魂养神。"《名医别录》云："茯神止惊悸……善忘，开心益智，安魂魄，养精神。"二者相合，属相须为用，既有共性之助，又有特长发挥，对于脾虚湿阻，心肾失交，神魂不宁而不寐者治疗颇佳。如清·程国彭《医学心悟》安神定志丸，即以二药与人参、远志、石菖蒲、龙齿相配组方，治惊恐不安，睡卧不宁者。用量茯苓6～10g，茯神6～15g。

2.茯神　麦冬

[功用] 二药相伍，养阴清心，安神定志。主治心阴不足，神明失养而致口干舌红，心烦不寐，夜卧不安者。

[说明] 茯神之长为安魂定魄，宁心安神；麦冬之长是养阴清心，润肺生津。二者相用，为相使之用，共奏清心除烦，养阴安神之效。明·洪基辑《摄生秘剖》天王补心丹为白茯苓与麦冬等组方，治阴亏血少，虚烦心悸，睡眠不安，精神衰疲，梦遗健忘，口舌生疮，舌红少苔者。施师从中悟得，并易苓为神，且惯以朱茯神、朱麦冬为伍，将二药用朱砂拌之，引药入心，更益养心镇静安神也。用量茯神 10～15g，麦冬 6～10g。

3. 生枣仁　熟枣仁

[功用] 二药相用，生熟一物，共襄宁神，补肝养心。主治阴血不足，神魂失养，或虚火上炎而致心悸、失眠、汗出、多梦等症。

[说明] 酸枣仁，甘酸性平，入心、肝、胆、脾经，以补肝宁心，生津敛汗为所长，主要用于阴血不足所致之心悸失眠，怔忡惊悸者，以及虚证之自汗、盗汗者。临床上有生、炒两种之用。清·张璐《本经逢原》云："酸枣仁，熟则收敛精液，故疗胆虚不得眠，烦渴虚汗之证；生则导虚热，故疗胆热好眠，神昏倦怠之证。"然而对此确有争论，宋代《开宝本草》载："后唐刊《石药验》云：酸枣仁，睡多生使，不得睡炒熟。"明·李时珍《本草纲目》继之曰："熟用疗胆虚不得卧，烦渴虚汗之证；生用疗胆热好眠，皆足厥阴、少阳药也。"宋代苏颂《本草图经》则提出异议，曰："今医家两用之，睡多生使，不得睡炒熟，生熟便尔顿异。而胡洽治振悸不得眠，有酸枣仁汤，酸枣仁二升，茯苓、白术、人参、甘草各二两，生姜六两……深师主虚不得眠，烦不可宁，有酸枣仁汤，酸枣仁二升，知母、干姜、茯苓、芎䓖各二两，甘草一两……二汤酸枣仁并生用，疗不得眠，岂便以煮汤为熟乎？"现代药理研究证明：生枣仁能抑制中枢神经系统，有镇静催眠作用；若久炒油枯则失去镇静效能。因此清末医家张秉成《本草便续》中则折衷曰："酸枣仁至于炒熟治胆虚不眠，生用治胆热好眠之说，亦习俗相沿，究竟不眠好眠，各有成病之由，非一物枣仁可以统治也。"施师临床生熟并用，以生者益阴血而疗虚烦不寐，熟者疗痰湿扰动，神魂不宁者。用量两药各 6～15g。

4. 酸枣仁　柏子仁

[功用] 二者相配，同类共济，宁心安神，相得益彰。主治阴血虚而失眠少寐，心悸怔忡；或各种心脏病之心悸、不寐；或血虚津枯肠燥之便秘者。

[说明] 柏子仁甘平，入心、肾、大肠经，具养心安神，润肠通便之能，

主要用于阴血不足之虚烦不寐、心悸怔忡，及老人、久病、产后之体虚津枯肠燥便秘者。与酸枣仁为伍，属相须为用。《摄生秘剖》之天王补心丹中即有二药与麦冬、天冬、当归等配伍，治阴亏血少，失眠不寐症。用量酸枣仁10～15g，柏子仁10～12g。

5. 酸枣仁　栀子

[功用]二药配伍，一补一泻，一清一敛，清心凉肝，除烦宁神。主治心火偏亢，烦躁不宁，失眠多梦等症。

[说明]酸枣仁养肝宁心，善养心肝之阴血。栀子苦寒，入心、肝、肺、胃、三焦经，以善清泻三焦之火为长，其用有三，一为清心除烦，治心烦不寐，燥扰不宁；二为凉血泻热，疗血热妄行吐、衄、溺血等；三为清热利湿，治湿热黄疸、湿疹等。二者相用，属相使之用，务在清心热，养心神。施师临证，习以生枣仁、生栀仁相伍，并认为生者善清，增强安神增眠之力。用量酸枣仁6～10g，栀子4.5～6g。

6. 远志　石菖蒲

[功用]二药相伍，豁痰开窍，化浊宁心，安神定志。主治痰湿阻蔽，清窍失聪而致头昏不清，心神不定，失眠健忘，或表情淡漠、呆滞等。

[说明]远志又名小草，辛苦温，入肺、心经，具安神益智，祛痰开窍之能，多用于心血不足，心肾不交，或痰涎壅滞，扰乱心神之心悸怔忡、失眠健忘等，以及咳嗽多痰，或痰蒙心窍而致神志不清、痴呆等症。菖蒲长于开窍益智，化湿和中，与远志相合，属相须为用。孙氏《千金要方》将二药与龟板、龙骨制方，名孔圣枕中丹，治心血虚弱，精神恍惚，心神不安，健忘失眠。宋代《圣济总录》以二药组方，名远志汤，治久心痛。清·程国彭《医学心悟》安神定志丸亦以二药相伍等，治惊恐不安，睡眠不宁者。施师临证处方时，习以焦远志、节菖蒲并书，并认为节菖蒲疗效较好，远志炒焦而不碍胃。用量远志6～10g，石菖蒲3～10g。

7. 何首乌　刺蒺藜

[功用]二药合用，一守一走，补散并用，补肾平肝，通络止痛。主治肝肾阴虚，而致头目眩晕，头痛少寐，记忆力下降；或高血压，脑动脉硬化之头痛、头晕者。

[说明]何首乌，苦涩微温，入肝、肾经，以补肝肾、益精血、解毒通

便为长，用于肝肾不足、精血亏虚之头昏目花，腰膝酸软，须发早白，失眠健忘，潮热盗汗等，以及血枯肠燥便秘、瘰疬疮疖等。临床有生、制两种用法，生者润肠解毒为长；制者补肝肾，益精血为善。刺蒺藜即白蒺藜，以疏风平肝，明目止痒为所长。二者相伍，属相使为用。施师临证习用制品。二药配用，名医吕景山体会：以头昏为主，多取何首乌，少用白蒺藜；若以头痛为著者，多取白蒺藜，少用制首乌；昏痛并重，二者各半。用量两药各10～15g。

8.栀子　淡豆豉

[功用]二药相伍，一清一散，清解合用，内清外透，解郁除烦。主治温病初起，或温热在上焦，或热病后，余热未尽，出现胸中烦闷，心中懊憹，失眠少寐等症。

[说明]栀子清热泻火，豆豉辛凉透表，二者为伍，属相使之用，一清（热）一解（表），表里并治。仲景《伤寒论》有栀子豉汤，即二药成方，治伤寒汗吐下后，虚烦不得卧，反复颠倒，心中懊憹者。用量栀子4.5～10g，淡豆豉6～10g。

9.百合　知母

[功用]二药相用，清补一体，滋阴清热，润肺宁心。主治阴虚不寐，或温病余热未尽，以致心烦少寐，头昏不清；或情志失遂，耗损阴精，而致精神恍惚，不能自制等症。

[说明]百合甘微寒，入心、肺经。其以清心安神，养阴润肺为长，一用于肺燥阴伤咳嗽，咯血等，二用于余热内扰，气阴受损之心悸失眠，郁郁不舒等。知母以清热滋阴泻火为善，二药相合，属相须为用。仲景《金匮要略·百合狐惑阴阳毒病脉证治》有百合知母汤，用以治疗百合病汗出阴伤，虚热口渴，心神不宁者。用量百合10～30g，知母6～10g。

10.半夏　夏枯草

[功用]二药相配，清泄痰热，散结消肿，平衡阴阳。主治痰热内扰，遏阻中焦，而致胸闷、头昏、头痛、失眠等症。

[说明]夏枯草辛苦性寒，入肝、胆经，以清泻肝火，散结明目为特长，用于肝胆热盛，目赤肿痛，以及痰火郁结之瘰疬结核、瘿瘤肿痛等症。半夏以燥湿化痰，降逆止呃，消痞散结为长。二者相伍，属相使之用。清·陆以

湉《冷庐医话》引《医学秘旨》云:"余尝治一人患失眠,心肾兼补之药,偏尝不效,诊其脉,知为阴阳违和,二气不交,以半夏三钱,夏枯草三钱,浓煎服之,即得安眠,仍投补心等药而愈。盖半夏得至阴而生,夏枯草得至阳而长,是阴阳配合之妙也。"是谓半夏当夏之半生(即夏至而生),夏枯草则为夏至后即枯(得阴气则枯),阴阳相交则能眠,故以二药交通阴阳也。施师临证处方,习用清半夏与夏枯草相配。用量半夏 6～10g,夏枯草 6～15g。

11.秫米　磁朱丸

[功用]二药相用,平肝滋肾,重镇安神,和胃安眠。主治脾胃不和,心神不宁,头昏耳鸣,睡卧少寐等症。

[说明]秫米善疗脾胃虚弱之不眠,磁朱丸以平肝益肾,镇静安神为长。二者相伍,属相使之用,务在和胃镇静,用于脾胃不和,神魂外越而失眠者疗效为佳。用量秫米 10～15g,磁朱丸 6～10g。

12.黄连　肉桂

[功用]二药相配,寒热并用,泻南补北,媾通心肾,阴阳交泰。主治心肾不交之失眠症。

[说明]黄连善清上中焦之热,以泻火解毒为胜,为清心之佳品。肉桂辛热,入脾、肾、心、肝经,以补命火,温脾阳,温经脉为长,用于肾阳不足,命门火衰之畏寒肢冷,遗尿阳痿等;脾阳不振,脘腹冷痛,食少便溏等;经脉寒凝所致之痹痛、痛经、阴疽等。其与黄连相合,属相使之用。明·韩懋之《韩氏医通》谓交泰丸,治心肾不交,怔忡失眠,并谓:"火分之病,黄连为主……佐以官桂(即肉桂)少许……能使心肾交于顷刻。"李时珍《本草纲目》曾概之曰:"一冷一热,一阴一阳,阴阳相济,最得制方之妙,所以有成功而无偏胜之害也。"用量黄连 4.5～10g,肉桂 3～6g。

13.补骨脂　胡桃肉

[功用]二药相伍,补肾纳气,肺肾并治,金水相生。主治肾虚咳喘,以及肾虚而腰酸腿软,阳痿遗精,小便频数,遗尿,或头昏健忘,失眠少寐等。

[说明]补骨脂,又名破故纸,辛苦温,入肾、脾经,具有温肾暖脾之功,用于肾阳不足,命门火衰,或脾阳不振,所致腹痛泄泻等症。胡桃肉,即核桃仁,味甘性温,入肺、肾、大肠经,其既能温养肾阳,又能温肺润肠,对肾虚腰痛腿软,肺肾不足之喘咳,以及血虚津枯之便秘者颇有益处。二药相

伍，属相须之用。《局方》青娥丸，即二者成方，治肾虚腰痛如折，俯仰不利，转侧艰难。清·黄宫绣云："胡桃……通命火，助相火，利三焦，温肺润肠，补气养血，敛气定喘，涩精固肾，与补骨脂一水一火，大补下焦，有同气相生之妙。"后王泰林在释青娥丸治肾虚腰痛中亦云："破纸与胡桃同用，有水火相生之妙。气足则肺不虚寒，血足则肾不枯燥，久服利益甚多，不独上疗喘嗽，下强腰脚已也。古云：'黄柏无知母，破故无胡桃，犹水母之无虾也'。"用量两药各 6 ～ 10g。

14. 黄连　阿胶

［功用］二药配用，一清一补，泻南补北，心肾相交。主治阴虚火旺，心烦不寐等，以及热痢，大便下脓血等症。

［说明］黄连善清上中焦之热，泻火解毒为长；阿胶育阴滋肾，补血止血为优。二者相伍，属相使为用，清补并施，媾通心肾，阴阳交泰。仲景《伤寒论》黄连阿胶汤，即以二药为主，合黄芩、芍药、鸡子黄成方，治少阴病虚烦不得卧者。施师常以之治疗神经衰弱属于阴虚火旺者。用量黄连 4.5 ～ 6g，阿胶 6 ～ 10g。

15. 甘松　鹿角霜

［功用］二药相伍，温养脾肾，理气解郁，健脑益智，宁神安眠。主治思虑过度，元精受损，以致头昏耳鸣，失眠健忘等，或用脑过度，血压偏低，头昏头晕等。

［说明］甘松甘温，入脾、胃经，其气芳香，醒脾开胃，温中理气，消食止痛，多用于脾胃受寒，气郁不舒之脘腹胀痛，饮食不振等症。鹿角霜（系鹿角熬胶后之残渣），咸温，入肝、肾经，具补肝肾，益精血，强筋骨，收敛止血之能，但力逊于鹿角。二药合用，属相使之用，温养理气并施，健脑安神也。用量甘松 3 ～ 10g，鹿角霜 4.5 ～ 10g。

16. 女贞子　旱莲草

［功用］二药相配，同类共济，滋补肝肾，凉血止血，益阴安神。主治肝肾阴虚，精血不足之腰膝酸软，头晕耳鸣，须发早白，失眠健忘；或阴虚阳亢，而致吐、衄、溺血，或妇人崩漏下血，月经过多等。

［说明］女贞子甘苦性平，入肝、肾经，具有滋补肝肾，养发明目之功，多用于肝肾阴虚，精血亏损之证，如腰酸腿软，头目眩晕，须发早白，健忘

不寐等。旱莲草既能滋补肝肾，疗肝肾阴亏诸症，并能凉血止血，疗阴虚阳亢，迫血妄行之诸出血症。二药相合，属相须为用，《证治准绳》称之为二至丸，治肝肾阴虚，口苦咽干，头昏目眩，失眠多梦，遗精体倦者。施师临证以其治疗神经衰弱、慢性虚弱疾病，对于证属肝肾阴虚者，其效颇著。施门传人名医吕景山重用二药（各30g）与生地炭、熟地炭、黑芥穗、升麻炭、丹参、地榆炭为伍，治肝肾阴虚而致功能性子宫出血，其效亦佳。用量女贞子6～10g，旱莲草6～10g。

17. 白薇　刺蒺藜

[功用] 二药相用，清散并施，清热平肝，凉血安神。主治阴血不足，肝阳上亢，而致头昏、头胀、头痛、失眠、耳鸣等，以及阴血不足之高血压症。

[说明] 白薇苦咸寒，入肝、胃经，其善于清热凉血，多用于阴虚内热证，或阴虚火旺之致吐、衄、溺血症。刺蒺藜长于疏风平肝，明目止痒。二者相配，属相使之用。施师临证凡属血虚肝旺者，如头昏、头晕、头痛诸证，屡用有验。血热较甚，多用白薇，少用刺蒺藜；若头痛甚者，则少取白薇，多用刺蒺藜。用量两药各6～10g。

18. 合欢皮　白蒺藜

[功用] 二药相配，补散并用，平肝解郁，活血祛瘀，散结消肿。主治慢性肝炎，肝硬化等致肝脾肿大者，以及忧郁失眠、头痛等。

[说明] 合欢皮甘平，入心、脾、肺经，具有解郁安神和活血止痛之功。故其用有二，一则疗虚烦、忧郁之失眠，二则疗瘀血肿痛或疮疖痈疡者。与白蒺藜为伍，属相使之用，施师临证用于治疗慢性肝炎，或肝硬化等致肝脾肿大者，颇有效验。用量两药各10～15g。

19. 白蒺藜　首乌藤

[功用] 二药相合，补散兼施，疏风平肝，养血安神。主治肝肾阴虚，肝阳上扰而致高血压、神经衰弱、脑动脉硬化等之眩晕头痛，失眠健忘，肢体麻木等。

[说明] 首乌藤，又名夜交藤，味甘平性，入心、肝经，具有养血安神，通络祛风之能，用于血虚失眠者，以及血虚肌肤失养之皮肤瘙痒出疹，或肢体麻木等。与白蒺藜相用，属相使之用，共奏通络息风，养血安神之效。用量两药各10～15g。

20. 白蒺藜　远志

[功用] 二药相合，补散为用，疏风平肝，养心安神，益肾固精（经）。主治心血不足，心肾不交，肝阳上扰之头目眩晕，失眠健忘，以及男子遗精、早泄，女子月经过多，漏下淋漓等。

[说明] 白蒺藜疏风平肝，明目止痒；远志养心安神，祛痰开窍为佳。二者相伍，属相使为用，不仅疏风平肝，养心安神，而又媾通心肾，宁心固肾，涩精止血。故施师临证以之疗妇人月经过多，崩漏下血，男子遗精、早泄。用量两药各 6～10g

21. 石菖蒲　焦远志　茯神

[功用] 三药相配，豁痰开窍，养心益智，健脑安神。主治痰湿蒙蔽清窍，心神被扰而致失眠健忘，神识恍惚，表情淡漠，若痴若呆；或头晕目眩，心悸怔忡；或中风神志不清，痰声漉漉，舌强语謇等。

[说明] 菖蒲以芳香化浊，和胃开窍益智为长；远志以养心安神，祛痰开窍为善；茯神以淡渗利湿，宁心安神为优。三者合用，属相须为用，务在除痰湿，开心窍，安心神。《医学心悟》安神定志丸，即以三药配伍人参、茯苓、龙齿、朱砂成方，治惊恐不安，睡眠不宁。《杂病源流犀烛》之安神定志丸又加白术、麦冬、酸枣仁、牛黄、龙眼肉，治健忘。用量石菖蒲 3～10g，远志 6～10g，茯神 10～15g。

22. 龙骨　牡蛎

[功用] 二药相伍，同类互济，重镇安神，潜阳息风，涩精止血止带。主治阴虚阳亢，或肝阳上亢而致头目眩晕，心神不安，心悸怔忡，失眠健忘；或下元不固，遗尿、遗精、滑精、崩漏、带下、久泻、久痢等。

[说明] 龙骨，甘涩微寒，入心、肝、肾经，其质沉重、黏涩，具有平肝潜阳，镇静安神之功，主要用于阴虚阳亢之头目眩晕、耳鸣头痛、失眠多梦、心悸怔忡之症，以及自汗、盗汗、遗精、带下等病症。牡蛎咸微寒，入心、肝、肾经，贝壳之类，亦质沉重，其既能平肝潜阳，治疗阴虚阳亢之心神不安，头目眩晕等症，又能软坚散结，用于痰瘀结聚之瘰疬、瘿瘤，以及肝脾肿大等症，并具收敛固涩之性，疗遗精、带下、自汗、盗汗等。二药相合，属相须为用，互相促进。最早见仲景《伤寒杂病论》桂枝甘草龙骨牡蛎汤、桂枝加龙骨牡蛎汤、桂枝去芍药加蜀漆龙骨牡蛎汤以及柴胡加龙骨牡蛎

汤等方，诸方以二药与他药制方。二药参合，确有镇静安眠之能，名医张锡纯释之曰："人身阳之精为魂，阴之精为魄。龙骨能安魂，牡蛎能强魄。魂魄安强，精神自足，虚弱自愈也。是龙骨牡蛎同为补魂魄精神之妙药也。"用量两药各 15～30g。

23. 龙齿　紫贝齿

[功用] 二药相用，同类相佐，镇肝潜阳，安神定惊。主治阳不入阴而致心神不宁，头晕目眩，失眠惊悸，甚则癫狂，惊痫等症。

[说明] 龙齿为古生物恐龙、象、犀牛等牙齿之化石，甘涩凉，入心、肝经，有镇静安神之功，主要用于心悸怔忡、失眠多梦之症。紫贝齿为宝贝科软体动物之贝壳，咸平，入肝、脾经，具清肝明目，镇静安神之功，主要用于肝热上扰之目赤肿痛，头痛头晕，惊惕不眠，小儿高热惊风等。二药为伍，属相须为用。用量龙骨 10～15g，紫贝齿 6～15g。

24. 紫贝齿　紫石英

[功用] 二药相配，寒温相济，重镇安神，平肝潜阳，止眩降压。主治心神不宁，惊悸怔忡，失眠多梦，头目眩晕以及血压升高等症。

[说明] 紫石英为含氟化钙（GaF_2）之矿石，因色紫光莹而得名，其甘温，入心、肝经，既具镇心安神，疗心神不宁之功，又有降逆气，暖子宫之能，故而上疗肺虚寒性咳喘，下治妇人宫寒不孕等。与紫贝齿为伍，属相须之用，务在镇惊安神，降血压也。用量两药各 15～30g。

25. 石决明　紫石英

[功用] 二药配伍，金石相佐，镇肝潜阳，宁心安神，息风降压。主治肝阳上亢而致头目眩晕，头痛头胀，失眠健忘，以及部分高血压病等。

[说明] 石决明为九孔鲍或盘大鲍之贝壳，咸寒，入肝、肾经，具有平肝潜阳，清肝明目之能，主要用于热盛动风，或肝肾阴亏，肝阳上亢之眩晕、抽搐、头痛、耳鸣、失眠等症，以及肝热上扰，目赤肿痛之症。与紫石英相用，海陆并进，属相须为用，肝心共治。用量两药各 15～30g。

26. 石决明　灵磁石

[功用] 二药相伍，纳肾平肝，皆在重镇，潜阳怯惊，安神降压。主治肝肾阴虚，水不涵木，而致肝阳上亢，头目眩晕，头胀耳鸣，失眠多梦，头重脚轻，以及伴有高血压病等。

[说明] 石决明以平肝潜阳，清肝明目为善。灵磁石，为磁铁之矿石（Fe_3O_4），咸寒，入心、肾、肝经，具镇惊安神，平肝潜阳，纳气益肾之功，用于惊恐不安，心慌胆怯，心悸失眠；肝阳上亢，眩晕耳鸣，头痛目赤，以及肾虚不纳，喘息不得卧等。《得配本草》云："坠炎上之火以定志，引肺金之气以入肾。除烦闷，逐惊痫，聪耳明目。"与石决明为伍，属相须为用，平肝、镇心、纳肾兼顾，对于高血压病失眠、头晕、耳鸣者疗效颇佳。用量两药各 15 ～ 30g。

27. 紫石英　灵磁石

[功用] 二药相用，寒温并用，功在重镇，益肾平肝，镇静安神，降压止眩。主治肾水不足，水不涵木，肝阳上亢之眩晕耳鸣，失眠多梦，以及部分高血压病等。

[说明] 紫石英以镇心定惊，温肺暖宫为长；磁石以重镇安神，益肾纳气，平肝潜阳为善。二者相合，属相须为用，务在镇心平肝，潜阳纳肾。对于肾阴虚而肝阳亢之高血压者，再配杞菊地黄丸治之，其效尤佳。用量两药各 15 ～ 30g。

28. 紫石英　铁落

[功用] 二药相配，镇静安神，平肝降逆，去怯定惊，降压止眩。主治惊悸怔忡，头晕头痛，失眠多梦，癫狂躁扰，癫痫抽搐以及部分高血压病等。

[说明] 铁落，即铁粉，又名生铁落，辛甘，入肝经，李时珍《本草纲目》云："平肝去怯，治善怒发狂。"张璐《本经逢原》云："渍汁煎药，取其性沉，下气最疾，不可过服。"故其具有镇静安神，平肝潜阳，去怯定惊之功，主要用于心神惊悸不安，癫狂痫等症。与紫石英相合，为相须之用，共奏镇心平肝，定惊安神之效。《素问·病能论》中曰："病怒狂者……使之服以生铁落为饮，夫生铁落者，下气疾也。"《医学心悟》有生铁落饮方，以其配二冬、菖蒲、连翘、茯苓、茯神、玄参、钩藤、丹参、胆星、浙贝、橘红、远志、朱砂成方，治痰火上扰而癫狂者。施师临证用二药治疗实性高血压病，亦获良效。用量紫石英 10 ～ 18g，铁落 15 ～ 30g。

29. 珍珠母　磁朱丸

[功用] 二药相配，滋肾平肝，镇静安神，明目退翳。主治肝肾不足，肝阳上亢之头目眩晕，视物不清，瞳孔散大，耳鸣耳聋，睡卧不宁以及部分高

血压病者。

[说明] 珍珠母，甘咸性寒，入肝、心经，其既具有平肝潜阳，清肝明目之能，治疗阴虚阳亢之头目眩晕，目赤昏花等症；又具有镇静安神，定惊之功，用于疗惊悸失眠，癫狂痫症。磁朱丸为孙氏《千金方》疗心悸不寐，视物昏糊之剂，两者为伍，属相须为用，意在治肝治心，平肝镇心，降血压。用量珍珠母 15 ～ 30g，磁朱丸 6 ～ 10g。

30. 朱砂　琥珀

[功用] 二药相伍，心肝同治，镇静止惊，安神增眠。主治心神不宁，失眠多梦，梦乱纷纭等症。

[说明] 朱砂，亦名辰砂、丹砂，为硫化汞（HgS）矿石。甘微寒，入心经，有小毒，忌用火煅，具有安神定惊，解毒防腐作用，主要用于心火亢盛之心烦不寐，心悸怔忡或癫狂者，以及疮疡肿毒，咽喉、口舌生疮等症。与琥珀相配，属相须为用，相辅相成，以增镇静安神止惊之效。元·曾世荣《活幼心书》琥珀抱龙丸，即以二药配竺黄、雄黄、檀香、胆星、人参、枳实、枳壳、茯苓、山药、金箔、甘草为伍，以治小儿急惊体虚者。施师临证常以二药为伍疗寐而不安，乱梦纷纭者。用量二药等分，研末和匀，每卧时服 1g，白水送服。

（十二）平肝潜阳息风定惊止痉类

1. 刺蒺藜　白僵蚕

[功用] 二药相配，同类相济，疏风解郁，平肝散结，通络止痛。主治肝阳上亢，头目眩晕，头痛头胀，以及皮肤瘙痒、荨麻疹，妇人面黚等。

[说明] 刺蒺藜，以平肝明目，疏风止痒为善；僵蚕以平肝息风，化痰止痉为长。二者相用，属相须为用，功效益彰。施师传人名医吕景山体会，凡内伤头痛，均可使用。若肝阳头痛，须与钩藤、菊花伍用；若属气虚头痛，宜与黄芪、党参参合；若血虚头痛，宜与生白芍、生甘草配伍；若属痰湿头痛，宜与二陈汤参合。若与四物汤参合，尚治妇人面黚症。用量刺蒺藜 10 ～ 15g，僵蚕 6 ～ 10g。

2. 僵蚕　地龙

[功用] 二药相用，息风解痉，通络止痛，升降自如，祛痰平喘。主治风

痰阻络，头痛目眩，或口眼㖞斜，或惊风抽搐等。

[说明] 地龙，又名蚯蚓，咸寒，入肝、脾、膀胱经，具有清热平肝，通络活血，平喘利尿之功。主要用于高热动风，四肢抽搐，二目上窜；或中风后遗症，半身不遂，肢体麻木，或风湿痹痛，关节肌肉疼痛；或肺热咳喘，以及哮喘痰鸣等。与僵蚕相配，属相须之用。施师谓二药参合，有舒展神经之功，故多用于治疗神经性头痛。用量僵蚕 4.5 ～ 6g，地龙 6 ～ 10g。

3. 全蝎　钩藤

[功用] 二药相伍，同类相济，息风解痉，通络止痛。主治风热上扰，头痛日久，或面瘫口眼㖞斜，以及三叉神经痛、高血压病头痛等。

[说明] 全蝎，亦名全虫，辛咸平性，有毒，入肝经，功专息风止痉，通络攻毒，用于惊风抽搐、癫痫、破伤风、中风之半身不遂、口眼㖞斜，以及风湿顽痹，肢体麻木，疮疡肿毒，瘰疬痰核等。钩藤，亦名双钩藤、钩丁，甘微寒，入肝、心经，具清热平肝，息风止痉之能，主要用于热盛动风，及肝火上炎、风热上扰之头痛、眩晕、目赤等症。《本草求真》谓："为手少阴心、厥阴肝经要药。缘肝主风，心主火，风火相煽，则风因火而愈炽，火亦因风而益盛。其在小儿，则病必在惊痫瘛疭，眼翻抽掣；大人则病必见头旋目眩；妇人则病必见赤白带下。故必用此轻平宣泄以为下降。则风静火息，而惊风热自尔其克除矣。"二者相用，属相须为用。《证治准绳》载钩藤饮有三，皆有二药相伍为用，治疗小儿慢惊风抽搐者。又《证治准绳》之撮风散，亦以二者配蜈蚣、僵蚕、朱砂、麝香，治惊风撮口症。施师以二药治疗顽固性头痛（类似神经性头痛）。用量全蝎 3 ～ 4.5g，钩藤 10 ～ 15g（后下煎服）。

4. 全蝎　蜈蚣

[功用] 二药相用，同类相济，息风止痉，通络止痛，解毒消肿，相得益彰。主治中风、癫痫、破伤风、小儿急慢惊风引起抽搐等症；风湿顽痹，肢体麻木疼痛；顽固性偏正头痛，甚至抽掣作痛；疮疡肿毒，瘰疬结核等。

[说明] 蜈蚣，辛咸性平，有毒，入肝经，具息风止痉，通络解毒之能，与全蝎功用同。故二药为伍，属相须之用，为息风止痉之圣品，又名蜈蝎散、止痉散，两药各等分，研末冲服，治手足抽搐、角弓反张等症。《吉林中草药》还用其（每服 1 ～ 1.5g）治惊痫，北京儿科名医周慕新制滋肾息风汤，治小儿癫痫久不愈者（属肝肾阴虚，肝风内动），即以二药配钩藤及三甲复脉

汤加减成方。用量全蝎 3 ～ 4.5g（研末冲服，即 0.6 ～ 1g，日 2 ～ 3 次），蜈蚣 1 ～ 3g（研末冲服，每服 0.6 ～ 1g，日 2 ～ 3 次）。

5. 茺蔚子　天麻

[功用] 二药配用，气血双调，平肝息风，活血止痛。主治癫痫之头昏、头痛以及高血压病之眩晕、头痛、耳鸣等。

[说明] 茺蔚子功专活血调经，清肝明目。天麻甘微温，入肝经，以平肝息风，祛风止痉为长，主要用于肝阳上亢之头痛、眩晕、耳鸣者，以及风湿顽痹、中风后遗症之半身不遂，肢体麻木等症。二药为伍，属相使之用，茺蔚子以活血为主，天麻以理气为要。《杂病证治新义》天麻钩藤饮中益母草，即可易之茺蔚子，而疗肝阳上亢之头痛、眩晕、失眠、血压高者。用量茺蔚子 6 ～ 10g，天麻 3 ～ 10g。

6. 茺蔚子　夏枯草

[功用] 二药相配，清肝泻火，活血降压。主治肝火上炎，或肝阳上亢之头重脚轻，头晕目眩，头痛耳鸣，心悸失眠等。

[说明] 茺蔚子具活血清肝之功，夏枯草有泻火清肝散结之长，二者为伍，属相使之用。施师临证以之治疗虚性高血压，或脑动脉硬化，脑供血不足者，为"静通"之要药。用量茺蔚子 6 ～ 10g，夏枯草 6 ～ 15g。

7. 茺蔚子　石菖蒲

[功用] 二药相用，气血并治，活血化瘀，开窍醒神，主要用于一氧化碳（CO）中毒所致之昏迷、痉厥、神志失常，以及癫痫等症。

[说明] 二药相配，以菖蒲之芳香，通窍化浊以醒神，用茺蔚子之活血通络，合之令神窍血充神醒，故属相使之用。施师临证时对神昏还合用安宫牛黄丸，治疗痉厥加全蝎、地龙，治疗失语加生蒲黄，强心复脉加西洋参、黄芪、远志等。用量茺蔚子 6 ～ 10g，菖蒲 5 ～ 10g。

8. 珍珠　海参肠

[功用] 二药相伍，有清有通，镇静息风，补虚止痉。主治癫痫。

[说明] 珍珠，又名珠子，甘咸寒性，入肝、心经，功专清热平肝，镇惊安神，明目生肌。主要用于心悸失眠，惊风抽搐，癫痫等，以及肝火上炎，风热上扰之目赤肿痛，眼生翳障等症。海参肠，味咸性温，入心、肾经，具补肾益精，养血润燥之能，主要用于精血不足，虚损劳怯之阳痿、遗精、尿

频、肠燥之症。二药相配，属相使之用。施师以其治疗癫痫病。用量珍珠 3g，海参肠 30g，共研细末，分 20 包，每日早晚各服一包，白开水送下。

9. 郁金　白矾

[功用] 二药相同，豁痰开窍。主要用于蓄痰蒙窍，神志不清或癫狂、痫症者。

[说明] 郁金以清心凉血，疏肝理气，活血退黄为善。白矾，即明矾，酸涩寒，入肝、胃、肺、大肠经，善祛风痰，疗风痰壅盛之癫、狂、痫之精神失常者，并能解毒燥湿，涩肠止泻。二药相伍，属相使为用。明·吴崑《医方考》称白金丸，清·王洪绪《外科全生集》又名癫痫白金丸、白玉化痰丸、矾郁丸，治痰阻心窍而癫痫痴呆，突然昏倒，口吐涎沫。用量郁金 6 ～ 10g，白矾 1 ～ 3g。

10. 钩藤　牛膝

[功用] 二药相配，上下并治，清上引下，有补有清，清热平肝，补益肝肾。主治肝阳上亢，头目眩晕，头胀耳鸣，半身不遂等；或部分高血压病，脑血管痉挛，中风先兆等。

[说明] 牛膝苦酸性平，入肝、肾经，其既能补益肝肾，强筋骨，治肝肾不足之腰膝酸软乏力，又能活血祛瘀，疗血瘀络阻之诸瘀血症和疼痛症等，并且其性下行，可引血下行、导热下行等。牛膝有两种，一为川牛膝，一为怀牛膝，功用同中有异，川者长于活血祛瘀，怀者长于补益肝肾、强筋骨。与钩藤相伍，属相使之用，务在平肝息风，引血下行，降低血压。《杂病证治新义》天麻钩藤饮中，即有二药相用。用量两药各 10 ～ 15g。

11. 槐花　黄芩

[功用] 二药配用，苦寒相济，清热凉血，泻热平肝，止血降压。主治肝阳上亢之头昏目眩，头胀头痛，口苦咽干，面目赤红，心烦不宁等，及部分高血压病、脑动脉硬化症等。

[说明] 槐花苦微寒，入肝、大肠经，其具清热凉血，止血明目之功，主要用于各种出血症，以及肝热之目赤肿痛、头痛眩晕等。一般生用清热，炒炭止血。现代药理研究表明，其能增强毛细血管的抵抗力，减低毛细血管的脆性，而起止血作用；并能降低血压，预防高血压、糖尿病之出血。其与黄芩为伍，属相使之用，始见清·吴道源纂辑《女科切要》称槐芩散。施师临

证多以治疗实性高血压和有出血倾向者。用量槐花 6～15g，黄芩 6～10g。

12.牡蛎　葛根

[功用] 二药相配，通镇并用，活血舒筋，镇静降压。主治阴虚阳亢之头晕目眩，心悸怔忡，失眠健忘，以及部分高血压病者。

[说明] 二药相用，牡蛎长于镇静宁神，息风平肝，收敛固摄；葛根长于升阳透发，生津濡筋，扩张心脑血管，故属相使为用，功在镇静宁神，活血祛瘀以降压也。用量牡蛎 15～30g，葛根 10～15g。

13.阿胶　龟板胶　鹿角胶

[功用] 三药合用，阴阳两补，补益督任，滋肾壮阳，诸虚劳损。主要用于虚劳诸不足，身倦乏力，失眠多梦，心悸气短，遗精盗汗，以及癫痫久病者。

[说明] 龟板胶，即龟板熬制成者，甘咸性平，入肾、心、肝经，其具滋阴潜阳，补肾固经之功，主要用于肾虚骨弱，腰膝痿软无力，及肾阴亏虚之潮热骨蒸，盗汗、眩晕、耳鸣，和妇人崩漏下血，月经过多等。鹿角胶，由鹿角熬制而成者，甘咸性温，入肝、肾经。既能补肾阳，又能益精血、止血，故多用于肾气不足，腰膝无力，阳痿、滑精，以及吐、衄、溺血，崩漏，带下等症。二药合用，《证治准绳》名龟鹿二仙胶（膏），并含人参、枸杞制成（又名龟鹿参杞胶），李中梓释之曰："人有三奇，精、气、神，生生之本也。精伤无以生气，气伤无以生神。精不足者，补之以味，鹿得天地之阳气最全，善通督脉，足于精者，故能多淫得寿；龟得天地之阴气最具，善通任脉，足于气者，故能伏息而寿。二物气血之属，味最纯厚，又得造化之元微，异类有情，竹破竹补之法也。"庶几龟鹿之寿，故得二仙名。二者又与育阴滋肾，养血止血之阿胶为伍，乃属相须相使并施，共奏大补肾阴肾阳，疗虚扶羸之效也。用量三药各 6～10g。

14.石决明　草决明

[功用] 二药相配，清热明目，平肝潜阳，清镇并施，降压止眩。主治肝火上炎或肝阳上亢之头昏眩晕，视物不清，二目红肿，头痛头胀，血压升高等。

[说明] 草决明，又名决明子，甘苦咸，微寒，入肝、胆、大肠经，具有清肝明目，泻火通便之功，主要用于肝火上炎或肝阳上亢之目赤肿痛、眩晕、

头痛、耳鸣，以及胃肠积热，大便秘结等。与石决明相合，属相使之用，共奏清肝息风，明目降压之效。用量石决明 10～15g，草决明 6～10g。

15. 白蒺藜　茺蔚子

[功用] 二药相合，气血并治，平肝息风，活血祛瘀。主治肝阳风动，偏正头痛，头晕目眩以及癫痫抽搐等。

[说明] 白蒺藜以疏风平肝，明目止痒为长；茺蔚子以清肝明目，活血祛瘀为善。二者相用，属相使为用，蒺藜平肝之气，茺蔚活肝之血，合之俾气降血畅，风息动止矣。用量白蒺藜 10～15g，茺蔚子 6～10g。

16. 钩藤　薄荷

[功用] 二药相用，疏风清热，利咽止咳，平肝止痉。用于治疗风热外感，头痛头昏，发热咽痛；或风热上扰、肝阳上亢等之头痛头胀，眩晕耳鸣；或内伤外感之咳嗽，咽痒，久久不愈者。

[说明] 二者相合，属相使之用，薄荷以疏散风热，利咽止痒，透邪外出为长，钩藤以清肝平肝，息风止痉为善。合之有疏风清热，解痉息风之效。对于久咳不止，是为气管痉挛咽痒作咳也，故从疏风透邪解痉治之。施师传人名医祝谌予先生，每嘱病人用二药泡水代茶饮，治咽痒咳嗽，多获良效。用量两药各 6～10g。

17. 菖蒲　苍耳子

[功用] 二药相伍，芳香化浊，疏散风热，通窍醒神。主治风热湿浊上扰，出现鼻塞，流涕色黄若脓，头昏头痛，如鼻炎、鼻窦炎等；耳窍湿疹，流黄水或脓水，如中耳炎等。

[说明] 菖蒲以芳香化浊，通窍醒神为长；苍耳子以疏散宣通，行气活血，上下通行，为祛风除湿之圣药。二药相用，属相使之用，务在化浊通窍，祛风除湿。施师临证将其与辛夷、白芷相配治副鼻窦炎等，与蝉衣、龙胆草相配治急性中耳炎等。用量菖蒲 6～10g，苍耳子 6～10g。

（十三）益气温阳强心通脉类

1. 丹参　檀香

[功用] 二药相配，气血并用，行气活血，通络止痛。主治胸痹、心痛，或因血脉涩滞所致之高血压、冠心病、心绞痛等。

[说明]檀香具温中散寒、行气止痛、开胃进食之能；丹参以活血祛瘀，清热凉血、消肿解毒为善。二者相伍，属相使之用，《医宗金鉴》丹参饮，即以二者为主组方，治气滞血瘀所致之胃痛症。用量丹参 10 ～ 15g，檀香 3 ～ 6g。

2. 五灵脂　降香

[功用]二药相用，行气活血，通络止痛，相辅相成。主治气滞血瘀之胸胁痛、胃痛、腹痛，以及冠心病之心绞痛等。

[说明]降香，又名降真香、紫藤香，辛温，入心、肝、脾经，本品色赤入血分，功善行血止血，降气止痛，用于气滞血瘀胸、胁、腹痛，以及吐、衄出血、外伤肿痛等。与五灵脂相伍，属相须为用，意在理气活血，通络止痛。用量五灵脂 6 ～ 10g（布包煎服），降香 3 ～ 6g（后下煎服）。

3. 石菖蒲　郁金

[功用]二药相伍，芳香理气，开窍解郁，凉血清心，开胃利胆。主治痰湿痹阻，气滞血涩，胸痹心痛；部分高血压、冠心病所致之心绞痛等。

[说明]二药相用，菖蒲以芳香化浊，醒神开窍为长；郁金以清心活血，理气疏肝为长，二者合用，属相使之用。《温病全书》菖蒲郁金汤，即以二药为主加栀子、丹皮、竹叶、连翘、竹沥、玉枢丹等以治湿热痰浊，蒙蔽心包，身热不扬，神昏谵语者。施师以二药配僵蚕、地龙、天麻、钩藤，治癫痫病；配羚羊角、钩藤、龙胆草、连翘等，治流行性脑脊髓膜炎症；配丹参饮、温胆汤等，治痰瘀互结之冠心病者。用量两药各 6 ～ 10g。

4. 阿胶　仙鹤草

[功用]二者相配，补血强心，补虚复脉，止血宁神。主治各种出血症（如吐、衄、咯、尿、便血，妇人漏下、月经过多等），以及各种心脏病之脉律不齐，心悸怔忡等。

[说明]阿胶为益阴补血止血之良药，仙鹤草为止血补虚强心之佳品。二者相用，属相须之用。施师临证以之善疗各种心脏病，若属心瓣膜病变者，常与天王补心丹、柏子养心丸配服，令其久服，每获良效。用量阿胶 6 ～ 10g，仙鹤草 10 ～ 15g。

5. 地锦草　仙鹤草

[功用]二药相伍，调畅气血，能行能止，补虚强心，复脉通痹。主治心

动过速，心律不齐等症。

[说明] 地锦草，又名地锦、地联、卧蛋草、铺地锦、粪脚草、血见愁、雀儿卧单。辛苦性平，入肝、脾经，以清热利湿，凉血止血，解毒消肿为所长，主要用于湿热痢疾、肠炎、黄疸、湿疹，以及吐、衄、溺、便血、妇人子宫出血等。与仙鹤草相用，属相须为用。施师临证每遇心动过速者，急以二药与龙眼肉合冰糖服之，少时即安。施氏传人名医吕景山体会二药合龙眼肉、炒远志等药，确有强心作用，尤其对心动过速者，其效尤著。用量地锦草 6～10g，仙鹤草 10～15g，必要时可 15～30g。

6. 人参　附子

[功用] 二药相用，益气温阳，心肾并治，强心救逆，相得益彰。主治久病、重病、失血等所致心肾阳虚，四肢厥逆，出冷汗，面色晦暗苍白，脉微欲绝等症，如各种休克。

[说明] 人参甘苦微温，入肺、脾、心经，功专补元气，补益脾肺，生津安神。主要用于气虚欲脱之危证，如脉微欲绝、肢冷汗出等；脾胃气虚之食少乏力，泄泻等；肺虚气弱之咳喘无力，气短自汗等；心脾两虚之神疲乏力、心悸失眠，以及热病气津两伤等证。附子辛热有毒，入心、肾、脾经，功善回阳救逆，温中散寒，除湿止痛，主要用于亡阳欲脱之四肢逆冷，脉微欲绝；肾阳虚衰之腰膝冷痛、阳痿、滑精、尿频等；脾阳虚而腹痛泄泻，四肢不温；心阳虚之心悸、心痛、自汗；表虚卫阳不固之自汗、恶寒以及寒湿痹痛等。二药相伍，属相使之用。最早仲景《伤寒论》四逆加人参汤、茯苓四逆汤、附子汤中以二药相用，后世宋代陈自明《妇人良方》称二药为参附汤，治元气大亏，阳气暴脱者，症见手足逆冷，汗出，呼吸微弱，脉微等。用量人参6～10g，附子6～10g。

7. 附子　干姜

[功用] 二药相配，脾肾并治，回阳救逆，相辅相成。主治心肾阳虚，手足逆冷，脉微欲绝等症；或脾肾阳虚，四肢不温，脘腹疼痛，呕吐，泄泻等症。

[说明] 附子以回阳救逆，温补脾肾，散寒除湿为长；干姜温中暖脾，散寒止痛为所善。二药相合，能回先后天脾肾之阳，前人有"附子无干姜不温"之说，故属相须为用。《伤寒论》称之干姜附子汤，治伤寒下之后，复发汗，

昼日烦躁不得眠，夜而安静，不呕不渴，无表证，脉沉微，身无大热者。《妇人良方》称姜附汤，以之治霍乱转筋，手足厥冷，汗出呃逆腹痛，脉欲绝者。用量附子 6～10g，干姜 6～10g。

8. 地锦草　分心木

[功用] 二药相伍，涩通并施，能行能止，利气强心。主治胸痹心痛，如左前胸憋气、疼痛、心悸、气短、冠心病之心绞痛等。

[说明] 地锦草以清热除湿，行血止血，消肿止痛为长；分心木为核桃仁之木质膈膜，又名核桃隔，苦涩平性，入脾、肾经，有固肾涩精，缩泉止带之功，用于治疗遗精、滑泄、尿频、遗尿、崩漏下血、带下等症。二药相用，属相使之用。施师认为分心木善理胸膈之气而止痛，用于治疗胸膈痞闷、疼痛以及噎膈之症。地锦草入血分既能止血，又能化瘀止痛。施师晚年，在治疗冠心病上颇有见解，以二药为伍，对缓解自觉症状确有良效。用量地锦草 10～15g，分心木 6～10g。

（十四）补肝肾强筋骨填精明目类

1. 杜仲　续断

[功用] 二药配伍，同类互济，补益肝肾，强筋壮骨，通脉固经，为安胎良药。主治肝肾不足，腰膝酸软疼痛；妇人崩漏下血，胎动不安；风湿痹证之腰膝作痛等。

[说明] 杜仲甘辛温，入肝、肾经，善于补肝肾、强筋骨，安胎之用，《得配本草》称其"除阴下之湿，合筋骨之离，补肝气而利于用，助肾气而胎自安"。现代药理研究表明，其对肾性高血压、动脉硬化性高血压均有降压作用；煎剂还有镇静、镇痛作用；对子宫有抑制作用等。续断，以四川产多而良，故又名川断，苦微温，入肝、肾经，具补肝肾、强筋骨、止血安胎之能，用于肝肾不足之腰膝酸软，男子遗精、尿频，女子带下等，以及肾虚崩漏下血，或孕妇胎动不安等。《本草求真》称其"久服能气力倍增，筋断复续，故曰续断。实疏通气血筋骨第一药也"。二药相用，属相须为用。孙氏《赤水玄珠》谓之杜仲丸，用以治疗妊娠腰背痛。李时珍《本草纲目》名千金保孕丸，治妊娠胎动，两三月堕者，故世人称其为安胎圣药。用量杜仲 10～12g，续断 10～15g。

2. 续断　黄精

[功用] 二药相用，脾肾并治，强筋壮骨，益气养阴，疗虚损，止腰痛。主治肝肾不足，精血亏虚，脾虚不运之纳食不振，疲倦乏力，腰膝酸软等症。

[说明] 黄精甘平，入肺、脾经，功专补脾润肺，气阴两补，治疗脾胃虚弱之倦怠乏力，食少面黄，以及肺虚咳嗽，气短，干咳少痰等。《得配本草》云其："补中气，润心肺，安五脏，填精髓，助筋骨。"故又名仙人余粮、救穷草。与续断相合，属相使之用。用量续断 10 ～ 12g，黄精 10 ～ 15g。

3. 枸杞子　菊花

[功用] 二药相配，清补结合，补肾养肝，清热明目。主治肝肾不足所致二目昏花，视物不清，头昏头胀，腰膝酸软等症。

[说明] 枸杞子，甘平，入肝、肾经，功专滋补肝肾，填精明目，主要用于肾精亏虚之腰膝酸软，遗精、阳痿、眩晕、耳鸣，以及肝肾阴虚之头目眩晕，视物不清，耳鸣耳聋，须发早白等症。菊花以疏散风热，清肝明目为长。二者为伍，属相使之用。肝肾同源，上清疏，下滋补，故清·董西园《医级》将二药与六味地黄丸组方，曰"杞菊地黄丸"，治肝肾阴虚，头昏目眩，迎风流泪，久视昏暗，眼干涩痛等症。用量枸杞子 10 ～ 15g，菊花 6 ～ 10g。

4. 女贞子　续断

[功用] 二药相用，阴阳并补，滋补肝肾，填精养血，强壮筋骨。主治肝肾不足，腰膝酸软，男子阳痿、早泄，女子漏下淋沥以及男女性事低下等。

[说明] 女贞子以滋补肝肾之阴，填精养血为善；续断以补肾阳，强筋骨，止血安胎为长。二者合之，能肝肾阴阳共补，属相使之用，相辅相成。对性欲低下者，妇人谓之隐疾，施师经验以此二药为伍治之，若与麝香、樟脑、乳香、仙茅、仙灵脾、巴戟天、胡芦巴等药配用，其效更佳。用量女贞子 10 ～ 15g，续断 6 ～ 10g。

5. 仙茅　淫羊藿

[功用] 二药相伍，同类相佐，补肾壮阳，祛风除湿，降压补虚。主治阳虚畏寒、肢冷、腰膝无力、男女性事低下；或阳虚型高血压，眩晕耳鸣，畏寒肢冷；或妇女更年期综合征。

[说明] 仙茅辛热，有小毒，入肾、脾、肝经，具补命火，壮肾阳，祛风湿之功，用于肾阳不足，命门火衰之阳痿、滑精、尿频、遗尿以及风湿痹痛

等。淫羊藿，又名仙灵脾，辛甘温，入肝、肾经，亦以补肾阳、祛风湿为善。二药相合，为相须之用，增强温阳补火，祛风除湿之力。明·万邦孚《万氏家抄济世良方》仙茅酒即二药为伍，治肾阳虚衰寒湿腰腿痛。近年上海曙光医院《中医方剂临床手册》以二药为主加知母、黄柏、巴戟天、当归组方，名二仙汤，用以治更年期综合征、更年期高血压，以及属于肾阴阳不足的慢性疾病等。用量仙茅 6～10g，淫羊藿 6～15g。

6. 熟地黄　细辛

[功用] 二药相合，能散能补，滋肾填精，温通祛寒。主要用于肾虚受寒之腰痛，或肾虚牙痛。

[说明] 熟地以滋阴补肾，养血调经为胜；细辛以散寒温经，祛风止痛为优。二药相伍，属相使之用，亦有反佐之意，辛能祛熟地之滋腻，散肾经之阴寒。用量熟地黄 6～12g，细辛 1.5～3g。

7. 刺蒺藜　沙苑子

[功用] 二药相用，肝肾同治，平肝补肾，益精明目，有升有降。主治肾虚不固，腰膝酸软、遗精早泄，尿频、带下；或肝肾不足而致头目眩晕，二目昏花，血压偏高等。

[说明] 沙苑子，又称潼蒺藜、沙蒺藜，甘温，入肝、肾经，具益肾固精，养肝明目之能。主要治疗肾虚不固之阳痿、遗精、早泄、尿频、遗尿，妇女漏血、带下等，以及肝肾不足，精血亏虚之头目眩晕、耳鸣耳聋等。刺蒺藜，以疏风平肝，明目止痒为长。二者相伍，上下并治，肝肾得补益，精固而目明，故为相使之用。用量两药各 6～10g。

8. 蚕沙　夜明砂

[功用] 二药相配，升降并施，清肝明目，凉血散结，除湿降浊。主治肝热目赤，头昏眼花，目生翳障等。

[说明] 蚕沙以祛风除湿，化浊和胃为长；夜明砂，亦名天鼠粪，辛寒，入肝经，以清肝热，凉血散瘀，消翳明目为长。一为蚕屎，食桑叶而升清化浊，一为蝙蝠之屎，其浊阴重而主降，故二者相合，属相使之用，俾清阳升，浊阴降，目窍明。用量蚕沙 10～15g，夜明砂 6～10g。

9. 狗脊　功劳叶

[功用] 二药配伍，补益肝肾，强筋壮骨，祛风除湿，补中有攻。主治肝

肾不足之头晕耳鸣，腰膝酸软，筋骨乏力，以及风湿痹痛等症。

[说明] 狗脊，又名金毛狗脊，苦甘性温，入肝、肾经，专善补肝肾、强筋骨、祛风湿、利关节，主要用于肝肾不足，或风湿顽痹，腰背酸痛，足膝无力等症。功劳叶，又称十大功劳叶，苦凉，入肺、肾经，具滋阴清热，补肾益肺之能，主要用于肺肾不足，阴虚潮热，头晕耳鸣，腰膝酸痛，咳嗽咯血等症。二药相用，属相使为用，阴阳同补，肝肾同源，金水相生，内可补虚，外能逐邪，相得益彰。用量狗脊 6～15g，功劳叶 5～10g。

10. 桑叶　黑芝麻

[功用] 二药相配，上清下滋，补益肝肾，养血益阴，乌发明目。主治阴虚血燥，头目眩晕，视物不清，大便秘结，以及须发早白、脱发等。

[说明] 黑芝麻，又名黑脂麻、胡麻，甘温，入肺、脾、肝、肾经，长于滋肾阴、养肝血、补脾气、益肺气、润肠燥，主要用于病后虚羸，肝肾阴亏之头目眩晕，目花耳鸣，须发早白，大便秘结等。与桑叶相合，清疏于上，滋补于下，属相使为用。胡僧方（见《中国医学大辞典》）始称桑麻丸，治肝经虚热，头眩目花，久咳不愈，津枯便秘，风湿麻痹，肌肤甲错。清·张璐云："桑叶同黑芝麻蜜丸久服，须发不白，不老延年。"施师临证以之治须发早白、脱发诸症。用量桑叶 6～10g，黑芝麻 10～30g。

11. 鹿角胶　阿胶

[功用] 二药相用，温阳育阴，阴阳两补，补肾填精，补血止血。主治肾虚精亏，面色苍白，畏寒神疲，眩晕健忘，妇人崩中漏下，月经过多，经闭，不孕等；慢性病，贫血等。

[说明] 鹿角胶以温阳益肾，填精补髓为善；阿胶以育阴滋肾，补血止血为优。二药相伍，属相使之用。血肉有情之品，善补精血也。用量两药各 6～10g。

12. 鹿角胶　紫河车

[功用] 二者相伍，大补肾元，填精补髓。主治肾虚之遗精、阳痿、早泄，男子发育不良；虚劳肾亏，过早衰老，小儿发育迟缓，须发稀疏、脱落等；阿狄森氏病等。

[说明] 紫河车，又名人胞、胎衣，甘咸温性，入肝、肾经，能大补真元，益精血，安心神，用于治疗男女一切虚劳羸疾。与鹿角胶相配，属相须之用，

共奏补益先天，填补精髓，促进发育，强身健体之功。用量鹿角胶 6 ～ 10g，紫河车每次 3 ～ 4.5g（焙干研末服）。

13. 鹿角胶　虎骨胶

[功用]二药相合，补益肝肾，强筋壮骨。主治肝肾不足之腰膝酸软无力，或久痹、久痿，如肢体痿弱无力症。

[说明]虎骨胶，即虎骨熬制而成，辛微温，入肝经，功能强筋健骨，疗风湿痹痛，腰膝无力，筋脉拘挛疼痛等。与鹿角胶相伍，血肉有情之品，属相须为用，增强强壮筋骨之力。用量两药各 6 ～ 10g。

14. 鹿角胶　龟板胶

[功用]二药相配，水陆并取，益阴壮阳，填精补髓，补血止血。主治肝肾不足，精血亏虚，腰膝酸软，潮热骨蒸，畏寒汗出；或妇女漏下淋沥，月经过多；或身倦乏力，血小板减少，身出紫斑，或吐、衄血等。

[说明]二药相用，一阴一阳，阴阳双补，属相使为用。世有二仙胶之名，前已有二胶与阿胶合用之论，兹不赘言。用量两药各 6 ～ 10g。

（十五）和解表里平调寒热类

1. 桂枝　白芍

[功用]二药配用，一阴一阳，调和营卫，助阳化气，敛阴养血，协调阴阳。主治风寒外感表虚证，症见发热、头痛、汗出、恶风，苔薄白，脉浮缓；或营卫不和，症见自汗、盗汗，恶风怕冷；或心阳不振，症见胸痹心痛，心悸不安；或虚寒性腹痛、胃脘痛；或风湿痹阻，症见四肢困楚、疼痛、麻木；或四肢不温，手足拘急疼痛等。

[说明]桂枝以发汗解肌，温通经脉，助阳化气为善，白芍以养血敛阴，柔肝止痛为优。二者相伍，属相使之用，阴阳气血营卫皆能调和之，故其列仲景《伤寒论》中第一方，为和剂之祖。正若《医宗金鉴》所言："此为仲景群方之冠，乃解肌发汗、调和营卫第一方也。"由其化裁成方者，仅仲景《伤寒杂病论》就达四十首之多。施师临证亦善用之，习以川桂枝、杭白芍同炒并书，善治营卫不和，时有躁汗，表虚寒证不解者。若四肢麻木、酸楚，关节疼痛者，则易桂枝为桂枝木，且用量增大，15 ～ 30g 均可。若寒甚四肢发凉者，也可酌加制附片，其效更著。用量两药各 6 ～ 10g。

2. 柴胡　白芍

[功用] 二药相配，气血同治，升散收敛，治胆治肝，和解表里。主治肝郁血虚证，症见两胁胀满，头目眩晕，胸闷疼痛，妇人月经不调，前后不定期等。

[说明] 柴胡辛苦微寒，入肝、胆、三焦、心包经，具解表清热，疏肝理气，升阳举陷之能。其用主要有三：一为解表，尤为治少阳半表半里之要药；二为疏肝，疗肝郁之胸胁胀满，目眩耳鸣，月经不调等；三为升阳，用于中气下陷之气短乏力，内脏下垂（胃下垂、脱肛、子宫脱垂等）者。与白芍为伍，属相使之用。仲景《伤寒论》四逆散，即以二药为主，辅以枳实，使以甘草成方，治手足厥冷，或脘腹疼痛，或泄利下重，脉弦者。后之《局方》逍遥散，又以二药配当归、白术、茯苓、薄荷等成方，治肝郁血虚之两胁作痛，头痛目眩，口燥咽干，神疲食少，或往来寒热，月经不调，乳房作胀等症。明·张景岳之柴胡疏肝散，又在四逆散基础上加川芎、陈皮、香附而成疏肝行气，活血止痛之剂。施师临证处方时，习以杭白芍、醋柴胡同炒为伍，其义在增强疏肝止痛之效也。用量柴胡 6～10g，白芍 10～15g。

3. 柴胡　黄芩

[功用] 二药相合，清散并用，透表清热，和解少阳，相辅相成。主治少阳证（半表半里证）之口苦、咽干、目眩，往来寒热，胸胁苦满，心烦喜呕，食欲不振等症，或疟疾之寒热复作等；肝郁气滞，化火而口苦、咽干、心烦少寐等。

[说明] 二药相配，属相使之用，以柴胡透解半表之邪，取黄芩清泄半里之热，一升散，一清泄，则少阳证可解矣。仲景《伤寒论》小柴胡汤，即以二药为君臣，辅以人参、半夏、生姜、大枣，使以炙草成方，乃为和解少阳之祖方。仅《伤寒论》由二药组方者就达六首之多，如大柴胡汤、柴胡桂枝汤、柴胡加龙骨牡蛎汤、柴胡加芒硝汤、柴胡桂枝干姜汤等。后世更不待言，如宋·严用和《济生方》清脾汤，即以小柴胡去参、姜、大枣加青皮、厚朴、白术、草果而成，治瘅疟。清·俞根初《通俗伤寒论》又有柴胡达原饮等。用量柴胡 5～10g，黄芩 6～10g。

4. 半夏　黄芩

[功用] 二药相伍，辛开苦降，寒温并施，清热泻火，和胃止呕，消痞散

结。主治脾胃不和，寒热错杂，心下痞满，口苦便溏，恶心呕吐，食欲不振等；或痰热蕴结，胸膈满闷，口苦痰黄；或胃脘嘈杂，反酸、烧心、恶心欲吐等。

[说明] 二药配伍，属相使之用。取半夏之辛开痞结，苦温之燥湿降逆，和胃止呕；择黄芩之苦寒，清泄胆胃之火热，合之俾少阳三焦胆胃和调，脾胃升降自如，痰湿无聚，寒热无结矣。仲景《伤寒论》半夏泻心汤即以二药为主辅，治心下痞满，干呕，肠鸣下利之脾胃（肠）不和证。由之加生姜成生姜泻心汤，重用炙草而成甘草泻心汤，悉为治疗脾胃不和、湿热内扰之方剂。用量两药各 6～10g。

5. 知母　草果

[功用] 二药配用，寒温结合，有滋润，有温燥，相互制约，除湿截疟。主治湿热蕴结膜原，三焦气机不畅而表里不和，症见乍寒乍热，或寒热往来，口苦黏腻，脉弦，或疟疾等病。

[说明] 草果辛温，入脾、胃经，具温中散寒，燥湿和胃，祛痰截疟之能。主要用于寒湿阻遏，脾胃运化不及，脘腹胀满，食少欲呕，以及夏秋山岚瘴气，疟疾发病等。与知母相伍，属相使之用，一清热滋阴，一燥湿辟恶，除痰截疟，相反相成。明·吴又可《温疫论》达原饮，即以二药同槟榔、厚朴、芍药、甘草、黄芩组方，治瘟疫或疟疾邪伏膜原，憎寒发热，头身疼痛，脉数者。用量知母 6～10g，草果 5～6g。

（十六）软坚散结消肿瘤类

1. 海藻　昆布

[功用] 二药相配，咸寒共济，软坚散结，消痰破积，相辅相成。主治瘰疬痰核，瘿瘤肿块，如甲状腺结节，甲状腺囊肿，结核性淋巴结炎，子宫肌瘤、脂肪瘤等。

[说明] 海藻苦咸寒，入肝、胃、肾经，具清热泻火，软坚散结之功，主要用于瘰疬痰核、瘿瘤、痞块积聚、水肿等症。《得配本草》云："软坚泄热，消瘿瘤，止癫疝……除浮肿，去痰饮，通淋闭。"并谓："得甘草治瘰疬马刀（反者并用，其功益烈），配僵蚕，治蛇盘瘰疬。"昆布咸寒，亦入肝、胃、肾经，而有清热化痰，软坚散结，攻聚破积之能，故其用与海藻同。二者相合，

属相须为用，增强消痰破积，软坚散结之力。宋·严用和《济生方》昆布丸，以二药配小麦治一切瘿瘤。明·王肯堂《证治准绳》称二海丸，治气瘿。明·陈实功《外科正宗》海藻玉壶汤，又以二药配海带、半夏、贝母、陈皮、青皮、川芎、当归、连翘等成方治肉瘿、石瘿。清·顾世澄《疡医大全》四海舒郁丸，以二药配海带、海螵蛸成方亦治气瘿。用量两药各 10 ～ 15g，亦可大量，两药各 30 ～ 60g。

2. 玄参　牡蛎

［功用］二药相用，滋阴软坚，泻火解毒，散结消肿。主治痰火结核，如瘰疬、瘿瘤、肿块等症。

［说明］玄参以清热解毒，滋阴凉血为善，牡蛎以镇静平肝，软坚散结为长。二药相合，属相使之用。清·程氏《医学心悟》消瘰丸，即以二药配贝母成方，治瘰疬。施师临证，习与夏枯草、浙贝母等为伍，其效更佳。用量玄参 10 ～ 15g，牡蛎 15 ～ 30g。

3. 橘核　荔枝核

［功用］二药相伍，理气散结，祛寒止痛，化痰消肿。主治少腹疝痛，阴囊、睾丸肿痛；腹中包块胀满，如卵巢囊肿，子宫肌瘤；妇人乳胀结节，如乳腺增生等。

［说明］橘核辛苦平性，入肝、肾经，具理气散结，止痛消痰之功，多用于少腹疝气作痛，睾丸坠胀肿痛，或妇人乳房胀痛等。荔枝核辛温，入肝、肾经，具散寒止痛，行气散结之能，亦用于寒疝腹痛，以及少腹气滞血瘀，积聚结块作痛和妇人乳房胀痛等。二者相合，属相须之用，增强温通散结，消肿止痛作用。施师临证，多将二者盐炒入药，令其专走下焦，以提高疗效。用量两药各 6 ～ 10g。

4. 浙贝母　夏枯草

［功用］二药相用，苦寒泻火，散结化痰，消肿解毒。主治瘰疬结核（如淋巴结核症）及瘿瘤、肿块等。

［说明］浙贝母苦寒，虽亦能清热化痰，润肺止咳，但又长于散结消肿，治疗痰核瘰疬。与夏枯草为伍，属相使之用，增强泻火散结，化痰消肿之力。其多与消瘰丸为伍应用。用量浙贝母 6 ～ 10g，夏枯草 10 ～ 15g。

5. 鸡内金　芒硝

[功用] 二药相用，消通结合，咸软化石，化积通腑。主治泌尿系结石以及消化道结石（如胆结石、胃柿石、肾结石、输尿管结石、膀胱结石等）。

[说明] 鸡内金以健胃消食，化石涩尿为善；芒硝以咸软消坚，通腑泻下为长。二者相伍，属相使之用，务在增强消石排石之力。用量鸡内金6～10g，芒硝3～10g。

6. 瓦楞子　鱼脑石

[功用] 二药配伍，咸软相济，消石散瘀，利尿通淋。主治尿路结石（如膀胱结石、输尿管结石、肾结石）以及小便不利、淋痛等。

[说明] 瓦楞子以祛瘀散结，消痰和胃，制酸止痛为长；鱼脑石，甘咸性寒，具通淋化石，清热利尿之能。《本草纲目》云："下石淋……主淋沥，小便不通。"二者合之，则属相使之用，增强消瘀散结，通淋排石作用。用量两药各10～15g。

7. 海浮石　瓦楞子

[功用] 二药相配，软坚散结，化瘀止痛，消痰利水。主治消化道及泌尿系统结石症，以及肝脾肿大者。

[说明] 海浮石，善上达于肺，能清肃水之上源，而通利水道，故不仅咸软化痰，亦能通淋消石；其与瓦楞子散瘀化痰，软坚散结为伍，有相须之用，增强软坚化石，散瘀止痛之力。用量两药各10～15g。

（十七）收敛固脱止汗止泻涩精类

1. 黄芪　防风

[功用] 二药相伍，补散并施，寓散于补，益气固表，相反相成。主治表虚自汗，恶风身痛，以及虚人感冒等。

[说明] 黄芪以益气补脾、升阳固表、生肌托毒为长，防风以祛风散寒、除湿止泻为长。二药伍用，属相使之用，又有反佐之义，补中寓散，补不敛邪，祛邪而不伤正。《丹溪心法》玉屏风散，即以二药同白术为伍成方，疗虚人外感及表虚自汗者。清·王晋三《古方选注》释之曰："黄芪性钝，防风性利。钝者受利者之制耳。惟其受制，乃随防风周卫于身，而固护表气耳。"《医宗金鉴》以二药各等分，称防风黄芪汤，治中风不能言，脉迟而弱者。用

量黄芪 10 ～ 15g，防风 6 ～ 10g。

2. 黄芪　牡蛎

[功用]二药相配，补敛相济，相得益彰，益气固表，止汗涩精。主治阳虚气弱，自汗乏力；或气阴两虚，自汗、盗汗、口干乏力；或气虚遗精、遗尿等。

[说明]二药相伍，一以益气固表为长，一以敛阴固摄为善。合之为相使之用，而达益气敛阴，固表止汗，涩精止遗之功。《局方》牡蛎散，即以二药配麻黄根，治体虚卫外不固之自汗、盗汗，心悸惊惕，气短乏力等。用量黄芪 10 ～ 15g，牡蛎 15 ～ 30g。

3. 黄芪　浮小麦

[功用]二药相用，补中寓清，益气清热，固表止汗，相辅相成。主治表虚自汗，心悸不宁者。

[说明]浮小麦甘凉，入心经，李时珍《本草纲目》云："益气清热，止自汗盗汗，骨蒸虚热，妇人劳热。"即有清心除烦止汗作用。与黄芪为伍，属相使之用。"汗为心之液"，汗出过多则心之气阴虚损，以二药投之则为正治。施师经验，若浮小麦缺之则可以麦麸或糠皮代之，疗效亦佳。用量黄芪 10 ～ 15g，浮小麦 10 ～ 30g。

4. 黄芪　附子

[功用]二药相配，益气温阳，救逆固表，强心固脱。主治阳虚自汗，畏寒肢冷，脉细弱；或面色无华，汗出欲脱，血压下降，休克前兆等。

[说明]二药相合，属相使之用，芪以益气升阳，固表为善；附子以回阳救逆，温阳固表为优。严氏《济生方》有芪附汤，即二药为伍，治气虚阳弱，虚汗不止，肢体倦怠。用量黄芪 10 ～ 30g，附子 6 ～ 10g。

5. 麻黄根　浮小麦

[功用]二药配伍，益气清心，固表止汗，清敛并施，互辅相成。主治体虚多汗、自汗，以及阴虚内热，心悸烦而盗汗等症。

[说明]麻黄根，甘平，入心、肺经，其体节为麻黄，为发汗之首，然其根者，与之相异而功专止汗，诚阴阳之性也。与浮小麦相用，属相须为用，寓清心益气于收敛之用，内清以救心液，外敛以固腠理，故无论阳虚自汗，阴虚盗汗皆宜用也。用量麻黄根 6 ～ 10g，浮小麦 10 ～ 30g。

6. 五味子　五倍子

[功用] 二药相用，酸敛共济，益肾固精，敛汗涩肠，相得益彰。主治自汗、盗汗；男子遗精、滑精，女子赤白带下，崩漏下血；久泻、久痢、久咳、久喘，以及脱肛，子宫脱垂等症。

[说明] 五倍子酸涩性寒，入肺、大肠、肾经，具敛肺涩肠，固精止汗，止血止泻之能，主要用于肺虚久咳、久嗽，以及久泻、脱肛、遗精、便血等症。与五味子为伍，属相须之用，酸涩相助，上敛肺金，下固肾元，标而本之，重在治标。用量五味子 6 ～ 10g，五倍子 3 ～ 6g。

7. 山萸肉　牡蛎

[功用] 二药相伍，敛阴固脱，涩精止汗，标本兼顾。主治体虚自汗、盗汗；肾虚遗精、滑精，女子带下淋沥等。

施今墨医学全集

[说明] 山萸肉，即山茱萸，甘酸性温，入肝、肾经，以补益肝肾，敛汗涩精为长，主要用于肝肾不足之腰膝酸软，头晕耳鸣，盗汗遗精，尿频遗尿以及体虚大汗，亡阳欲脱之症等。与牡蛎相用，属相使之用，意在敛阴固脱，标本同治。张氏《医学衷中参西录》来复汤，即以二药加龙骨、杭芍、台参、甘草组方，"治寒温外感诸症，大病瘥后不能自复，寒热往来，虚汗淋漓；或但热不寒，汗出而热解，须臾又热又汗，目睛上窜，势危欲脱；或喘逆，或怔忡；或气虚不足以息，诸证若见一端，即宜急服"。用量山萸肉 10 ～ 15g，牡蛎 10 ～ 25g。

8. 芡实　莲子

[功用] 二药配伍，健脾益肾，除湿固精，止泻止带。主治脾虚泄泻，带下淋沥；肾虚不固，男子遗精、滑精，女子带下、崩漏，以及小便频数、遗尿等。

[说明] 芡实，又名鸡头米，甘涩平性，入脾、肾经，具健脾止泻，益肾固精之能，主要用于脾虚泄泻、女子带下淋沥以及肾虚遗精、遗尿、泄泻、带下等症。莲子苦涩平，入脾、肾、心经，具健脾、益肾、养心之功，主要用于脾虚泄泻，肾虚不固，遗精、尿频、带下淋沥，以及心肾不交，心烦不寐，心悸怔忡等。二药相合，属相须之用，脾肾并治，标本兼顾也。施师临证，习以芡实米、建莲肉并书，常用于治疗慢性腹泻，久久不愈者。用量芡实 10 ～ 15g，莲子 6 ～ 12g。

9. 肉豆蔻　补骨脂

［功用］二药相用，脾肾并治，温敛相济，涩肠止泻。主治脾肾阳虚，肠鸣腹痛，五更泄泻，日久不愈等症。

［说明］肉豆蔻，又名肉果，辛温，入脾、肾、大肠经，具温中散寒，健脾消食，涩肠止泻之功，主要用于脾胃虚寒，食欲不振，脘腹胀痛，大便泄泻，甚则脱肛等。补骨脂以温暖脾肾，补命火为善。故二者相伍，属相使之用，温脾暖肾，以治其本，涩肠止泻而疗其标。宋·许学士《普济本事方》谓之二神丸，治脾胃虚寒，不思饮食，泄泻不止者。明·孙一奎，清·张璐二家均有论，尤其张氏又名言："治肾脏阳虚，五更泻。"用量两药各6～10g。

10. 赤石脂　禹余粮

［功用］二药相伍，气血并施，相互促进，涩肠止泻，收敛止血。主治下焦虚寒，下痢不止，即久泻、久痢、便血，以及脱肛，赤白带下，崩漏下血，如慢性肠炎、慢性痢疾、溃疡性结肠炎等。

［说明］赤石脂，为多水的高岭土，甘酸温，入胃、大肠经，具有涩肠止泻，止血敛疮之能，主要用于慢性久泻，大便下脓血，以及妇人崩漏下血、带浊淋沥等症。禹余粮，为褐铁矿石，甘涩平，入胃、大肠、肝经，功专涩肠固脱，止血止泻，主要用于脾肾阳虚所致之久泻、久痢、便血及妇人崩漏下血，月经过多，带下淋沥等症。二药相配，属相须之用，重在治标。仲景《伤寒论》有赤石脂禹余粮汤，即二药成方，治伤寒下利不止。柯琴注曰："然大肠之不固，仍责在胃，关门之不闭，仍责在脾。二石皆土中精气所结，实胃而涩肠，急以治下焦之标者，实以培中宫之本也。"明·孙一奎以二者各60g，水煎服，治大肠腑发咳，咳而遗溺。用量赤石脂10～15g，禹余粮10～25g。

11. 赤石脂　白石脂

［功用］二药相配，气血双调，同类相佐，收敛固涩，止泻止血。主治慢病久泻、久痢、便血，以及妇人月经过多、崩漏下血、带下淋沥等症。

［说明］白石脂，即高岭土，又名白陶土，甘酸性平，入肺、胃、大肠经，以重坠下降，镇静安神，敛肺涩肠，收敛止血为用。与赤石脂同类，而有赤白之分。二者合用，故属相须之用。《本草纲目》云："石脂虽五种，而性味主治不甚相远。"《本草求真》又言："赤入血分，白入气分。"故谓"气血双

调，收敛固涩，止泻止血"也。用量两药各 10 ～ 15g。

12. 血余炭　赤石脂　禹余粮

[功用] 三药相伍，收敛止泻，涩肠止血。主治久泻、久痢、大便下血者，如慢性结肠炎、肠结核、阿米巴痢疾、休息痢等。

[说明] 三者相配，属相须之用，系在仲景《伤寒论》赤石脂禹余粮汤基础上加止血益阴之血余炭而成，以增强收敛固脱，止血止痢之力。用量血余炭 6 ～ 10g，赤石脂 10 ～ 15g，禹余粮 10 ～ 25g。

13. 金樱子　芡实

[功用] 二药相用，脾肾并治，健脾止泻，益肾涩精，缩尿止带。主治脾肾两虚，慢性泄泻，以及肾虚不固，男子遗精、遗尿，女子带下赤白等症。

[说明] 金樱子甘酸平性，入肾、膀胱、大肠经，其以益肾固精缩尿、涩肠止泻为用，与健脾益肾，除湿止泻之芡实为伍，则属相须为用，水陆之品，异源同功，共奏健脾益肾，固精止泻之效。宋·洪遵《洪氏集验方》水陆二仙丹，即二药成方，治肾虚而致之男子遗精白浊，女子带下。用量金樱子 6 ～ 12g，芡实 10 ～ 15g。

14. 茯苓　益智仁

[功用] 二药相配，渗固相兼，健脾渗湿，温肾固元，止泻缩尿。主治下元虚寒，小便不利，尿浊不清，以及脾肾虚弱，泄泻便溏等。

[说明] 益智仁长于温补脾肾，固精缩尿，用于脾肾阳虚，下元虚冷之遗精、早泄、尿频、遗尿以及小便白浊等症。与健脾淡渗除湿之茯苓相合，补固寓通利于中，属相使之用，健脾补肾而不留湿邪也。用量茯苓 10 ～ 15g，益智仁 6 ～ 10g。

15. 桑螵蛸　海螵蛸

[功用] 二药相伍，阴阳两合，补肾涩精，收敛止血，缩泉止遗。主治下元不固，遗尿，尿频，男子遗精、早泄，女子带下、崩漏等症。

[说明] 桑螵蛸，甘咸涩平，入肝、肾经，具有补肾助阳，固精缩尿之能，主要用于肾阳不足，阳痿、早泄、遗精、遗尿、尿频，以及女子带下不止等症；海螵蛸，又名乌贼骨，咸涩微温，入肝、肾经，有温涩固精、止血、止带、制酸之能，如疗各种出血症，男子滑精、早泄，女子崩漏带下，以及胃痛泛酸等症。二者相合，属相须为用，陆天螳螂之子与水中乌贼之骨，阴阳

相配，异曲同工之妙也。施师临证习用之，涩中有补，以固为主。用量桑螵蛸 6～10g，海螵蛸 10～12g。

16. 诃子　陈皮

[功用] 二药相配，散收并施，相反相成，健脾理气，敛肺利咽。主治咽喉不利，久咳痰阻，声音嘶哑等症。

[说明] 诃子，亦名诃黎勒，苦、酸、涩，平性，入肺、大肠经，功善敛肺止咳，涩肠止泻，主要用于肺虚久咳，久嗽失音以及湿热久痢等症。与健脾燥湿，理气化痰之陈皮为伍，属相使之用。苏颂《图经本草》有二药与厚朴等分为丸之用，用以治气痢水泻。是以李时珍《本草纲目》云"诃子同乌梅、五味子用则收敛；同橘皮、厚朴用则下气"。施师临证以之治声哑，其门人吕景山释之曰："盖诃子能降能收，夫金空则鸣，或致音哑，用此降敛肺气，则肺窍无壅塞，而声音清亮矣。"用量诃子 3～10g，陈皮 6～10g。

17. 诃子　桔梗　甘草

[功用] 三药相配，宣敛并施，升降肺金，利咽祛痰，止咳开音。主治音嘶，声哑；或慢性喉炎，喉头结节（息肉）等致咽痛声哑者。

[说明] 三药组方，属相使之用。明·孙一奎《赤水玄珠》称为诃子汤，亦名诃子亮音丸，治失音不能言语。以诃子之敛肺利咽，主收主肃降；桔梗之开宣肺气，主升主散以祛痰利咽；甘草生用，泻火解毒，缓急止痛。三者合之以复肺金宣肃之性，令咽润音出而嗽止矣。用量三药各 6～10g。

18. 诃子　血余炭

[功用] 二药相同，相辅相成，涩肠止泻，育阴止血。主要用于湿热久痢，久泻，如慢性菌痢、阿米巴痢疾、肠结核腹泻、大便脓血时现等。

[说明] 二药为伍，属相须之用。以诃子之涩肠止泻之长，合血余炭之涩肠止血，育阴利尿，共奏止泻止血而护阴之效。施氏临床治疗湿热证还加用银花炭、赤芍、白芍、薏苡仁、左金丸、木香丸等，脾虚证还与附子理中丸、参苓白术散相用。用量诃子 6～10g，血余炭 3～10g。

19. 血余炭　禹余粮

[功用] 二药相用，涩肠止泻，收敛止血，相辅相成。主治久泻、久痢症，如慢性肠炎，慢性痢疾，大便不时下脓血者。

[说明] 血余炭以涩肠止血，育阴利水为长；禹余粮功专涩肠固脱，止泻

止血。故二药相伍，属相须为用，重在固涩。施师认为，二药伍用除有收涩止泻之用外，其分子颗粒尚可吸附于肠黏膜，起到防腐和保护黏膜，使溃疡早期愈合的作用。用量禹余粮 10 ～ 15g，血余炭 6 ～ 10g。

二、验方

施师曰："临证如临阵，用药如用兵。必须明于辨证候，详慎组方，灵活用药。不知医理，即难辨证；辨证不明，无从立法；遂致堆砌药物，杂乱无章。"又谓："组方用药恰当，首先在于辨证精，辨证精确而组方用药不注意君臣佐使的比例安排，疗效就差，二者相辅相成，缺一不可。"

1. 慢性肠炎丸

[组成] 普洱茶，干姜，诃子肉（煨），御米壳，茯苓，白术，红参，淡附片，五味子，苍术，补骨脂，天生磺，煨肉果，川黄连，吴萸，陈皮，半夏，甘草。

共研细末，用六神曲适量打糊，和为小丸，每日早、中、晚饭后，分别服6g，此方可用 30 余日。

[功用] 主治脾肾两虚，肠寒久泻。症见腹痛绵绵，便溏肢冷，面色萎黄，身倦乏力，纳食无味，舌淡苔白，脉弦缓迟无力。

[方义] 慢性肠炎，即属久泻，属中医泄泻病范畴。明·张介宾《景岳全书》云："久泻无火，多因脾肾之虚寒也。"清·叶桂亦云："久泻无有不伤肾。"（《临证指南医案》）是以本方施师拟之六君子汤、附子理中汤、四逆加人参汤、四神丸、真人养脏汤、左金丸等补益脾肾，温中止泻要剂化裁施治。其以人参、苍术、白术、干姜、茯苓、甘草、陈皮、半夏益气补脾，健脾渗湿，扶健脾土后天之虚也，并合张介宾所言"治泻不利小便，非其治也"之理，令湿从前阴出之。用附子、硫黄辛热纯阳之物，温壮先天肾阳命火，并配补骨脂、五味子、肉豆蔻既能温补脾肾之阳，又能固涩止泻，标本兼顾。上述诸药则属方中主要成分，重在治本；佐以黄连、吴萸杜肝木之贼，取诃子、米壳涩肠止泻，而助治标之力，使以普洱茶（《本草求真》云："普洱……专于消食辟瘴止痢。"）温性和中，助胃消食止泻也，此五者乃属方中

次要成分。诸药和合，共奏温补脾肾，固肠止泻之效。

2. 慢性痢疾丸

［组成］黑大豆（酒炒），石莲肉，芡实，黄连，椿树皮，金樱子，木香，当归，白芍（土炒），炒地榆，炒枳壳，苦参，荠菜花（或金银花代之），老棕炭，阿胶，槟榔，苍术，茯苓，炒党参，炙甘草。

共研细末，用米醋若干打成小丸。每日服 3 次，每次服 10g。此方可服 50 日。

［功用］主治湿热久痢，脾肾不足。症见下痢赤白脓血日久，时轻时甚，腹痛绵绵，里急后重，倦怠乏力，纳食不佳，舌苔黄白腻，脉弦缓。

［方义］慢性痢疾，一般泛指胃肠道之细菌性痢疾，以大便次数增多，腹痛、里急后重，下痢赤白脓血为特征。中医认为此因湿热之邪或疫毒外侵等所致，若病日迁延，久痢不止，或时轻时甚，乃成慢性者。慢性久痢，不仅损伤脾胃，亦能伤肾，致脾肾两虚。明·李中梓尝谓：“未有久痢而肾不伤者，故治痢不知补肾，非其治也。”（《医宗必读》）是方施师择四君子汤、香连丸、黄连阿胶汤、水陆二仙丹、木香导滞丸等方化裁而成，意在以黄连、苦参、荠菜花之苦寒燥湿，杀虫解毒而祛邪止痢；以四君子参、苓、术、草加阿胶、白芍、当归益气补脾，补益气血，乃扶正止痢；诸药为方中主要部分。芡实、金樱子、莲肉三者既能补脾益肾，又能固涩止泻，标本兼治；棕炭、地榆、椿皮固涩止血止痢，以助治标；木香、槟榔行气导滞以除后重之苦，并防固涩之品敛邪之虞也；黑豆甘温，酒炒芳香，补脾胃益肾气，令人能食，而为之使；诸药则属方中次要部分。故而此方实为祛邪扶正，攻补兼施之剂。

3. 慢性结肠炎丸

［组成］诃子，白石脂，煨槐角，炒地榆，血余炭，禹余粮，苍术，厚朴，煨肉果，椿根皮，干姜炭，白术炭，白蔹，卷柏，陈皮炭，木耳炭，延胡索，党参，黄芪，杭白芍，炙甘草。

共研细末，枣肉为丸。每日二次，每次 6g，白开水送。

［功用］主治脾虚湿阻，久泻脓血。症见腹痛绵绵，腹泻不止，粪成糊状或黏液带血，且里急后重，或伴腹胀纳差，身倦乏力，面色不华，身体消瘦等，舌苔薄白舌质淡，脉弦缓。

[方义]慢性结肠炎，是位于直肠与结肠之一种原因不明的慢性炎症性疾病，又称非特异性溃疡性结肠炎，属中医泄泻病范畴。施师此方由平胃散、四君子汤、理中汤、痛泻要方、赤石脂禹余粮汤、槐角丸、椿皮丸、芍药甘草汤等诸方化裁而来。意在以参、芪、术、草益气补脾之虚，以厚朴、苍术、陈皮、干姜，温健脾土而燥湿，诸药相合以扶正温健脾土也，为方中主要部分，治其本。芍药、甘草、元胡，柔肝止痛，治土虚木贼也；地榆、血余、椿根皮、卷柏、槐角，凉血涩敛而止血；诃子、肉蔻、白石脂、禹余粮、木耳（甘平，疗血痢下血及新久泄痢）等温而固涩止泻，炭用者，助其收敛止血止泻也，故诸药相配起佐辅之作用，为方中次要部分。全方诸药和合，则共奏补脾止泻，标本兼治之功。诚符"五泄之治，平水火者清其源，崇堤土者塞其流耳"（《临证指南医案·泄泻》）和"滑脱不禁，然后涩之"（《证治汇补·泄泻》）之论。

4.治失眠方（1）

[组成]百合，知母，大生地，磁朱丸，何首乌，寸麦冬，龙齿，紫贝齿，生、熟枣仁，节菖蒲，甘松，西洋参，白蒺藜，鹿角霜，白薇，紫河车，明天麻，炒远志，糠皮。

共研细末，枣肉适量和为小丸。每日早晚各服 6g，白开水送服。

[功用]滋补心肾，养血宁神。主治用脑过度，心力衰弱，精神恍惚，犹类怔忡，日夜撞扰，毫无睡意，睡亦不熟，难解乏倦，杂念起伏，无能制止。长此以往，是将趋于精神失常状态。

[方义]劳心日久，用脑过度，耗伤精血。《内经》谓"肾生骨髓""精之处也""脑为髓之海"；又谓："所以任务者谓之心……心藏脉，脉舍神。"故劳心用脑，肾精心血被耗，而致神疲体倦，精神恍惚，失眠不寐矣。施师宗仲景《金匮》百合病之治，取百合、知母、生地为主，合甘麦大枣汤治脏躁之意（糠皮以代浮小麦），加磁朱丸以媾通心肾，标本兼治，为方中主要部分。再佐用紫河车、鹿角霜补肾元真，益精血；加枣仁、远志、寸麦、首乌、洋参、白薇气阴两补，益心神，养肝魂；取天麻、蒺藜、龙齿、贝齿平肝镇惊以助安神；使以甘松、菖蒲芳香入通神窍，诸药乃为方中次要成分。主次二者和合，俾肾阴精得补，心阴血得充，肝木得滋养，而神魂内守，加之金石重镇摄纳，则本固标宁，寐寤自调，神清脑聪也。

5. 治失眠方（2）

[组成] 苏梗 5g，桔梗 5g，清半夏 6g，夏枯草 6g，厚朴花 6g，枳壳 5g，陈皮 5g，茯神木 10g，白杏仁 6g，分心木 6g，黄连 3g，黄芩 6g，香附米 6g，薤白 6g。

水煎服三五剂，即可见效。

[功用] 疏肝理气，清心安神。主治气机不调，心中郁闷，心烦不寐，口苦纳差，痰吐不利，胆怯不安，苔白滑腻脉弦等。

[方义] 肝主疏泄，藏血舍魂。情志不遂，心情抑郁，则气机不调，郁而化火；肝木郁而伐脾，肺失宣肃而痰浊内生，乃致魂不安藏而失眠多梦矣。施师对是证择芩连温胆汤合香苏散二方加减化裁治之，从肝、脾、肺三脏入手，以香附、厚朴花顺气开郁，分心木（即核桃内之隔墙薄板）有理气开胸之功，薤白辛滑通阳且醒脾，苏梗行气治失眠，陈修园先生善用之，张志聪《侣山堂类辨》有"紫苏叶能引阳气而入阴分"之说，苏梗行气胜于苏叶。半夏、陈皮、枳壳燥湿化痰，理气安神，夏枯草、芩、连苦寒能清泄心、肝、胆、胃之热，桔梗、杏仁入肺，能宣肃肺金，止咳祛痰。诸药相伍，令肝气得疏泄，脾湿得健运，肺金得宣肃，从而气顺痰消，心宁神安矣。

6. 治失眠方（3）

[组成] 当归 6g，川芎 4.5g，合欢花 6g，酸枣仁 6g，郁金 6g，远志 6g，柴胡 5g，白芍 6g，生地 6g，西红花 3g，丹参 10g，炙甘草 3g，夜交藤 18g，琥珀粉 3g（分两次送服）。

水煎服，每日一剂，早晚各一次。

[功用] 活血理气，养心安神。主治血瘀气滞者，胸闷不舒，心悸失眠，月经愆期，胸背时痛，舌质偏紫暗或有瘀斑等。

[方义] 若凡血脉涩滞瘀阻不畅者，往往导致心悸不寐，胸闷身痛不爽，妇人可伴月经愆期或经来腹痛。《内经》云："肝藏血，血舍魂。"血瘀不畅，必致肝郁气滞，而病失眠多梦也，故施师拟桃红四物汤（以丹参易桃仁）行血养血而为主，柴胡、郁金、合欢疏肝理气而为辅，佐以枣仁、远志、夜交藤、琥珀养心安神而定惊，使以炙草甘温和中，调和诸药。如是相配成方则血脉得通畅，气机得调达，神魂得养而入睡乡矣。

7. 治疗神经衰弱（阳衰）验方（4）

[组成] 紫河车 2 具，红人参 30g，上肉桂 15g，黄精 120g，野党参 90g，甘枸杞 60g，巴戟天 30g，生地 60g，鹿茸片 15g，制首乌 120g，五味子 30g，熟地 30g，明天麻 15g，库黄芪 120g，奎白芍 60g，於术 30g，珍珠母 60g，酒当归 60g，破故纸 30g，云苓 60g，春砂仁 15g，酒川芎 15g，陈阿胶 120g，白薇 30g，炙甘草 30g，紫贝齿 60g，白蒺藜 60g，桂枝 30g，节菖蒲 30g，仙灵脾 30g。

共研细末，另用羊眼珠 20 付，羊腰 10 付，猪脊髓 330g，捣烂如泥，合药为小丸，如梧桐子大，阿胶为衣，闯亮，每服 3～5g。

[功用] 温养阳气，补益气血。主治头目眩晕，失眠耳鸣，精神恍惚，记忆减退，心跳气短，腿软腰酸，男子阳痿早泄，女子月经不调。

[方义] 思虑劳心，用脑过度，情欲失节，精髓亏损，阴损及阳，久之则心、脾、肾、肝诸脏受损，气血不足，神魂失养，筋骨不健，从而头目眩晕，失眠耳鸣，心跳气短，腰膝酸软，男子阳痿早泄，女子月经不调诸症生焉。《素问·阴阳应象大论》云："形不足者温之以气，精不足者补之以味。"施师择十全大补汤、河车大造丸、《济生》十补丸、小建中汤等方化裁制方治之。以八珍汤气血两补，紫河车、羊腰、猪脊髓、羊眼、鹿茸、阿胶血肉有情之品合巴戟、灵脾、肉桂、桂枝、补骨脂、首乌、枸杞、五味等补肾填精、温养阳气，天麻、白蒺藜、白薇、菖蒲、贝齿、珍珠母等平肝镇心，养心安神。是以诸药俾气血得补，肾精充而阳旺，心肝得养而神魂宁矣。

8. 治疗神经衰弱（阴虚）验方（5）

[组成] 紫河车 120g，红人参 30g，何首乌 120g，玳瑁 30g，香甘松 90g，鹿角胶 60g，陈阿胶 120g，天麻 30g，当归身 30g，龙眼肉 120g，羊乌珠 2 对，白术 60g，生龙骨 60g，生牡蛎 60g，节菖蒲 60g，白薇 30g，紫贝齿 60g，茺蔚子 60g，大生地 30g，熟地黄 30g，珍珠母 60g，库黄芪 120g，五味子 60g，砂仁 15g，白蒺藜 60g，炒枣仁 120g，血琥珀 30g，黄精 120g，云茯苓 30g，寸麦冬 30g，天门冬 30g，黄连 30g，酒川芎 30g，杭白芍 30g，杭菊花 30g，炙草 30g。

共研细末，水泛小丸，重 0.15g，阿胶为衣。每日早晚各服 20 粒，白开水送下。

[功用]补益气血，填精滋肾，宁心安神。主治头目眩晕，烦躁失眠，怔忡健忘，心跳气短，腰酸腿软，男子遗精早泄，女子月经不调。

[方义]思虑过度，情欲失节，则精血被耗，心肾失交。《内经》云"肾主骨……肾生骨髓……脑为髓之海"，故肾精不足则腰膝酸软，头目眩晕也。《内经》又谓"心主身之血脉……脉舍神"，阴血被耗则心神失养而不安，故失眠，心悸怔忡，健忘也。阴虚则阳必凑之，故男子梦遗早泄，女子月事不调生焉。施师取三才汤、四君子汤、四物汤、圣愈汤、生脉散、安神定志丸、归脾汤、琥珀养心丹、珍珠母丸、酸枣仁汤、黄连阿胶汤等诸方化裁成方，意在用八珍汤加黄芪、黄精、龙眼、茺蔚等大补气血，二冬、二地、首乌、河车、鹿胶、阿胶、羊眼、五味、白薇滋阴补肾，枣仁、菖蒲、玳瑁、贝齿、珍珠、龙骨、牡蛎养心重镇安神，蒺藜、菊花、天麻、黄连清心肝之热，平肝止眩，用砂仁、甘草调和诸药，以保胃气。是以诸药合和，补益气血，重在滋阴补肾，媾通心肾，宁心安神。

9. 治糖尿病方（1）

[组成]上瑶桂24g（切碎，不可火煎，蒸汁兑入），黑附块18g，鹿茸粉3g（另装胶囊分2次随药送服），桑螵蛸10g，山萸肉12g，大山参12g，巴戟天10g，破故纸10g，覆盆子10g，金樱子10g，於术15g，怀山药30g，芡实米30g，炙甘草10g。

文火煎服。

[功用]补火助阳，固肾补脾。症见尿意频频，小溲清长，朝夕不断，症似尿崩，时尿若淡青色，时若上浮一层油脂，口淡不欲食，气短声低，大便时溏，四肢厥冷，舌苔薄白，或润，或不润，质淡不红，脉多见沉迟，尺部尤甚，化验检查血糖、尿糖为高，西医诊断为糖尿病。

[方义]糖尿病者，日久脾肾两虚。肾虚精亏，阴损及阳，命门火衰，火不生土，脾虚气弱，生化匮乏。故而殆将虚脱，险象环生，亟当壮火补虚，固脱填精之治，冀以挽回颓势。施师据证择《严氏济生方》十补丸子合参附汤、水陆二仙丹等方化裁成方。重用桂、附、参、茸与萸肉，急当补火助阳，益气固脱，俾心、脾、肾阳回精固，为方中主要成分；佐以巴戟、故纸温补肾阳助桂附之补火，覆盆、桑蛸、金樱而助山萸之填精固涩，於术、山药、芡实助参益气补脾则复健后天生化之源，使以炙草，甘缓和中调诸药，诸药

乃为方中次要成分。诸药主辅相伍，令阳回精固，肾脾得补，诚为治糖尿病属虚寒证之良方也。

10. 治糖尿病方（2）

[组成] 玄参，苍术，麦冬，杜仲，茯苓，生黄芪，甘枸杞，五味子，葛根，二仙胶，大熟地，怀山药，山萸肉，丹皮，人参，玉竹等。

共研细末，另用黑大豆1000g煎煮浓汁，去渣，共和为小丸，每日早、午、晚各服6g，白开水送下。

[功用] 滋肾填精，益气健脾。主治糖尿病者脾肾两虚，血糖尿糖均高。服汤剂不便，以丸剂久服，坚持治疗。

[方义] 本方系施师为糖尿病患者久病不愈，脾肾两虚，经年服药，以丸剂坚持治疗。在张介宾左归丸、《局方》四君子汤和东垣先生生脉散之基础上加减化裁成方，以熟地、萸肉、玄参、枸杞、二仙胶、五味、麦冬，滋补肾之阴精而固本治先天，以参、芪、山药、玉竹、苍术益气健脾而扶后天资化源，杜仲之用以阴中扶阳，阳生阴长，丹皮以凉血化瘀，防其阴滞，葛根生津且升阳，与芪相伍令脾肾阴精下陷得升提也。诸药相配，脾肾并治，气阴两补，阳生阴长。丸缓久服，病望康复矣。

11. 治糖尿病方（3）

[组成] 葛根，花粉，石斛，玄参，生地，麦冬，天冬，莲须，人参，五味子，桑螵蛸，菟丝子，破故纸，山萸肉，西洋参，何首乌，生黄芪，怀山药，女贞子等。

共研细末，金樱子膏适量和为小丸，每日早、中、晚各服6g，白开水送下。

[功用] 滋阴补肾，益气健脾。主治肾虚精亏，脾虚气弱，气津两伤之上下消渴者（即糖尿病饮多、尿多者），症见口干引饮，饮不解渴，小便频多，愈饮愈尿，神疲倦怠，舌苔干黄，舌质偏红，脉沉细弦数。

[方义] 糖尿病饮多尿多者，属中医消渴病范畴。不论七情失度、房室劳伤，还是饮食厚味肥甘等，其致成消渴之机理悉为积热伤阴，阴虚火炎，耗伤肺、脾（胃）、肾诸脏腑。热伤肺阴，则津液干枯不能敷布，故多饮而烦渴不已，谓之上消；热伤肾阴，则肾阴不足，精气亏虚，固摄无权，精微不藏，多尿而频，或尿如脂膏，或尿味发甘，谓之下消。施师制本方善疗上下消者，

取《医级》八仙长寿丸合生脉散加减化裁而成，即以生地、玄参、天冬、麦冬、花粉、石斛、葛根诸药甘寒滋阴，生津止渴，俾金水相生，肺肾并治；以二参、黄芪、山药益气补脾，资化源而生津之本；莲须、桑蛸、金樱、五味固肾缩尿，又与上述诸药能酸甘化阴，标本相兼也；菟丝、故纸入肾温补肾阳，于阴中生阳化气，使肾气不衰而复固泉缩尿之本也。是以诸药相伍，共奏滋阴生津，止渴缩尿之功。

12. 治糖尿病方（4）

[组成] 莲子肉，芡实米，党参，熟地，红人参，桑椹子，淡苁蓉，山萸肉，云茯块，丹皮，山药，白术，阿胶，知母，黄精，西洋参，杭白芍，黄柏，箭黄芪（生用）等。

共研细末，雄猪肚一枚煮极烂如泥，和为小丸。每日早、午、晚各服 6g，白开水送下。

[功用] 滋阴清热，补肾健脾。主治糖尿病患者善饥多食，肌肉消瘦，口干苦，手足心热，心烦少寐，大便偏干或燥结等。

[方义]《素问·阴阳别论》云："二阳结谓之消。"即指手足阳明经大肠与胃之病消渴。系积热伤胃肠，则胃肠热盛，而消谷善饥多食，大便燥结，且肌肉消瘦。胃属中焦，故又称"中消"之病。施师本方系知柏地黄汤、黄连阿胶汤、四君子汤等方加减而成，意在以知柏地黄（汤）去泽泻加阿胶、桑椹子、白芍，滋肾育阴，养血清热，媾通心肾；以党、红、洋三参合芪、术、黄精、芡实、莲子等益气健脾，资后天化源而气阴两补；苁蓉入肾，益阳补肾固精，于众阴中加一阳物，令阴阳和调，滋阴清热而无伐阳生之弊，且其与白芍相伍又能疗肠燥之便秘也；用猪肚和丸，为前贤治脾胃之习，猪肚，《名医别录》云："补中益气止渴。"《本草纲目》云："猪水畜而胃属土，故方用之补虚，以胃治胃也。"今人多不用。故诸药相配，甘寒滋肾，甘平补脾，苦寒泄热，脾肾并治而消渴平。

13. 治低热久不退方（1）

[组成] 左秦艽 30g，淡豆豉 30g，银柴胡 30g，粉葛根 30g，黑芥穗 30g，防风 15g，防己 15g，细辛 15g，鸡骨常山 15g，紫浮萍 15g，紫苏叶 15g，川独活 15g，苦桔梗 30g，南薄荷 15g，青蒿 30g，连翘 30g，地骨皮 60g，桑白皮 30g，紫雪丹 30g（另兑），赤芍 30g，白芍 30g，丹皮 30g，板兰

根 30g，山甲 30g，鳖甲 30g，胡黄连 15g，羚羊角 15g（另研，兑），小生地 60g，白茅根 60g，山栀 30g，知母 30g，地龙 30g，川石斛 60g（兑），西洋参 60g（另研，兑），何首乌 60g，益元散 60g（兑），原寸冬 30g，黄芩 60g，黄柏 60g，杏仁 30g，赤茯苓 30g，赤小豆 30g，车前子 30g（炒），紫油朴 30g，山楂肉 30g，佩兰叶 30g，槟榔 30g，枳实 30g，枳壳 30g，炒神曲 30g，於白术 30g，肥玉竹 60g，淡吴萸 15g，酒川芎 15g，青皮 15g，广皮 15g，甘草梢 30g。

诸药研末，炼蜜为丸，每丸 6g 重，每日早、午、晚各服一丸。约服一二个月，低热方能清退。服药时间长短，按发病之年月远近而定。于治丸药之前，可按病情轻重，酌摄少量，或适合药品煎汤，暂服数剂作为程序上侦察预备，用为丸剂铺平道路尤佳。

上述药味颇多，施师云："全系需要之品，配备周齐，任凭拣选，有兼症或轻病尽可取舍加减，不必泥用。又各药味下注有分量，仅为配合药力大小，作比例差别，非按定量应用。且品种数十，量亦相捋，个人单位焉用许多。"

[功用]专治外邪内陷不出，经年累月，热无定型，或早或晚，亦无定时；或大汗出，旋覆反热；或始终无汗，干热绵绵；或发作时先觉寒热；或寒热同时，均为此一类型。

[方义]施师云："常见低热患者持续恒永，百方检查从未发现细菌、病毒，亦无结核病灶，病历上记载什么原因不明，经用各种抗生、退热药品，迄未生效，或旋退复发，体力消耗，日殆一日，本无厚者。拖延日长，偶幸自愈。虚弱之躯形貌憔悴，即精神上之负担亦难堪想象矣。"

施师认为："本症大抵由于轻重感冒而起，曾经发过寒热，或又重感，不自觉知，往往视为轻微小恙，拖拉不治，更甚者错误失治。……均使病邪内窜，关闭弗出，是以久久发热不绝。热虽不高而日夜纠缠，痛苦百倍也。"

盖病之初起，原因风寒外袭，燥火内含，或兼积滞，或郁气血，开始不过散寒、清火、疏结、调气，几剂汤、丸可也。譬之衣物包裹，如去外被之袱，乃能取之，甚有便也。今风寒束缚燥火，不谋开表而先泄里，恣用寒凉黏腻，是独取内衣，反而更添加一层外袱。或者遏抑太过，致邪出无途，俨同闭门缉盗，其横决莫可收拾，亦犹不启外袱而取衣物，纵生扯拉，衣物终不得出耳。

然则治疗之法而何可？亟应解清互举，和调共图，就气就血，亦补亦通，持重轻急缓之间，次第损益之际，勿再稍涉紊乱，冀收辨证之功，用药更须灵活从事，宜既顾现在，还应补校以往矣。经络脏腑齐头并进，拟以全体十分中之二药力，提拔潜伏之邪，提之使出，发之使散，芃、豉、荆、防、柴、葛、辛、常之类属之；以四分药力搜剔热积，紫雪、羚羊、栀、芩、知、柏、生地、丹皮、赤芍、兰根、青蒿、地骨之众属之；其余四分药力以和气血，以通胃肠，以复体力，二甲、地龙、芎、芍、枳、朴、橘、曲、车前、寸冬、石斛、首乌、玉竹、参、苓、术、草等属之。

（施师多少年来曾用此药方剂，先后治愈数百人，以其数见不鲜，故未随留病历，但此类中低热患者占大多数。故详述于上，以备参考。）

14. 治低热不退方（2）

[组成] 大生地，大熟地，天冬，麦冬，旱莲草，女贞子，黄精，玄参，龟板胶，黄明胶，地骨皮，白茅根，丹参，丹皮，山栀，赤茯苓，赤、白芍，鳖甲，黑芝麻，黑豆衣，紫河车，西洋参，青蒿，白薇，鸡血藤，环石斛，紫草，阿胶，冬虫夏草，五味子，山萸肉，川楝子，花粉，芦根，鹿胎膏，黄鱼肚，川连，连翘，紫贝齿，珍珠母，楮实子，天烛子，淡菜，海参，柏子仁，车前子，银花，滑石，莲子心，条黄芩，建泽泻，知母，炙甘草。

[功用] 主治阴虚血少，下午微潮，体温不高而久热不退。

[方义] 施师云：“并非由于慢性细菌感染所起，亦非由于误治而然。乃因先天不足，气血枯槁，不能抵抗天行气候，又有偏胜之体，丹溪所谓‘阳常有余，阴常不足’。动辄发热，长久更如陈年旧病，亏损阴分，体工不能救济，旋热旋退，终不脱体。至于老迈衰残，营血不生，无以自养，时时微热，兼作轻寒，尤所习见。以上各类低烧发热约可分为先天、偏胜、久病、年老四种，纯属内因，每多相似，治法亦大略从同，病程虽分久暂，热态各具浅深，总之皆为阴虚发热类型之证候群也。与前方的外因造成之低热不同。”

“方中育阴之品占百分之五十以上，如二地、二冬、二至、河车、鹿胎、淡菜、虫草、黄精、山萸、楮实、天烛、龟板、鳖甲、贝齿、珍珠母一类，包括潜阳。其次养血生津，若诸胶、洋参、丹参、芝麻、黑豆、玄参、石斛、五味子、鸡血藤，兼合冬、地、芍药等味。其次清解三焦蕴热，引之下行排出，即丹、栀、连、芩、知母、白薇、青蒿、地骨皮、茅根、芦根、银花、连翘、紫草、莲心、赤苓、滑石、车前、泽泻、苦楝、甘草之群。发热既久，焉保无毒素蓄积其中？上药不独清热解毒，且能为驱逐余邪寻取一条捷径，不汗不利，仅由小溲传导而去，绝不伤害身体，岂非事半功倍者耶！"

15. 龙胆蒺藜汤

[组成] 龙胆草，白蒺藜，桑叶，菊花，白薇。

[功用] 清肝热，泄风火。主治热病，如流行性脑膜炎、乙型脑炎、结核性脑膜炎等出现高热、神昏、头痛、惊厥，属实热证者。并可依病情酌加全蝎、僵蚕、蝉衣、地龙、蜈蚣、钩藤以平肝息风，加菖蒲、郁金、远志以通窍醒神，用安宫牛黄丸、羚羊粉以清热开窍、息风定惊，加生地、白芍、麦冬清热养阴等。或用于脑出血、脑栓塞、高血压脑病等中风证出现头痛、眩晕、神志不清、目赤面红、大便秘结，属肝热风动者。亦可据病情酌加羚羊角、钩藤、天麻、玳瑁以息风降压，加石决明、磁石、龙齿、牡蛎、重镇息风，加僵蚕、地龙通络，加大黄、玄明粉等通便。或用于一氧化碳中毒症，出现抽搐、发热、语言不利属实热证者，依病情可酌加菖蒲、蒲黄、茺蔚子、钩藤、全蝎、地龙等以通窍活络、化痰止痉。或用于血管神经性头痛，如三叉神经痛，有肝火、风阳上扰之证候者，可依病情加川芎、白芷、细辛、蔓荆子、连翘、苦丁茶等以祛风清热。或用于风热所致面瘫、耳下痛、便秘者，酌情可加牛蒡子、山慈菇、姜黄、僵蚕、蝉衣、大黄，去白薇。或用于急性结膜炎，目赤肿痛，羞明流泪，可酌加蝉衣、密蒙花、决明子、木贼草等。或用于急性中耳炎、外耳道炎等，可酌加石菖蒲、苍耳子等。

[方义] 李中梓先生尝云："东方之木，无虚不可补。"肝胆属木行，主风主动，其病极易生热、化火、动风，故治肝胆火热、动风等实证，皆宜清热泻火，平肝息风之法。施师制是方之旨，意在以龙胆草苦寒入肝胆经，善清泻肝胆之实热、湿热，乃以之为君。白蒺藜辛苦，入肝经，善于祛风平肝，除风热明目，与君药一清一散，一泄一平，故为臣药。正若吴谦所言："治肝不治风，非其治也。"桑叶、菊花苦寒，入肝、肺经，善于疏散风热，清肝明目；白薇苦咸寒，入肝、胃经，能清热凉血，护阴除蒸，三者乃为之佐。佐君臣以清疏肝胆之热，且防伤阴动血之弊，故诸药合之而主辅分明，共奏清热泻火，平肝息风之效。

16. 益肾强身丸（原名抗衰延年丸）

[组成] 熟地，紫河车，黄精，何首乌，黄芪，山药，茯苓，胡桃仁，黑芝麻，黑豆，天冬，麦冬，玄参，芡实，侧柏叶，珍珠，琥珀，龙骨，大枣，大清盐。

诸药研末，炼蜜为丸，每丸 6g，早、午、晚各服一丸，开水送服。

[功用] 益肾填精，补气养血。用于治疗肾精不足，气血两虚者，症见胸闷气短，失眠健忘，腰膝酸软，全身乏力，脑力下降，须发早白等症。

[方义] 施师本方系一强身健体，补益脾肾之剂。中医认为肾为先天，藏精生骨髓，为"作强之官"；脾胃后天，气血生化之源，为"仓廪之官"。肾虚精亏则腰膝酸软，脑转耳鸣，须发早白；脾虚而气血不足，则全身乏力，失眠健忘，胸闷气短。故方中以熟地、紫河车、何首乌入肾能滋补肾元，填精坚骨为君药；黄芪、山药、黄精、茯苓、芡实均入脾能益气健脾，资化源以生气血，胡桃、芝麻、黑豆为食用之品，虽亦入肾，其实脾肾并滋，八药乃为臣药，以先后天共补也。二冬、玄参、侧柏甘苦寒而滋阴生津，凉血清热，既佐君填精滋阴，且杜温补化热之虞，珍珠、琥珀、龙骨重镇安神，宁心以保精，三药亦为之佐。大枣、大清盐，一甘温、一咸寒，其为之使，引诸药直达脾肾也。是以君臣佐使齐备，而达补肾保精，健脾益气，气血并补，脾肾同治，益寿延年之目的。

17. 防衰益寿丸

[组成] 人参，熟地，鹿角，冬虫草，龟甲，山茱萸，枸杞子，黄芪，白术，鹿筋，菟丝子，女贞子，旱莲草，银耳，淡菜，柴胡，枳壳，陈皮，沉香，牛黄，黄芩，黄连，黄柏，龙眼肉，石菖蒲，远志，丹参，三七，大枣，甘草等。

[功用] 滋阴助阳，培元固本，协调阴阳，强身健体。用于治疗脏腑功能失调，气血阴阳受损，而现面色无华，心悸怔忡，气短懒言，神疲乏力，动则气喘，颇善太息，畏寒肢冷，失眠健忘，梦多纷纭，五心烦热，盗汗自汗，头晕目眩，食欲不佳，便或溏或秘，月经不调，小便频数或夜尿偏多。

[方义]《难经》云："损其肺者，益其气；损其心者，调其营卫；损其脾者，调其饮食，适寒温；损其肝者，缓其中；损其肾者，益其精。"此为治损防衰之剂，施师原方药品颇丰凡为 61 种。今列举其要者 30 种以论其君臣主辅

之用。《素问·至真要大论》云："主病之谓君，佐君之谓臣，应臣之谓使。"方中乃以人参、熟地、鹿角、虫草为君。人参甘苦微温，入肺脾心经，大补元气，强心增智；熟地、鹿角、虫草三药悉入肾经，具补肾填精，纳气壮阳之能，与人参相合而奏气阴两补，滋阴助阳，阴阳双补，心肾脾肺并治之效。臣以龟甲、山萸、枸杞、黄芪、白术、鹿筋、菟丝子、女贞子、旱莲草，用龟甲、山萸、枸杞、女贞子、旱莲之入肝肾经，助君药熟地、鹿角、虫草滋补肝肾，填精养血；取芪、术之甘温入脾肺经，以助人参大补元气，健运脾土后天气血生化之源；鹿筋、菟丝温补肾元，固肾壮骨强筋，助鹿角、熟地之填精壮阳，从而达到佐君之目的。佐用淡菜、银耳之食品，既助君药补肝肾，养精血，又防君臣诸药温补伤阴之弊；用柴、枳、沉香、陈皮为佐，以其芳香理气，通畅气机，醒脾疏肝，并杜滋补壅滞之虞；芩、连、柏、牛黄之苦寒为佐，取其清热泻火，醒神开窍之长，防三焦之蕴热，并反佐温补助火之害；菖蒲、远志、龙眼、三七、丹参为佐，一则助参之养心安神，俾心肾相济，二则活血通经，去瘀生新，气血并调也。使以大枣、甘草，其既有调和诸药之能，又为益气补脾之佳品。诸药相配，虽非全貌，但其主旨精髓已显滋肾填精，温补元阳，补脾益气，调达肝脾，媾通心肾，协调阴阳之功。

18. 固神气精血方

[组成] 茯神，黄芪，芡实，熟地，黑豆，黄精，山药，龙骨，黑芝麻，紫河车，何首乌，琥珀，濂珠。春秋日加天冬、麦冬；夏日加元参、麦冬；冬日加肉桂、天生磺。

[功用] 补益精血，宁心安神。主治心气不足，精血虚弱，身倦神疲，心悸心慌，精神萎顿，须发早白，面色㿠白等。

[方义]《灵枢·本神》云："心怵惕思虑则伤神。"《素问·宣明五气》有"五劳所伤"，《素问·生气通天论》有"因而强力，高骨乃坏，肾气乃伤"之论等。思虑失宜伤及心之气血，致心神不安，心悸少寐，气短心慌，面色不华诸症生焉；劳力失节伤及肾之精气，故精亏骨弱，身倦神疲，腰膝无力，须发早白诸症生焉。"脾胃者，仓廪之官，五味出焉"（《素问·灵兰秘典论》），是以称为后天之本，气血生化之源。心肾受损精气神皆赖脾胃所养之，故本方乃遵《素问·阴阳应象大论》"形不足者，温之以气；精不足者，补之以味"之旨。取黄芪、山药、黄精、芡实、茯神温补脾气，资化源以养心之

气血；熟地、河车、首乌、芝麻、黑豆填补肾之精血；龙骨、濂珠、琥珀宁心敛神也。诸药和合，以补为重，益气补脾，填精补肾，养心宁神而标本兼顾。春秋加二冬以生津养阴，防春温秋燥之伤阴液也；夏加元参、麦冬益心阴清暑火也；冬加桂、磺以壮肾阳命火，防严寒也。

19. 肝脾肿大合剂

[组成] 鳖甲 30g，白术 60g，延胡索 60g，茜草根 30g，柴胡 30g，莪术 30g，醋香附 30g，赤芍 30g，白芍 30g，乳香 30g，当归 30g，马鞭草 30g，台乌药 30g，粉丹皮 30g，三棱 30g，赤小豆 30g，鸡内金 30g，龟板 30g，苍术 30g，五灵脂 30g，瓦楞子 60g，麝香 6g，龙胆草 24g，甘草梢 60g，三七 30g，血余炭 30g，败酱草 60g，滑石粉 60g（为衣）。

共研细末，水泛为丸，滑石为衣。每日早、午、晚各服 4.5～6g，白开水送下，每料可服 40～50 天。

[功用] 疏肝理气，活血散瘀，健脾除湿。主治肝脾湿热蕴结等引起肝脾肿大，或慢性肝炎、肝硬化等。

[方义] 湿热病邪，内蕴日久，损及肝脾。肝主疏泄，为藏血之脏；脾主运化，不仅为后天气血之化源，亦为水湿代谢之重要脏器。湿热病邪首先伤脾，继而伤肝，所谓土壅木郁。肝失疏泄，气滞血瘀，脾失健运，湿浊与瘀血相搏结于内，则致肝脾肿大矣，即"癥积多由脏腑失和，气滞血瘀等所致"（《简明实用中医学》）之理。《内经》云："治病必求于本。"疏肝理气，活血消肿，健脾化湿当为正治。故施师取逍遥散、柴胡疏肝散、六一散、三棱汤等方化裁成方，意在以柴胡、香附、乌药、麝香疏肝行气，令气行则血行；以归、芍、延胡、乳香、三七、棱、莪、茜草、瓦楞子、五灵脂活血化瘀而消肿；以白术、苍术、赤小豆、马鞭草、滑石健脾利湿消肿；鳖甲、龟板、内金软坚散结，与诸活血化瘀相配，增强软坚消肿之力，且不伤阴血；龙胆草、败酱草、马鞭草清热解毒，并利湿消肿。诸药相伍气血湿瘀并治，以行气为先导，活血化瘀为重点，兼以健脾除湿，清热解毒，标本兼顾也。

20. 胃溃疡合剂

[组成] 甘草 120g，薄荷 30g，乌贼骨 90g（去壳），石菖蒲 30g，建曲 60g，白术 60g，广木香 15g，台乌药 30g，枳实 30g，砂仁 15g，鸡内金 60g，广陈皮 15g，没药 30g，云苓块 60g，全当归 30g，丹参 60g，三七 30g，土炒

杭菊 30g，白松香 15g。

共研细末，分 400 包。每日早、午、晚饭前各服一包（必要时可每次服二包），白开水或菜粥汤送下。此料可服 80 ～ 100 天。

[功用]理气和胃，活血止痛。主治胃溃疡病久，脘腹疼痛，胀满食少，泛酸烧心等。

[方义]饮食失节，劳倦失宜，寒温失度而致脾胃受损，日久脾虚中阳不振，湿浊中阻，气机不畅，气滞血涩，不通则痛；土虚木乘之则胃脘频频作痛，食少腹胀，泛酸等诸症生焉。叶桂先生云："胃痛久而屡发，必有凝痰聚瘀。"是以施师制方取香砂枳术丸、活络效灵丹、丹参饮等方化裁之，即用白术、砂仁、菖蒲、陈皮、木香、乌药、枳实、神曲、内金、甘草、茯苓健脾化湿，温中行气，开胃进食；没药、当归、丹参、三七活血化瘀，消肿止痛；杭菊、薄荷、松香、乌贼骨清热凉肝，止血生肌，制酸安胃，俾溃疡面早日恢复矣。诸药和合，能达理气止痛，制酸和胃之效。

21. 十二指肠溃疡合剂

[组成]苦参 60g，柴胡 30g，败酱草 60g，仙鹤草 60g，滑石 60g，川连 60g，刺猬皮 60g，香附 60g，苍术 60g，白术 30g，粉丹皮 30g，紫油朴 30g，阿胶 60g，枳壳 60g，青皮 15g，广皮 15g，赤芍 30g，白芍 30g，延胡索 30g，荜茇 15g，凤尾草 30g，炙甘草 30g。

共为细末，炼蜜为小丸，每日早、晚各服 15g，温开水送下。此料可服 70 ～ 80 天。

[功用]疏肝理气，健脾除湿，止血止痛。主治十二指肠溃疡，脘腹饥时作痛绵绵，腹胀食少，大便有潜血，不成形，心情不舒，小便发黄，口苦苔腻。

[方义]《素问·举痛论》云："百病生于气也。"人之情志失遂，忧思恼怒，肝木横逆犯胃，令气血壅滞不行，胃脘作痛。病久气血不畅，气滞则血凝，产生瘀血阻络，而胃痛且会伴有吐血、便血；肝郁久则化火，灼伤肝胃之阴，其痛多经久不愈矣。本方施师取柴胡疏肝散、平胃散、黄连阿胶汤、六一散等方化裁而成。意在用柴胡、香附、青陈皮、枳壳疏肝理气；芍药、丹皮、凤尾草、元胡、阿胶、仙鹤草、刺猬皮活血止痛、养血止血；苦参、败酱草、黄连清热泻肝胃之火；厚朴、苍术、白术、荜茇、陈皮健脾和胃，

化湿运脾；滑石、甘草护胃消除溃疡之肿痛也。诸药配伍，面面俱到，而共奏疏肝解郁，健脾和胃，止血止痛之效。

22. 治风湿性关节炎方

[组成]青风藤9g，海风藤9g，追地风9g，透骨草9g，穿山甲9g。

以上煎煮浓汁去渣，得净汁500mL，冷后，兑入好白酒500mL，置瓶中密封。每日早晚各服10mL，连服一个月。

[功用]祛风除湿，散寒通络。主治风湿性关节炎。

[方义]《素问·痹论》云："风寒湿三气杂至，合而为痹也。"现代医学所谓风湿病、类风湿性关节炎等即属中医痹证范畴。因此治疗风湿性关节炎病，遵《内经》"治病必求于本"之旨，必以祛风、寒、湿之邪为本，邪退则正安矣。是以施师制方用青风藤、海风藤、追地风、透骨草四者辛散苦燥温通风寒湿之邪，"初痛在经，久痛入络"，择山甲之善行活血通络止痛。又以其浓汁合白酒为用，酒性辛温通散，活血止痛，俾药力更雄也。方药不杂，攻专力宏，诚疗风湿病之良剂。

23. 慢性气管炎方

[组成]前胡60g，白前60g，紫菀60g，条芩120g，杏仁90g，麻黄45g，桔梗60g，半夏60g，川贝30g，陈皮60g，苏子60g，桑白皮60g，款冬花30g，海浮石60g，蛤粉60g，兜铃60g，茯苓60g，远志60g，炙甘草30g，知母60g，细辛18g，五味子30g，桂枝30g，杭芍60g，浙贝90g，葶苈子30g，射干30g，薤白60g，百部60g，枇杷叶240g，沙参240g，小枣500g。

诸药共研细末，以姜汁60g，水泛小丸，每日早晚各服6g，白开水送下。

[功用]温肺化饮，祛痰止咳。主治慢性气管炎，着凉即咳嗽痰多，胸闷憋气，喉中痰鸣，甚则喘促，不得平卧。

[方义]肺主气，司呼吸，开窍于鼻，故《灵枢·五阅五使》云："肺病者，喘息鼻张。"六淫之邪，尤其风寒之邪，最易伤肺，诚如《灵枢·邪气脏腑病形》所云："形寒寒饮则伤肺。"肺受邪则宣肃失权，气逆为之咳嗽气喘也。肺为水之上源，赖脾之转输，肾之气化。若外邪袭肺，上焦不宣，中焦脾失健运，则水湿内停，酿而成痰饮。故咳喘多痰，喉中痰鸣矣。先哲乃谓"脾为生痰之源，肺为贮痰之器"。施师据病情，乃择仲景师射干麻黄汤、小青龙汤、葶苈大枣泻肺汤以及后世华盖散、止嗽散、清金化痰汤等方化裁

组方，意在以麻、桂、辛宣肺散寒；桔梗、白前、苏子、桑皮、前胡、紫菀、百部、冬花、杷叶、沙参、远志、贝母祛痰止咳，润肺平喘；半夏、陈皮、浮石、蛤粉、茯苓健脾燥湿，软坚化痰；射干、黄芩、马兜铃合知母、贝母等清化痰热；苏子、葶苈、桑皮、茯苓则降气利水消痰；五味子酸敛纳气，为反佐以防诸宣散、祛痰之品伤正气也；大枣、甘草调合诸药且安胃也。故而诸药相伍，宣降相辅，化痰逐饮，祛邪不伤正，咳止喘平，肺金得安矣。

24. 调气汤

[组成] 杏仁，枳壳，桔梗，薤白。

[功用] 宽胸理气，通腑导滞。主治呼吸系统疾患，如肺炎、支气管炎、百日咳、肺脓疡等出现咳嗽胸闷时痛、大便干结等症；消化系统疾患，如胃肠溃疡病、慢性胃炎、食道炎等出现胃脘痞满，胸腹胀满，吞酸，呕恶，大便干结等症。若其他疾病症现胸腹气机不畅，皆可随症施治。

[方义] 本方之命名，乃施师门婿高足祝谌予先生所定。他认为"行上为桔梗，行下为枳壳，行左为薤白，行右为杏仁"，意在调畅气机，使气机升降有序，不致壅塞不畅。桔梗、枳壳调上下之气滞，始于宋·朱肱《南阳活人书》桔梗枳壳汤，用其治伤寒痞气，胸满欲绝。明·孙一奎《赤水玄珠》将活人桔梗枳壳汤又配以杏仁、薤白，治诸气胸闷者，薤白行气活血，疗胸痹心痛，行气于左；杏仁苦温入肺经，乃行气于右。是以辛滑通阳，四药行气达于上下左右也。肺金能宣能降，病则宣降失常；脾胃乃肺金之母，其脾升胃降，而行消化输运之功，若病则升降亦失常，故脾肺母子主上中二焦气机之升降也。桔、枳、薤、杏四者，乃正治上中二焦脾肺二脏之气滞不畅者也，故名曰调气汤。

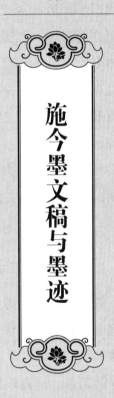

施今墨文稿与墨迹

一、文稿

（一）弁言

本刊出版，倏已一年。在此期间，叠承海内外热心国医诸先进同志赞助扶植，始有今日之雏形，虽云规模粗具，然去完善地步，尚不知几许路程也。学问之道，本无止境，去短取长，学者本色，当此科学发达之秋，自应舍去吾国医学陈陈相因之玄说奥理，而走向科学化一途。近年以来，西学东渐，西医亦同时转入我国，现通都大邑，所设医院，几如雨后春笋，医师护士日渐增多，揆其医理疗法，颇多可取，而彼中明眼之士，亦多以我中医有可效法处也，吾人研究学术应将畛域之见除去，无论中医西医，其理论正确，治疗有效者，皆信任之，反之，摒弃不用可也。本刊创刊之宗旨即本此意，然其间因种种之困难，与此不合者有之，背谬者亦有之，是则深以为歉者也。今后当与工作同仁力本前此宗旨去做，以期有以付诸明公之雅望。兹当周年之期，特识数语为之弁。

（原载：1937 年施今墨为《文医半月刊》周年纪念所写）

（二）医戒十二条

第一条 医之为业，为人而非为己也，故不可耽安逸，不可邀名利，但以救人为本务，除保存人之性命，治疗人之疾病，解除人之痛苦外，更无所事事。

第二条 医者以治病为务，故当但见病人，不当以其富贵贫贱而有所歧异，贫贱人双行之泪，不让富贵人一握之金也，愿深思之。

第三条 医者当以病人为正鹄，勿以病人为弓矢，不可坚执一己成见，漫尔尝试。

第四条 学术固须精进，言行亦当注重，不可为诡奇之言论，不可效时俗之行为，一味虚伪，为医界羞。

第五条 每日夜间，当更将昼间之医案，再加考核，详细札记，积久成书，为己为人，两有裨益。

第六条 诊病不厌精详，彼临证粗疏而又妄自尊大者，最为可恶。

第七条 病即不治，须设法解其痛苦，切不可直言告之，使其绝望，亦不可忍心不救，有乖人道。

第八条　病人果系素寒，务当利济为怀，切不可强索巨金，转致其人于死。

第九条　医者当以笃实为主，以沉默为贵，酒色财气是其大戒。

第十条　对于同道，老者须敬之，少者须爱之，勿论前医之得失，勿道他人之短长，亦不得倾轧嫉妒。

第十一条　会商病情，斟酌方药，当以病人之安全为务，不可人执一见，互相纷争，转害病者。

第十二条　病人信托之医而窃商诸他医，未知，慎勿与闻，然设明知其误治闻，亦不得漠视不言。

（原摘自 1937 年华北国医学院第二届毕业纪念刊）

（三）华北国医学院第二届毕业纪念册序

诸君亦知中医之在今日，为存亡绝续之秋乎？外见辱于西医，谓气化为荒诞；内见轻于政府，成医界之附庸。今墨于数年以前，早已逆知此变。今又隶于卫生行政，更可见吾人环境，非振兴医术，决不足以自存，故敢断言中医之生命，不在外人，不在官府，而在学术也，学术之成否，当然在乎学校，惟以材力绵薄，积年心血，仅成立华北一校，而所授学课，颇不完善，自视阙如。所望者，诸君已渐能深造，冀更努力前进，本本院之宗旨，举凡病理方解及审证用药，一切皆以科学之方式而研究之。庶几医学革新，地位增进，而个人之医业，日新月异而岁不同，此尤为今墨所厚望者也。兹当本院第二届毕业纪念，聊述此旨，愿共勉之。（1939 年）

（四）《祝选施今墨医案·施序》

医方术也，然其中有至理焉。理得其真，斯术必有效，医经之专言理者无论是《伤寒》《金匮》诸经方，投之苟达其理，往往覆杯而愈，其明验也。余业此二十余年，其能应手奏效者，必其方颇与理合，否则必不效，求其幸中者盖寡。治病之暇，间亦论及病理及立方用意，侍者笔之，浸久成帙，顾其中命名谈理，偶有参以己见，与西医不能尽合者，正思审定，乃及门诸子，一再请求，以公同好。余嘉其意，且以此或可为治术之一助，疵谬遂不及计焉，因书此以为序。

（五）1951 年儿童医院新院开幕致词

诸位首长、诸位来宾、诸位同志：

今天是国际儿童节日，也是首都儿童医院新址落成正式开幕的一天，我参加这一个隆重的开幕典礼，感到非常愉快。

首先，请允许我对院长同志和院中全体大夫、护士、卫生员、清洁工、职员、工友们，在新院开幕前，对育幼救婴的伟大贡献，致以崇高的敬礼。由于诸位同志同心协力，全心全意为儿童健康服务，所以在过去一段时间中，所表现的成绩是光辉灿烂的。首都市民们都异口同声说："自从有了儿童医院，我们小孩子的生命和健康，都真正有保障了。"大家都亲眼见到凡是从儿童医院里出来的小孩子，都是身体康健、精神饱满、肥肥胖胖、结结实实的。这都是院长同志和院中全体工作同志共同努力的收获。今后的物质条件更好了，根据客观条件和发展规律来看问题，今后的成绩，当必更千百倍于过去。想到这儿，使我不仅对祖国儿童的幸福感到庆幸，同时对祖国为儿童福利事业的伟大建设感到骄傲。

现在，请允许我对参加建设新院的全体工作同志们，尤其是工程处的同志们、工人弟兄们致以崇高的敬礼。由于你们的辛勤劳动，建成了一座可以和莫斯科儿童医院相媲美的新型儿童医院，它不但为首都儿童造福，也为全国各地建立儿童医院起了带头和示范作用。因此，参加建设新院的全体工作同志们，尤其是工程处的全体同志，你们建设新院所付出的辛勤劳动，是极光荣的，是极伟大的。

回想新中国成立前，反动统治者，不但不关心儿童健康，并且残酷地摧残儿童，人民盼望能有一座儿童医院，那简直是梦想。像这样一座房屋设备好，工作人员更好的儿童医院，只有在解放了的新中国，只有在毛主席和中国共产党的领导下，才能出现。所以最后请允许我在首都儿童医院新址落成正式开幕的隆重典礼上，对伟大的毛主席和中国共产党致以最崇高的敬礼。

我是一个年逾古稀，学识浅薄的中医，自从参加本院顾问工作以来，毫无建树，毫无贡献，深自惭愧。今后还望大家对我不断地帮助，以使我能够追得上诸位，共同为儿童福利服务。

祝诸位首长，诸位来宾，诸位同志健康。（1951年）

（六）在医学高教会议上的发言稿

今墨不学无术，今日得以参加医学高教会议，真是万分荣幸。我是中医，对于中医的教育问题，就不应当不过问。况且毛主席指示发扬中医的过程，教育特别看重，我们但有所知，就不能不提出来贡献，不管对与不对，都是要向大会求教的。我个人的意见，以为真正要中医学术发达，必须掌握高度科学性的教育，即在深入探求、精密分析、于古典书史中，发掘出原理原则，真实根据，高出于现代所知者一切之上，顺乎人情，合乎物理，施之于实验而不爽，推之于今古而皆宜，立为标准，悬为法则，中医从无如此明确之断制，有之则惟掌握科学，始能得此结论，然后用以编为书籍，选作教材，定为学校必修课程，承先启后，教学兼资，使具有文化水平者，更能造诣高深，郁为医界全材，足备临床实用，窃谓教育终点，即是中医进化学术崭新应用皆当而已。至于如何兴办学校，如何实施教育，则门外汉不敢妄参末议也。（1954年）

（七）编辑中医统一标准用书建议

我国中医总数有27万～50万人，分布在城市与农村之间。在城市者，读书虽多，庞杂无序，因无统一之用书，诊断极不一致，言人人殊，有用内杂诊断者，有依《伤寒》《金匮》或《千金》《外台》诊断者，亦有按唐宋以来金元四家及清诸名医学术诊断者。一人患病，如经中医十人诊断，可以列出十种不同的方案，而病者所患固只一病，究应用何医之方，抑遍试诸医之药，病名且多无定称，遑论其他，岂非滑稽之尤。至于处方用药，则更温凉补泻，杂投并进，阴阳五行，司天在泉，五花八门，极尽理论之能事，各是其学说，而又非全无根据。望其对病合作，则群举所学师说以相非难，甲乙丙丁，各不相谐，然则欲其为合理诊断，全无错误，能乎不能，可不烦言而解矣。

在农村者，因处田乡僻壤，根本无多书可读，以致泪其天才，比比者只奉《汤头歌》《药性赋》为圭臬。记三五个草头方，或拉几年药斗子，即要见病立方，间或有传授自修博学有成者恒不数觏也。然而乡间流传，亦有单方、良方，但须合理审用，否则效用不彰，湮没无量，亦堪慨惜。据查我国农民占全国人口 80%，需要医生数量，当不止此。有病不得医者，不知凡几，诚非细故矣。

除少数西医暨经进修之中医外，最近若干年代，大多数人民，仍不能不需要广大之中医疗治。以学术不统一、用药不统一之二三十万中医，应付数亿人中之患病者，其所贻误之众且多，实非片言所能罄尽。何以故？以中医未经科学整理与学说不统一故。

中医中药既如此繁旧凌乱，不几无用而可废乎？曰非也。中医掌握制胜之具，实为药效，责在随症治疗，用药得当与否，用当皆效，不当不效。今日所以欲其统一者，期其皆效也。然则如何而可？曰必须进行提高。如何提高？必须读书。需读科学的统一标准用书。何来此统一标准用书？则惟有大规模从事编辑。何人得以编辑？则惟政府始能有此力量。因需动员全国优秀兼通中西医学者十人至二十人，征集大量古今参考书籍，且必须缩短期限，在三数年内出版。此等条件，均非私人能及所办。办法应另订方案，大约系将古今医书的精华，合于科学原理原则者，逐条采录，其不足不备者，采取最新西医学说补入，使之成为统一的科学标准临床实验用书；凡具中医学识基础之士，迅速补习，一二年可以结业应用。书成之后，颁行全国中医，奉为圭臬，人各一部，在应诊时，一本书内治疗方法，不得逾越范围，其另存有各种古书秘籍者，尽可留供参考研究，不得引用依据。至若特殊天才之医家，自能灵活运用，不致因见闻所囿，限制其发展独到之特长，殆亦最少数者。如此计划，全国 30 万中医刊印 30 万部用书，其代价连编辑时员工一切费用估计不过百十亿元，在国家财政担负可谓不大，而对于病人则受惠无穷，尤其在广大农村方面，获得优良之医疗条件，劳动者皆得有所保障。治愈一个病人，代价已不可估计，况人数无量乎？

且为全体中医科学化铺成道路，架筑桥梁，将来设学校，备课本，办医院，讲临床，皆可根据取材于此。一举而数善备矣，此实今日改进中医步入更科学之唯一门径。由万殊归于一本，由个体成为集体，中医科学化，中医统一化，时机至矣。舍此不图，后将有欲为之而不可得者。

……

预防为主，乃国家卫生大纲。治疗既为国家行政，编书所为治疗，决非私人著述藏之名山可比；亦惟国家明令，人民方是遵从。中医认为自由职业久矣，无视为任务者。近年虽有少数进步人士，其大量者泄沓如故，不有一新耳目之举，不能改正观听。所以今日必须由政府编书，政府颁行；迫切需要，职是故也。

总之，此为全体人民切身保健刻不容缓之事，尤为中医进入科学之初步过程。而今当局虽在大量培植医护，当然较此更为切要，但无论如何快速，短期之内，恐尚未能普及。青黄不接之际，城市容有西医可以补充，农村则殊无法普及。此实为目前人民卫生保健事业当务之急也。

卫生部首长对于中医不遗余力的日日提倡，多方鼓励；医界前进分子，亦正主张整理，顾办法之有无何如已耳。语云：得其要者，一言而终。中医科学化之谓何，若不亟以实际行动急起直追，则虽高喊口号，终将容与停棹而不能前进咫尺也。

今幸生逢毛主席时代，当与政府贤明领导主持之下，一切为了人民；虽属庸愚，亦将竭诚贡献，冀效涓埃。刍荛之言，圣人择焉。今墨衰迈孤陋，冒昧陈辞，管窥之见，无当高深，特此建议，请医界参考。

（节选自 1954 年第 9 号《中华医学杂志》）

（八）建议书

为建议组织中国医学学典编纂处。着重编辑：中国历代名医传，中国医学年鉴，中医验方"汇辑"。以便发扬中医学文化遗产，表彰前贤，系统地编纂历代医学，彻底地发掘被埋藏及散在的医学宝藏案。请公决交付执行事。

按我国医学远溯周汉以来，《灵》《素》《本经》，上托神农黄帝，而不失为先秦作品。《伤寒》《金匮》《难经》《脉经》，非特阐理精微，其在审证处方，厘然有序，谛属中医之经典著作。《千金》《外台》，精华盛撷。逮后金元四大名家，有补于前，徐叶二吴，标帜于后。

从皇汉医学，则证明祖国医贤，早被东瀛尊重。由时珍伟大著作译及西土。其列先进科学之俦，举世皆知。

然祖国几千年来，医学贤圣代不乏人，而为社会所识者，其数恐是先贤之半，非其无术可传。敢知封建社会时代，纯为劳动人民服务之医，虽有伟大事迹和学术，亦多成为无名英雄，因其未结权贵，则名难单列医传，而今散在子集丛中或各县志间所见者，抑为先贤师范。论其救死扶伤对人民贡献功绩，不但伟大堪扬，而其方术经验，更属祖国文化丰富遗产之一部。先贤才德，宝贵遗产，被埋千载，若不逢无产阶级领导之社会，彼等先贤永无表彰之日。

幸我党和政府暨毛主席英明领导，大力提倡中医学，虽设有中医研究院，但其工作多系偏重医术研究。而对中医学年鉴，先贤传记与被埋藏散在之验方，似未顾及。今墨束发学医几十年来，深虑先贤学术多被埋藏，无人系统整编，殊为憾事。志欲当仁不让，于义应承，我虽年迈，岂敢后人，奈以编纂上述工作，实非私力能为。是敢建议公决，予以组织中国医学学典编纂处。从事系统编纂，搜集被埋之医学零金碎玉，将必收获价逾连城。不仅在发扬祖国文化遗产增加财富，而对医药学术裨益更深。倘蒙通过付诸实行，今墨当愿另拟编纂规划草案再陈。吾以发掘祖国文化遗产事业出发，故此不计诽誉，敢提建议。敬请公决。（1954 年）

（九）为迎接国家的社会主义文化建设必须加强中医工作的建议

1. 目标

自从中央提出了过渡时期总路线、总任务以后，各界的人们通过学习，联系实际，纷纷订出配合总路线要求的计划，各地区也同时展开了"加强文化教育工作"以及"卫生工作为社会主义建设而服务"的思想教育。我们医务工作者在中国共产党七届四中全会和第三届全国卫生行政会议精神的指导下，对于中国新医学的建设方向，有了进一步的明确认识。

我们在一切为了总路线的要求下，所有各种不同技术的卫生人员必须打破中西新旧的界线，在原有基础上加强团结，更亲密的互相帮助，携手合作，首先要为"中西医学术交流"做好准备，使未来的新医学能开出光辉灿烂的花朵，结成丰满的果实。中医学遗产是我们民族文化遗产之一，我们必须用现代科学的观点和方法加以整理，使之成为新的世界医学的一部分。现在我们的新医学已摆脱了机械唯物论，细胞病理学的枷锁，今后更将在加强团结的基础上，对中医学原有的丰富经验不断地研究、批判、发掘和提高。

我们为了达成上列目标，特为如下的建议，作为我们共同努力的工作方针，也是我们在过渡时期的总任务！

2. 建议内容

（1）继续开展中医进修工作，各省应普设进修学校

中医进修是随着中医科学化的正确指示而进行的。过去由于客观条件的不同，因此在各地区举办各种形式不尽相同的进修机构，通过新医同志们无私的帮助，把科学的医疗预防知识介绍出来，使中医同志自动批判了以往的保守观点，不但技术方面在不同程度上有所提高，而且在爱国卫生运动中，也发挥了一定的作用，我们于此可以看出进修制度的正确性和进步性。

目前的进修教育，还只是点的发展，没有全面推广，尚难满足广大中医的要求。由于某些下级基层卫生干部对中医工作重视不够，以致有些地区至今尚未办理进修工作，或仅办了少数短期的班，而未加推广，所以经过进修的至今未达全国中医总数十分之一，尤其某些地区对已进修结业的中医，没有适当地分派工作，以致学非所用，造成人才的浪费。此外由于部分中医文化水平较差，对新事物接受缺乏敏感，思想觉悟不够，因而也引起了某些部门个别干部"过分强调中医的缺点"，忽视对中医的团结和提高工作，以致在中医本身也有了"新旧"之分，这正是互为因果的，其责任并不单在任何一方。我们对这些缺点必须进行检查加以纠正，以加速中医进修的完成，自应以贯彻进修教育全面推广为原则。因此我们要求在够得上条件的地区，至少在省的一级必须各设"中医进修学校"一所，其他人口较少的市、县级，也应分别举办进修班，其已停办的仍应恢复，或另行举办较高级的进修班，以期在不同的基础上不断提高，使今后中医获得更多的工作出路。

（2）重点设置中医实验医院

中医实验医院的设立，是发掘中医学遗产和中西医学术交流的良好基础。在某些病症通过了科学的诊断以后，应由有经验的中医同志，进行专责治疗，对于发挥中医潜在力量，更好地为总路线服务，有着重大的现实意义。不仅如此，特别在发掘原有医学丰富的传统经验，通过实验阶段以后，更可把有用的材料整理出来，以便在现代医疗上推广应用，进一步丰富现代医学的内容，使新中国的新医学更形充实。现在我们要求先在大行政区卫生局所在地作重点试办，以后视客观需要，逐步推广到各省级同样设立，或在其他"综合医院"内一律增辟"中医部"等，也是适应过渡时期需要的卫生设施之一，这样对于"团结"和"交流"必可发挥更为巨大的力量。

（3）调整中医学会组织系统

自从人民政协全国委员会文教组和中华医学会发起了"中西医学术交流"运动以后，各地中医学会的任务已日益重要，对于中医学会的统一领导，健全组织的要求，也更迫切。现在各地已成立的中医学会，其名称和隶属关系并不一致。有些地区称"中医药学会"，有些地区是独立的组织，有些地区则附属于当地"卫生工作者协会"组织之下，不但名称不一，地位、职权都有分歧现象。我们认为在加强中医工作的总要求下，对中医学会的组织系统，必须重新调整，尤其是"卫生工作者协会"的组织，只是各种卫生人员一般性的集合，其性质和"中医学会"有着基本上不同之处，它们之间虽然需要联系，但隶属关系是不应存在的，为了更好地做好中西医学交流工作，全国各地"中医学会"应为独立的组织，今后一律接受中华医学会总会与北京中医学会双轨领导，并以专科学会的形式，参加各地中华医学会分会活动，以归统一，这对中西医学术交流工作的开展，将会有更大的帮助。

（4）改变中药剂型，促进中药科学化

中国国产药材是由小农经济和手工业加工的生产方式发展的，它的业务方针，是比较落后的。由于配制方法的守旧，使许多有效的药物，大大削弱了它的效力，甚至变成无效。另一方面，因为它是原始生药的形式，所以用量广大，调剂费时，取用不便，在参加集体劳动的同志们，往往为了随时服用便利，明知中药有效而仍然乐于采用新药，这样也就影响了中药的正常发展。因此改变中药剂型，已不单是进步的中医们的要求，而且也是广大人民的迫切要求。如果剂型改变以后，它的发展已不限于中医使用，更可推广到现代医疗的各部门，这是符合社会主义建设过程中所需要，而且还有一定的经济建设价值，所以我们必须提倡。

目前虽有各地小型的私营厂商在进行这项工作，但仍在试验阶段，故作用并不很大。我们要求由政府来领导掌握，计划在各大行政区卫生局所在地开办新型的中药厂，以公私合营的方式来进行，选择有效成方及常用的单味中药，按照需要，重点制销，以后逐步推广。将来的实验医院，联合诊所等，均应采用此种"新中药"，借以减少浪费，提高医疗效果，尤符合增产节约的原则。

（5）编辑中医统一标准用书

中医学有着完整的基本体系，它和临床运用是不可分割的，但是中医工作者由于文化水平的不一致，因此他们所能掌握的中医学经验并不是全面的。因为中医在过去受着封建社会的影响，有着师承宗派的隔阂，这也是中医进步的障碍，所以首先做到在原有经验基础上进一步提高，这是十分必要的。某些中医同志因为原有经验基础的不够，所以在进修中特别感到科学理论和临床实践无法联系，反而形成了"滥用新药"的偏差，不免使进修工作降低了预期的效果，这是不可忽视的，为了补救这一缺陷，所以我们提出了整编中医统一用书的要求，虽然这一工作不免有些困难，但是我们的要求并不过高。我们暂时不必做"流通""接轨"工作，只要将祖国原有医学扬弃了不合理的部分，把累积的经验成果有批判地介绍出来，以供中医同志们的复习，使能提高到一定的水平，这工作并不是无法进行的。

过去中医界人士，也有关于中医科学化著作的出版，他们有着丰富的临床，教学和写作经验，虽然以往的成就并不一致，今后如果采用集体的编写方式来进行，各人的缺点是可以克服的。这一统一标准用书的编写，不但对中医们在原有经验基础上提高起着一定的作用，而且介绍中医学的具体内容，扼要地用现代语言写成浅显的文字，也可供西医工作者参考，借以帮助他们对中医学作初步了解，尤其在中西医学的初步交流接轨过程中，必然会有一定的作用。

535

第四部分　施今墨文稿与墨迹

（6）重点试办中医学校

一个国家只有一种医学，中医教育原不需要单独发展，但因现阶段的医学教育并没有"原有医学的课程，而且新医同志也还缺少接受原有医学"合理核心的具体经验，因此设立以教育现有中医为主的中医学校，和社会发展的方向并不抵触，祖国原有医学虽然缺乏科学的说明，但它在某些部分同样具有科学内容，不仅药物与针灸值得重视。我们由于巴甫洛夫学说的学习，已初步体会到中医学从整体性出发的"诊疗体系"，确实有它合理的核心可以发掘，这已由"新针灸学"的实验和推广，以及中医院或中医门诊所的成绩等，获得了证明。

我们认为中医学校的设立，其教育对象是目前登记合格的中医，以造就较多的，较高级的中医师资，这是使广大中医在原有经验上提高的另一方式，与旧社会中医学校的性质完全不同。如果中医同志在原有经验上没有较高的学术水平，中西医交流工作就得成为少数人的任务，也不可能做到合乎理想了。目前的中医进修教育，已有多数人要求增加中医原有课程和推广"中医学术研究"的讲授，但最成问题的仍是师资的缺乏。因此我们认为在原有经验基础上提高的"中医教育"，不妨和进修学校合理分工，由中央卫生部直接领导，先在北京重点试办，集中全国人才来合力参加这一中医学校的筹备工作，并进行试教，如有成就，亦可在各大都市增设第二、第三校，仍归中央统一领导。这样由提高教育再结合到实验医院的临床统一，一定能把中医学有系统地整理出来，以为未来中高级的新医教育课程中加入部分的中医学课目创造条件，俾达新旧医学合流的最终目的。这是我们以实际行动来迎接伟大的社会主义文化建设的献礼！（1954年）

（十）在全国政协二届二次全会上的发言稿

主席、各位委员先生：

在我国社会主义改造胜利成功，社会主义建设蓬勃发展的今天，我在会场中听到了一系列的报告，正和大家一样，是在以无比兴奋的心情，感谢党和毛主席领导我们向着幸福光明的大道，迈步前进，使我感到只有以马列主义理论为领导的国家，才能掌握住历史发展的规律；才能加速时代进步的轮轴，即电器化时代和原子能时代，都会很快在我们国家次第实现。

毛主席教导我们说："中国的工业化的规模和速度，科学、文化、教育、卫生等项事业发展的规模和速度，已经不能完全按照原来所想的那个样子去做了，这些都应当适当地扩大和加快。"我是一个医药工作者，只就我们医药方面谈谈，我觉得我们的医药科学，是不能赶上时代的需要，特别是中医药，虽以往已有了不少成绩，对祖国人民和世界人类是有过很大的贡献；但发展的规模和速度，不能合于当前理想的要求，确应适当地扩大和加快。

本来经过几千年演进发展而来的中医药，在质的方面：有些地方是已经高出了世界医学水平的，中医治好疾病，尚有许多不能以现代科学理解的地方，不过中医药的理论，是有及时具体深入作严谨的系统整理的必要；在量的方面：就有必要配合现代科学作系统的整理，全国人数中有90%左右至今都赖中医药来保证身体健康、和疾病作斗争，但能运用科学器械来帮助诊查的，中医机构尚不普遍。

中国医药学是一种科学综合性的学术，是吸收了中国文化各方面的结晶，包括了天文、地理、地质、气象、物理、化学、生理、病理、动、植、矿、文、史、哲等各种内容。由于旧社会的不良制度影响下，中医备受压迫和摧残，新中国成立的年代又不久，中医人员中，有些素质理论水平仍不一致，不一定都能把治疗技术和经验提高到理论原则上来，也有精于中医药理论而参与临床工作的，治病效果有的好、有的不好，事实上每个人的精力和寿命都有限，不可能兼通各种学问而切合实际的标准，在这种情况下，单凭中医本身，是不能发挥中医药学全部内容和应有的效力的，单独责成西医来发掘中医药的潜力和高深的内容，也是有困难的，仅用中西医互相解释术语名词，又不能解决问题，应如何及时的来发扬中医药遗产，继而充实世界医学内容，提高现代医疗水平，这个迫切严重的大问题，是要我们所有的医药技术人员及文化、科学各部门的专家来共同努力解决的，尤其是我们中医有义不容辞的责任。我们应勇敢地尽量消灭一切虚空，及时掌握运用全部科学器械和最新手术技术。

最主要的是希望党和政府加强我们中医的领导，成立研究中医药的高级机构，选聘各部门的专家参加，大力培育发扬中医药的高级研究人才；在提高的原则下来普及，重点是训练继承中医药遗产的后代基干，并在今天史无前例的农业合作化高潮中，相应的加速提高广大农村的中医药，重视各地的验方和治疗良法以及兄弟少数民族区的单方、秘法，深入细致地搜集整理，加强组织农村中医的政治和业务学习，这样才能在普及的基础上来提高中医。在统一领导之下，把学术统一起来，作为当前一个刻不容缓的政治中心任务，同时规划出药材原料的植产及药物剂型的改造，使中医切合于现代化要求，中药全合乎工业化规格，早日达到无所谓中西医的分别，并消灭不应有的中医、西医这两个不同的名称，只有一个一元化的新医存在发展。

我虽衰朽无能，但毕生奋斗，不敢后于恒人，愿和大家一道，把一切献给党和人民，我有信心和决心，将自己投入整理发展中医药的伟大事业中，使中医药更好地为祖国人民服务，并推广到全人类的生活中去。在中国共产党领导之下，这是做得到的事，也必然要做到，希望各有关方面都以舆论和行动围绕这一工作而努力！

最后敬祝各位身体健康，春节愉快！（1956年）

（十一）科学院设立中医学理研究所的意见书

1. 前言

今年 3 月间在全国政协大会上，我曾建议在中国科学院内建立专门机构用现代科学方法研究中医学。发言内容曾登载在 1957 年 3 月 25 日《人民日报》第 11 版。这个建议已由政协交有关方面处理。迄今数月，尚无消息。想必科学院正在研究考虑。原建议是纲领性的，现在再写本文，补充前言之不足，提供参考，这不仅是百家争鸣政策下贡献个人的芹曝，而且是关乎中医学的前途和 50 万中医大军的业务提高。我切盼这个建议能被接受，也希望党中央和学术界予以有力的支持。我认为党中央的中医政策是确定不移的，向科学进军的号召是全国响应的，领导科学研究事业的同志们不会忽视或犹豫吧！

2. 为什么要设立中医学理研究所

目前各方面都在厉行增产节约的情况下，提出增设机构来做中医理论的研究工作是不是不适时呢？我的回答：节约必须与增产联系起来看。请允许我把设立中医学理研究所的迫切性和重要性先说一说。

党中央的中医政策近几年来大力推进，使中医学术不论在人民的保健卫生方面，培养人才方面，继承医学遗产方面，专题研究方面……都有了显著的成绩。现在 50 万中医大军组织起来了，中医和西医团结起来了，可是问题也在进步的过程中不断被发现，而最突出最严重的问题是没有一套经过科学研究和专家整理的中医理论作为指导核心。凡是对于中医经典著作下过工夫并结合几十年临床经验的老中医都肯定中医的理论体系是完整的、科学的，就是西医的专家们也是承认的。毛主席的实践论指出：一切真正的知识，归根结底都是起源于直接经验；直接经验来自实践。当人从直接经验中得到了感性的认识，又从感性认识中的感觉和印象，经过多次的反复，以抽象的方法得出了概念和规律。人在理论认识中所得到的对于客观世界的规律的知识是否果然跟那些规律完全相合，也还有待于考验。考验也还有待于实践。真正的知识出发于实践，也归结于实践。中医之所以能够存在至今，能够被广大人民群众所信任，因为它有疗效。疗效就是临床的实践。几千年从临床实践得来的疗效，假如说它没有理论做指导是不可想象的事。在悠久的中国医学史上，不知有多少总结疗效而补充理论，提高理论而推出疗效的反复向前的事例。但是现代科学的研究方法是大大进步了。如果把中医的理论体系保持在三千多年前的《内经》的水平上显然不能满足时代的要求，因此把中医学的理论体系奠基在现代科学的研究方法之上是当前的迫切任务。

试以日本为例。日政府的明治间曾明令废止汉医。然而数十年来人民一直重视它，汉医在日本延绵至今，不但废止不了，而且也被科学界所重视而研究它，由肯定疗效而研究药物，由药物之不是以孤立地解释疗效，更进而研究《内经》理论。其研究方向虽迂回前进，其归结到理论研究是必然的。……学习中医治疗上的"当然"，而且研究其"所以然"。国际医学界都在向中医理论进行研究。我们自己却对于中医研究的工作停留在肯定疗效的阶段上，大大落后于客观发展的形势。

让我们分析一下当前中医界的情况：据统计中医大军约有 50 万。这 50 万大军绝大多数是由旧社会保留下来的开业大夫。他们的业务水平参差不齐，对于中医理论的接受也不一致，所谓各是其是，各非其非。当然分歧可以存在，只要把病治好。但有些分歧显然会导致疗效上的预后不同。我深信一般中医大夫都有传统的美德，实事求是，从善如流，只要哪一种理论更完善，都愿意接受。他们是渴望中医学放射更多的光芒，不甘心落后或混乱。如果我们要壮大这支队伍，使它和其他学科一样，向科学进军，那么在中医方面赶快展开理论的研究工作是最基本的。

其次，现存中医典籍，初步估计，当在万卷以上，这还不包括埋藏在史部集部里的医学资料。其中经典著作不太多，一部分是瑕瑜交见，醇疵互出，即有些肤浅简陋之作，也不能说是完全要不得。这一份汪洋浩瀚的中医学遗产，过去没有作过笼罩全局的整理工作。一般中医师既无财力来搜罗这么多的书，亦无时间来钻研这么多的书。加之时代较古的医学名著很少经过考订校雠的科学整理工作，即以注家多至 200 余家的《伤寒论》来说，还没有出现集校精本。这真像处女林一样。所以造成这种情况的原因，一方面是以往统治阶级的御用学者把中医看作方技之一，和卜筮并列，轻视这份遗产；一方面是科学方法研究中国学术还是近一世纪的事，人们的注意力还无暇及此。这样一个原料太多，加工太少的局面，和目前西医学中医，中医学院培养新中医，国际友人想学中医等客观形势的要求太不相称。难怪西医在学习中医的过程中觉得困难重重。试问把《内经知要》《伤寒》《金匮》《神农本草》《温病条辨》四五本书学一下就算掌握了中医么？学者对于中医的精神实质既不能领会其全貌，而对于某些糟粕的枝节却引起教条主义或怀疑。为此，大家有一个迫切的要求：赶快把祖国的医学遗产来一次大规模的整理提炼的工作，在科学研究的基础上集中其精华，做出适合于现代要求的各种新的教科书、参考书以及各种深入的专题论文。

第三，必须指出：近百年的中医界，在西医的排挤，统治阶级的漠视与打击下，没有得到正常的发展。50万中医大军之被保留主要是靠人民的支持。然而从中医发展史来衡量是这一时期的中医不能不说是比较萎缩的。只看近50年的中医著作，比起其他学科来，不论在数量上或质量上都不够强。加之近20年受战争影响，后辈比前辈的学习环境差。假如我们把50万中医按年龄分为三类：20岁以上的、40岁以上的和60岁以上的，按常理说应该是40岁以上的起骨干作用。而实事上，还是60岁以上的人由于临床经验多些，幼年的学习环境好些。所以这一批老中医已经受到党和政府的重视。然而他们毕竟老了，人数一天天减少。因此对于中医理论的研究工作不宜再有拖延。我们必须迎头赶上，调动一切可以调动的力量给中医打个坚实的基础。我认为有三支力量可以动员起来：一支是有丰富经验的中医，一支是中西医者，都曾正规学习过而临床也有一定经验，一支是对中医有一定认识的汉学家（包括史学家）。这些人必须以研究中医为终身事业。时间是无情的，要搞就得趁早。

末了，我得谈一谈研究中医理论体系的实际意义。我们大家认为中医有它的优越性，我们要以现代科学方法来研究中医理论，其目的不仅为中国人民服务，而且要用中国独特的医学体系进而为全人类服务。这不是幻想，而是世界文化交流的必然趋势。例如苏联的巴甫洛夫学说，已经影响了国际医学界的理论基础。假如我们把《内经》作为最早的中医理论名著，那么中医的理论体系一开头就走上正确的道路，它是整体看问题，联系看问题，发展看问题。所谓阴阳、五行、四诊、八纲、七情、六气都是从实践中作出的总结，只要用心体会，放之病人而皆准。很多地方似乎暗合巴甫洛夫学说，还有不少地方连巴甫洛夫学说也不能解释，又似乎有更独到的见解。凡此若不通过现代科学的细致研究，就难以有说服的力量。目前情况，且不说西医对中医颇多存疑之处，即中医内部对于中医理论的领会亦有矛盾。矛盾的双方，照形式逻辑说来，或甲是乙非，或乙是甲非，或甲乙俱非。而事实上最可能的却是甲乙俱有部分是、部分非，双方肯定其是，而且其非亦肯定之。这样无休止的驳诘永远也统一不起来。而且学术上的是非也不是协商方法所能解决矛盾的。只有通过科学研究，使真理放在可靠的基础上，才有较高的说服力。目前有些西医同道们仍有存在一种"对号入座"的思想。他们把中医学说与西医学说去"对号"，凡是符合于西医的就认为是科学的，凡是不符合的认为是不科学的。这种见解是把西医绝对化了，须知人类对于医学科学的水平还需要不断地提高，尤其在原子放射线应用到医学上来之后，医学更有广阔的前途。安知今天科学所不能解释的东西变成为明天可以解释的呢？而况像整体论的中医理论，在临床上证明是很有道理的。严格说，这种"对号入座"的思想却是不科学的，为了解决这一系列的问题，只有赶快把中国理论的研究工作切实做起来，才不落空。

除了上述四点理由外，我请有关方面再从问题的反面考虑一下，就是说，中医理论的研究工作推迟一下，或者分散到各中医学院去进行，或者听其自流，总之现在不搞，这样行不行呢？我认为不行。因为目前中医的地位已经提高了，人们对于中医的要求也提高了，如果没有一套完整的质量很高的中医理论摆出来，首先西医就不会心服，更谈不到国际水平了。

3. 为什么中医学理研究所应该由科学院领导

目前纯粹的中医机构有卫生部所属的中医研究院、四个中医学院、各大城市的中医学会及各处的中医医院、联合诊所等，这些机构使50万中医大军组织起来，团结在人民政府的统一领导下，进行各种业务工作。然而这些机构都不具备独立进行中医理论的科学研究工作的条件，即以中医研究院论，它有它自己的任务，例如教材的编写、治疗经验的总结与推广、医术验方的收集、医史资料的整理、疑难病症的治疗和讨论以及中药的鉴定、针灸的探讨，头绪纷繁，做的都是现实具体的工作。他们的工作正如工业部、农业部所属的研究机构同一性质，就是从各部门的实际出发，解决一些具体的应用范围内的问题。因之，用现代科学研究方法来阐明中医学的生理学及病理生理学等，使中医理论体系提高到科学的新阶段上来的工作应该由中国科学院领导。理由如下：

第一，中国科学院范围内对于祖国学术设有专门研究机构的很多。除非我们不承认中医是有科学精华的，不承认医学遗产是珍贵的，那么我们没有理由说中国语言可以设研究所，而中国医学不可以设研究所。我们只能说中国科学院正在发展的开始，前几年设立中医理论研究所的时机还没有成熟；我们还不能说中国科学院就放弃了对中医研究工作的领导。近年来，中央的政策，政府的号召，人民的支援，都认为中医必须发扬光大。而在领导全国科学研究工作的最高学府科学院却没有成立中医理论研究所是不正常的。客观形势已经很清楚，中医理论的研究工作不能不做，别的机构还没有做，或不可能集中力量来做。那么，事出急需，责无旁贷。

第二，中医的方面很多，但中医的地位取决于中医的基础——理论体系能不能在科学上站得稳。这样的工作，一定要在科学研究的浓厚空气中才能做得出色，也必须在科学家的队伍中切磋琢磨才能做得细微，也必须在现代化科学研究机构的良好设备、妥善规划的物质基础上进行，才能取得预期的效果。中国科学院领导全国向科学大进军，中医的理论研究工作应该包括在内。一旦中国科学院的中医学理研究所拿出研究的成果，自然就推动中医走上现代科学的道路。从而鼓舞和教育 50 万中医大军，又从而丰富世界医学科学的内容。只有这样做，才能达到国际水平，而且以独特的风格争取国际的声誉。

第三，目前中西医之间是有些界限的。政府的政策是团结中西医，互相学习，互相提高。然而目前由于中西医的理论基础是两个不同的体系。西医学习中医必须全面学习才能掌握中医的实质，光是记些方子，光是懂些穴道是不够的。中医学习西医也不光是记几种急性传染病，光是学量量温度等，必须学习现代基础医学，掌握科学诊断方法，会用近代仪器检查作出确诊，又能行使最新外科手术，这样才能解决更多的病种，符合实际需要。所以现在的团结只是政治的，还不能算是业务的。如果中医的理论研究奠基在现代科学上，那么将来的中西医可能理论统一，汇流为中国医学的独立体系，才能真正团结。必须指出今天的思想情况是西医怀疑中医不科学，不是中医怀疑西医不科学，而且西医承认中医对于某些疾病疗效好，理论妙，但没有通过现代科学的研究就是不放心。而中医呢，有时心知其然，不能用现代术语来表达。所以用现代科学来研究中医理论是中西医的共同要求，也是国际友人对我们的期望。这样的重要工作，科学院不做，还有谁更合适来做呢？

第四，从中国历代医事制度史来看，两千年来专制王朝的中央都设立中医机构。虽然它的主要任务不是研究；但自隋唐及明清，历史告诉我们，中央

542
施今墨医学全集

的中医机构和图书机构做了不少有益的整理、研究、编纂、撰著及其他改革总结等工作。今天，政权由人民掌握，反而在中央的中国科学院没有中医的研究机构，能说不是遗憾么？也许有人说：卫生部已经设立中医研究院不是一样么？我说不一样。前面已经说过卫生部所属的中医研究院，其工作着重在应用方面。它本身的各项任务已够繁重，十年内能做出些成绩来就算是很好的了。至于中医理论的研究工作是基础医学，他可以不做，也没有做。有人建议把中医研究院的工作范围扩大，增设一个理论研究所。这当然很好。但我认为科学院设中医理论研究所更好，类如理论力学研究所不属于重工业部，而属于科学院是一样的道理。当然科学院的中医学理研究所和卫生部的中医研究院是分工合作的。这样做，既不重复，又不牵制，更有利于中医的发展。为了配合党中央的政策，科学院必须把中医理论的研究工作领导起来。这对于国内，对于国际都会有良好的影响。退一步说，有人认为中医只有一大堆经验，还不是科学，那么，科学院如果不否定这份丰富的遗产的话，也是有责任把它从经验提升到科学上来。

4. 中医学理研究所的工作规划大意

假如把中医理论作为一个单元来看，可以把它当做经、史、子、集四部编写。然而这不过是一个比方。实际是四种分工：

（1）我们要把中医理论精华串联编写，也就是凡自古至今的中医理论与临床实践相符合的都谓之经。这就是中国医学（包括方术在内），而后现代科学去释明这些精华，创造出中国独特医学体系。

（2）凡是能阐明中医学的发展规律的谓之史，也可以说是"医史"。

（3）把历代名医的事迹、医案、学说……编写历代名医列传，主要是表达各家学术思想，这类的谓之子。

（4）包括各种本草（并摄制图谱）、各种医学类书、铃医单方……谓之集，这一部分就是写成一部中国医药全集。

我认为初步的规模不要大。所以可以分三个组，第一是理论组，附实验室；第二是中医理论史组，附历代名医列传编纂室；第三是资料组。

关于理论组如何进行科学研究，十二年规划如何制订，各专家的意见可能还不一致。我想这只是方法问题，可以经过商讨而取得一致的。大致一部分可以从文献里得出结论，一部分可以从临床统计上得出结论，一部分可以通过动物实验而得出结论，或一二三种方法综合而得出结论。应该研究什么，先订出一个专题纲要，然后结合研究者的专长分别进行。

关于理论史组如何进行科学的研究，十二年规划如何制订，我想专家们的意见在原则是一致的。我认为理论史最好先做历代名医的专家研究，较为实事求是。因为每一名专家的见解和他一生的经历和环境密切联系着的，他自己所受的影响和他给别人的影响对于中医发展有很大关系。理论史组的规模视人手而定，医学专家之外，史学专家也应当参加。

关于资料组，这在草创期间特别重要。例如：①编纂中医书籍总目；②做好中医名著的提要，校勘，注释，标点等工作；③辑录中医史料工作；④编辑中医论文的索引（包括外文）；⑤编撰中国医学史年表；⑥编纂中医术语辞典；⑦编绘有关中医理论研究的图谱；⑧搜集有关中医的情报……这些工作，过去的专家们往往不想做而又需要它。按资料的处理必须科学化，才对于理论研究工作提供有利的条件。

以上是我个人不成熟的初步意见。希望领导上和专家们共同商讨，另提更全面更切实的规划。我们老年的中医只要亲眼看到中医学术被送进了科学大门，并欣欣向荣与其他科学一道在党的领导下向文化高潮迈进，我们将兴奋地贡献一切力量为这一事业而努力。

5. 成立中医理论研究所的条件是否具备

也许有人说：意见的动机倒是好，不过，目前的条件不具备。第一是研究的人没有，我们没有像巴甫洛夫这样的现成人才；第二是在节约的时候增加一笔不是直接生产的研究费用是不上算的。我却认为现在条件已经具备，分析如下：

研究的计划，在很大程度上取决于研究的人。做中医理论研究工作的人最理想的要具有四方面的渊博知识：第一是对中医理论的经典名著，曾下过工夫，而且结合临床经验有较深的体会；第二是对现代科学，尤其是生理解剖、病理生理……乃至原子物理，有广泛的知识，有独立做实验的专门修养；第三是对中国文献，掌握文字训诂考据等丰富知识；第四是对辩证唯物主义与历史唯物主义有透彻的理解。还要加上：思想上坚决追求真理，感情上热爱祖国，健康上胜任艰苦。这样十全十美的人才现在没有，我想再等五年也不会有，假如不培养的话过多少年也难有。然而接近理想的研究人员是有的，例如对于中西医都下过工夫的人是存在的，一种是西医出身后来搞中医的，一种是中医出身后来搞西医的。又例如对于中医和汉学（包括史学、文学等）都有兴趣的人是存在的，一种是汉学为本而旁通中医的，一种是中医为业而博览古籍的。又例如理论与临床均有卓识、德高望重的中医专家是存在的。上述各种人才既是存在的，那么，只要动员起来，一支小规模的中医理论研究队伍就可以组织起来。我想这支研究队伍在正确的领导与热情的鼓励下积十二年规划的研究成果，谁也不敢武断说一定不能产生中国的巴甫洛夫？必须提醒的是这样的研究工作是前人从未做过的，外国人也不会来代我们做。我们不要把现有的力量低估，也不要对它苛求。研究事业的本身也是培养专家的过程。

至于经费，在最初阶段不会花多少，大约有中国科学院的一个历史研究所的经费，就足以推动研究工作了。我想用这样的经费来做一件关系乎 6 亿人的健康、50 万中医的业务、几千年的遗产和祖国的国际声誉的研究工作，不能说是浪费吧！

6. 结语

我从事中医数十年，生平对中医的研究和教育一直重视。如果在旧社会要我提这样的建议，那是不可想象的。现在情况变了，京剧有了研究院，国画有了研究院，中医理论必须设研究所，是大势所趋，人同此心。希望领导上抓紧时机，早日作出决定。

至于中医理论研究所规划草案，我还要慎重斟酌，暂不附去。一俟领导上对我的建议有所决定，再提出研究。（1957 年）

（十二）重视中医学的理论研究工作

回忆在反动政府统治时期，中医几乎遭受到废弃的危险。新中国成立后，在中国共产党的正确政策领导、政府的大力支持和群众的努力下，使中医工作获得巨大的发展，在继承和发扬中医学遗产上取得了不少的成绩，并且显示出无限光芒的远景。现在，我国医学界存在两种理论体系，一为经历几千年的中医，一为 18 世纪初由西洋传入的西医，一个讲气化，一个讲细胞。因此有些对中医缺乏认识的人，就认为中医不科学，无理论，只有经验。中医是不是只有经验而无理论呢？中医学诚然是几千年的经验累积，但经验到达一定程度就要提高到理论，再由理论返转回来用以指导实践，如此循环不断，推陈出新，因而历代都在不断地进步和发展，使中医学获得了丰富的内容和宝贵的经验。假使中医学只有经验，没有理论的话，我想中医学也不会存留到今天，而对数亿人民长期地起着巨大的保健作用。问题在于中医的理论和现代医学是有一定的距离和差别的。我们固不应该认为中医理论和西医有距离和差别就武断为糟粕，而且正应该在这个距离和差别中去发现，正是医学科学中的精华，例如中医历代先贤，在实际的经验中找出了各脏器之间的关系，并且认识到它们之间不是各个孤立，外界环境是会影响它们的，因此找出了以五行生克、表里阴阳来说明脏器间的关系，论证了机体是统一的、有机的整体。这种见解远在两千年以前的古典医籍《内经》里就有详尽的论述。这种整体论是朴素的辩证唯物论，它一直在支持着中国医学前进，特别是中医在实践中所理解的脏腑之间的关系，却是现代医学还未讲过的。举例来说：中医认为肺不是孤立的，它同脾、同肾是相生的关系，同肝、同心是相克的关系，它同大肠是有表里关系，又说肺主皮毛，肺开窍于鼻等，一个肺与这么多的部分都有关系，在现代医学中却未见到这种说法。但是这些关系并不是凭空乱造的，这是在临床上找出来的，我们治疗上认为肺有病，绝对不是单纯的去治肺，而是观其生克，察其表里，全面分析，治其本原，以致获得很好的疗效，完全是有道理的。可是古人在实际的观察中，虽然体会到它们之间的关系，限于当时的客观条件，就只能说是有了方向，却没有说明走那条路。例如《内经》说"肺主皮毛"，它的道理就是"金气坚定、皮象亦然，肺脏应金，故合皮也"。我认为这种解释并没有把肺与皮毛的真正关系说清楚，然而在临床上我们确知肺与皮毛是有关系的，如何来解释它们之间的关系呢？只有用现代科学，通过实验才能说明、解释它们之间的究竟关系，当然就扩大了现代医学的生理及病理生理学的范围。由是，在诊断上就更加详细和正确，治疗方法也就增多，解决病痛就更迅捷。这种新的生理及病理生理学，就是古今所未有的新中国独特的医学，中医学在国际医学上将会占重要地位，从而使中西医两种不同理论统一起来，如同巴甫洛夫学说一样，会给整个医学界以极深刻的和巨大的影响，在现代医学史上写下光辉的一页。

　　因此，我们就不仅要研究方剂和治疗，而且要研究中医学的生理学及病理生理学，也就是说中医学不但是要发掘它，而且更要发扬它。使我国医学不再分为中医和西医之别，填平了中西医之间的理论不同的鸿沟，达到真正中西医团结的目的。最后还必须指出这种创造性的新中国医学，应当是以辩证唯物主义为基础的新中国独特医学。惟有用辩证唯物主义的立场、观点和方法来进行研究，才能很好地完成党交给我们的"以现代科学发扬祖国医学"的伟大任务。

为了使中医的理论研究工作能认真地开展起来，希望在有关的部门设立中医理论研究机构，调配适当人员，使中医理论经过研究推向新的阶段。（1957年）

（十三）介绍蒸谷米治疗脚气病（施今墨　陆士一）

我们在1956年12月3日、1957年2月17日、1957年3月11日《人民日报》上先后发表了蒸谷米治疗脚气病的文章后，得到不少人的关注，各省市、各县乡来函询问制造方法的截至目前还没间断。这是我国先民遗留下来的宝贵经验，应该大家注意这件事，特别是中西医同仁更应多负一些责任，为发扬中医学遗产而引为光荣。因就所知，介绍如下：

1. 脚气病的来源

脚气病是一种普遍严重的营养缺乏病，历来流行于我国的南部和中部。据统计在米区平均占病人的百分率0.55%，米麦区占0.22%，麦与高粱区只占0.02%，所以华南最猖獗，华中稍次，华北轻微。香港被英帝国主义者强占很久，但卫生环境以前还比华南其他地区稍善，而据1937～1939年的死亡病解剖报告中，可以说明患脚气的病人占相当高的百分率：

年份	脚气病死亡数	全年死亡总数	百分率（%）
1937	155	4051	3.8
1938	210	5754	3.7
1939	263	5022	5.2

上海在1936～1938年，脚气病相当严重，死亡率占49%以上。1953年1～5月，上海全市脚气病患者之经过公私医治者2765人。由于平常不注意此病，非至病象显著决不肯就医，所以未入医院而无法统计者或者好几倍于此数。其他营养缺乏病同样的猖獗，如清华大学庄前鼎教授说："现在学校中

缺乏维生素病态，以缺乏乙种维生素（维生素 B）者占 50% 以上。"中央医学科学研究院沈其震同志报告"根据我国若干学校、工地以及边区中的营养调查结果，核黄素缺乏症是相当普遍的。这种情况影响了人民的身体健康"（科学通报 1954 年 10 月号）。近年来人民生活固然大大提高，因为过去过于低下，当然不容易马上提高到理想的合理程度，所以怎样来用有效方法防治脚气等营养缺乏病是医务工作者当前应该研究的重要课题。

脚气病在我国由来已久，《素问》所说的"厥"，《左传》的"沉溺重腿"等，疑即脚气病。两汉间名"缓风"，晋宋呼为"脚中"，苏敬始名为"脚气"。《千金方》所载较为详实可靠，成为专著的有：唐·李暄新撰《脚气论》三卷、《脚气方》一卷、《岭南脚气论》一卷，苏鉴、徐玉等《脚气论》一卷，宋·董汲《脚气治法》总要二卷，徐叔向《脚弱方》八卷，徐文伯《辨脚弱方》一卷。陈藏器在唐《本草拾遗》中谓："久食白米，令人身软，缓人筋也，小猫犬食之亦脚屈不能行，马食之足重。"陈士良在《食性本草》谓："久食心悸。"这与现在所谓因吃精白米以致缺乏一号乙种维生素（维生素 B_1）而患脚气病，原理是相同的。

在国外流行脚气病的地方，亦几经研究，才摸索到病源在于食米之不当。日本海军 1878～1883 年间，每年脚气病患者占全数之 32.3%，经过大规模的实验比较，发现病源在白米，由于增多蔬菜，减少白米，略增牛乳，很快的完全扑灭这种严重性的流行病。荷兰在爪哇将 2 万多犯人分为两组，甲组吃纯白米，而乙组吃四分之三的糙米，结果甲组脚气病患者 3900 人，乙组只 1 人。这样试验，在四五十年前，各地迭经举办，结果皆同。证实脚气病的病源，在于吃了过精的白米。但是他们只能证明脚气病起于吃精白米，什么理由，还是举不出，直到 1912 年鄞克（Funk）才从米皮中提出抗脚气病的物质，至卓芒乃改称为维生素 B。脚气病的病源，至此才完全证明由于缺乏了米皮所含的维生素 B_1 即一号乙种维生素，以糙米来代白米，即可预防和治疗脚气病，和孙思邈的谷皮治脚气法，完全同一原理。

因为硫胺素（即维生素 B_1）与磷酸所成的硫胺磷酸酯为糖类代谢的中间产物丙酮酸氧化所必需的酵素，倘硫胺素缺乏，那么酵素不能合成，丙酮酸无法氧化，便积存组织，引起脚气病症。因为米皮所含硫胺素的量远比米粒为多，米打白了所去米皮愈多，就是米粒中硫胺素的含量愈少，不够维持人体需要，就引起脚气病。成人每天需要量为 1.2 ～ 1.8mg，儿童乳母等增加。

除了硫胺素外，还有核黄素和尼克酸并极重要。核黄素，亦名二号乙种维生素（即维生素 B_2），辅助细胞生长，促进身体长成，缺乏结果使发育障碍、口角破裂、视力减退等，成人每人需要 1.2 ～ 1.8mg，儿童乳母增加。尼克酸亦名烟酸，功用为促进体内新陈代谢及细胞呼吸作用，维持皮肤及神经的健全，成人每天需要 15 ～ 18mg，儿童乳母增加。

大米中是含有这类维生素，我国食米区域每个人营养素的来源，80% 以上靠大米，脚气病自古就盛行，人体的矮小不强，与历来食米的不当是分不开的。

2. 蒸谷米治脚气病

大米中所含各种营养素原来还相当完备，硫胺素含量亦还足够，但是经过碾磨、淘洗、烧饭等手续，营养素的损失很大。用什么法子使它能保留多量的维生素，合于人体的需要，"蒸谷米"是合乎这个条件的。

稻谷先经过蒸煮的手续，干燥后再加工成米，这种米叫做蒸谷米。"蒸谷"两字，在 2440 年前的我国文献已可见到，正式作为食粮的记载，亦在清初的地方志上分别列出，所以，蒸谷米的发现，我国比世界任何国家为早。蒸谷米所以对于脚气病能绝对的防治有效，对于其他营养缺乏病亦起疗效的原因，因为别的米一经碾磨、淘洗、烧饭等三种过程，所含维生素损失很大，蒸谷米同样的经过这三种过程，维生素的损失相当少。现在介绍几位营养学者的经验如下：

道地蒸谷米区人，湖州倪章祺教授说："全谷被蒸之时，则维生素 B_1、尼克酸、磷化物及其他溶于水的营养物，皆从糠层与胚向内层渗透而分布入米粒之内。此后虽完全去其糠及胚，而光洁的蒸谷白米仍富于前述的各种营养物质。"又王成发教授说："蒸谷米乃我国古代农民用来保存米质的办法。这种米因谷在浸泡、汽蒸的过程中，使糠所含的维生素 B_1、维生素 B_2、尼克酸、无机盐等，溶在水中透入米粒，它的营养素量大为增高。并且不易被碾磨或搓洗引起重大损失。例如蒸谷糙米经过一道碾磨，它还能保存维生素 $B_1$94%，维生素 $B_2$72%，尼克酸 81%；经过三次碾磨，米中还能保存维生素 $B_1$88%，维生素 $B_2$60%，尼克酸 73%；这种米经过三道搓洗，它所损失的维生素 B_1 只占 8%，尼克酸 10%。"1954 年《科学通报》亦载有根据以往研究的结果，应用蒸谷方法所保存的稻谷，在去糠米粒中的硫胺素含量甚高，在原含量之80%以上，虽经淘洗烹调，硫胺素的损失亦小，因此，在我国南方推广蒸谷米的使用是解决脚气病及不显著的乙种维生素缺乏病最好的方法。

又经反复试验，结果表明，未蒸过的稻谷经过了三次碾磨，硫胺素的损失达80.9%，同一品种的蒸谷变经三次碾磨，仅损失12.5%。蒸谷米经淘洗后的硫胺素含量，超越生谷白米经淘洗后所含量达四倍到五倍，它煮成饭的硫胺素含量，亦比生谷白米饭的含量要多到三倍至四倍，所以，能大大的有利于脚气病的防治。

我国虽然最早采用蒸谷米，但不知道它对于脚气病有密切关系。在南方民间只知道患了脚气吃糠，没有人说改吃蒸谷米。就是在蒸谷地区也没有听到过拿蒸谷米来治脚气病之说。只有在广东五华县一带的经验，如果常吃生米煮成的饭，使会疲乏无力，甚至面黄脚肿，改吃了熟米饭（浙江、广东等地俗称熟米）病就好了。印度乡间，有蒸谷风俗，开始也没有人注意它，直至19世纪末，脚气病和蜀黍症遍布于军队及住民之间，死亡率甚高，经医务工作者的埋头研究，证明改吃蒸谷米完全可以防治脚气病，渐得政府同情，国会通过，举国相从，此病很快的绝迹。其他南洋食米国家，情形亦相等。

我国蒸谷米比较发达之省，推浙江为最，长兴县几乎全县食蒸谷米，湖州亦有一半以上人吃它，但浙东衢县从未见到此米。根据1950年的调查，长兴患脚气者6人，湖州无，衢县671人，又是年患其他营养缺乏病者衢县1101人，长兴45人，这是很明显的比较。

蒸谷米固然能绝对防治脚气病，但是蒸谷米的质量亦很有区别，对病人来说，亦须择其营养丰富、消化容易、色味正常的才合要求。经过化验分析及实地比较，我国土法制的蒸谷米独为突出，举三点来比较：

（1）营养：蒸浸得不得法，时间过短或过长，都与蒸谷米所含的营养成分有关。如华北某厂初试蒸谷米，因只蒸了几分钟，米的内部完全来不及变，等于没有蒸，维生素没有增加。印度的蒸谷米，因浸的时间太长，维生素含量不及我国制者。美国用高压蒸汽机制的米，硫胺素远在我国蒸谷之下。以上经过营养学专家化验报告，都有数字可以参考。

（2）消化：蒸谷米不一定都容易消化，倘蒸得不合法反而不容易消化。美国机制者因经过重压力，不及我国蒸者易消化。据各地蒸谷区人民的反映，一致说当地自制的熟米容易消化，吃了不积食，所以尤宜于病人、小孩和老人。

（3）色味：色味关系人民的习惯，亦以争取正常为要。印度及美国的蒸谷米不但颜色蜡黄，且有气味。我国的蒸谷米，除了用浴谷蒸法的一种略带淡黄色谷米外，用其他蒸法的都与平常米的颜色差不多，并且我国不管哪一种蒸谷米烧成饭后，则绝对不带一些黄色。1957 年 1 月，今墨特从长兴寄运台州籼的生米及熟米，在北京家中做煮饭实验，结果熟米的饭反远比同品种的生米饭为白，这更足见国产蒸谷米的优越。

总的来说，蒸谷米最适合于防治脚气病。国产的蒸谷米尤比他国所制者为优，都有科学证明。

3. 蒸谷米的做法

各省土法蒸谷，方法很不一致，其中要算江苏和浙江环太湖各县乡的蒸法最为合理，并且可多可少，多到几十万斤一天，少则几百斤亦可。

这一带的方法，是用普遍的砖，砌一个长方形（正方形亦可）的灶。灶分拉风和吊风（亦叫提风）两式，吊风式系利用高烟囱自然的起助燃作用，无需像拉风式的要用人力拉动风箱。这种灶是各地方的泥水匠都能砌的。至于农家蒸谷，是用泥土砌的，一个劳动日能砌两个，更是便宜，并且因砌的灶面离地几尺，比较完全。灶的上面放置直径 25 英寸以上的不等大小的铁锅，每三四口锅列成一行，每口锅之间，距离尺许。除了靠近烟囱的较小的一口锅子专作煮开水之用外，其余几口锅子之上，都覆以桶，桶约高 25 英寸，桶的径与锅子的径要恰相配合。因为要避免透气及桶底与锅边的摩擦，在锅边与木桶之间，放一个用稻草编制的圈。木桶一般装稻谷 280 ～ 300 斤，桶底装有竹丝制成的圈和几根木档，可以载谷，亦可以透气。燃料用煤或杂柴都可以，太湖地区一般利用垄糠，每蒸谷 100 斤，需龙糠七八斤到十斤，冬天要用 12 斤。蒸法分为三种：

（1）浴谷蒸：把稻谷在上蒸之前，先用清水淘洗，用水缸或稻箩等器淘洗或淋浇都可以。洗过的谷，分批放进竹囤，存放一夜，至少也要 2 小时以上，使谷皮的部分水分吸入米粒。囤谷时间是看气候的冷热有所伸缩，就是冬天应该多囤，春秋少囤，夏天在大多数地区基本不用浴法。蒸的时候，木桶多不加盖，但也有在将熟前加一竹笠式的盖的。等到锅中热汽上升，透过桶中稻谷，直到谷的上层不潮湿，汽水冒到谷面，再等几分钟，就算蒸熟，把桶从锅上扛下，连桶闷十几分钟或马上倒入囤圈，再盖上草垫闷一二天，使谷的熟度均匀。蒸的时间在 20 分钟左右。

（2）浇水蒸：亦称泼水蒸。稻谷不用水洗过，就倒入锅上的木桶中，等到锅中汽水上升到谷的表面时，以温水浇于谷面，使水汽稍退，等气再冒到谷的上面，就算成功。也可在上蒸以前，先用清水向桶顶谷面泼下，或放在锅上后再浇。浇水的先后虽不同，必须使谷粒受湿均匀，否则谷的生熟不能一致。

（3）干谷蒸：这种方法既不洗谷，也不浇水，纯以原来的谷直接蒸湿为止。这法更宜于农村采用，因为新收的谷，不用经过先晒干，就可直接蒸；受潮的谷子，也可用此法来蒸。

用以上随便哪一法子的蒸谷，在蒸桶倒出，必须再经过时间的闷，视气候来定长短，总在一二天以上，多到十天八天，以使谷熟的程度平均，然后再取出来晒。一般都是利用太阳晒的，在特殊情况下也有放在锅子里炒干的。晒谷比蒸谷更要注意一些，因为谷经蒸过后，含水量增加，粒子涨大，一经日光，水分蒸发，谷粒收缩，所以要掌握温度的高低，来决定摊谷的厚薄和晒的时间。一般冬季只摊一寸到寸半厚，秋季寸半到二寸，夏则二寸到三寸多；夏季晒一天或半天，冬季要晒两天。晒场最好是砌砖或石铺的，最好能用竹席。晒后的谷，还不大坚韧，至少要储存三五天，才可碾磨，越多放越好。

像这样的全套蒸谷设备，连房屋、晒场，不过三五千元，灶一个 500 元左右，泥灶只要几元。一灶蒸谷，倘日夜不息，可蒸谷近 10 万斤。

目前全国农业发展计划纲要在全国掀起了最高潮，全国将储备几年的粮食，储粮以蒸谷法为最妥。蒸过的谷，没有病虫害，所含营养素经过许多年的储藏，损失极少，所以，远比生谷米合于卫生。

（原载 1958 年第 3 期《中医杂志》）

（十四）改革中国医学教育的建议（节选）

发扬中医学关键在于西医学习中医，已经在全国各地所办的"西医学习中医研究班"得到了证实，但是西医院校至今尚未增添中医课程。有的院校准备设立中医系，有的院校准备添设中医课100小时，更有的院校准备增添中医课至500～600小时，使西医院校学生也学会了中医治疗，究竟何者为佳，迄无定论，据闻中医学院已有西医基础课，而无西医临床课，学成之后仍为单面手，诚欲促使中西医学合流必先进行中西医合作，与其西医院校毕业后再去学习中医，或中医院校毕业后成为单面手，不如不分中、西医院校，凡是医学院校均有中西医课程，都会中西医治疗，每个毕业生都是中西医皆通的双面手，如是则中西医合流问题为期不远了。据目前中西医院校教学改革情况来看，减少理论课时数，增加学习时数，学会中西医6年足矣，今墨素无办学经验，根据当前跃进情势，提出建议，谨供参考，促使早日实现中华民族新医学实所幸盼。（1959年前后）

（十五）关于抗老强身的科学根据、社会基础和医药方案

1. 关于抗老强身的科学根据

人类是经过极其长远的发展历史形成为超万物之上的最优秀、最灵明、最高级的物质而成为人。关于人类寿命的长短，原不是固定不变的。他是随着先天的遗传和后天的生活环境、保健条件而各有所不同。人类既为生物中的一物，也和一般生物同样地有新陈代谢的变化作用。我们提出抗老强身，绝不是幻想长生不老，因为有生必有死，企图长生不老，是违反新陈代谢的客观规律。所以历史上只有长生不老的神话，绝无长生不老的真人。我们也绝不相信宿命论，说什么：人流寿命长短各有命定。我们提出抗老强身，是从科学上论证人类在一般良好的生活环境和保健条件下生活，都可以得到百年以上的长寿。苏联学术界研究人类寿命作出科学的结论说："每人平均都可以活到150岁。"中国古代也以百年为中寿（见文选诗注引养生经）。中国最古的一部医学经典《黄帝内经》说："上古之人，春秋皆度百岁而动作不衰。"又说："夫道者能却老而全形。"所谓上古之人长寿，是指无阶级压迫的原始社会。所谓道，是指精通医药摄生的道。中国古代精通医药的大师，享年多在百岁以上。《后汉书·华佗传》说："佗年且百岁，而犹有壮容。"华佗弟子樊阿，"寿百余岁"。《旧唐书》孙思邈传说：思邈年在百岁能上能下，"视听不衰，神采甚茂"，足证人类寿命，本应普遍活到百岁以上。中国地名，多冠寿字，儿童取名，多称百岁。足证长寿不仅是人们的愿望，而寿满百龄，也

是人类应得的天年。未满百年而死，都应该说是夭折短命。短命，是身体受到了各种损害，如果不受损害，得到应有的保养，普遍活到百岁以上，绝不是难事。但一切抗老强身的方法，必须在新的社会制度、社会主义的社会，才能完全实现。

2. 关于抗老强身的社会基础

人类生活在一定的社会中。生活环境、生活方式、生活水平，不能不随着社会的变化而变化、社会的发展而发展。在阶级压迫的社会里，千百万被压迫的人民，常常是短命的。因为阶级压迫，就是造成天灾、人祸、贫穷、疾病、死亡的根源。纵有保健延生的妙术，也无法推行到千千万万啼饥号寒、互相仇视、互相残害的人民中间。"人生七十古来稀"，这句成语，用在阶级压迫的社会里，是完全恰当的。但到了阶级消灭，到了社会主义的社会，情况就完全改变了。五六十年前，中国变法维新的先进人物康有为在他所著的《大同书》里，已经谈到：到了大同世界，由于社会进化、医药进化，人类生活保健条件随之改善，每人最少都要活到一两百岁。这个问题，叫康有为猜中了。

当前我国6亿人民，在英明伟大的中国共产党和毛主席的领导下，正以英雄的步伐向着社会主义的道路前进。在1958年工农业大跃进的基础上，全国又普遍建立了人民公社。6亿人民，首先在粮食增产方面，找到了从亩产百余斤飞跃到几千斤、几万斤、几十万斤的规律。找到了这个规律，就一系列地找到了改变整个社会面貌和劳动者自身面貌的规律。这就自然地对医药卫生战线上提出了一个新的要求：变事后医疗为事先保健预防，变衰退为强壮，变老年为童年，使每一个热爱社会主义、共产主义的中国人民，使每一个为社会主义事业而愉快劳动的中国人民，既能各尽其能，又能各尽其寿，这个艰巨而光荣的任务，就不能不落到全国医药卫生工作者的身上。

新中国成立后，十年以来，全国医药卫生工作者特别是中医药工作者，在党和毛主席的爱护和指导下，不断发挥潜力，在医疗和保健方面，都获得了卓越的成就，但比农业战线上的大丰收，还远远不如。粮食增产，能飞跃到千百倍以上，为什么作为高级物质发展起来的人，作为社会主义时代的新人，关于自身的生命，不能找到改造、变化、不断跃进、返青的规律。问题就在敢不敢、能不能采取积极有效的办法和措施。

3. 关于抗老强身的医药方案

近年以来，国外医药界，研究返老还童的方术，主要是注射"奴佛卡因"药针。我国也有不少人在试用，其效果尚有待于总结。在科学研究方面，不妨展开辩论，各抒己见。以我粗浅的观察，这种药针，和我国古代养生家单纯服用松脂、芡实、柏叶等药物，似同属于消极封闭。封闭，仅能使新陈代谢作用暂时停止，如同水无来源，终有干涸之日。人们只能掌握运用新陈代谢的客观规律，采取积极的措施，培养新的壮盛的机能，以代替旧的衰老的机能，从这里收到延年益寿的效果。单纯封闭，纵有一时的作用，不是根本培育新生力量的途径。因此，对于这种办法我们不能完全采用。

我们先人在历史上积累了保健延生的丰富经验，主要分为用术与用药两大类。术与药分别运用，运用得当，持之有恒，均可收到抗老强身的效果；术与药并用，收效更为迅速。术的门类繁多，最著名的如吐纳导引等静功，易筋洗髓、五禽戏、太极拳等动功，动静结合，功效显著，历代都有传人，如有需要，可以访问援引。但我对此是门外汉，本方案所要提出的，不是用术而是用药。

在社会主义的制度下，人人都过着丰衣足食、愉快劳动、愉快学习和娱乐的生活，荀子所谓"美意延年"，只有这种社会才会实现。但阴阳寒暑的失调，起居饮食的失节，各种有害细菌的侵蚀，均能损害身体，因此，人类仍须继续与各种自然灾害和疾病作斗争，所以要人人各尽其能、各尽其寿，仍须借助于医药卫生工作。中国医药，是千百代劳动人民长期与各种天灾疾病斗争的成果。但中药品目繁多，必须审慎选择，灵活运用。秦汉以来的方士，多用金石矿物，烧炼成丸，号为仙丹，历代皇帝吞食所谓仙丹而死的，史不绝书。金石矿物，久经烧炼，燥烈异常，绝非血肉脏腑所能镕化。这类药品，绝不能再以人身作尝试。

人类在未能完全控制自然的时代，一般年过四五十，就逐渐发生衰退现象。抗老返青，必须采取如农业增产不断积肥追肥的方式，补养自身新生的机能，主要在补固精气，保护脏腑。只要精气不散，脏腑不损，天年未尽，便是死理；即便生机已尽，也可无病而逝。这在新社会是完全可以做到的。

我亲身经历过旧社会的黑暗时日，年近八十，神志幸未全衰。但吾生有涯，不可不念。我已盼到了新生的祖国，我热爱祖国两千多年的丰富遗产，热爱祖国向社会主义跃进的今天，憧憬祖国向共产主义过渡的明天，更珍视与吾同逢盛世的全国医药卫生工作者在医疗、保健方面已经获得的成绩，加上我渺小的一身几十年来临床的微末经验，更小心谨慎地斟酌了我们前人获有成效的各种秘方，从前人已经取得的封闭作用，再提高到积极追肥，培养新生机能，发展新的更壮盛的有生力量。本此原则，制就了补固精气的正副药方各一；保护脏腑的正副药方各一；更为便利广大人民服用易于普及起见，制就综合简化的药方一。经过初步试验，证实药力充盛而温和，绝无反作用。老年人服用，可以使身体逐渐发生新的变化，变多病为健康，变衰退为强壮。我打算把这 5 个药方，献给祖国，作为庆祝国庆 10 周年的献礼。我把这个医药方案及关于这个问题的一些粗浅的见解，谨向大会提出来，并请大会转给卫生部门审查裁决。希望得到各级领导、各方专家及关心斯事的同志们的指导，大家共同努力，进一步发扬中医学的优良传统，进一步发挥医药卫生工作的积极作用，使祖国医药卫生工作达到国际的最高水平，使 6 亿人民，在体质方面，更增加无穷的潜力，在生活方面，更增加健康快乐的幸福，这是我多年来寐寐以求的愿望。关于这一方案的 5 个药方、药目、制法、服法、疗效及其理论上的一些根据，另有详细说明，这里不再一一声叙。（1959 年）

（十六）《施今墨临床经验集·自序》

我今日老犹应诊是为当前服务，若再著书立说，便是为后世服务。究竟有无意义，全看需要与否。我认为科学进步何止一日千里，不久将来变化之巨，定有人所不能想象者。凡事愈益精简奥妙，医学亦决不例外，彼时是否仍用笨拙之旧法治病，实难逆料。然则今日所写之经验总结后世需要或不需要大成问题，以我卜之，殊无著书传统之必然性可以断定。但我们医务工作者始终应以服务病人为职志，不问将来用得着与用不着，只问肯不肯把一己所学所知全盘托献留待后世公开批判也，所以我还是和同道们写出这一册验方医案合编。

一九六二年十二月今墨随笔

（十七）打破旧框框　大胆革新

1954年党中央制订中医政策后，十几年来中医事业得到很大的发展，各省市都有了中医研究机构；开办了几十所中医学院、中医学校，西医医院都有中医科；西医学习中医成为关键问题；新中国成立后培养的新型中医已有万人上山下乡从事工作；在教学上编出了一套教材；不论在教育、科研及治疗上都有很大的发展、新的成就。整个形势是大好的，这是在旧社会绝对不可能成功的伟大事业。但是我们虽然有这样的成绩，却与党和人民的要求，距离还很远，还不能适应飞跃发展中的社会需要，我们从事中医工作的人，必须不断地前进，不断努力。

中医学的确是个伟大宝库，几千年来与疾病作斗争的丰富经验中，蕴育着无穷的宝藏，但是我们也要看到中医学受历史条件所限，既有精华也有糟粕，中医学的理论本来是来自于实践，具有自发的摸索的辩证唯物观点，然而后来羼加了许多封建的、唯心主义的东西，因此它的理论还不能是很完备的，毛主席说："古代的辩证法带着自发的朴素的性质，根据当时的社会历史条件，还不可能有完备的理论。"所以我们不能把中医学的理论奉之为"金科玉律""字字珠玑"，我们要区别什么是精华，什么是糟粕，怎样来区别呢？唯一的办法是实践，因为实践是检验真理的标准，继承那些经过实践检验过的精华，再到实践中发扬光大，再经过反复多次的总结经验和提高，通过中西医结合，必然会创出新医药学派，新的事物永远代替旧的，古人对事物的认识永远也比不上现代人，事物是不断地发展的，倒退是没有出路的。

我今年已然是八十多岁的人了，但是我有信心，新医药学派必定会创造出来，我希望新生一代要打破旧框框，大胆革新，不断努力，不断前进。中医学成为世界医学中重要的部分，为人类幸福作出伟大的贡献。（1964年前后）

二、墨迹

（一）随笔

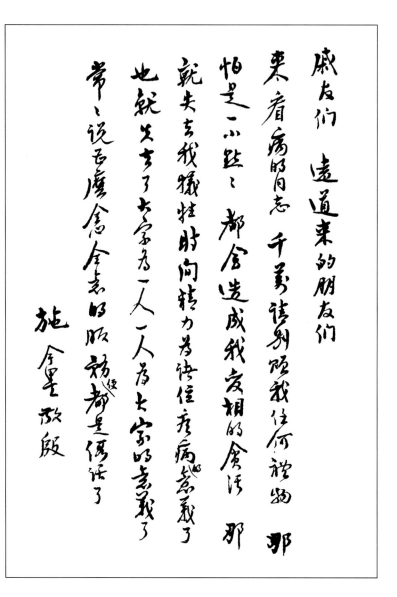

致戚友们，远道来的朋友们（年代不详）

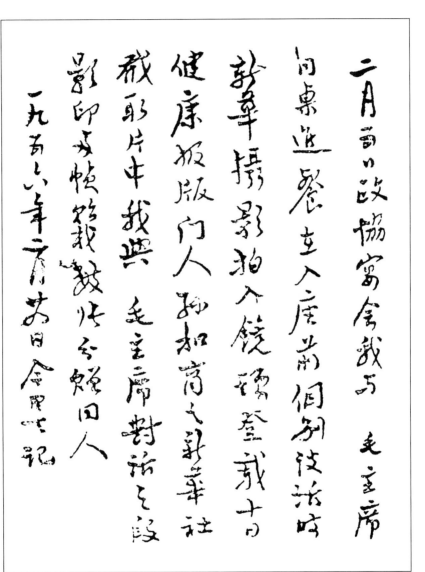

二月間政協寓舍我与毛主席同桌進餐至入席前個別談話時新華攝影狗入候照登我与健康被版內人好如荷文對華社裁影片中我与毛主席對話之段影印夏帳雜裁作今賜回人

一九五六年二月廿四日金陽記

1956 年 2 月 24 日记

我们做医生的不就是为人家治病的吗不管你治好了多个病还是不都是分内应该的吗难道说什么有医生不应该给人家治病都吗治好了病也算例外吗这就是应该什么病都治不好人家还需要你医生干什么我为病人们每遇到治好了个把病的时候就自以为功而自大色自得的才多现啊唉每什么只害着啊

一九五九年元旦笔养病期间目力不济时

七十八岁

今墨

写给各地同学作为新年守岁话（1959年元旦）

运用辩证唯物法则证明中医符合科学原理

合科学原理

中医现代化（好看）　中药工业化（多快）

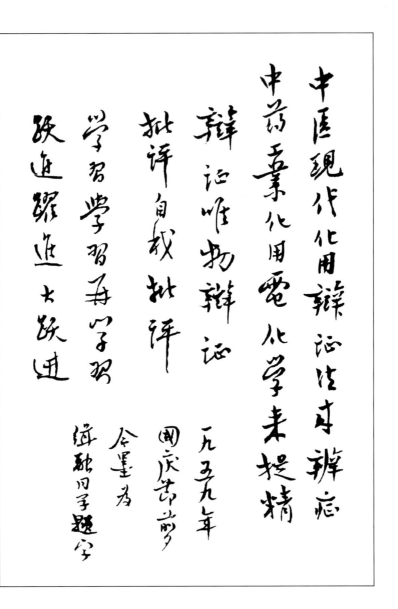

1959 年国庆节随笔

我老而未死，還能為醫務工作崗位上為人民服務便是我的幸福，當不虛度餘年

一九六零零年十月今墨隨筆之一

守生老友蕭翁九十歲逝世之後當作紀念目時以顧果石擇羅掌弔之

1960 年 10 月随笔

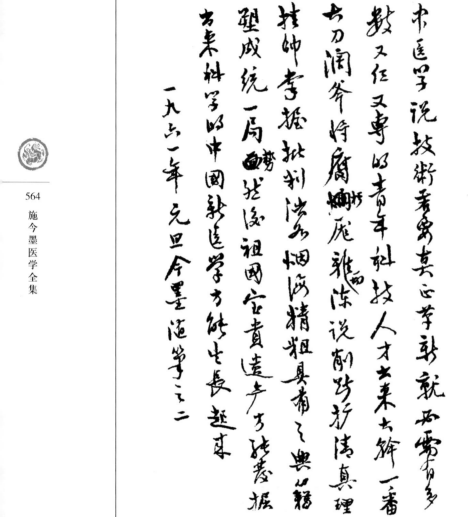

1961 年元旦随笔之一

新的改革我技巧新的技巧长智慧
新的智慧创学说新的学说继承旧
这才叫推陈出新这才叫由旧发新
可见古今中外蒙上海有永恒不变的事
物是之话历史唯物主义语言固
学的说　一九六二年　金墨元旦随笔

1961 年元旦随笔之二

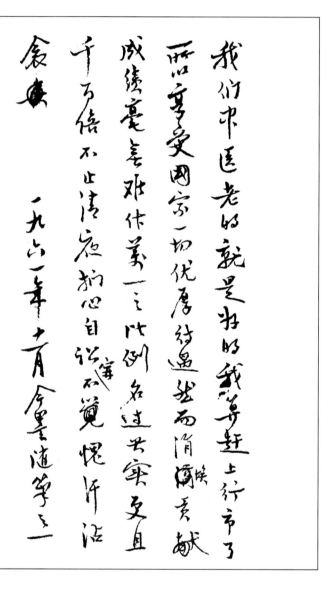

我们中医者的就是将好的我等赶上行市了，西医受国家一切优厚待遇，尚而消极贡献，成绩毫无，难作第一三代例名过其实受且，千万倍不止清夜抚心自讼而觉愧汗沾衾，

今墨 一九六一年十月今墨遮笔之一

1961 年 11 月随笔

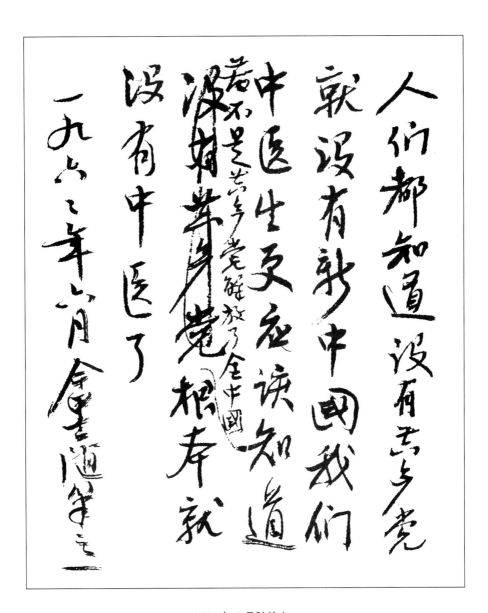

1962 年 6 月随笔之一

施今墨医学全集

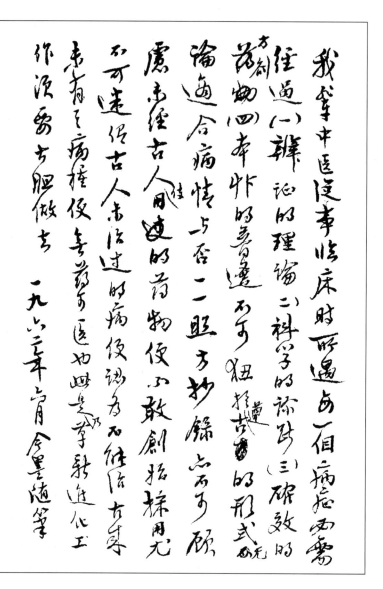

1962 年 6 月随笔之二

我们大家都知道患病的人是承认治
好病治好病的事实平有涉及理论平
而医务工作人员才有资格专门道两篇
求理论和纯以事实为依据仅参列不
我病家差不多全都善跑医院广会
中西医师病名针药检查理疗之术
放射什么仿懂医学上习用术语往～此
普通医生知道的还少些而我们医界倒
反有不西医的大这限中医与西医门
户学说的分歧执偏执为谁能以诉仗
好病诈治不好病的事实来决定了所以
我批下一个结论就是以理论争取摩派用
事实说服才行
一九六二年十一月金墨随笔之一

1962 年 11 月随笔

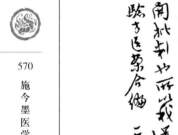

1962 年 12 月随笔

我们中医古今来传统的学说文献 有精
华 亦有糟粕 且远不足以应付时代所需
生疾病之需要 用于临床 便见分晓 若
隐密深古奥 亟应加以批判与澄清 去
糟粕 取精华 更古量搜进现代学说
新料 编成我现医籍 俾中西医比较局
用 庶我为实事求是之工作 必西符合我
政府所颁名贵彻之市医政策也
一九六三年 元旦含墨试笔 述旧

1963 年元旦试笔述旧

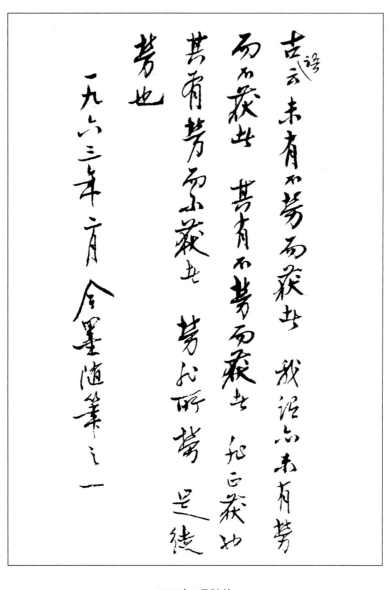

古语

未有力劳而获也 我谓亦未有劳

而不获也 其有力劳而获也 知己获如

其有劳而不获也 劳无所劳 足徳

劳也

一九六三年二月 今墨随笔之一

1963年2月随笔

苏联近日发表许多文件说我中国解放前除定帮助过我们做了及少建设的事业今下六有往色仰望应承远感谢它的恩惠是的绝不设百九年片面毁约撤走专门人员给我们以不可估计的损失而有些国家不知内容受其蒙蔽每行外文报刊上屡见罗列毕责我偏至有诬我国恩负义考诚为滑稽之尤其实平心而论这一事件在苏解是为法不平别有用心中国铜壶革年所以英亲前功蔬我们数年来高举三面红旗自力更生战胜一切天灾人害真有不堪设想者矣

三行五九年作六奎年之讹罗列亲多一误字

一九六三年十月读报随笔之二一　令墨

1963年10月读报随笔

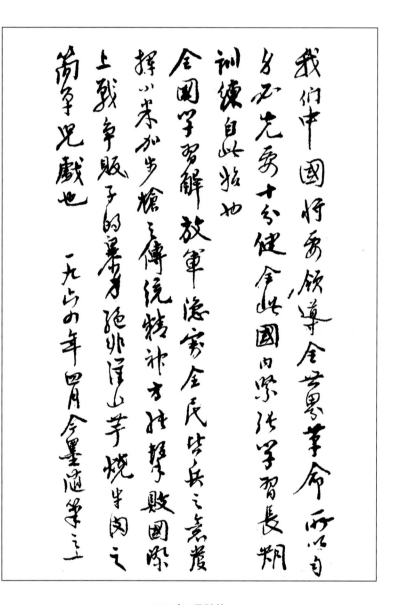

我们中国将要领导全世界革命，而必自身心先勇十分健全此国内须使学习长期训练自此始也全国学习解放军总当全民皆兵之意义择以来加步枪之传统精神方性彰败国际上战争贩子的野心纸老虎山芋烧半肉之荀子儿戏也 一九六四年胃今墨随笔之三

1964年4月随笔

我本是中医的革新者不革新便不进步不进步便不存在的论言其具有改革不进步存在的论言其具上陛级为我长便难除病如杖大夫真使我嘻笑不及悲信自平四思计岂其我以学专术不善团结有以庭之如形人何尤 一九六四年避暑青岛前夜自识语绿今墨

1964年避暑青岛前夜自识语

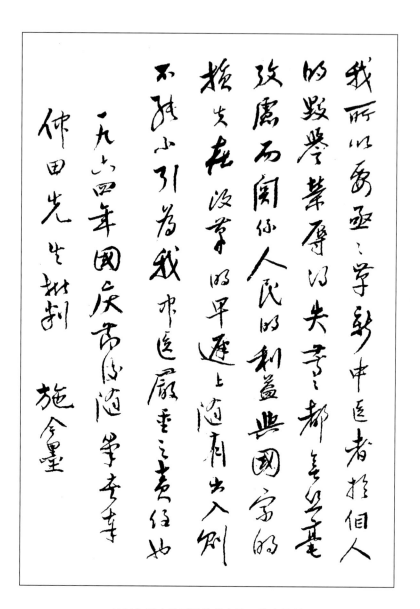

1964年国庆节后随笔书奉仲田先生批判

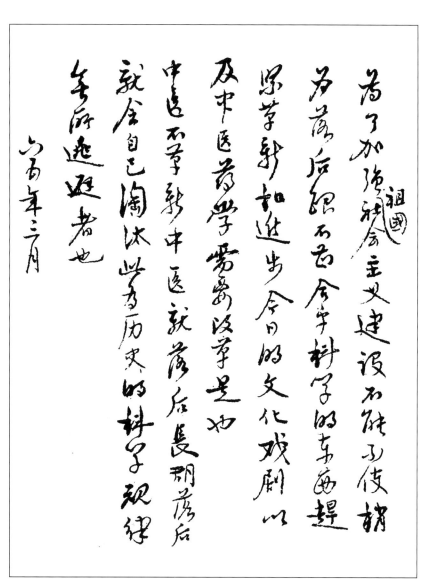

1965年3月随笔

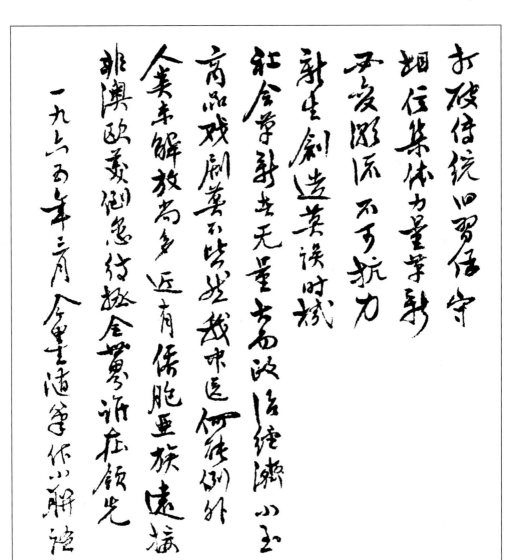

1965年3月随笔作小联语

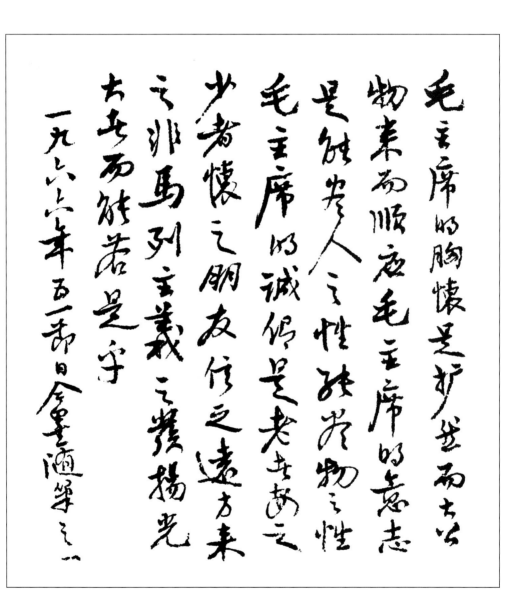

毛主席的胸怀是扩世而有的

物来而顺应毛主席的意志

是能尽人之性顺乎物之性

毛主席的诚伪是老生的之

少有怀之朋友信之远方来

之非马列主义之发扬光

古之而能若是乎

一九六六年五一节日金墨随笔之一

1966年"五一节"随笔

热爱进步祖国

热爱共产主义

热爱英明的领袖

热爱我的职业

一九六六年五月今墨

八十五周岁学习中医

六十年爱写道笔结

结我后半生思想认

谈经历的昂後决定

自仍为真实在也

1966年5月85周岁学习中医60年随笔总结

无论君臣父子为儒家正统而行金
木水火土为医家正统岂即吾之
所学所用亦西洋推波无量限不
独恪守古人固帅中医学之正
统矣人之云此吾又何说
一九六六年有克力交同志谈技话同
道中多有议我治病用药亦中医正
统步随笔记之当为辩哉　今墨

1966年7月与力更同志交谈后随笔

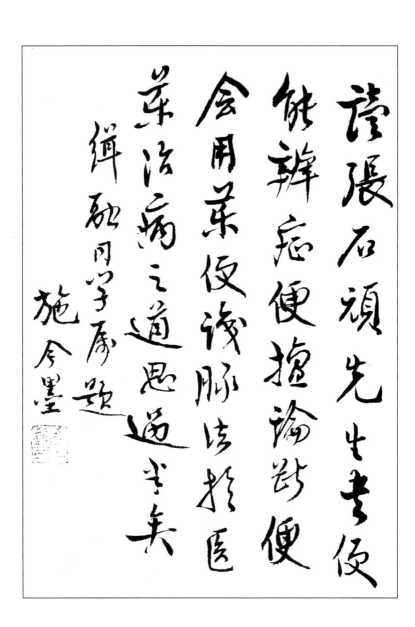

諧張石頑先生書後

能辨症便擅論治便

会用柴使後脈法於医

某治病之道思過半矣

緝熙同学屬題

施今墨

施今墨录夫人张培英诗

(二) 处方墨迹

第 號

施今墨大夫診單

症象	藥 方

門診上午　出診下午　另有詳章

民國廿四年七月二十日　第三次　方四劑復診帶原方

診斷

治法

稱準各包

引用

宜內牛膣街三十五號　電話南局五五四號

鮮茅根　生地各五錢
赤茯苓三錢
里瓜蔞五錢
浴石三錢
當歸尾三錢
丹參五錢
連翹三錢
淡芩炭五錢
妙山查三錢
妙枯梗五錢
稍軍炭二錢
妙松花三錢
苦桔梗三錢
荊芥穗三錢
水煎服

第　夫　號

姓名 劉同志	症狀及診斷	處方箋

性別

年龄

住址

二劑

處方日期 一九□○年四月十□

旱蓮炸 二两　代赭石半塊另包先煎

　　　　旋复花三钱

白茅根 四两　鲜生地炭三钱　黄芩三钱

　　　　　　　　　　　　紫苑炸三钱

丹参根 三钱　紫草炭三钱　牛膝三钱

赤茯苓三钱　妙地榆三钱　丹皮三钱

用法：

每劑藥水煎二次每次放一小時濾過

共一杯每日服二杯飯後睡前吃飯三小時

名称地址

中醫診所

北京 施大夫診所

電話③局○五五四號

中藥師 施今墨

No. 042962

门诊号数		感冒发烧、第一方	复诊需带原方
姓名			
性别	已婚未婚		
年龄			
职业	籍贯		
住址		一九五九年三月十九日	

检查记录： （包括主诉、 既往、现在症 、及四诊。）	辨症诊断：	治疗方针：	处　方　笺

处　方

连翘三錢　　　薄荷钱半　　苦桔梗二錢

茅根八錢　　　矢皂角前胡二錢

　　　炒杜力子二錢　思尤苍ケ葉三錢

苏叶二錢　　　山羗荳根三錢　板兰根二錢

杏仁三錢　　　赤衣薄ケ二錢　山栀衣五分

草梢ケ半　　　牧主荳ケ三錢

医嘱服法　二剂

中医诊所地址

中医师　施今墨

字　號　　第　　次

用法	箋　方　處		姓名　施今墨
	方　　處	症狀及診斷	年　性

用法
每剂药水煎二 每次煎一小时浓煎
药一杯每日服二杯距吃饭三小时

中医诊所
名称地址 京 施大夫诊所 西单区绒线胡同一九四号
电话◎局〇五四号

中醫師　施今墨

處方日期 一九六一年四月十日
九劑

菊花 花叶
棵芙苗八两　滦树桑八两　柏枣十二两
葛藕干八两　云苓皮八两　人参
绵茵陈八两　西党参二两　黄精八两
怀山药二两　黄实米二两　天冬二两　黄米
生熟地各二两　黑三其麻十两　远志二两　黑豆十两
黄附回末荷桑...

复诊请带原方

（三）诗词类

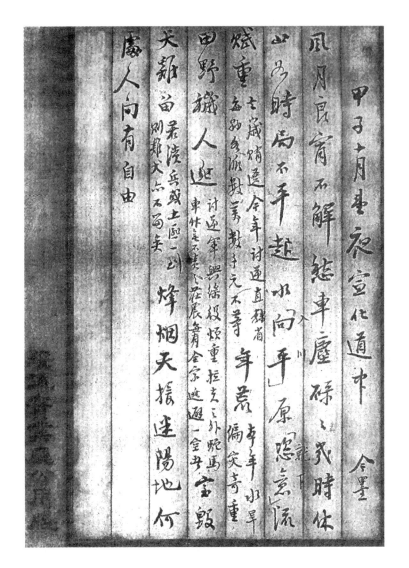

甲子十月一夜宣化道中（1924年）

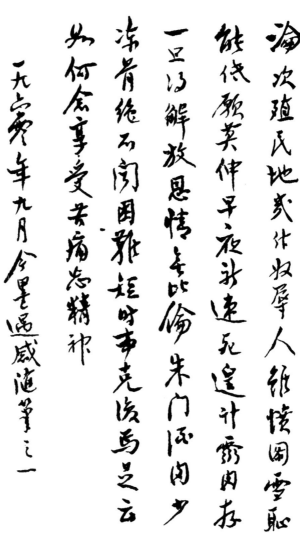

渝次殖民地贫仆奴辱人谁愤闷雪耻
能使愿莫伸早夜讹遑讨霜肉存
一旦解放恩情无此偷朱门酒肉少
粹骨绝石闯困难廷时事克复焉之云
如何念事受苦痛怒精神
一九六零年九月今墨遇感随笔之一

1960年9月遇感随笔

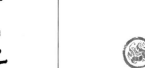

一九六二年　某月　初游镜泊湖，之

镜泊湖，形成已载五万年，渺

吕生景山　　　施今墨口

山畦青山湖奈何，林泉电既古

未去何须更觅桃源胜境

境天芒一匮围湖

每傍玩赏引纷纷风光掩映

连中进林谷岸震原无尽藏

群峰迥又一湖

锅闸豪顷秀方塘道是江南

鱼米乡　十里湖山尽乐有

讹选说赏如春

绝少水乡镇名地此游人有

仿湖海滨气各都相概温柔

不同潺鲜殊

山邪田之水雾之万里航程起

往返唐而湖名宜物特殊将

镜泊易连环

科学发展昌大光中医改革为务继续
本藏信志善欲尽厥弃千其旧方
致言行知物壮不从宽燃论淦汤
十年方堂提倡独显墨代为名就会
一九六四年北京开罗科学讨论会议
而中医例第二篇论文政府自己不年未对
於中医提倡不遗余力不代筹尚英
此亦为论文如期行政府代加诚邪自解子
兄栈中医内宽之义全业多耶之玉我是中医
之一审见我检讨也

　　　　今墨

1964年北京世界科学大会后自检

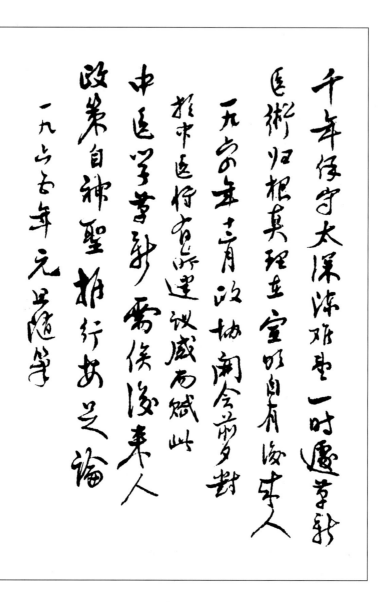

千年保守太深沉难些一时迁萅羢

医术归根真理立室以自有後来人

一九六〇年三月政协南会並罗封

於中医待有所建议感而賦此

中医学萅羢需侯後来人

政策自神聖排行故之论

一九六六年元旦随笔

1965年元旦随笔

忆绒线胡同院内丁香花

施今墨

丁香花开今年小，人比去年老多了。

年年依旧花自开，道自花不随人老。

花落花开几度春，人间往事已前尘。

遥知庭院还如昔，不见当时树下人。

吕景山按：这是先师在十年动乱中，被迫迁出多年居住的故居，有感而作，借花抒情。（录自《施今墨一生》）

赠周总理

施今墨

大恩不言报，大德不可忘。

取信两君子，生死有余光。

余恨生亦早，未能随井岗。

路歧错努力，谁与诉衷肠。

按：1969 年春，施今墨病危时，对子女说："我一生中唯一的憾事就是不能再见到周总理，诉说自己对总理的感激之情。"

他让子女搀扶着坐起来，用颤抖的右手写下了一生中最后的一首诗。他再三叮嘱家人，在他过世之后，将此诗献给周恩来总理和邓大姐。（原载于 1998 年 4 月 3 日《联谊报》）

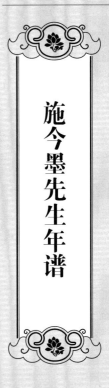

附

施今墨先生年谱

1881 年 3 月 28 日生于赴滇途中，取名毓黔，字奖生。

1893～1901 年随舅父——河南省名医李可亭学医。

1902 年入山西大学堂（山西大学前身）读书，因带头搞学运，被学堂开除。

1903～1905 年转入山西法政学堂读书。

1906 年，以第一名优异成绩毕业于山西法政学堂，旋即被保送入北京进士馆（后改为京师法政大学堂）深造。在校期间结识黄兴，并经黄兴介绍参加同盟会。

1911 年，毕业于京师法政大学堂。

施今墨医学全集

1912 年，以山西代表身份，参加孙中山临时大总统就职典礼。此后以客卿身份留在陆军部，协助陆军总长黄兴制定《陆军刑法》《陆军惩罚令》《陆军审判章程》等军事法典。

1913 年，返回山西，一面行医，一面从事社会活动，先后参加与创办了尚志学会、尚志学校、尚志医院，宣传进步，普及文化知识。

1917 年，受湖南督军谭延闿之邀，任湖南教育厅长，未及一年乃辞职隐退。

1920 年，在北京创办中医院，率先采用西医诊疗仪器诊病与中医辨证施治相结合治病。

1921 年，决心脱离官场，以"不为良相，即为良医"之念，正式悬壶行医，并改名今墨。在北京宣武门里茄子胡同（今新华社北一带）挂牌应诊。

1922 年，曾在北京马蜂场（今西单二龙路横弄）创办中医疗养院，设病床 20 张。

1924 年，在京兴办合剂药房，试制浸膏、酊剂、蒸露、药粉等。

1925 年，奉邀参加孙中山病危会诊。

1928 年，乘为军阀张宗昌宠妻诊病之机，以药引需用鹰爪之故，狠狠惩治京城"南天霸天"，为民除害。

1929 年，其四处奔波，组织"中医工会""华北中医请愿团"，并南下联络各省医家，数次赴南京请愿，抗议国民党政府废弃中医命令，迫于全国人民及广大中医药界压力，国民党政府被迫停止废弃中医令，并成立国医馆，施被任命为副馆长。在北京东单马家庙 5 号创办《中国医药周刊》，继续为发展、改革中医药事业呼号。

1930 年，参与北京名医萧龙友、孔伯华等人创办北平医药学校（后改名北平国医学院，1944 年停办），萧任院长，施与孔任副院长。应邀赴西安为杨虎城将军治病，载誉而归。

1932 年，与友人魏建友、刘肇甄等创办华北国医学院。除开设中医基础和临床课程外，并开设西医人体解剖、生理、病理、细菌学、内科、外科以及外语等课程，旨在倡导坚持中西医汇通道路，创造新医学，培养高级医学人才。该校自成立至 1949 年北京解放，历 17 年，招生 16 班，入学 636 人，毕业 347 人。

1935 年，北京首次举行中医考核，与萧龙友、孔伯华、汪逢春一起被推荐为主考官，于是"北京四大名医"之誉遂起。应邀赴张家口为傅作义将军治病，傅慨允施之所求为华北国医学院拨款，以示支持。

1936 年，在华北国医学院内创办《文医半月刊》《国医周刊》，宣传和发展中医药事业之主张。

1937 年，为《文医半月刊》周年纪念撰文，倡言中医科学化，指出："无论中医西医，其理论正确，治疗有效者，皆信任之，反之，摒弃不用可也。"

1939 年，为华北国医学院毕业纪念册作序。并重申其办学理念："本院之宗旨，举凡病理方解，及审证用药，一切皆以科学之方式而研究之，庶几医学革新，地位增进，而个人之医业，日新月异而岁不同，此尤为今墨所愿望者也。"

1940 年，在其指导支持下，其贤婿、学生祝谌予出版了《祝选施今墨医案》。

1941 年 11 月，上海复兴中医专科学校成立，施出任董事长，学校创办校刊《复兴中医》。还先后参与了北京、山西、察哈尔等地创办的中医学院、讲习所、函授班、研究班等工作，为多渠道培养中医人才呕心沥血。

1944 年 11 月，不慎突患胸膜炎。病势沉重之际，想到甜瓜子、西瓜子治疗胸膜之事，以之施用，而病转愈。乃告诫子女曰："要明温故而知新之理，要求学古籍，求古为今。"

1946 年 11 月，被华北地区推选为"国大代表"和"国民党立法委员"。

1949 年，拒绝国民党之诱使赴台和国外定居。毅然与 30 多名立法委员在

《人民日报》联合发表"虔诚接受中共领导的声明"。从南京返回北京时，周恩来总理派傅连暲前来看望，代表周总理表示竭诚欢迎。

1950年，任中华医学会副会长、北京医院中医顾问、北京医学院中医顾问等职。

1951年，在首都儿童医院新址落成典礼上致开幕词。

1952年春，受周恩来总理之邀，赴中南海西花厅，就创办中医院、中医学院、中医研究院等问题进行交谈。

1954年12月，出席全国政协二届一次会议，并成为全国政协委员。受到毛主席宴请，听到毛主席对中医的重要指示。在会上也作了发言。

1955年，任中医研究院学术委员会副主任委员。

1956年1月，出席全国政协二届二次会议。会议期间，宴请全体出席委员，毛主席与施同桌就餐。同年加入中国农工民主党。

1957年3月，出席全国政协二届三次会议，并就"重视祖国医学理论研究工作"为题作了发言。5月，向国务院卫生部提出"科学院设立中医学理研究所的意见书"。同年并加入国民党革命委员会。

1959年，在国庆10周年一次中医药展览会上，献出其治疗胃溃疡、十二指肠溃疡、高血压、神经衰弱、肝硬化、肝脾肿大、气管炎等十大验方。这一年还提出"改革中国医学教育的建议"和"关于抗老强身的科学依据、社会基础和医药方案"等。

1960年10月，惊悉老友萧龙友先生逝世，以"硕果不存"吊之。并随笔写下："我老而未死，还能在医务工作岗位上为人民服务，便是我的幸福，亦不虚度余年。"

1962年3月，出席全国政协三届三次会议。同年主动申请减薪，享受国家一级专家待遇，月薪由1000元减至333.5元。

1963年11月，出席全国政协三届四次会议。

1964年12月，出席全国政协四届一次会议。

1965年元旦，对中医学革新满怀信心，随笔赋诗："中医学革新，需俟后来人；政策自神圣，推行安足论。"

1966年5月，以"四热爱"明志："热爱进步祖国，热爱共产主义，热爱英明领袖，热爱我的职业。"

"文革"时期受冲击而病倒，得到周恩来总理的关心和保护。

1968 年，病重期间，叮嘱子女学生们说："我虽今后不能再看病，就是这一经验，对人民是有用的，一定要整理出来，让它继续为人民服务。"1982 年祝谌予等编辑出版了《施今墨临床经验集》。

1969 年 8 月 22 日，病重抢救无效而逝世。临终订下遗嘱，将遗体献给国家，供医学研究之用，为我国中医界第一位将遗体贡献出来的名老中医。